癫痫规范化诊断治疗和管理

主　　编　龚守会　王　群　周　东

副 主 编　张　凯　江　军　刘晓蓉　王晓飞

编者名单　（按姓氏笔画排序）

王　群　首都医科大学附属北京天坛医院

王晓飞　首都医科大学附属北京儿童医院

王海祥　清华大学玉泉医院

孔朝红　武汉大学人民医院

邓学军　华中科技大学同济医学院附属协和医院

刘晓蓉　广州医科大学附属第二医院

冯　莉　中南大学湘雅医院

江　军　华中科技大学同济医学院附属武汉儿童医院

杨华俊　首都医科大学三博脑科医院

吴欣桐　四川大学华西医院

张　凯　首都医科大学附属北京天坛医院

张玉迪　河北医科大学第二医院

周　东　四川大学华西医院

单　伟　首都医科大学附属北京天坛医院

赵秀鹤　山东大学齐鲁医院

郝南亚　四川大学华西医院

龚守会　湖北文理学院附属医院（襄阳市中心医院）

康慧聪　华中科技大学同济医学院附属同济医院

遇　涛　首都医科大学宣武医院

科　学　出　版　社

北　京

内 容 简 介

本书由多位活跃在国内癫痫领域内的专家共同撰写，内容涵盖了癫痫规范化诊断、治疗和管理的各方面，包括癫痫诊断与分类、症状性癫痫、鉴别诊断、治疗、预防、预后及癫痫患者关爱等。主要内容有：①癫痫诊断的规范化。诊断是癫痫治疗的基石，规范化诊断必须依靠扎实的基础知识，本书全面介绍了癫痫最新的概念、诊断和发作分类，癫痫与非癫痫疾病的临床鉴别要点，脑电图和神经影像学技术也是癫痫诊断的重要手段。②癫痫治疗的规范化。目前癫痫的治疗方法仍然以药物治疗为主，但规范化的药物使用尤其重要，如抗癫痫发作药物选择、合理使用、治疗流程等。③癫痫的手术治疗。癫痫外科手术已经成为药物难治性癫痫治疗的重要手段，而术前评估是手术成败的关键。本书从基本概念入手，重点介绍了各种评估方法的使用；手术方法的选择，除了切除性手术，还对神经调控、神经刺激手术等、毁损性手术进行了介绍和比较。④癫痫患者管理的规范化。树立以患者为中心的长程管理意识，关注患者整个的治疗流程，减少药物不良反应，才能达到最好的治疗效果。本书编者在编写过程中参阅了国内外大量的癫痫相关指南、共识、癫痫专业书籍及其他文献，并结合编者多年的临床实践编写而成，力争做到专业、规范和实用。本书可供各级癫痫医生、医学生、癫痫患者和家属阅读、参考。

图书在版编目（CIP）数据

癫痫规范化诊断治疗和管理 / 龚守会，王群，周东主编 . —北京：科学出版社，2022.6

ISBN 978-7-03-071855-6

Ⅰ．①癫… Ⅱ．①龚…②王…③周… Ⅲ．①癫痫－防治 Ⅳ．①R742.1

中国版本图书馆 CIP 数据核字（2022）第 041317 号

责任编辑：王灵芳 / 责任校对：张　娟
责任印制：赵　博 / 封面设计：蓝正广告

科 学 出 版 社 出版
北京东黄城根北街 16 号
邮政编码：100717
http://www.sciencep.com

三河市春园印刷有限公司　印刷
科学出版社发行　各地新华书店经销
*

2022 年 6 月第 一 版　开本：787×1092　1/16
2022 年 6 月第一次印刷　印张：21 3/4　插页：6
字数：612 000
定价：128.00 元
（如有印装质量问题，我社负责调换）

前　言

癫痫是大脑神经元异常过度、同步化放电所引起的短暂性脑功能障碍性疾病。因其发病率高，诊断困难，治疗周期长而复杂，在中国，癫痫已经成为神经科仅次于头痛的第二大常见病。癫痫对个人、家庭和社会带来严重的负面影响，社会公众普遍存在对癫痫的误解和对癫痫患者的歧视，癫痫发作给患者带来生理痛苦的同时也带来了极大的心理问题，影响患者和家庭的生活质量；长期服用抗癫痫药物及其他诊治费用给家庭带来沉重的经济负担；同时，癫痫患者的教育、就业、婚姻和生育等问题，也值得特别关注。世界卫生组织已将癫痫列为重点防治的神经、精神疾病，癫痫日益成为备受关注的公共卫生问题和社会问题之一。

据统计，我国癫痫患者有近1000万，但由于人们对癫痫缺乏正确认识以及医疗资源匮乏，大多数癫痫患者得不到合理有效的治疗，存在很大的"治疗缺口"——真正全面掌握癫痫知识的医生多集中在一二线中心城市，广大经济欠发达地区缺少专业的癫痫医生，中国活动性癫痫患者的治疗缺口（农村地区）达63%。据此估算，中国约有400万活动性癫痫患者没有得到合理、正规的治疗。可见，对癫痫患者来说规范化诊断治疗非常重要。这也是编辑这本书的初衷。

编者最开始接触癫痫患者时，会把诊断、治疗过程中的注意事项清楚地写在患者的病历本上，尽管如此，患者及其家人还是不能很好地理解或者执行医嘱。于是编者又把自己的电话号码也写在病历本上，期待他们遇到困难的时候电话咨询编者。这样一来情况有所好转，再后来编者又把每位患者要注意的事项写成纸条，让患者装在身上随时翻看，这样执行医嘱的情况得到了很大改善。编者受此启发，把不同患者的注意事项汇总成册分发给大家，利于患者或家人随时查看，同时还能减少编者的工作量。这样编者就开始广泛收集患者及其家人对癫痫诊断、治疗、工作及生活等方面关心的问题。带着这些问题，编者去查阅文献，查阅资料，咨询癫痫专家等以期得到答案。收集的信息多了，编者觉得，患者关心的癫痫问题有很多是诊断治疗过程中所需注意而医生可能不一定了解的知识，或是容易忽视的问题，而这些问题也恰恰事关癫痫治疗的成败，因此有必要把患者关心的问题让医生了解并能够科学管理癫痫患者。另外编者发现，癫痫一旦确诊，患者及其家人常常会穷尽一切办法去寻找癫痫相关书籍和资料，以期了解这个疾病，但他们能找到的这方面的书籍和资料的确不多，或有限的书籍不适合患者阅读，提供不了他们所想要的信息。可见，癫痫诊断明确了，并不意味着一定会有好的治疗效果，因为癫痫在全生命周期都可能发病，癫痫治疗涉及患者的生长发育、就学、工作、婚育等方方面面，这都需要癫痫医生的规范指导，帮助他们渡过一个个难关，如果处理不当就可能直接影响到治疗效果或结局，所以对癫痫患者的规范化管理是癫痫治疗中的重要一环。基于此，编者想通过编写一本书，把医患都应该知道的癫痫知识汇总起来，一方面癫痫医生、基层社区医生等通过阅读此书掌握癫痫知识，以利于规范化诊断、治疗及管理癫痫患者。另一方面，癫痫患者能了解一些癫痫知识，知道如何就诊，如何治疗，如何寻找帮助等。如果能将一本包括全面规范诊断治疗和管理癫痫的图书在全国推广，既能够用于培训指导医护人员，又能对患者或公众进行癫痫知识宣教，想必对提升我国癫痫防控水平起到事半功倍的效果。

　　基于上述思路，编者组织了全国癫痫学界的部分优秀专家和学者共同编写本书。参与本书编写的作者均是活跃在我国癫痫学界的优秀中青年专家，他们思维活跃，专业能力强。本书内容包括癫痫的基础知识、癫痫的诊断及治疗、癫痫的预防、患者关爱以及癫痫知识的解答等内容，癫痫知识新颖、全面且规范，阅读性强，易操作。适合各级各类医生，尤其是癫痫医生、儿科医生、神经内外科医生及广大基层全科医生阅读和查阅，癫痫知识解答部分适合癫痫患者及其家人阅读，但其中的一些内容也是癫痫医护人员需要掌握的知识。相信本书对广大医患都有较好的参考价值。

　　编者虽然努力了，但可能还有一些缺点和不足，希望大家能够批评指正，以便将来做得更好。读者如需与本书编者交流，请微信联系。

龚守会　王　群　周　东

2022年1月

目　录

第一章　癫痫诊断与分类…………………………………………… 1

　第一节　基本概念………………………………………………… 1

　第二节　癫痫诊断原则和方法…………………………………… 2

　第三节　癫痫发作的分类………………………………………… 4

　第四节　癫痫及癫痫综合征的分类……………………………… 14

　第五节　癫痫的病因和癫痫发作的诱因………………………… 32

　第六节　癫痫性脑病的诊断……………………………………… 37

　第七节　常见的代谢性癫痫性脑病……………………………… 40

　第八节　小儿癫痫的基因检测…………………………………… 41

　第九节　肌阵挛的诊断…………………………………………… 41

　第十节　热性惊厥………………………………………………… 43

第二章　症状性癫痫………………………………………………… 47

　第一节　癫痫先兆及自动症……………………………………… 47

　第二节　症状性癫痫……………………………………………… 48

第三章　癫痫的鉴别诊断…………………………………………… 76

　第一节　常见非癫痫性发作与癫痫发作的鉴别………………… 76

　第二节　癫痫发作之间的鉴别诊断……………………………… 87

第四章　癫痫的处理原则、目标和流程…………………………… 89

第五章　常用的抗癫痫发作药物介绍……………………………… 91

第六章　癫痫的药物治疗…………………………………………… 105

　第一节　抗癫痫发作药物的药代动力学、作用机制及代谢…… 105

　第二节　抗癫痫发作药物的有效性评价及不良反应…………… 111

　第三节　抗癫痫发作药物的选择………………………………… 119

　第四节　抗癫痫发作药物使用原则……………………………… 122

　第五节　癫痫患者用药时机和停药时机………………………… 129

第七章　药物难治性癫痫的诊断与处理…………………………… 134

第一节　药物难治性癫痫……………………………… 134

第二节　常用抗癫痫发作药物的耐受性及临床对策……………… 137

第三节　难治性癫痫……………………………… 140

第四节　抗癫痫发作药物的血药浓度……………… 140

第八章　癫痫的外科治疗……………………………… 142

第一节　关于癫痫外科手术的几个问题……………… 142

第二节　儿童癫痫手术的特殊性……………………… 142

第三节　癫痫外科手术的适应证和禁忌证……………… 143

第四节　癫痫外科手术的术前综合评估……………… 144

第五节　癫痫外科手术的种类………………………… 150

第六节　癫痫外科手术后的综合处理………………… 155

第七节　术中唤醒麻醉技术…………………………… 157

第八节　常用的麻醉药物对脑电图或癫痫发作的影响……… 157

第九章　饮食疗法在癫痫治疗中的应用……………… 159

第一节　生酮饮食疗法………………………………… 159

第二节　其他饮食疗法………………………………… 162

第十章　癫痫持续状态的诊断与处理………………… 164

第十一章　脑电图在癫痫诊断和治疗中的作用………… 173

第一节　脑电图在癫痫领域中的应用………………… 173

第二节　脑电图基础知识……………………………… 175

第三节　重症监护病房中的连续脑电图监测的意义……… 196

第四节　癫痫外科治疗中颅内脑电应用的概况………… 198

第五节　常见癫痫发作期脑电图特征………………… 201

第六节　常见癫痫综合征脑电图特征………………… 214

第七节　做脑电图时的注意事项……………………… 221

第十二章　神经影像学技术在癫痫诊断及治疗中的应用……… 224

第一节　结构性神经影像学…………………………… 224

第二节　功能性神经影像学…………………………… 225

第三节　多模态神经影像技术………………………… 228

第十三章　常见癫痫共患病的诊断与处理…………… 232

第一节　概述…………………………………………… 232

第二节　癫痫与偏头痛………………………………… 232

第三节　癫痫与自闭症………………………………… 234

第四节　癫痫与注意缺陷多动障碍…………………… 235

第五节　癫痫与情绪障碍 …………………………………… 236

第六节　癫痫与人格障碍 …………………………………… 243

第七节　癫痫与精神障碍 …………………………………… 243

第八节　癫痫与睡眠障碍 …………………………………… 245

第九节　癫痫与认知功能障碍 ……………………………… 246

第十四章　特殊人群的癫痫 …………………………………… **250**

第一节　儿童癫痫相关问题 ………………………………… 250

第二节　儿童期-成人过渡阶段的癫痫患者相关问题 ………… 252

第三节　女性癫痫相关问题 ………………………………… 253

第四节　老年人癫痫相关问题 ……………………………… 261

第五节　男性癫痫患者的性功能及生育健康相关问题 ……… 264

第十五章　癫痫患者就医 ……………………………………… **266**

第一节　癫痫患者就医流程 ………………………………… 266

第二节　癫痫患者就医过程中的注意事项 ………………… 267

第三节　癫痫诊疗过程中的知情同意制度 ………………… 269

第十六章　癫痫的预防、发作预报和预后 ……………………… **271**

第一节　癫痫的预防 ………………………………………… 271

第二节　癫痫发作的预报 …………………………………… 271

第三节　癫痫的预后 ………………………………………… 273

第四节　癫痫猝死 …………………………………………… 275

第十七章　癫痫患者常见问题解答 …………………………… **278**

附录　英文缩略词表 …………………………………………… **334**

彩插 ……………………………………………………………… **339**

第一章 癫痫诊断与分类

第一节 基本概念

1.癫痫发作（epileptic seizure） 癫痫发作是由于大脑中异常的、过度的或同步化的神经元活动引起的短暂发作的体征和（或）症状。特指一次发作的全过程，包括三个方面的要素。

（1）临床表现：癫痫发作的诊断，需要有临床表现［症状和（或）体征］。癫痫发作的临床表现，依据累及的脑区不同，表现各异，如感觉、运动、自主神经、意识、情感、记忆、认知及行为障碍等。

（2）起始和终止形式：癫痫发作一般具有突发突止、短暂性、自限性的共同特点。通常，可以根据临床表现和脑电图改变，判断癫痫发作的起始和终止。癫痫持续状态是一种症状持续或反复发作的特殊情况。

（3）脑部异常过度同步化放电：需要通过脑电图监测证实，这是癫痫发作区别于其他临床发作性症状的本质特征。

癫痫发作出现的时期，称为发作期。癫痫发作过程中，能够识别到的最早现象，称为先兆。先兆可能是患者唯一能够记住的内容，也可以作为一种临床警示。紧随癫痫发作之后的时期，称为发作后期。癫痫发作之间的时期，称为发作间期。

2.癫痫（epilepsy） 癫痫是一种多病因引起的慢性脑部疾病。以脑部神经元过度、同步化、异常放电，导致的反复性、发作性、刻板性和短暂性的中枢神经系统功能失常为特征。同时在相应的神经生物学、心理学、认知及社会学等方面产生影响，临床呈现长期、反复、痫性发作的疾病过程。

3.痫性发作（seizure） 痫性发作指具体的一次疾病发作状态，脑神经元短暂地异常放电，由此引起的脑功能障碍，导致暂时性的临床表现。痫性发作有许多不同的病因，可在癫痫出现，也可在非癫痫疾病出现。例如，健康人由于严重疾病的急性期、感冒发热、电解质紊乱、药物过量、长期饮酒的戒断等，有时也会引起单次痫性发作，这些情况都不能诊断为癫痫。8%～10%的人，一生中会出现一次痫性发作，其中2%～3%的患者将发展为癫痫。

4.癫痫综合征（epileptic syndrome） 癫痫综合征是指在特定的年龄阶段，在不同病因或诱因条件下，由一组特定的临床表现和脑电图改变组成的癫痫疾病（即脑电-临床综合征）。虽然导致癫痫综合征的原因不尽相同，但同一组癫痫综合征的预后相似。临床上，常结合患者遗传背景、发病年龄、发作类型、病因学、解剖基础、发作规律、诱发因素、严重程度及其他伴随症状、脑电图及影像学结果、既往史、家族史、对药物的反应及转归等资料，做出某种癫痫综合征的诊断。不同癫痫综合征应用的治疗方法、治疗效果和预后也是不相同的。因此，诊断癫痫综合征，对于治疗选择、判断预后等方面具有重要的指导意义。

5.癫痫性脑病（epileptic encephalopathy） 癫痫性脑病指由频繁癫痫发作和（或）癫痫样放电造成的进行性神经精神功能障碍或退化，患者表现为认知、语言、感觉、运动及行为等方面的障碍。这种损害可能超过其潜在病因，并随着癫痫的持续存在而不断加重，随着癫痫的控制可出现一定程度的恢复。损伤可为全面性或选择性，且可表现出不同严重程度。它是一组癫痫疾病的总称。在潜在病因所致的脑损伤之外，癫痫性脑病强调的是由于癫痫性活动本身造成的进行性脑病，而非病因本身所致损伤。儿童癫痫性脑病可见于从新生儿到学龄儿各个阶段，而且大多具有年龄依赖性。脑电图明显异常，药物治疗效果差，临床总体表现为慢性进行性神经功能衰退。

癫痫性脑病的概念充分表明，癫痫发作和异常脑电活动本身，可能造成或加重癫痫患者的脑功能障碍。对于处在发育期的大脑，则可能干扰脑发育成熟的过程。因此，无论潜在病因的严重程度如何，如果明确癫痫活动本身可能干扰脑功能，则应采取措施，控制癫痫发作或癫痫样放电，尽可能改善癫痫患者的认知功能和生活质量。

6.活动性癫痫（active epilepsy）　在流行病学调查中发现，无论是否接受抗癫痫发作药物（anti-seizure medications，ASMs）治疗，在1年内，活动性癫痫至少有2次癫痫发作。

7.发作症状学（seizure semiology）　发作症状学是对于癫痫发作的描述，包括发作之前、发作期间、发作之后的症状和体征。

8.无诱因的单次癫痫发作（unprovoked single seizure）　无诱因的单次癫痫发作用于描述24小时内的单次或成组的癫痫发作，没有特定或潜在的条件或诱因。

9.急性症状性癫痫发作（acute symptomatic or provoked seizure）　急性症状性癫痫发作也称为诱发性癫痫发作，发生于系统性损伤或与记录到的脑损伤有密切的时间关联。

10.晚发性癫痫（late-onset epilepsy）　晚发性癫痫是指成年期起病的癫痫，多以20岁或25岁作为晚发性癫痫的年龄起点。60岁以后发生的癫痫，称为老年晚发性癫痫。

11.癫痫与癫痫发作的区别　癫痫是指一种脑部疾病或综合征。癫痫发作是癫痫的临床表现。符合癫痫发作的电生理特征及临床特征的发作性事件，可以诊断为癫痫发作，但并不意味着能够诊断为癫痫。

12.癫痫诊断解除　已经超过了某种年龄依赖癫痫综合征的患病年龄。或10年内无癫痫发作，并且过去5年没有使用抗癫痫发作药物。也可理解为痊愈。

第二节　癫痫诊断原则和方法

一、概述

癫痫的诊断是基于癫痫发作明确病史的临床诊断。早期癫痫很难识别，尤其是缺少目击者的情况下，再加上患者智力发育落后，很难分辨是癫痫发作还是刻板行为，导致癫痫的误诊率较高。因此，癫痫的诊断有必要经专科医生做出。专科医生可根据病史、发作症状的描述和神经系统检查明确诊断。脑电图和影像学检查，往往作为进一步验证或明确早期诊断的方法。但即使缺乏这些技术条件，仍然可以明确诊断。应该避免患者已经多次癫痫发作，却因脑电图正常而未能诊断癫痫出现延误治疗的情况。

二、癫痫诊断步骤

癫痫的诊断分为5个步骤：

第一步：确定发作性事件是否为癫痫发作。

涉及发作性事件的鉴别，包括诱发性癫痫发作和非诱发性癫痫发作的鉴别。临床出现两次间隔至少24小时的非诱发性癫痫发作时，可以诊断癫痫。

第二步：确定癫痫发作的类型。

按照ILAE癫痫发作分类确定。如有可能，尽可能明确脑区定位；如为反射性发作，需指明特殊的刺激因素。

第三步：确定癫痫及癫痫综合征的类型。

临床上明确诊断癫痫及发作类型后，应结合发病年龄、发作类型、发作时间、发作规律和诱发因素、脑电图特征、脑影像学特征、家族史、既往史、对药物治疗的反应性和病情转归等资料，参照ILAE癫痫综合征列表，尽可能做出癫痫综合征类型的诊断，对于治疗选择和判断预后等方面具有重要意义。有些病例可能无法归类于某种特定的癫痫综合征。

第四步：确定病因。根据癫痫或癫痫综合征的分类，确定病因，如遗传缺陷或症状性癫痫的病理改变。

第五步：确定残障（disability）和共患疾病。非强制性的，但有利于确定癫痫造成损伤的程度及共患疾病。有利于提高治疗效果。

三、癫痫诊断方法

（一）癫痫诊断基本方法

病史 需要完整而准确，包括母亲妊娠的整个过程有无异常，出生发育是否正常，上学就业过程是否顺利，家人有无癫痫发作情况，出生后有无受伤、感染、卒中等脑损伤病史（表1-1）。

表1-1 癫痫诊断中的重要病史资料

现病史
初次发病的年龄（小儿要精确到出生后几时、几天）
发作前状态或促发因素（觉醒、清醒、睡眠、饮酒、饥饿、缺睡、疲劳、心理压力、精神刺激、发热、运动、前驱症状及与月经的关系等）
发作最初时的症状/体征（心慌、胃气上窜、头晕、其他先兆、运动性表现等）
发作时表现（面部/口唇颜色、尖叫、睁眼、闭眼、姿势、肌张力、运动症状、自主神经症状、自动症、意识状态、舌咬伤、尿失禁等）
发作演变过程 按时间顺序开始—进展—终止。包括有无受伤等
发作持续时间 精确到秒或分钟
发作后表现 清醒、烦躁、嗜睡、朦胧状态、Todd麻痹、恶心、呕吐、失语、遗忘、头痛、肌肉酸痛、精神异常等
发作频率和严重程度 每天、每月或每年发作多少次。有无持续状态史
脑电图监测情况
其他辅助检查 血压、血糖、电解质、心电图、头部影像学等
其他发作形式 如有，应按上述要点询问发作细节
抗癫痫发作药物使用情况 种类、剂量、疗程、疗效、不良反应、依从性等
发作间期状态 精神症状、记忆力、焦虑、抑郁等
发病后精神运动发育情况 疲劳、疼痛及精神状况等
既往史
早产、难产、缺氧窒息、产伤、颅内出血等
中枢神经系统其他病史 感染、创伤、卒中、遗传代谢疾病等
生长发育史 精神运动发育迟滞、倒退
有无新生儿惊厥及热惊厥史（简单型、复杂型）
家族史 父母双方近亲属中有无癫痫、热惊厥、偏头痛、睡眠障碍、遗传代谢病等
疾病影响 求学困难、失业、不能驾车、被过度保护、活动受限、心理压力等

引自中国抗癫痫协会. 临床诊疗指南·癫痫病分册（2015年修订版）. 北京：人民卫生出版社，2015

（二）体格检查

体格检查包括一般状况检查及详细神经系统检查。

（三）辅助检查

1.脑电图（EEG） 能直观反映脑电活动，是癫痫诊断、鉴别诊断、治疗评估、预后判断的重要工具。

2.神经影像学 包括结构影像学如计算机断层扫描（CT）和磁共振成像（MRI）；功能影像学如功能磁共振（fMRI）、磁共振波谱（MRS）、单光子发射计算机断层扫描（SPECT）、正电子发射断层扫描（PET）等。

3.实验室检查 应根据患者具体情况选择性地进行检查。

（1）血液检查：如血常规、血糖、电解质、肝肾功能、血气、丙酮酸、血氨、乳酸、乳酸脱氢酶等方面的检查，以利于查找病因。定期检查血常规和肝肾功能等可辅助监测药物的不良反应。临床怀疑中毒时，应进行毒物筛查（一般需要在公安部门进行）。已经服用抗癫痫发作药物者，可酌情进行药物浓度监测。

（2）尿液检查：包括尿常规及遗传代谢病的筛查。

（3）脑脊液检查：主要为排除颅内感染性、免疫性疾病及某些遗传代谢病。

（4）心电图：一方面有助于发现容易误诊为癫痫发作的某些心源性发作，如心律失常所致的晕厥发作。另一方面，心电图检查可避免因使用某些抗癫痫发作药物而可能导致心搏停止的严重后果。

（5）基因检测：包括一代测序技术、二代测序技术及微阵列比较基因组杂交技术（array-based comparative genomic hybridization, ACGH）。一代测序技术，可逐一检测已知的癫痫致病基因，仅适用于临床高度怀疑的某一种癫痫综合征，二代测序技术和ACGH可一次性检测所有已知癫痫相关致病基因，是一种快速、高效、相对成本低廉的临床遗传学诊断技术。ACGH技术能高效地检测出癫痫患者相关的致病性拷贝数改变（copy number variation, CNV）。

第三节　癫痫发作的分类

一、概述

癫痫是一种脑部疾病，其病因不同，临床表现多种多样，预后各不相同。对癫痫进行分类，有利于合理地选择药物、治疗方案及判断预后。

癫痫分类方法有多种，如临床分类、脑电图分类、病因分类、解剖学分类等。也有从治疗和预后角度进行分类；还有以发病年龄进行分类的。目前主要采用的是根据临床和脑电图进行分类的国际分类法，即2010年ILAE分类法，是指在癫痫诊断明确后，根据临床症状和脑电图确定的癫痫类型。2017年ILAE提出了新的癫痫分类法，将癫痫分为四大类：局灶性、全面性、全面性合并局灶性（combined generalized and focal epilepsy）以及不明分类的癫痫。其中全面性合并局灶性癫痫是新提出的类型，临床表现为全面性起源和局灶性起源的癫痫发作，且脑电图提示全面性和局灶性痫样放电，如Dravet综合征和Lennox-Gastaut综合征。

二、癫痫发作的分类

早期，世界范围内普遍应用ILAE在1981年推出的癫痫发作分类。2010年ILAE分类工作报告对癫痫发作的概念和分类进行了部分修订。国际抗癫痫联盟2010年将癫痫发作分为以下三类。

（一）全面性（癫痫）发作

全面性（癫痫）发作指发作同时起源于两个半球的大脑皮质及皮质下结构所构成的致痫网络中的某一点，并快速波及整个网络。发作开始时即有双侧半球受累，即两个半球的同时参与，往往伴有意识障碍，运动性症状是双侧性的，发作期脑电图最初为双侧半球广泛性放电（图1-1，图1-3）。每次发作起源点在网络中的位置均不固定。全面性发作时整个皮质未必均受累及，发作表现可以不对称。尽管个别发作的起始可以表现为局灶性特征，但每次发作的定位和定量可以是不固定的。在儿童患者中，全面性发作较为常见；成人则以局灶性发作为多。全面性发作的起源较局灶性发作更为刻板，主要与遗传特征相关。

（二）局灶性（癫痫）发作

局灶性（癫痫）发作指发作恒定地起源于一侧大脑半球内的、呈局灶性或更广泛分布的致痫网络，并有着放电的优势传导途径，有时继发累及对侧半球。也可以起源于皮质下结构（图1-2，图1-3）。某些患者可以有多个致痫网络和多种发作类型，但每种发作类型的起始部位是恒定的。通常意识清楚，但无法控制抽搐。痫样放电不像全面性发作那样累及全脑，而是局限于脑的某一区域。临床症状取决于异常放电累及的脑区。局灶性发作多由大脑器质性病变引起，包括简单部分性发作（发作时患者是清醒的）、复杂部分性发作（发作时患者有不同程度的意识障碍、不清醒，多有自动症状）、继发性全面性发作（由简单部分性发作或复杂部分性发作继发而来，但其本质上还是局灶性发作）。

（三）难以分类的发作

难以分类的发作包括因资料不全而不能分类的发作，以及所描述的类型，迄今尚无法归类者。随着临床资料和检查手段的进一步完善，难以分类的发作将越来越少。

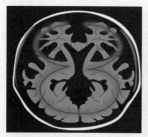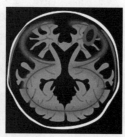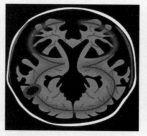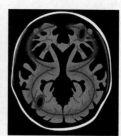

图1-1　全面性发作脑部异常放电示意图

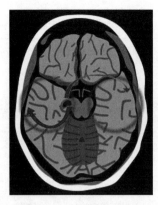

图1-2　局灶性发作脑部异常放电示意图

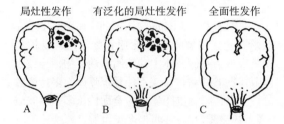

局灶性发作　　有泛化的局灶性发作　　全面性发作

图1-3　癫痫发作异常放电示意图

三、常见癫痫发作类型和诊断要点

（一）全面性发作（generalized seizure）

1.全面性强直-阵挛发作（generalized tonic-clonic seizure，GTCS）　可发生在几乎所有的年龄阶段，是一种表现最明显的发作形式，是癫痫发作的严重类型。主要临床特征是双眼上翻、意识丧失、双侧肢体强直后紧跟有阵挛的序列活动。起病时既可表现为全面强直阵挛发作，也可由局灶性发作演变而来。早期可以出现意识丧失、跌倒。随后的发作分为三期。

（1）强直期：短暂的阵挛性抽搐或某些肌肉阵挛性抽搐后，迅速出现强直期。表现为骨骼肌持续性收缩；眼肌收缩出现眼睑上牵、眼球上翻或凝视；咀嚼肌收缩出现张口，随后猛烈闭合，可咬伤舌头；喉肌和呼吸肌强直性收缩，致患者尖叫一声或产生喉音；颈部和躯干肌肉的强直性收缩，使颈部和躯干先屈曲，后呈角弓反张；上肢由上举后旋，转为内收前旋，使肘部弯曲；下肢先屈曲后猛烈伸直，持续10～20秒后进入阵挛期。

（2）阵挛期：肢体反复抽搐标志着进入了阵挛期。患者从强直转成阵挛，每次阵挛后都有一

段短暂间歇期，阵挛频率逐渐变慢，间歇期逐渐延长，在一次剧烈阵挛后，发作停止，进入发作后期。通常持续30～60秒。

以上两期均伴有呼吸停止，导致面部或全面苍白发绀、血压升高、瞳孔扩大、唾液和其他分泌物增多。

（3）发作后期：尚有短暂阵挛，可引起牙关紧闭，膀胱或直肠失禁，之后会有短暂意识丧失。伴随一次深呼吸后，呼吸首先恢复，随后瞳孔、血压、心率渐至正常。肌张力逐渐下降，肢体松弛，意识逐渐恢复。从癫痫发作到意识恢复，历时5～15分钟。醒后患者常感头痛，有时呈现剧烈头痛，全面酸痛，随后出现嗜睡，部分患者出现意识模糊，此时若强行约束患者，可能发生伤人和自伤。

2.失神发作（absence seizure）

（1）典型失神发作：发作突发突止，开始和结束非常明显。表现为面容表情突然改变，行为动作变慢或停顿，出现凝视，同时出现短暂意识丧失（可能为脑电图全面性阵发性棘慢复合波放电引发的唯一症状），不伴或伴有轻微的运动症状，如眼、面部及身体的细微阵挛、肌阵挛、强直、自动症等。发作通常持续10秒。发作时脑电图呈现双侧对称同步，3Hz（2.5～4Hz）的棘慢复合波暴发。约90%的典型失神发作可因过度换气诱发。常首发于5～12岁，青少年期自动终止。很少发生在2岁以前或十几岁以后，罕见于成人。无发作后疲劳，属于癫痫类型中治疗效果最好的，很少影响患者智力。

（2）不典型失神发作：相比典型失神发作，不典型失神发作有不太明显的开始和结束，持续时间更长，可能超过20秒。意识障碍程度较轻，伴随的运动症状（如自动症）也较复杂，肌张力通常降低。发作时脑电图表现为慢（小于或等于2.5Hz）棘慢复合波节律。典型临床表现发生在癫痫性脑病，多数有智力发育障碍，如Lennox-Gastaut综合征或其他儿童癫痫综合征。

（3）肌阵挛失神发作：是一种罕见的、有特征性的失神发作的变形。虽然称为肌阵挛失神发作，实际上突然开始于双侧上肢强直，随之出现短暂节律性2.5～4.5Hz的阵挛性动作，并伴有强直成分。伴随着每次的抽搐动作，身体失去张力的同时，手臂可能会继续上抬。发作时脑电图与典型失神发作类似，可呈现2.5～4Hz全面性

阵发性棘慢复合波暴发。

（4）失神伴眼睑肌阵挛：表现为失神发作的同时，出现显著的快速眼睑和（或）前额部肌肉5～6Hz颤动，形成了眼睑肌阵挛表现。这类发作的一个特殊性表现是脑电图异常放电通常发生在缓慢闭目后，会产生一个明确特征的电生理临床综合征。发作时脑电图显示全面性3～6Hz多棘慢复合波，并发生在缓慢闭目后1秒内，持续数秒，迅速恢复，可能会有意识改变。每天发作多次，合眼诱发，具有光敏性。主要见于眼睑肌阵挛失神综合征（Jeavons综合征）、婴儿严重肌阵挛性癫痫（Dravet综合征）等。

注：失神发作相关癫痫综合征包括Dravet综合征、非进展性疾病中的肌阵挛持续状态、肌阵挛失张力癫痫（Doose综合征）、Lennox-Gastaut综合征、癫痫伴慢波睡眠期持续棘慢复合波（CSWS）、获得性癫痫性失语（Landau-Kleffner综合征）（LKS）、儿童良性癫痫伴中央颞区棘波（BECTS）变异型。

失神发作的处理原则见图1-4。

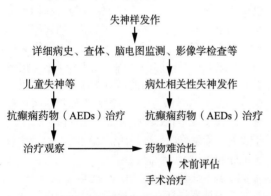

图1-4　失神发作的处理流程

儿童失神癫痫和青少年失神癫痫的鉴别见表1-2。

3.**强直发作（tonic seizure）**　婴幼儿期以外很少见到。临床表现为：在没有任何明确的局灶性发作的情况下，躯体中轴肌（包括颜面部和脊旁肌）、双侧肢体近端或全身肌肉持续性收缩。整个身体僵直，很少或没有阵挛成分。发作时易跌倒，通常持续2～10秒，偶尔可达数分钟。发作时脑电图显示，呈双侧性波幅渐增的棘波节律或低波幅约10Hz的节律性放电活动。强直发作主要见于弥漫性器质性脑损伤患者，如强直发作是Lennox-Gastaut综合征的最常见发作

表1-2　儿童失神癫痫和青少年失神癫痫鉴别

	儿童失神癫痫	青少年失神癫痫
起病年龄	4～10岁（高峰5～7岁）	5～20岁（高峰10～12岁）
发作频率	频繁	较少
发作持续时间	短（＜20秒）	较长
意识损伤程度	较重	较轻
合并其他发作类型	少量GTCS，无其他发作类型	常有GTCS、肌阵挛
光敏性	罕有	常有
预后	12岁后发作消失	多需终身治疗

类型。

4.**阵挛发作（clonic seizure）**　几乎都发生在低龄儿童，主要是新生儿期和婴儿期，易被忽略。表现为双侧肢体主动肌间歇性收缩，导致肢体节律性的抽动，伴或不伴意识障碍，多持续数分钟。发作时脑电图显示为全面性（多）棘波或（多）棘慢复合波。

5.**肌阵挛发作（myoclonic seizure）**　是儿童及青少年期较为常见的癫痫发作类型。表现为不自主性突发、快速、短暂、电击或闪电样肌肉抽动，每次抽动持续10～50毫秒，很少超过100毫秒。可累及全身也可限于某些局部肌肉或肌群，可以非节律性反复出现。发作期典型的脑电图，表现为暴发性出现的、全面性多棘慢复合波。

肌阵挛发作包括生理性肌阵挛和病理性肌阵挛。并不是所有的肌阵挛都是癫痫发作，只有同时伴随脑电图癫痫样放电的肌阵挛才称为癫痫发作。肌阵挛发作既可见于一些预后较好的特发性癫痫患者，如青少年肌阵挛性癫痫；也可见于一些预后较差的、有弥漫性脑损害的癫痫性脑病，如Dravet综合征、Lennox-Gastaut综合征等。

肌阵挛发作多发生于入睡后或睡醒前数小时，发作频繁会影响睡眠，甚至有误诊为失眠症的。需要注意的是，肌阵挛发作并非仅见于癫痫患者，在其他一些疾病中也可以见到，如某些儿童夜间肌阵挛，但这并不是癫痫发作。

6.**失张力发作（atonic seizure）**　多发生在儿童。表现为头部、躯干或肢体肌肉张力突然丧失或降低，导致肢体或躯体无力，不能维持原有姿势。出现头部突然下垂、点头、跌倒、肢体下坠等表现，发作之前没有明显的肌阵挛或强直

成分。持续数秒至10余秒。临床表现程度不一，轻者可仅有点头动作，重者可导致站立时突然跌倒。发作持续时间短者，多不伴有明显的意识障碍。脑电图显示为短暂、全面性暴发的多棘慢复合波节律、低波幅电活动或者电抑制。双侧三角肌肌电图（EMG）记录到肌张力丧失，对于支持诊断非常有用。失张力发作可见于Lennox-Gastaut综合征、Doose综合征（肌阵挛-站立不能性癫痫）等癫痫性脑病。但是，也有些患者仅有失张力发作，且病因不明。这种发作类型，还可见于一些非癫痫性疾病，如脑干缺血、猝死综合征、发作性睡病等。

（二）局灶性癫痫发作或局灶性发作（partial seizure）

1.局灶起源不伴意识障碍性发作（focal seizure without impairment of consciousness） 即简单部分性发作（simple partial seizure，SPS）。发作时无意识丧失，只会单纯改变患者对事物的外在感受，引起患者警觉。患者对外在事物的形状、味道、感觉、声音产生异样的感受，导致肢体的不自主抽搐，以及自主神经功能异常等症状（如刺痛、眩晕和频闪）。根据异常放电起源和累及部位不同，简单局灶性发作可表现为运动性、感觉性、自主神经性和精神性发作四类，后两者较少单独出现，常发展为复杂局灶性发作。

（1）运动性发作：一般累及身体的某一部位，相对局限或伴有不同程度的扩展。症状如强直性或阵挛性、语言中断等。主要发作类型如下。

1）仅为局灶性运动发作：指局限于身体某一部位的发作，其性质多为阵挛性，即常见的局灶性抽搐。身体任何部位都可出现局灶性抽搐，因面部或手在皮质相应的投射区面积较大，临床常见。肢体的局灶性抽搐，提示放电起源于对侧大脑半球相应的运动皮质区；眼睑或其周围肌肉的阵挛性抽搐，可由枕叶放电所致；口周或舌喉的阵挛性抽搐，可由外侧裂附近的放电引起。

2）杰克逊发作（Jackson seizure）：开始为身体某一部位抽搐，按一定顺序逐渐向周围扩展，其扩展顺序与大脑皮质运动区所支配的部位相关。如异常放电在运动区皮质由上至下传播，临床上可见到抽搐先出现在拇指，然后传导至同侧口角。在扩展的过程中，给予受累部位强烈的刺激可使其终止，如拇指抽搐时用力背屈拇指可

能终止发作。

3）偏转性发作：眼、头甚至躯干向一侧偏转，有时身体可旋转一圈或伴有一侧上肢屈曲和另一侧上肢伸直。其发作多数起源于额叶。

4）姿势性发作：偏转性发作有时也可发展为某种特殊姿势，如击剑样姿势，表现为一侧上肢外展、半屈、握拳，另一侧上肢伸直，眼、头向一侧偏视，注视抬起的拳头，并可伴有肢体节律性的抽搐和重复语言。其发作多数起源于额叶内侧辅助运动区。

5）发音性发作：可表现为重复语言、发出声音或语言中断。其发作起源一般在额叶内侧辅助运动区。

6）抑制性运动发作：发作时动作停止，语言中断，意识不丧失，肌张力不丧失，面色无改变。其发作起源多为优势半球的Broca区，偶尔为任何一侧的辅助运动区。

7）失语性发作：常表现为运动性失语，可为完全性失语，也可表现为说话不完整，重复语言或用词不当等局灶性失语，发作时意识不丧失。有时需在脑电图监测下才能发现。其发作起源均在优势半球语言中枢相关区域。

局灶性发作后，可能出现受累中枢部位支配的局灶性瘫痪，称为Todd瘫痪，持续数分钟至数小时。

（2）感觉性发作：其异常放电的部位为相应的脑部感觉皮质，可为躯体感觉性发作，也可为特殊感觉性发作。

1）躯体感觉性发作：其性质为体表感觉异常，如麻木感、针刺感、电流感、电击感、烧灼感等。发作部位可局限于身体某一部位，也可逐渐向周围部位扩展，也称为感觉性杰克逊发作。异常放电起源于对侧中央后回皮质。

2）视觉性发作：表现为暗点、黑矇、闪光、无结构性视幻觉。异常放电起源于枕叶皮质。

3）听觉性发作：幻听多为一些噪声或单调声音，如发动机的隆隆声、蝉鸣或喷气的嗞嗞声等。年龄较小的患者，表现为突然双手捂住耳朵哭闹。放电起源于颞上回。

4）嗅觉性发作：表现为难闻、不愉快的嗅幻觉，如烧橡胶的气味、臭鸡蛋味等。放电起源于沟回前上部。

5）味觉性发作：以苦味或金属味较常见。单纯的味觉性发作很少见。放电起源于岛叶或其

6）眩晕性发作：常表现为坠入空间或在空间漂浮的感觉。放电起源于颞叶皮质。

（3）自主神经性发作：症状复杂多样，常表现为面色、口唇苍白或潮红、出汗、竖毛（起"鸡皮疙瘩"）、口角流涎、上腹部不适感、"胃气上窜"的感觉，以及呕吐、肠鸣、尿失禁等。临床上单纯表现为自主神经症状的癫痫发作少见，常是继发或其他局灶性发作一部分。其放电起源于岛叶、间脑、边缘系统等，很容易扩散而影响意识状态。

（4）精神性发作：表现为大脑高级神经功能障碍。很少单独出现，常是继发或作为其他局灶性发作一部分。

1）情感性发作（affective seizure）：表现为极度愉快或不愉快的感觉，如愉快感、欣快感、恐惧感、愤怒感、忧郁伴自卑感等。恐惧感是最常见的症状，常突然发生，无任何原因。患者突然表情惊恐，甚至因恐惧而突然逃跑，儿童表现为突然扑到亲人怀中，紧紧抱住。发作时常伴有自主神经症状，如瞳孔散大、面色苍白或潮红、竖毛等，持续数分钟缓解。放电多起源于颞叶前下部。发作性情感障碍需与精神科常见的情感障碍鉴别，癫痫发作一般无相应的背景经历，持续时间数分钟，发作时常伴有自主神经症状。

2）记忆障碍性发作（dysmnesic seizure）：主要表现为似曾相识感，对生疏的人或环境，觉得曾经见过或经历过；陌生感，对曾经经历过的事情，感觉从来没有经历过；记忆性幻觉，对过去的事件，出现非常精细的回忆和重现等。放电起源于颞叶、海马、杏仁核附近。

3）认知障碍性发作（cognitive seizure）：常表现为梦样状态、时间失真感、非真实感等，有的患者描述"发作时我觉得我不是我自己"。

4）发作性错觉：是指因知觉歪曲而使客观事物变形。例如，视物变大或变小、变远或变近，物体形状改变；声音变大或变小、变远或变近；身体某些部位变大或变小等。放电多起源于颞叶或颞顶、颞枕叶交界处。

5）结构幻觉性发作（structured hallucination seizure）：表现为一定程度整合的知觉经历。幻觉可以是躯体感觉性、视觉性、听觉性、嗅觉性或味觉性。与单纯感觉性发作相比，其发作内容更加复杂，如风景、人物、音乐等。

2.局灶起源伴意识障碍性发作（focal seizure with impairment of consciousness）　即复杂部分性发作（complex partial seizure，CPS）。这类癫痫发作，包括意识状态的缺失或改变，不一定是意识丧失。癫痫发作期间，患者甚至会瞪着眼直接进入另一个空间，而不会对周围环境做出正确的反应，或者是不断地重复着固定的动作，如搓手、吸吮、吞咽或绕圈行走。同时有多种简单部分性发作（局灶性发作）的内容，往往有自主神经症状和精神症状发作。脑电图可记录到单侧或双侧不同步的异常放电，通常位于颞区或额区。发作间期可见单侧或双侧颞区，或额颞区癫痫样放电。

复杂部分性发作多起源于颞叶内侧或者边缘系统，也可起源于其他部位，如额叶。根据放电起源不同、扩散途径和速度不同，主要表现为以下一些类型。

（1）仅表现为意识障碍：突然动作停止，两眼发直，呼之不应，不跌倒，面色无改变，发作后可继续原来的活动。其临床表现酷似失神发作，成人的"失神"发作表现，几乎都是部分性发作。但是，儿童临床表现应与失神发作鉴别，脑电图监测可以识别。放电常起源于颞叶，也可起源于额叶、枕叶等其他部位。

表1-3　典型失神发作与复杂部分性发作的鉴别

	失神发作	复杂部分性发作
起病年龄	儿童常见	青少年至成年早期
过度换气诱发	常见	少见
先兆	无	有且明确
发作持续时间	持续时间短，小于30秒	持续时间长，超过1分钟
自动症	常见	常见
发作后状态	罕见	常见
发作频率	每日数十次	相对比较少
脑电图表现（发作间期）	双侧对称同步，3次/秒棘慢复合波	正常或局灶性棘波、尖波或慢波

注：复杂部分性发作与失神发作的临床表现会有某些重叠。在临床工作中，这两种发作类型的鉴别非常重要，对治疗的反应性及预后有很大不同

（2）表现为意识障碍和自动症：自动症（automatism）是指在癫痫发作过程中或发作后，意识模糊状态下，出现的具有一定协调性和适应性的无意识活动。自动症均在意识障碍的基础上

发生，伴有遗忘。自动症可以是发作前动作的继续，也可以是发作中新出现的动作，一般持续数分钟。需注意的是，自动症虽在复杂部分性发作中最常见，但并不是其所特有。在其他发作中，特别是失神发作或发作后意识障碍中（特别是强直阵挛发作后的情况下）也可出现。

1）常见的癫痫自动症

口咽自动症：最常见，表现为口部重复动作，如吹口哨、不自主舔唇、咂嘴、咀嚼、吞咽或吐痰，有时伴有流涎、清喉等动作。复杂部分性发作的口咽自动症，多见于颞叶癫痫。

姿势自动症：无意识地重复某种简单姿态，如表现为躯体和四肢的大幅度扭动，常伴有恐惧面容和喊叫，容易出现于睡眠期。多见于额叶癫痫。

手部自动症：无意识地重复某种简单的手部动作，如摸索、擦脸、擦鼻、搓手、绞手、解衣扣、翻口袋、开关抽屉或水龙头等。

行走自动症：多发生在白天（如果发生在夜间，又称梦游症）。此时患者对周围环境有部分感知，可做出相应反应，可在较长时间内进行复杂而协调的活动，如无目的走动、奔跑、坐车、不辨方向，有时还可避开障碍物、简单交谈、购买物品等，一般持续数分钟。若不注意，常难以发现。

言语自动症：表现为自言自语，多为重复简单词语或不完整句子，内容有时难以理解。如可能说"我在哪里""我害怕"，有时出现语言变调等。病灶多位于非优势半球。

其他：还有生殖器及性自动症、发作性竖毛等。

自动症在复杂部分性发作中比较常见，其定位意义尚不完全清楚，脑电图在定位方面具有重要价值。

2）简单部分性发作演变为复杂部分性发作：发作开始时，为上述简单部分性发作的任何形式，然后出现意识障碍，或伴有各种自动症。经典的复杂部分性发作都有这样的过程。

3.继发性全面性发作（secondarily generalized seizure，SGS）　简单或复杂部分性发作，均可继发全面性发作，最常见继发全面性强直阵挛发作。发作时的脑电图可见局灶性异常放电，迅速泛化为两侧半球全面性放电。发作间期脑电图显示为局灶性异常。局灶性发作继发全面性发作，

仍属于局灶性发作的范畴。其与全面性发作在病因、治疗方法及预后等方面明显不同，两者的鉴别在临床上尤为重要。

局灶性发作的症状，很容易与其他神经系统疾病混淆，如发作性睡病、偏头痛及精神科疾病。因此，对于局灶性发作来说，完整的医学检查和相关的实验室检查是相当重要的。

4.癫痫放电的传导、扩散及终止　复杂部分性发作，多数患者可能先有自我感觉，然后出现抽搐，最后出现意识障碍。患者异常的自我感觉，其实是发作的先兆，即癫痫放电的起源。之后发生的一系列表现，就是癫痫放电的传导所导致的。

（1）癫痫样放电可通过脑内各种传导通路，向邻近或远隔的脑区传播，包括横行纤维、纵行纤维和投射纤维。而且，通过一定的兴奋性神经环路再返回放电区，反复多次重复循环，使开始似乎随机的放电，逐渐形成反复节律性放电，并维持一定的时间。

局部脑损伤时，可通过神经网络重组形成局部异常环路。如果抑制性机制不能完全抑制神经元的异常兴奋性活动，最终会形成持续并逐渐增强的电活动，突破周围的抑制，向其他阻力较小的方向扩散，包括局部或远处的脑组织。

（2）癫痫样放电的扩散路径并无固定的模式，脑内有些区域生理性或病理性兴奋阈值较低，有利于放电的扩散。有些部位的局部环路，对传入的电活动有放大的作用，可增强电活动的传播能力。有些结构对癫痫样放电的扩散，起到"闸门"的作用。来自不同区域的癫痫样放电，最后通过脑干共同通路，达到效应器官，引起相应的发作症状。

若异常放电出现于大脑皮质的某一区域时，表现为局灶性发作；若异常放电在局部反复、长期传导，表现为局灶性发作持续状态；若异常放电通过电场效应，向同侧其他区域，甚至同侧半球扩散，表现为Jackson发作；若异常放电波及同侧半球同时扩散到对侧大脑半球，表现为症状性全面性发作；若异常放电起始部分在丘脑和上位脑干，仅扩及脑干网状结构上行激活系统，表现为失神发作；若异常放电广泛投射至双侧大脑皮质，网状脊髓束受累，则表现为全面强直-阵挛性发作。

（3）癫痫样放电的终止：发作后全面脑电抑制（postictal generalized electroencephalography suppression，PGES）。即发作后30秒内出现的全脑脑电波幅≤10 mV，且持续时间＞2秒，排除肌肉活动、呼吸及电极伪迹干扰的脑电现象。它代表了癫痫发作后严重的中枢电活动抑制状态，患者通常会昏迷较长时间。其机制是，癫痫发作时，癫痫灶内产生巨大突触后电位，后者激活负反馈机制，使细胞膜长时间处于过度去极化状态，抑制异常放电扩散，促使发作放电的终止。

（4）局灶性癫痫扩散途径：①经过半球内纤维；②到达对侧半球相应部位；③到达皮质下中枢；④经过向丘脑投射进行二次扩散；再经丘脑皮质投射广泛扩散（图1-5）。

全面性癫痫扩散途径：主要通过丘脑皮质纤维束扩散（图1-5）。

（三）癫痫性痉挛

1.概念　癫痫性痉挛（epileptic spasm）是一个用来广泛覆盖所有不同类型、不同年龄痉挛的专业术语。可以是全面性起源、局灶性起源或起源部位不明。表现为突然、主要累及躯干中轴和双侧肢体近端肌肉的强直性收缩，历时0.2～2秒，突发突止。临床可分为屈曲型或伸展型痉挛，以前者多见。表现为发作性点头动作，常在觉醒后成串发作。发作间期脑电图表现为高度失律或类高度失律，发作期脑电图表现多样化（电压低减、高幅双相慢波或棘慢复合波等）。癫痫性痉挛可能会在各种癫痫性脑病的早期阶段看到，多见于婴幼儿，包括大田原综合征（Ohtahara syndrome）、婴儿痉挛症（infantile spasm，IS）等，也可见于其他年龄段。

痉挛（spasm）这个名称，在1981年ILAE分类中，没有得到明确公认。由于痉挛可以持续到婴儿期以后，甚至在婴儿期以后新发，故癫痫性痉挛这一术语的应用更加普遍。目前认为，癫痫性痉挛是一个独立的发作类型，由于认识所限，不能明确其是局灶性发作、全面性发作，还是这两种类型兼有，属于不确定的发作类型。

根据起病年龄分为：早发型，出生3个月以内发病；婴儿期，3～12月龄发病；晚发型，12～24月龄发病。

2.病因　围生期脑损伤；先天性皮质发育不良；皮质发育畸形（MCD）；局灶性皮质发育不良（FCD）；染色体病；基因突变（早发性癫痫性脑病），如 *ARX*、*CDKL5*、*FOXG1*、*KCNQ2*、*EEF1A2*、*KCNH5*、*CLCN4*、*ARHGEF15*、*MUNC18*、*PLCB1*、*SLC25A22*、*STXBP1*、*ST3Gal-III*、*CACNA2D2*、*SPTAN1*……；先天性遗传代谢性疾病，如枫糖尿症、门克斯病、非酮症高甘氨酸血症等；其他各种可能导致癫痫的病因。

3.发病机制　目前尚不清楚。可能是局部皮质异常放电，投射到脑干中缝核，再传导到大脑皮质广泛区域，产生广泛性高度失律脑电图和全面性痉挛（图1-6）。

4.临床表现　典型癫痫性痉挛的电-临床特征。

（1）躯干肌肉突然而短暂地屈曲、伸展或混合性强直性收缩，持续1～2秒。

（2）每次的持续时间比肌阵挛发作长，比强直发作短。

（3）通常间隔数秒钟至数十秒，成串出现，也可以孤立性出现。

（4）觉醒后容易发作。

（5）发作间期脑电图高度失律。

（6）发作期脑电图高波幅多位相慢波、叠加低波幅快波。

（7）发作期EMG呈现快速增强、快速减弱

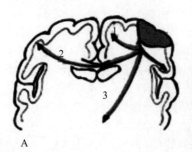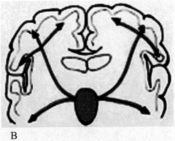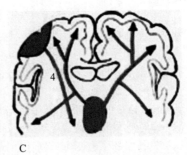

图1-5　癫痫扩散途径

A、B.局灶性癫痫扩散途径；C.全面性癫痫扩散途径

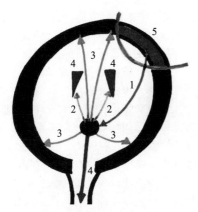

图1-6　癫痫性痉挛的发病机制示意图，箭头1～5代表癫痫异常放电的传导方向

的菱形肌电暴发，持续1～2秒。

5.癫痫性痉挛与病变部位的相关性

（1）部位不相关：任何部位的病变，均可引起成串痉挛的电-临床特征。

多见于低龄儿童；痉挛表现为双侧对称或轻度不对称。

（2）部位相关：与病变部位一致的局灶性或一侧性痉挛；多见于低龄儿-年长儿；常合并局灶性发作。

6.癫痫性痉挛的诊断（图1-7）

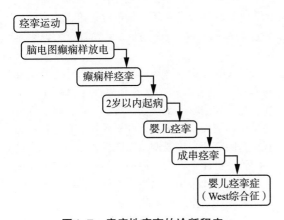

图1-7　癫痫性痉挛的诊断程序

7.癫痫性痉挛的治疗

（1）抗癫痫发作药物治疗：促肾上腺皮质激素（ACTH）、抗癫痫发作药物（ASMs）、生酮饮食。

（2）外科治疗：致痫区切除、姑息性手术。

8.预后　发病机制不清楚，致痫网络不清楚，治疗困难，多数为难治性癫痫。

（四）反射性癫痫（reflex seizure）

反射性癫痫是由特异性或非特异性刺激，通过丘脑-皮质系统的激活，反射性地引起无发作史的患者出现的癫痫发作。分为两种：一种是由视觉刺激、思考、行为和语言任务诱发的全面性反射性癫痫；另一种是由惊吓、进食、音乐、热水、局部的感觉刺激和性兴奋等诱发的局灶性反射性癫痫。其实嗅觉、听觉、味觉、躯体感觉、内脏感觉和精神刺激等均可为诱发因素。反射性癫痫发病率占癫痫的1%。在临床工作中常见以下反射性癫痫发作类型。

1.光敏感性癫痫　是由于光源强刺激、闪光刺激等视觉刺激，引起的癫痫发作。多数患者的光敏感性癫痫持续至成年，25%～30%光敏感性癫痫患者，在30年内光敏感性反应降低，直至终止发作。属于常染色体显性遗传倾向，与先天性全面性癫痫（IGE）关系密切，其中40%～90%的青少年肌阵挛癫痫（JME）患者，有光敏感性发作。某些癫痫综合征也有较高的光敏感性因素，如Dravet综合征、Lafora病和Unverricht-Lundborg病等。

反复闪光的电子屏幕、绚丽多彩的画面、树下闪烁的阳光、建筑物上的各种彩灯、折射光等的闪光刺激等都是光敏性癫痫最常见的触发因素。有效预防措施是避免突然移开光线、电视机旁最好开盏灯，以缓冲光线刺激。距离电视至少2.5m，尽量使用遥控器，在比较安全的距离转换频道。其他由视觉诱发的反射性癫痫，如图形敏感性癫痫，可由环境中的条纹状物体诱发。这类患者多由间断光刺激诱发，最常见的诱发图形为条状物，放电起源定位于枕叶，治疗方法同上。眼睑闭合敏感性癫痫，多与眼睑肌阵挛发作相关。眼睑闭合2～4秒，脑电图出现变化。图形敏感性癫痫，也可出现在某些特发性或症状性癫痫综合征中，如儿童失神癫痫、青少年肌阵挛癫痫、进行性肌阵挛癫痫、进行性家族性小脑共济失调肌阵挛、严重婴儿肌阵挛癫痫等。

光敏感性癫痫，更容易发生在全面强直阵挛发作、肌阵挛发作、失神发作的患者中。少数发生在局灶性发作（如复杂部分性发作）的患者中。一线用药为丙戊酸钠和左乙拉西坦。注视-消失性（失对焦光敏感性）癫痫，主要是视觉注意由某点离开而诱发，多与枕叶的过度敏感性相关，首选药是丙戊酸钠、氯硝西泮。

2.阅读性癫痫　是指患者在阅读、讲话、书写等做与语言相关的活动时，出现下颌肌阵挛发作或其他发作形式，继续阅读可促使症状更加剧烈。肌阵挛发作可以扩散至躯干或肢体肌肉，导致全面性强直阵挛发作。若及时中断阅读，症状可随之消失。临床上分为特发性和症状性阅读性癫痫。特发性患者仅在读书中出现，其他因素不能诱发其发作；症状性患者除读书诱发外，还可由图形、光、计算等其他思维活动所诱发。80%患者发作间隙期的脑电图正常。大声阅读较默读更易诱发发作，执行与言语相关的任务，越是困难的越容易诱发发作。

阅读性癫痫发作时，脑电图和fMRI可显示：左侧运动区、运动前区、侧纹状体和颞叶内侧皮质激活。症状性阅读性癫痫患者，可发现其脑部损伤病灶。发作期棘波主要位于前额区背外侧皮质。调整阅读习惯和药物治疗均有效，主要药物是氯硝西泮或丙戊酸钠。

口周反射性肌阵挛发作（perioral reflex myoclonia，PORM）主要表现为口周肌阵挛发作，多以一侧为主的非对称性发作。可见于多种癫痫综合征，尤其是青少年肌阵挛癫痫。有研究认为，PORM为局灶性癫痫，是相应感觉运动区部分皮质激活导致肌阵挛发作，药物治疗同青少年肌阵挛癫痫。

3.乐源性癫痫　多由某种乐器或听音乐引起。仅13%的乐源性癫痫患者为诱发性发作，其余表现为诱发性和非诱发性发作两种形式。多数在非诱发性发作1年后，出现音乐诱发性发作。诱发性发作的音乐对每位患者很独特而刻板，需要数秒至数分钟诱发时间。也有患者睡眠期听到音乐或者回想音乐而诱发。起源于颞叶者多见，表现为单一或者复杂的局灶性发作，很少继发成全面性发作。

脑电图可提示颞叶起源，常见于右侧。发作机制尚不清楚，初级听觉皮质对单一音调敏感，周围皮质对复杂音乐刺激敏感。乐源性癫痫患者应该避免音乐刺激，药物控制及手术都是有效的治疗方法。

4.触觉性癫痫　是由外界突如其来的抚摸、身体接触或打击、刷牙或者刺激外耳道等，诱发的局灶性或全面性癫痫发作。刺激诱发的位点特异性高，多位于头部、背部，表现为局灶性发作，常伴有感觉先兆，也有感觉性Jackson样发作。若伴有肢体的僵直等运动性发作表现，提示辅助运动区受累。发作过程中意识常存在，可继发为全面性发作。也有突发的疼痛及自主神经紊乱。多为儿童发育延迟，不自主的自我皮肤刺激诱发。常有中央后回病灶或皮质发育畸形，治疗原则同局灶性癫痫。

5.进食性癫痫　是在进食时或进食后不久发生的癫痫，是内脏活动诱发的癫痫。可分为特发性或症状性。可能与皮质发育畸形、缺氧性脑损伤、脑膜脑炎或脑病相关。发病机制可能与嗅觉、视觉、味觉、本体感觉、内脏觉、胃肠道扩张、进食时的精神活动等相关。可出现多种发作形式，但每个患者的发作诱因都非常刻板。几乎都是症状性癫痫，经常有非诱发性发作。一般不会在一顿饭中重复发作，单一或复杂的局灶性发作多见。

发作常起源于颞叶-边缘系统或颞叶外侧裂周围皮质，可继发为全面性发作。进食可在局灶性癫痫患者中，诱发抽搐，与额盖激活引起脑干或者皮质运动通路的激活相关。家族性进食性癫痫患者中，进食大量肉类和糖类可能是诱发因素。改变进食方式或食物的性状可能对进食性癫痫有一定的预防作用，如用吸管代替杯子进食液体，把食物切成小片等。饭前服氯巴占能有效控制进食性癫痫的发作，药物无效时应考虑手术治疗。

6.热水性癫痫　是指浸泡或接触热水后诱发的癫痫。少见，多数患者有热性惊厥病史。例如，热水淋浴时出现自动症等。表现为复杂部分性发作，认为是一种温度和对环境依赖的良性癫痫。基因突变、体温调节系统异常和对温度升高的敏感，可能是其发病原因。治疗上主要是降低水温，洗澡前服用氯巴占。不推荐持续服药，但对非诱发性发作的患者除外。

7.惊吓性癫痫　突然的意外感觉刺激诱发的强直性发作，常伴有自主神经症状。多在童年期和青春期早期发病，患者感觉区和运动区可能有病灶。病因包括低氧产伤导致的大脑皮质发育不良、大脑半球炎症、代谢性疾病和唐氏综合征。也有无病灶的报道。惊吓反应短暂，持续时间小于30秒，以轴性强直和半强直姿势等为主，伴有跌倒，并发自主神经系统症状。常有适应现象，即几分钟的重复刺激后，会出现对刺激因素的敏感性降低。

发作期脑电图呈现脑顶区异常放电，随后出现弥漫的10Hz左右的低幅快节律。颅内电极提示，异常放电由运动区或运动前区起源传递到同侧的额叶内侧及顶叶。脑电图和脑磁图研究表明，扣带回和辅助运动区与之相关。虽然目前发病机制尚不清楚，但是一般认为起源于运动区、运动前区皮质，包括辅助运动区。属于药物难治性癫痫，氯硝西泮、拉莫三嗪和左乙拉西坦可能有一定效果，部分患者可手术治疗。

8.精神反射性癫痫　如计算性癫痫、下棋性癫痫、麻将性癫痫等，仅发生在长时间进行这些高级神经活动，导致过度疲劳、睡眠不足的患者。平时不发作，重复上述活动可复发。青少年时期起病者多。发作类型为强直阵挛发作（96%）、肌阵挛发作（76%）、失神发作（60%）。76%的患者可同时出现三种类型发作。脑电图显示，约68%患者表现为全面性发作。局灶性放电多位于右侧额顶区。与肢体运动相关的思索，在思考性癫痫中有重要意义，即躯体运动倾向性思索，较无运动倾向的单纯思索更易使之发作。有证据表明，执行复杂的空间任务有更高的致痫性，如复杂的乘除比加减运算更易诱发发作。

精确计算发现，与优势半球的言语功能区额下回和角回相关。模糊计算和复杂计算发现，与双侧顶叶视觉空间网络相关。单侧额颞通路和双侧顶叶激活，极有可能是诱发癫痫发作的必要条件。与光敏感性癫痫不同，避免诱发刺激因素的效果欠佳。药物首选丙戊酸钠和对青少年肌阵挛癫痫有效的药物。

9.性兴奋癫痫　罕见，可在性高潮后几分钟或者几小时后发作。女性患者较多，可能与性激素水平相关。致痫灶多位于右侧大脑。癫痫样放电起源于中央后回上部、顶叶矢状窦旁皮质、额叶及颞叶内侧基底部。多数学者认为，性兴奋癫痫与颞叶缘系统相关。因为有的患者是性高潮后数小时后才出现发作，故认为过度通气并不是重要的诱发因素，治疗手段同局灶性癫痫。

10.其他的反射性发作　如排尿性癫痫、排便性癫痫、咳嗽性癫痫等类型。

总之，各种感觉刺激都可能诱发癫痫，遇到这种情况，应尽可能到癫痫专科医生处就诊，做脑电图等相关检查。全面性反射性癫痫是局灶性癫痫通过皮质网状通路和皮质-皮质通路激发的全面性发作，如特发性全面性癫痫（IGE）患者中存在单个兴奋性高的局灶区域，或者多个兴奋性高的局灶区域，这些区域兴奋后快速传播，引起全面性发作。对全面性反射性癫痫，推荐首先使用丙戊酸钠，其次是拉莫三嗪、左乙拉西坦或托吡酯等。局灶性反射性癫痫推荐使用卡马西平、奥卡西平、苯妥英钠等。一般情况下，减少或避免相关刺激，可使癫痫发作得到控制，不需要服抗癫痫发作药物。对于发作比较频繁的患者，需要用抗癫痫发作药物治疗。

四、ILAE-2017最新癫痫发作和癫痫分类系统（图1-8）

在新的系统中有以下改变：

1.将意识状态存在与否作为局灶性癫痫发作的分类要点。

2.明确知觉或意识障碍的概念，将癫痫表现中的意识（consciousness）障碍改为知觉（awareness）障碍，这样更贴切地描述了发作时"意识部分丧失"的状况。

3.删除了难以理解的术语。

4.允许有些发作表现存在局灶和全面性发作。在原来"局灶性发作、全面性发作、不明类型的发作"的基础上，新增了"全面性合并局灶性发作"这一类型。这一发作类型患者同时存在全面性发作和局灶性发作。脑电图显示为全面性放电与局灶性起源同时存在，主要见于Dravet综合征及Lennox-Gastaut综合征患者。

5.用起始症状进行起源分类，不管是局灶性起源、全面性起源还是未知起源的发作，都可以分成运动症状起始、非运动症状起始，其中局灶性起源发作又分为知觉保留、知觉障碍两类，这一改变让癫痫诊断变得更为直观，也为致痫灶的定位奠定了初步症状学基础。

6.加入未知起源的癫痫发作类型。

7.术语调整为

局灶性发作→局灶性起源

复杂性发作→伴知觉障碍

单纯性发作→知觉保留

精神性发作→认知性发作

部分继发性全面性发作→局灶性进展为双侧强直阵挛性发作

8.命名的调整　将原来综合征命名中的"良

性"调整为"自限性"或"药物应答性",如用"中央颞区棘波自限性癫痫"替代原来的"伴有中央颞区棘波的儿童良性癫痫";用"基因相关性"替代原来的"遗传性",以减少对基因相关癫痫的误解。

9.仍然强调癫痫的病因诊断和共患病诊断,对癫痫专科医生提出了更高的全面诊断要求。

这一新的分类完成主要基于临床观察性的结果,部分参考了脑电图或其他检查,并非基于脑网络传播进行分类(可能原因是人们对脑网络认识还不够深入)。新分类的诞生,有利于专业人士更精确地进行描述和学术交流。

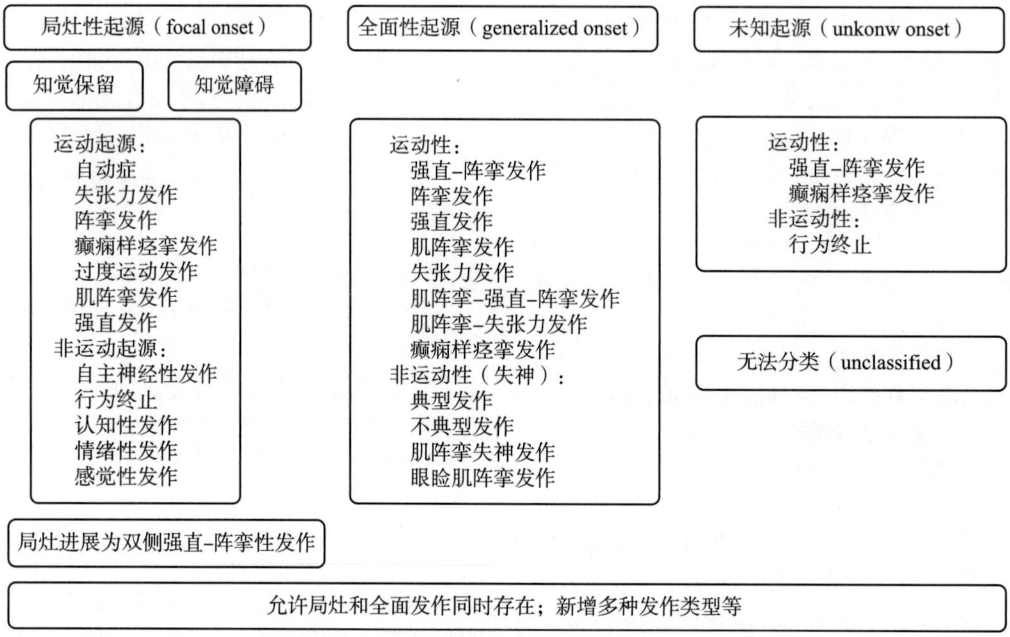

局灶性起源 (focal onset)	全面性起源 (generalized onset)	未知起源 (unkonw onset)
知觉保留　知觉障碍		
运动起源: 　自动症 　失张力发作 　阵挛发作 　癫痫样痉挛发作 　过度运动发作 　肌阵挛发作 　强直发作 非运动起源: 　自主神经性发作 　行为终止 　认知性发作 　情绪性发作 　感觉性发作	运动性: 　强直-阵挛发作 　阵挛发作 　强直发作 　肌阵挛发作 　失张力发作 　肌阵挛-强直-阵挛发作 　肌阵挛-失张力发作 　癫痫样痉挛发作 非运动性(失神): 　典型发作 　不典型发作 　肌阵挛失神发作 　眼睑肌阵挛发作	运动性: 　强直-阵挛发作 　癫痫样痉挛发作 非运动性: 　行为终止
		无法分类 (unclassified)
局灶进展为双侧强直-阵挛性发作		
允许局灶和全面发作同时存在;新增多种发作类型等		

图1-8　ILAE-2017癫痫发作分类的拓展框架

第四节　癫痫及癫痫综合征的分类

一、分类

癫痫及癫痫综合征是一组疾病及综合征的总称。目前国际抗癫痫协会根据病因不同,把癫痫及癫痫综合征分为三种主要类型。

1.特发性癫痫及综合征(idiopathic epilepsy and syndrome) 起源于广泛双侧神经元网络,除了癫痫发作外,没有发现脑部及其他神经系统病变,通常有年龄依赖性,多数在青春期前发病,预后良好。主要病因可能是中枢神经系统的离子通道异常。如儿童失神性癫痫、青少年肌阵挛癫痫,其病因主要与遗传相关。既往称特发性癫痫。

2.症状性癫痫及综合征(symptomatic epilepsy and syndrome) 与特发性不同,这类癫痫由一处或多处可辨认的脑部结构性病变引起,如卒中、感染、海马硬化等引起的癫痫。其病因明确。

3.隐源性癫痫及综合征(cryptogenic epilepsy and syndrome) 可能与病史不详、检查受限、医疗水平不够等因素相关。随着高分辨率的脑部检查技术及遗传病因学的发展,这类癫痫可能会越来越少。

二、诊断线索

病史中有几条线索指向遗传性全面性癫痫。患者报告在癫痫发作前没有预兆,通常涉及三种发作类型中的一种或多种:强直阵挛发作;肌阵挛发作;失神发作。

某些特征提示遗传性全面性癫痫:

1. 儿童或青少年发病。
2. 睡眠剥夺和酒精可引发的癫痫发作。
3. 清晨强直阵挛性发作或肌阵挛发作。
4. 短暂失神发作。
5. 脑电图有闪光刺激反应。
6. 脑电图全面性每秒3次的棘波或多棘波。

三、常见癫痫及癫痫综合征类型及诊断

（一）良性家族性新生儿癫痫

良性家族性新生儿癫痫（benign familial neonatal epilepsy，BFNE）为常染色体显性遗传性疾病。表现为正常足月新生儿出生后不久，出现频繁和短暂性强直、阵挛性惊厥发作，多合并运动性自动症和自主神经症状。发作间期患者一般状态良好，脑电图发作间期大多正常，部分病例有全面性或局灶性异常。家族中有类似发作史和脑电图非特异性改变，其他病史和检查均正常。惊厥发作多于2~4周消失。预后良好。

（二）良性婴儿癫痫

良性婴儿癫痫（benign infantile epilepsy，BIE）又称为良性婴儿惊厥，是一种相对常见的婴儿癫痫综合征，首发年龄3~20个月。表现为无诱因的，局灶性或继发性全面性发作起病，发作期短暂。起病前后精神运动发育及神经系统发育正常，头颅影像学正常。根据有无家族史，将良性婴儿癫痫分为非家族性良性婴儿癫痫（benign non-familial infantile epilepsy，BNFIE）和家族性良性婴儿癫痫（benign familial infantile epilepsy，BFIE）。二者临床表现、脑电图特点和预后无明显区别，家族史为唯一鉴别要点。

BIE患者多于1岁以内起病，2岁以后不再发作。这样的特性意味着患者在相对短暂的时间内（3个月），发作常呈丛集性，持续时间通常在数分钟内，无癫痫持续状态。BIE发作形式多为局灶性发作，并可继发全面性发作。发作时临床表现各异，但反应性减低。双眼向一侧偏转凝视及口唇发绀是主要的癫痫发作表现，几乎出现在70%以上的病例。其余差异性表现包括发作初始的哭闹、动作停止或口唇自动症等。

BIE患者发作间期脑电图多数为正常或轻度异常，异常可表现为双侧枕后颞区尖波、棘慢复合波以及额中央区小棘波。丛集性发作间期背景慢波活动也可增多。BIE发作期脑电图多为局灶起始的低波幅棘波或快波节律，发作起始区域各异，其中以颞区起始最为多见，枕区、额区、中央区、顶区、多灶起始亦不罕见。另一种发作期脑电图改变，为枕区起始的慢波节律逐渐扩散，直至出现广泛性慢波节律。

BFIE在家族中具有常染色体显性遗传特征，其致病因素主要来源于PPRT2、SCN2A、KCNQ2、KCNQ3四种基因的变异。其中，PPRT2的变异，出现在大部分BFIE家族病例中，与以后阵发性手足徐动症的发生有着特异性的联系。

确诊后的BIE患者，对抗癫痫发作药物治疗的反应总体较好。多数患者服药后，只出现过一次或未再出现发作，再发丛集性发作罕见。鉴于BIE的良好预后，对于是否有必要给予疑似BIE患者抗癫痫发作药物治疗，以及治疗后停药时机尚存在诸多争论。争论的焦点在于，现阶段仍无法在患者初次出现丛集性发作时确诊BIE，尤其是非家族性BIE。如果不对疑似BIE患者进行早期干预，也许病程进展，最终指向其他疾病，贻误治疗时机，将会对患者预后产生不良后果。

BIE需要与下列疾病相鉴别：

1. 发作性运动诱发性肌张力障碍（PKD）起病年龄在1~20岁。诱发因素：常出现在突然的体位变动时，突然的惊吓、过度换气也可诱发。发作持续时间多在1分钟之内。发作期：表现为姿势性肌张力不全或手足徐动症，持续数秒至1分钟，一般不超过5分钟。每天可出现多次发作，发作时意识清楚。每次发作后有短暂的恢复期。在此期间，不能诱发第二次发作，不伴意识丧失。神经系统检查正常。发作间期及发作期脑电图正常。头颅MRI无异常。可为散发病例，65%~72%的患者有家族史。部分患者本人或家系成员，可出现婴儿良性癫痫病史。主要致病基因是PRRT2。钠通道阻滞剂的抗癫痫发作药物治疗有效，常用小剂量卡马西平。

2. 婴儿惊厥伴阵发性手足徐动症（ICCA或PKD/IC）是一种存在良性家族性婴儿惊厥（BFIS）及发作性运动诱发性肌张力障碍共病现象的良性癫痫综合征（现代文献中更多使用PKD/IC）。首发年龄3~20个月，出现典型良性婴儿癫痫的临床表现，2岁左右自愈。但在儿童期或青少年期，会出现发作性运动障碍表现，以PKD最为常见。也有BFIS合并PNKD或PED的报道。

（1）PNKD，即发作性非运动诱发性运动障碍。不被突然的运动引起，可自发或由饮酒、饮咖啡、饮茶、疲劳、饥饿、精神刺激等诱发。发作时症状与PKD相似，发作持续时间较PKD长。发作频率较低，每天仅有1～3次，并可出现数月的间隔期。可出现感觉异常"先兆"，发作时语言功能也受累，但意识不受损害。随年龄增长，发作减少的时间规律和PKD相似，但发病的年龄要早于PKD。可出现家族史，也可为散发病例。已经发现的致病基因，包括*PRRT2*、*MR-1*和*KCNMA1*。

（2）PED，即发作性持续运动诱发的运动障碍（paroxysmal exercise-induced dyskinesia）：通常在持续运动，特别是行走和跑步后，出现发作性的肌张力障碍，多持续5～30分钟，停止诱发活动后数分钟可缓解。可出现家族史，但也可为散发病例。已经发现PED的病因为葡萄糖转运子1缺陷，致病基因为*SLC2A1*。神经系统检查正常。智力运动发育正常。钠通道阻滞剂的抗癫痫发作药物治疗能有效控制，常用小剂量卡马西平。

3.PRRT2相关性发作性疾病（PRRT2 related paroxysmal diseases，PRPDs）是一组以*PRRT2*作为共同的致病基因，临床表现具有一定同质性的神经系统发作性疾病。其临床特点如下：主要表现为发作性肌张力障碍，每次发作持续数秒钟至数分钟，每天数次到上百次发作。多数患者为婴儿期、儿童期发病。发作间期：神经系统检查无阳性体征。一般无血生化、CT/MRI等客观检查的阳性发现，脑电图可出现异常。多数病情具有一定的自限性，呈良性病程。对钠通道阻滞剂的抗癫痫发作药物有良好的反应性（常用小剂量卡马西平）。

总之，临床上发现丛集性发作的婴儿癫痫，不一定是难治性的。在做基因检测时，*PRRT2*可先筛查热点突变*c.649dupC*。如为阴性，可继续筛查2或3号外显子。*PRRT2*同一基因突变可导致不同临床表型的现象，提示*PRRT2*基因突变以外，很可能存在其他基因或环境等因素引起PRPDs高度的遗传异质性。PRPDs应视为一个整体，致力于阐明同一突变，如何导致一个家系，甚至一个患者完全不同的临床症状。

（三）早期肌阵挛脑病

早期肌阵挛脑病（early myoclonic encepha-lopathy，EME）临床表现为游走性肌阵挛、难治性局灶性发作和神经系统功能异常，有严重的精神运动发育停滞和肌张力减退。特征为生后第1天至前几周出现节段性、游走性肌阵挛，如颜面、四肢、手指、眼睑的局部肌阵挛，发作频繁，有时呈持续状态，清醒期和睡眠期均可发生。以后有频繁的局灶性发作，部分患者有明显的肌阵挛和强直痉挛性发作。脑电图显示为典型的暴发-抑制。目前常见病因为遗传性代谢障碍，包括非酮症性高甘氨酸血症、有机酸血症、钼辅酶缺陷症等。属于癫痫性脑病，治疗困难，通常需要ASMs联合使用，包括传统ASMs、托吡酯、左乙拉西坦、氯硝西泮、氯巴占、维生素组合，如维生素B_6、吡哆醛磷酸盐等。有患者在尝试生酮饮食，效果不一，但对*GLUT1*缺陷综合征患者特别有效。该病病情严重，死亡率高，存活者常有精神运动发育迟滞，预后差。

（四）大田原综合征

大田原综合征（Ohtahara综合征）又称婴儿早期癫痫性脑病（early infantile epileptic encephalopathy，EIEE），是年龄依赖性癫痫性脑病的最早发病形式。主要特征为婴儿早期（10天以内30%，1个月以内70%）出现强直痉挛性发作，伴脑电图暴发-抑制图形，醒睡均为暴发抑制，以及严重的精神运动障碍，部分病例有脑部结构性病变。病因多种，结构性病变较多，如皮质萎缩、额叶低密度影、中线结构偏移、脑室扩张等。可出现癫痫家族史。可推测的病因除癫痫家族史外，有母亲妊娠晚期严重妊娠中毒综合征、母亲妊娠早期手术麻醉史、患者的生后窒息史等。清醒期和睡眠期均可发生。

根据脑电图的特点及演变，本综合征可分为Ⅰ型和Ⅱ型。Ⅰ型脑电图可从连续暴发-抑制演变，呈高峰节律紊乱，然后转变成广泛的棘慢复合波；Ⅱ型是从暴发-抑制波演变成病灶性棘波。首先是病因治疗。其次是采用ASMs联合应用，如托吡酯、左乙拉西坦和苯巴比妥，经常辅以肌内注射ACTH，口服泼尼松和（或）维生素B_6。亚叶酸对*STXBP1*基因缺失的患者有帮助。生物素应用于生物素酶缺陷的患者。生酮饮食也有一定疗效。本病发作多难以控制，预后差，1/3的患儿在2岁内死亡。存活者约75%演变为West综合征，随后约12%转变为Lennox-Gastaut综合征，几乎都伴有严重的精神发育障碍等。尽管难治，癫痫发作到学龄期时，约50%的患者控制良好。大田原综合征不是一种独立的疾病，可能是由多种病因引起的有相同临床表现及脑电图特点的癫痫综合征。部分患儿可以找到病因，如新生儿窒息、基因变异等。

（五）良性婴儿肌阵挛性癫痫

良性婴儿肌阵挛性癫痫（benign myoclonic epilepsy in infancy，EMEI）主要特征是 1～2 岁时出现全面性肌阵挛发作，且不伴其他发作类型。发作期脑电图显示为全面性（多）棘慢复合波。是一种临床少见的癫痫综合征。发作易于控制，生长发育正常，预后良好。

（六）Dravet综合征

Dravet综合征又称婴儿严重肌阵挛癫痫（severe myoclonic epilepsy in infancy，SMEI）。起病年龄2～9个月，占3岁以下儿童癫痫7%。早期发作形式多样，很少表现为肌阵挛发作。2岁以后才逐渐看到多种形式的肌阵挛发作。发作时常摔倒，常有局灶运动性发作持续状态或不典型失神持续状态。大多于出生后1年内以热性惊厥发病（复杂型），多在出生后6个月左右出现，表现为发热诱发的持续时间较长的全面性或半侧阵挛抽搐。1岁后逐渐出现多种形式的无热惊厥，包括全面性或半侧阵挛或强直阵挛发作、肌阵挛发作、不典型失神、局灶性发作。发作常具有热敏感性，且易出现癫痫持续状态。

早期发育正常，1岁后逐渐出现智力运动发育落后或倒退，可出现共济失调和锥体束征。临床发作多，脑电图异常放电少。多无明确的脑损伤史，30%～50%有热性惊厥或家族史。头颅影像学多正常。脑电图第1年多数正常，第2年后出现弥漫性棘波、棘慢复合波。自惊厥发作开始后，智力发育逐渐落后，出现共济失调。15%死于癫痫持续状态。70%～80%的患者发现钠离子通道*SCN1A*基因致病突变，多数是新发变异；少数*SCN1A*基因突变筛查阴性的女性患者，发现*PCDH19*基因突变。

诊断建议：以下6点，总评分≥6分时，诊断Dravet的敏感性98%，特异性94%；确诊需要*SCN A1*基因检测。

（1）半侧惊厥（3分）。

（2）≥5次热性惊厥（3分）。

（3）每次惊厥持续时间≥10分钟（3分）。

（4）起病≤7个月（2分）。

（5）热水洗澡诱发发作（2分）。

（6）局灶性或肌阵挛性癫痫（1分）。

及时终止惊厥发作，尽量避免癫痫持续状态，对远期预后很重要。一线药物为丙戊酸钠、氯巴占；二线药物为司替戊醇、托吡酯。左乙拉西坦部分有效；司替戊醇、丙戊酸钠、氯巴占联合使用，效果更好。生酮饮食、迷走神经刺激术效果有待继续观察。奥卡西平、拉莫三嗪、卡马西平、苯妥英钠可以加重发作或引发持续状态。预后不良，死亡率高。

（七）婴儿痉挛症

婴儿痉挛症（infantile spasm，IS）又称West综合征，是早期癫痫性脑病中最常见的类型。通常起病于出生后3～12个月，高峰为4～7个月，特征性表现为癫痫性痉挛发作、脑电图高度失律和精神运动发育障碍三联征。痉挛开始于头部、四肢、躯干或整个身体的抽动。一般是颈部先弯曲，之后躯干弯曲，最后手臂伸直。就像行额手礼，电击一点头一敬礼。多数为丛集性成串发作，多于入睡时或刚醒时发生，也可出现在睡眠期。痉挛发作由不同的痉挛集群组成，有5～10秒的时间间隔。虽然不同集群之间会有变化，但痉挛发作的间距相当规律，整个集群本身可持续数分钟。双眼上翻或上斜视有时不是最为精确，但是最早的特点。脑电图呈高峰节律紊乱，为持续高波幅、不同步、不对称的慢波，杂以多灶性尖波和棘波；发作期脑电图可出现数秒的平坦快波；少数可为一侧性婴儿痉挛发作，伴脑电图一侧性高峰节律紊乱，见于严重的一侧半球损伤患者。

主要病因是脑部器质性病变或遗传性、代谢性疾病，是脑损伤的年龄依赖性反应。可出现早期发育障碍，脑发育畸形、神经皮肤综合征（结节性硬化等）及感染、缺血缺氧性脑病等围生期因素。影像学检查中，80%以上可见脑萎缩、脑发育畸形等异常；10%～20%为特发性，无可寻病因。

（八）Lennox-Gastaut综合征

Lennox-Gastaut综合征（LGS）是一种与年龄相关的隐源性或症状性全面性癫痫综合征，也是一种临床常见的癫痫性脑病。表现为多种形式的难治性癫痫发作，包括强直、失张力及不典型失神发作为主，认知和行为异常，脑电图显示棘波节律和广泛性、慢的棘慢复合波暴发。起病年龄为1～8岁，3～5岁为高峰年龄。强直发作对本病最具特征性，发作频繁，约2/3有癫痫持续状态。肌阵挛发作及局灶性发作也可出现，但不作为诊断或排除诊断所必备的条件。

发病率仅次于West综合征。病因复杂多样，发病机制不清，部分病例由West综合征演变而来。本综合征可由先天发育障碍、代谢异常、围生期缺氧、神经系统感染或癫痫持续状态所致的脑缺氧等引起，常导致大脑双侧半球病变，但痫性发作常因大脑局部异常引起。

最常见的发作类型为强直发作、不典型失神发作和失张力发作，也可见到肌阵挛发作、全面强直阵挛发作和局灶性发作。约1/4的LGS患者脑电图有持续的局部异常或不对称的棘慢复合波放电。

本综合征的治疗非常困难，抗癫痫发作药物的疗效不满意，80%～90%患者的发作得不到良好控制。如能减少50%的发作，可能是理想的治疗结果。药物疗效差的患者，也可以考虑外科手术治疗。本综合征预后不良，生活质量很差，少数LGS呈静止性病程。如能控制发作，认知功能可能有好转。LGS的病死率为4%～7%，多由于癫痫持续状态所致。通常认为，由婴儿痉挛演变而来者，预后最差。

（九）肌阵挛失张力癫痫

肌阵挛失张力癫痫（epilepsy with myoclonic atonic seizure）又称为Doose综合征。多发生于2～5岁的患者。惊厥开始表现为明显的肌阵挛或肌阵挛–站立不能性发作。特征为肌阵挛和猝倒发作，后者主要是失张力发作所致。可以出现非惊厥性癫痫持续状态。发作期脑电图显示为广泛不规则的2.5～3Hz（多）棘慢复合波，同期肌电图可呈现短暂电静息期。病因不明，50%以上患者发作，最终可以缓解。预后良好。

（十）儿童良性癫痫伴中央颞区棘波

儿童良性癫痫伴中央颞区棘波（benign childhood epilepsy with centrotemporal spike，BECTS）又称Rolandic癫痫（表1-4），是特发性局灶性癫痫，是儿童期最常见的癫痫综合征，发病人数约占儿童癫痫患者总人数的16%。对患者的认知和行为可能有一定的损害，有明显的年龄依赖性。多数患者3～13岁发病，以5～10岁为多，3岁以前及12岁以后少见。

主要特点是面部和口咽部局灶性、运动性和感觉性发作，偶有继发性全面性发作。多数病例仅在睡眠期发作（10%～20%白天发作），多为刚入睡时或晨醒前出现发作。通常发作不频繁，预后良好。癫痫发作一般在10～12岁之前消失，Rolandic放电在15～16岁之前消失。脑电图特征为双侧游走性的中央颞区棘波，睡眠期放电明显增多。如果放电明显地固定于一处，要注意局部病变，可能不是良性预后了。

另外，因其起病于脑生长发育的关键时期（3～13岁），频繁的临床发作和异常放电可能会影响患者的脑发育进程，表现在语言能力、学习能力、行为问题等方面受损，因此，控制癫痫发作及EEG异常放电对保护BECTS患者的认知等功能至关重要。还有少数BECTS可以向预后不良的Landau-Kleffner综合征或CSWS方向发展。因此，现在不能再像以前那样认为BECTS普遍预后良好了。

表1-4　典型BECTS与变异型BECTS区别要点

	典型BECTS	变异型BECTS
发作表现	睡眠期发作，初始为面部和口咽部局灶运动性和感觉性发作，偶有继发性全面性发作	不典型症状可以首发，如负性肌阵挛可作为首发，且是唯一的症状
脑电图	睡眠期：Rolandic区放电；背景正常。发作期：Rolandic区起始节律性放电发作间期：中央颞区单个或成簇的尖波或棘波。棘波波形较宽，振幅较高，多呈双相或三相，睡眠期增多	清醒期：放电增多；背景基本正常发作期：发作期相关图形发作间期：中央颞区放电；"高尖、广泛、多量"；思睡及睡眠期可出现全面放电；非快速眼动睡眠期电持续状态多见，双侧同步化增加

提醒： 前3次癫痫发作，时间间隔很短；初次发作年龄越小（如小于4岁）；反复GTCS发作和白天发作。具有以上3个特征的BECTS患者，可能需要尽早给予ASMs治疗。

（十一）儿童失神癫痫

儿童失神癫痫（childhood absence epilepsy，CAE）是儿童期常见的特发全面性癫痫综合征。多数发病与遗传因素相关。一般起病于4～10岁，发病高峰期在5岁左右。临床表现为突然的动作停止、眼神呆滞，持续数秒至1分钟，骤然结束，患者一般不会跌倒。发作停止后，会继续发作之前的动作，但对发作不能回忆。发作后无嗜睡或神志恍惚，一日可发作数十次，甚至数百次不等。

脑电图背景正常。发作期表现为双侧广泛、同步、对称性3Hz棘慢复合波。过度换气、情感因素可以诱发发作。患者体格、智能发育正常，常在12岁前缓解，预后良好。失神发作如未能及时控制或停药过早，可合并全面性强直阵挛发作。与一般的愣神发呆不同，儿童失神癫痫发作不会因为他人的拍打或呼唤，迅速作出反应。

（十二）枕区放电的良性儿童癫痫

早发性儿童良性枕叶癫痫（Panayiotopoulos型），儿童早中期发病，表现为以呕吐为主的自主神经症状性发作及发作持续状态。脑电图显示枕区和其他脑区多灶性棘波放电，也可以其他脑区单独出现棘波放电。多数与遗传相关，预后良好。

晚发性儿童枕叶癫痫（Gastaut型），3～16岁发病，是以视觉异常等枕叶癫痫发作为主要表现的儿童枕叶癫痫。视幻觉是最常见、最具特征性的发作期症状，也是患者最初的和唯一的临床症状。70%患者有非视觉症状、眼睛偏斜伴头部转向同侧、不自主眨眼、双眼盲、头痛、眼眶痛等症状。脑电图显示枕区放电。此病多与遗传相关，总体预后不确定。若2～3年无发作，药物可以缓慢减量。如果视觉症状出现，再次给予抗癫痫发作药物治疗。如果不使用抗癫痫发作药物，全面性强直阵挛发作不可避免。值得注意的是，这类癫痫患者在癫痫发作后，30%的患者表现为偏头痛，17%的患者合并恶心呕吐。清醒和睡眠期都可以出现发作，发作频率不等。其原因可能是这类癫痫和偏头痛都是离子通道疾病，有共同的遗传学基础，二者可以同时发生在同一患者身上，临床上有时难以区分。治疗时可选择对这2种疾病均有效的药物，如奥卡西平、托吡酯、丙戊酸等。

（十三）Landau-Kleffner 综合征

Landau-Kleffner 综合征（Landau-Kleffner syndrome，LKS）又称获得性癫痫性失语（acquired epileptic aphasia）。起病多在2～8岁。

75%的患者可出现癫痫发作，但一般发作频率低。发作形式主要有全面强直阵挛发作及局灶性发作。癫痫发作可出现于失语之前、之后或同时发生。本病少见，是儿童期特有的癫痫综合征，目前病因不清，多数没有明确的家族史。起病前神经影像学和发育正常，没有获得已知的病因。

*GRIN2A*基因可见于20%的LKS患者。语言功能受损越严重者，越易存在该基因的突变。临床主要表现为获得性失语、癫痫发作、脑电图异常和行为心理障碍。发病前患者语言功能正常。失语表现为能听到别人说话的声音，但不能理解语言的意义。听力检查正常。随着疾病的发展，患者逐渐表现为不能用语言进行交流，甚至完全不能表达。过去已有的书写或阅读能力也逐渐丧失。

发作间期脑电图背景为局灶性或弥漫性变慢，清醒期无异常放电或为局灶性异常放电，波幅最高位于额颞区或颞区；睡眠期接近持续棘慢复合波发放，常达到睡眠期癫痫性电持续状态（ESES），颞区波幅最高。发作期脑电图与其他局灶性发作没有区别。癫痫发作和脑电图改变呈现年龄依赖性，常在15岁后缓解，但失语状态恢复较慢。50%以上患者持续存在语言、心理和行为障碍。脑电图以慢波睡眠期连续出现的棘慢复合波为特征，多为双侧性，颞区占优势。

（十四）癫痫性脑病伴慢波睡眠期持续棘慢复合波

癫痫性脑病伴慢波睡眠期持续棘慢复合波（epileptic encephalopathy with continuous spike and waves during slow wave sleep，CSWS）病因不明，遗传学、代谢性或结构性异常均可存在。为年龄依赖性综合征，起病年龄2个月至12岁，高峰为4～5岁。癫痫发作主要出现在睡眠期，可出现多种发作类型，以局灶性发作为主。

临床特征为脑电图慢波睡眠期电持续状态（ESES）、多种类型癫痫发作、神经心理和运动行为障碍。脑电图表现的ESES是本病的实质和标志。CSWS与LKS有重叠，两者是否为各自独立的综合征尚有争议，多数认为属于同一疾病实体中的两种表现形式。CSWS的神经心理障碍，多数表现为全面性智力倒退，发作间期脑电图异常主要位于双侧额叶；LKS的神经心理障碍，主要表现为获得性失语，可能不伴有癫痫发作，脑电图异常主要位于双侧颞叶。CSWS的病程分为

3个阶段：ESES出现前期、ESES出现期及ESES缓解期。患者的癫痫发作及癫痫样放电，15岁左右开始自发缓解，行为和神经心理状态也趋于稳定或改善。遗留行为、认知和语言功能缺陷的严重程度与起病年龄、ESES的持续时间和严重程度密切相关。

持续而频繁出现的发作间期痫样放电（IEDs），可以导致大脑皮质萎缩及皮质功能障碍，对患者的认知、运动发育带来潜在负面影响，且增加癫痫临床发作风险。目前比较公认的治疗原则是尽早治疗，这样可以有效阻止可能出现的认知行为障碍、抑制ESES/CSWS放电。治疗方法主要包括药物（抗癫痫发作药物、糖皮质激素、免疫球蛋白）治疗、生酮饮食、手术治疗、迷走神经刺激术（VNS）。

（十五）青少年失神癫痫

青少年失神癫痫（juvenile absence epilepsy，JAE）是常见的特发性全面性癫痫综合征之一。发病年龄多在 7～16 岁，高峰为10～12岁。主要临床特征为典型失神发作，80%的病例伴有全面性强直阵挛发作，15%的病例伴有肌阵挛发作。发作期脑电图显示为双侧广泛同步、对称性3～4Hz棘慢复合波，多数病例治疗后缓解，预后良好。青少年失神发作可演变为青少年肌阵挛，常需要终身治疗。

（十六）青少年肌阵挛癫痫

青少年肌阵挛癫痫（juvenile myoclonic epilepsy，JME）是由遗传决定的，与大脑发育相关的全面性癫痫综合征，也是常见的特发性全面性癫痫综合征。通常起病于12～18岁，平均发病年龄为15岁。8岁以下和22岁以上发病者罕见。生长发育及神经系统检查正常，头部影像学检查正常。

临床主要表现为觉醒后不久，出现肌阵挛发作。80%的病例出现全面强直阵挛发作，约30%的病例出现失神发作。发作间期脑电图特征为双侧4～6Hz多棘慢复合波。本病很少自发缓解，多在40岁以后发作改善。80%的患者对药物治疗反应好，但停药后容易复发。多数患者需长期治疗，少数甚至需要终生服药控制（小剂量终身服药）。

（十七）仅有全面强直阵挛发作性癫痫

仅有全面强直阵挛发作性癫痫（epilepsy with generalized tonic-clonic seizure only）发病年龄 5～50 岁，高峰年龄为 9～20 岁。病因不清，属于特发全面性癫痫。全部患者均有GTCS，可发生于任何时间段（睡眠、清醒或觉醒时），基本无其他发作类型。本综合征包含觉醒期强直阵挛发作性癫痫，预后良好。发作间期脑电图显示为广泛性4～5Hz多棘慢复合波或多棘波发放。

（十八）遗传性癫痫伴热性惊厥附加症

遗传性癫痫伴热性惊厥附加症（generalized epilepsy with febrile seizures plus，GEFS＋）又称为全面性癫痫伴热性惊厥附加症（GEFS＋），为家族性遗传性癫痫综合征，发病年龄主要在儿童期和青少年期。家系成员的临床表型具有异质性，最常见的表型为热性惊厥（FS）和热性惊厥附加症（FS＋），其次为FS/FS＋伴肌阵挛发作、FS/FS＋伴失神发作、FS/FS＋伴失张力发作、FS/FS＋伴局灶性发作，其他少见的表型为局灶性癫痫、特发性全面性癫痫（如 CAE、JAE、JME），个别患者表现为 Dravet 综合征或肌阵挛失张力癫痫。家族成员中有FS和FS＋病史是GEFS＋家系诊断的重要依据。GEFS＋家系成员的具体表型诊断，根据其发作类型和脑电图特点确定。GEFS＋家系成员总体预后良好，青春期后不再发作。但是，如果是Dravet综合征，则多数预后不良。

（十九）肌阵挛失神癫痫

肌阵挛失神癫痫（epilepsy with myoclonic absence）可为症状性、特发性或病因不明。12岁以内起病。表现为频繁肌阵挛-失神性发作、全面强直阵挛发作或失张力发作。发作期脑电图显示为广泛性3Hz棘慢复合波。药物治疗反应欠佳，总体预后不如儿童和青少年失神癫痫好。

（二十）颞叶癫痫

颞叶癫痫（temporal lobe epilepsy，TLE）是指癫痫发作起源于包括海马、杏仁核、海马旁回和外侧颞叶新皮质在内的颞叶，是临床最常见的癫痫类型。在成年人癫痫中，约50%以上的病例为TLE。TLE可以分为内侧颞叶癫痫（MTLE）和外侧颞叶癫痫（LTLE），多数病例为前者。MTLE是青少年和成人中最常见的难治性癫痫类型。多数TLE为症状性或隐源性，极少数为特发性（家族性TLE）。

TLE多数癫痫发作由局灶性发作和意识障碍组成。可能因困意和浅睡期非快速眼动期睡眠所诱发，具有传播广泛的半球起源。放电不仅在颞叶内传播，也可传播到颞叶外，甚至向对侧半球传播（双侧半球过度兴奋或放电多处起源，此种情况下，手术可能有一定困难）。

1. 颞叶癫痫分型

（1）TLE的亚型（发作起始部位）

1）内侧型（MTLE）（图1-9）。

2）外侧型（LTLE）：由肿瘤、皮质发育异常、脑外伤、颅内感染引起。与内侧型相比，起源更广泛，症状更复杂。先兆多样，包括听觉性、视觉性、前庭性及体验性等。同一患者可出现多种先兆，优势侧可出现语言障碍，可演变为类似于内侧型的发作伴有更多的简单运动症状，如偏转、阵挛、强直、肌张力障碍等继发全面化发作更常见（图1-10）。

3）内侧-外侧型（mesial-lateral subtype）（图1-11）。

4）颞极型（temporal-polar subtype）。

5）颞叶附加症（temporal＋subtype）。

（2）颞叶癫痫临床表现：主要表现为简单部分性发作、复杂部分性发作伴自动症和继发性全面性发作，或这些发作形式的混合，常于儿童期或成年早期发病。发作间隔的一段时间中，或不确定时间呈丛集性发作。情感障碍、认知障碍和自主神经症状是颞叶癫痫的三大主症：简单部分性发作的典型特点是具有自主神经和（或）精神

症状，以及某些特殊的感觉现象（如嗅觉、听觉或错觉等），最常见的是上腹部胃气上升的感觉。

复杂部分性发作往往以运动停止开始，随后出现典型的口-消化道自动症，也经常随之发生其他自动症；典型时程大于1分钟；经常发生发作后意识混乱，发作后有遗忘症，恢复也是逐渐的。

MTLE起病年龄相对较早，患者大多有海马病变等病因。临床发作以内脏感觉异常、恐惧、静止性凝视、自动症为主；脑电图痫样放电部位大多在前颞区，痫样波形主要以尖波和棘波为主，并多有颞区慢波增多；α波背景活动减少和阵发性θ、δ波；头颅MRI通常有颞叶内侧异常及海马硬化、萎缩等表现；容易发展成为难治性TLE。

LTLE起病年龄较晚，主要与头颅外伤、脑血管病等症状性病因相关，临床发作以幻觉、面肌抽动、语言障碍为主，更易泛化为全面强直阵挛性发作；脑电图痫样放电部位大多在颞叶中后区，大多不伴颞区慢波增多、α波背景活动减少和阵发性θ、δ波，头颅MRI可出现颞叶外侧异常表现，如颞叶软化灶、皮质发育不良、胶质增生、血管畸形等。

患者起病年龄越小，病程越长，对认知功能损害越重。事实上，由于痫样放电往往不局限于一个部位，内侧与外侧的放电常向对方部位蔓延，而内侧和外侧又会共同向其他脑叶蔓延，导

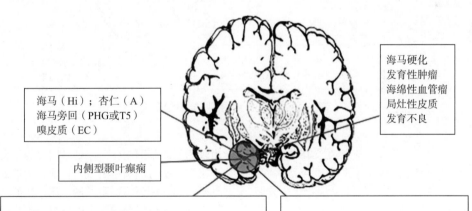

图1-9 颞叶癫痫内侧型表现

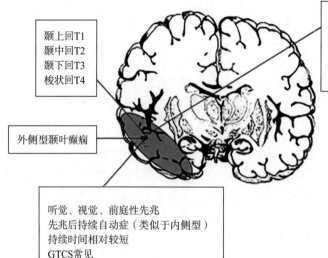

颞上回T1
颞中回T2
颞下回T3
梭状回T4

发育性肿瘤
局灶性皮质发育不良
海绵性血管瘤
脑外伤
颅内感染后

外侧型颞叶癫痫

听觉、视觉、前庭性先兆
先兆后持续自动症（类似于内侧型）
持续时间相对较短
GTCS常见

图1-10　颞叶癫痫外侧型表现

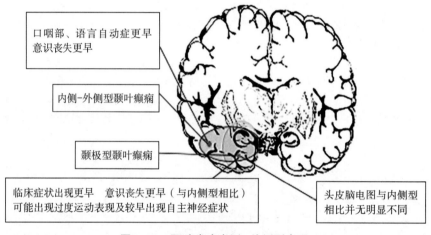

口咽部、语言自动症更早
意识丧失更早

内侧-外侧型颞叶癫痫

颞极型颞叶癫痫

临床症状出现更早　意识丧失更早（与内侧型相比）
可能出现过度运动表现及较早出现自主神经症状

头皮脑电图与内侧型
相比并无明显不同

图1-11　颞叶癫痫内侧-外侧型表现

致MTLE与LTLE的临床表现相互交错，并不能单单以其各自特有的临床特征来判断类型。

（3）颞叶癫痫病理：包括海马硬化、肿瘤、血管畸形、皮质发育不良等。

1）颞叶癫痫的发生和发展过程（图1-12）。

2）海马硬化（hippocampal sclerosis，HS）：是TLE最常见的病因和病理改变。是耐药性颞叶癫痫最常见的原因，可累及单侧或双侧海马，也是癫痫手术的最佳适应证，2/3的患者术后达到无发作。HS可能与以下因素相关：基因表达模式改变，在各种遗传家系中，不同临床表现的家系可出现相同的基因变化，一种基因突变不会在同一个家系的所有成员中发现。目前认为TLE是由多种基因与多种环境因素共同作用产生的结果；神经传递和信号传导异常，虽然海马硬化是TLE的发病原因还是作用结果，在学术界仍然存在争议。但是，作为局灶性颞叶癫痫的特征性病理改变，已经得到多数学者的认可；兴奋性和抑制性受体功能紊乱，在中枢神经系统中，谷氨酸与γ-氨基丁酸（CABA）的生成、释放、灭活及其受体的异常，均可引起神经元异常过度的放电。

（4）颞叶癫痫脑电图：约1/3的患者发作间

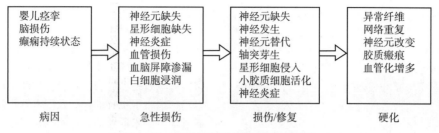

婴儿痉挛 脑损伤 癫痫持续状态	神经元缺失 星形细胞缺失 神经炎症 血管损伤 血脑屏障渗漏 白细胞浸润	神经元缺失 神经发生 神经元替代 轴突芽生 星形细胞侵入 小胶质细胞活化 神经炎症	异常纤维 网络重复 神经元改变 胶质瘢痕 血管化增多
病因	急性损伤	损伤/修复	硬化

图 1-12 颞叶癫痫的发生和发展过程

期脑电图可见颞区的癫痫样放电。发放时间早于其他脑叶，且强度更高。

（5）颞叶癫痫影像学检查：头颅 MRI 可清晰显示海马的解剖结构及信号变化。T_2 加权像上海马结构信号增高、FLAIR 影像抑制海马周围脑脊液信号、海马结构体积测量等手段，均可准确判断海马硬化萎缩的程度。平扫和加强扫描可判断与 TLE 密切相关的颞叶病灶。是诊断的重要影像学手段。头颅 CT 可以显示颞叶、海马部位的钙化、出血等特征性表现。

（6）治疗：海马硬化是一种进展性疾病，大部分海马硬化性癫痫属于难治性癫痫。特点是开始用药反应良好，随着年龄增长，疾病本身进展，最终药物难以控制。所以，可以先用抗癫痫发作药物规范治疗，部分患者对于药物的反应性欠佳，成为药物难治性癫痫。其中，一些经严格选择的病例，手术治疗可获得良好效果。手术方式主要包括前颞叶切除术和选择性海马-杏仁核切除术。可早期手术治疗。

2. 颞叶癫痫附加症（temporal plus epilepsy）是指发作起源于颞叶及其周边结构（额眶皮质、岛叶、岛盖、顶部、颞-顶-枕交界区），并有复杂致痫网络的多脑叶癫痫的一种特殊类型的癫痫。此病并不少见，只是其确诊依赖于颅内电极的记录，所以诊断困难。

如果患者具有听觉、味觉或前庭感觉的先兆，并有头眼向对侧偏转、汗毛竖立、同侧运动阵挛症状，发作后多有烦躁状态；颅内电极同时监测到起源于颞叶、颞叶外皮质的放电，或颞叶及颞叶外各自独立起源的放电，而头部磁共振发现一侧海马硬化或病灶不明显时，考虑有颞叶癫痫附加症可能（图1-13）。

如果临床考虑颞叶癫痫，而头部磁共振无明显异常、临床症状与头皮脑电图的结果相矛盾，此时应放置颅内电极，确定有无颞叶癫痫附加症。局灶性癫痫通常并不是局灶性的，而恰恰累及更广泛的脑区，包括皮质下脑区和对侧大脑结构，颞叶癫痫尤其如此。目前癫痫外科认为，颞

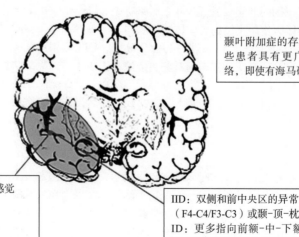

颞叶附加症的存在证实确实某些患者具有更广泛的致痫网络，即使有海马硬化

先兆：味幻觉、听幻觉、前庭感觉
头眼向对侧偏转、竖毛
同侧强直运动
发作后构音障碍

IID：双侧和前中央区的异常（F4-C4/F3-C3）或颞-顶-枕交界区更常见
ID：更多指向前额-中-下额区放电、颞-顶-枕交界区和前中央区起始

图 1-13 颞叶癫痫附加症表现

叶癫痫附加症是颞叶癫痫手术失败的主要原因。在这些患者中，通过侵袭性脑电图显示，致痫病灶不仅包括颞叶，还有许多颞叶外脑区，包括岛叶和岛盖部皮质。

颞叶癫痫与颞叶癫痫附加症在症状学上的区别见表1-5。

表1-5 颞叶癫痫与颞叶癫痫附加症在症状学上的区别

颞叶癫痫的常见表现	颞叶癫痫附加症的常见表现
能够预感癫痫发作	发作初期出现味幻觉、眩晕、听幻觉等
腹部先兆	头眼向对侧偏转
示意性自动症	竖毛
发作后遗忘	同侧肢体强直运动
	发作后构音障碍

3. 特发性颞叶癫痫　又称为家族性颞叶癫痫。见本节附录。

4. 双侧颞叶癫痫　是指通过双侧立体定向脑电图（SEEG）、神经影像学（MRI、MRS、图像后处理）、PET（PET与MRI融合）、神经心理学等，确定发作为双侧颞叶起源的癫痫。

TLE中有40%～80%的患者有双侧颞叶发作间期癫痫样放电或双侧颞叶内侧硬化。现在发现，两侧颞叶有双向的联系：一侧颞叶发作活动可抑制对侧发作间期活动，一侧发作性活动终止可诱发对侧发作，切除一侧颞叶内侧可以诱发对侧休眠的发作间期及发作期活动。双侧颞叶癫痫的发生可能与双侧颞间的间接或直接联系通路有关。如额叶眶额区，皮质下结构乳头体或中脑网状结构间的途径为间接途径，通过海马前后联合、发作间期放电从一侧快速扩布到对侧、镜像病灶等为直接途径。

与单侧颞叶癫痫相比，双侧颞叶癫痫起病晚，发作频繁，多表现为听觉先兆，而凝视、头偏转、口咽消化道症状少，有双侧肌张力增高等运动症状，发作后记忆力受损。

头皮脑电图很难反映出发作时的动态和空间变化，难以确定发作的起始部位，颅内电极（特别是SEEG）具有较高的诊断价值，如果双侧深部电极或SEEG记录至少5次发作，为双侧同时起源，或分别起源于左侧或右侧颞叶则可以确诊。

头部MRI可表现为双侧海马硬化、一侧颞叶内侧信号异常对侧颞叶萎缩、一侧海马硬化对侧杏仁核增大、一侧海马硬化对侧局限性皮质发育异常，而双侧严重海马硬化罕见。双侧颞叶癫痫多为药物难治性癫痫，随着科技的发展，目前手术治疗取得了很好的疗效，手术侧别的选择需要通过规范的术前评估，在侧别判定正确的基础上切除一侧颞叶有效率达30%～50%。但双侧颞叶切除或海马杏仁核损毁是严格禁止的。

5. 眶额区癫痫　眶额皮质（occipital frontal cortex，OFC）位于双侧额叶下方前颅凹中，嗅束将直回与其他脑回分开。眶额区本身在各脑回间，以及与额叶凸面及内侧面、颞叶有广泛的神经纤维联系。

通过钩束腹侧与杏仁核、海马，钩束背侧与额及中央区相互联系；同时与边缘系统联系紧密；与皮质下边缘系统如膈区、中脑盖部腹内侧、脚间核、杏仁核复合体相互联系；与双侧下丘脑嗅区及外侧前视区有直接联系。因此OFC病变的临床症状非常复杂。

（1）眶额皮质生理功能

◆ 调控情绪　　　　自主神经反应调控
◆ 记忆形成　　　　认知策略
◆ 社会协调　　　　自我控制
◆ 刺激的奖赏及处罚　嗅觉

电刺激OFC可引起呼吸抑制，吸氧幅度下降，频率减少；食管收缩；心跳变慢。

（2）眶额区癫痫的临床表现

1）发作起始：动作停止或茫然，无反应（根据异常放电扩布的区域不同，产生下列相关症状。OFC发作电发放始于OFC，但不保留在OFC。很难证明，患者症状与始于OFC发放间的关系。癫痫症状均为异常放电扩布的结果）。

2）早期即出现突然的复杂运动性自动症，伴随发声，常有口咽部自动症。

3）嗅觉异常：幻嗅或错嗅（直回）。

4）复杂运动症状：过度运动自动症如手拍打动作，蹬自行车样运动，无目的的挣扎、摇摆，猛蹬踢，双上肢近端动作如画圈，跑步样动作及头眼偏向同侧或对侧，以及充满激情放肆的表现。

由于放电扩布至前额叶皮质或OFC发放，使边缘叶或皮质下结构失去抑制，产生原始动作，或扩布至杏仁核产生激越。

5）自主神经症状：心血管（心率过快、过慢，心律不齐，心脏停搏）；呼吸系统（呼吸困难，窒息，喘鸣）；胃肠道（上腹先兆，呕吐，排便，吐唾液）。腹部感觉伴随恐惧，随之出现意识丧失和无目的活动；泌尿生殖系统（强烈排尿感，性/情欲先兆，生殖器先兆，性生殖器自动症）；皮肤（苍白，红，立毛）；瞳孔（变大或缩小）。这些症状与岛盖或岛叶发作相似，为异常放电扩布的结果。

6）其他症状：难以确定的感觉或躯干感觉；视幻觉（由钩束扩布）；失神样发作；发笑（扩布至梭状回、海马旁回）；怪异表情；手口自动症。

临床上，OFC起始的放电扩布到额叶，主要表现为额叶症状；扩布到颞叶，主要表现为颞叶症状；扩布到额叶及颞叶，则具有额叶及颞叶两者的症状。

（3）眶额区癫痫的脑电图表现：因位置较深，头皮脑电图很难提供有定位价值的异常，常为额颞叶甚至双侧额颞叶异常。深部电极尤其是立体定向脑电图（电发放开始4～60秒才出现临床症状）有定侧定位价值。

（4）眶额区癫痫的影像学：头部MRI很难有阳性发现。PET及SPET或图像融合有帮助。

（5）眶额区癫痫的治疗：几乎均为药物难治性癫痫，以外科治疗为主。

6. 扣带回癫痫

（1）扣带回结构与功能：扣带回属于古老结构，是边缘系统的主要部分。深藏于大脑半球内侧下方，位于大脑侧面，扣带沟与胼胝体之间，为一新月形结构（图1-14）。它是Papez环路中的重要部位。前扣带回为情感区和认知区：情感区与杏仁核、前岛叶、伏核、导水管周围灰质及脑干自主神经核有相互联系，属于多模式感觉网络；认知区与外侧前额皮质、顶叶、额叶前运动区及SMA辅助运动区有相互联系，为注意网络的一部分。后扣带回及胼胝体压后皮质与视听感觉区、顶下小叶、顶内沟、颞上回有相互联系，并投射纤维到前额皮质背侧、眶额区前部、顶颞叶皮质、海马旁回、压后区及前下托。扣带回主要起调控功能，其对下级功能（如情绪、认知及反应的选择、对有害刺激做出反应、母性行为、记忆及社会相互作用等）具有放大器和滤过器的作用。

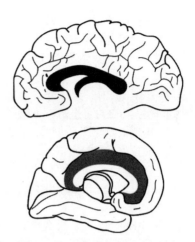

图1-14 扣带回位置结构示意图

（2）扣带回癫痫临床表现：具有额叶癫痫的特点，如表现为入睡时发作、刻板、短暂、频繁。

1）前扣带回癫痫临床表现：因其与其他脑区有广泛的相互联系，所以发作症状复杂，很难定测。

清醒时发作一般表现为：呆滞→意识水平下降→情绪异常和（或）自主神经系统症状→各种运动症状；睡眠时发作一般表现为：转醒后各种运动伴有情绪异常和（或）自主神经系统症状；发作间期异常：攻击行为、行为异常、人格改变、强迫观念、人格分裂倾向、自残。

2）中扣带回癫痫的临床表现：头转向对侧，伴有对侧上肢上举；对侧或双侧肢体强直或痉挛；痉挛；皮质性肌阵挛。

3）后扣带回癫痫的临床表现：症状因扩布形式而异。扩布至中央后回、腹外侧前运动区，眶额皮质，可引起过度运动；扩布至ACC前扣带回及SMA辅助运动区，可引起双侧不对称强直；扩布至内侧颞叶，可引起呆滞及自动症；扩布至23a区及压后皮质，可引起顺行及逆行性记忆受损。

（3）扣带回癫痫的病因和病理：胚胎发育异常；FCD Ⅱ型；胶质增生；海绵状血管瘤；动脉瘤；脑膜瘤；脑萎缩星形细胞瘤；外伤性蛛网膜下腔出血；大脑前动脉血栓。

（4）扣带回癫痫的电生理表现

1）头皮电极：扣带回癫痫的症状复杂，头皮脑电图难以发现癫痫发作的开始，难以定位定侧。发作时：发作间期异常消失数秒，而后表现为双侧额区尖波或不规则慢波。或为一侧额前颞区异常迅速扩布至对侧。或为双侧对称性活动。或无异常。发作间期：双侧矢状旁额、中央区 1～4Hz 棘慢复合波，有时为一侧。

2）深部电极：SEEG 可进行三维检测，能到达大脑深部、内侧面及底部。可以记录到局部异常放电。发作时发作间期异常消失，低电压，波幅逐渐增高，频率降低。可在数秒或数十秒扩布到对侧额极及额叶凸面。对扣带回癫痫的诊断及定位有决定性作用。

（5）扣带回癫痫的治疗：可选择适当的抗癫痫发作药物治疗，但多数患者表现为药物难治性癫痫，需要癫痫外科手术治疗。功能外科治疗效果较好。

（二十一）岛叶癫痫

1. 岛叶的位置　位于外侧裂裂隙的深处，呈三角形岛状，包埋在外侧裂中，是脑叶中唯一被其他脑叶覆盖在脑组织深部的、高度发达的皮质结构。与额叶、顶叶、颞叶皮质相连，并被中央沟分为前岛叶和后岛叶两部分。主要由大脑中动脉供血。以环岛沟与周围脑叶分界。

2. 岛叶的功能

（1）主要负责躯体和内脏感觉，包括味觉、痛觉和其他情感、内脏运动和自主神经，以及心血管功能（血压和心率的调控）的控制。

（2）联系着额叶和下丘脑之间的食欲信息交流，调控食欲、对思维和情感进行整合，在处理疼痛感觉中起到关键作用，还参与学习记忆、成瘾形成、厌恶情绪形成、语言计划及移情作用等。

（3）岛叶在情感大脑和思维大脑之间，以及在语言和情感的表达和接收之间，起到了一个桥梁作用。岛叶接收人体生理信号，整合人体生理条件下的感觉，产生主观感受，使人体做出相应反应，从而维持人体内平衡。

（4）岛叶通过上纵束、钩状束、额枕束、前联合等与额、颞、顶区及边缘、旁边缘系统等构成密集的联系网络。岛叶联系额叶（包括 Broca 区、扣带回）、颞叶（包括 Wernicke 区、海马和杏仁核）、顶叶和躯体感觉皮质、基底节、丘脑、导水管周围、脑桥和延髓及孤束核。

在大脑的主要结构中，岛叶仅与枕叶、垂体和小脑无直接联系；在功能上，岛叶调控着与之联系的结构中上亿神经元之间的交流和沟通，可以认为是大脑的"中心区域"；在电传导上，岛叶也是各种传导网络的节点。因此岛叶的功能及其在癫痫发作中所起的作用，不能简单地看成如其名称所示的一个孤立的"岛"。

3. 岛叶癫痫的临床表现　在岛叶癫痫致痫网络中，岛叶与颞叶、额眶，特别是海马、杏仁核组成灶性复合体。海马、杏仁核可作为岛叶癫痫的中继效应器，而岛叶也常是颞叶癫痫传播通路的一个中转结构。

岛叶癫痫发作形式不同于临床常见癫痫，临床表现和脑电图表现都有多种多样的特点。由于起源部位及传导途径的不同，可以表现出多种其他部位癫痫的临床和脑电图表现，可类似于颞叶癫痫（颞叶型）或额叶起源夜间发作性癫痫（额叶型），也可表现为某种特定症状，其临床表现可总结为：

（1）意识：发作起始时患者意识未完全丧失，可与周围环境沟通。

（2）躯体感觉症状：发作前可出现阵发性感觉异常，多为局限于口周或范围很大（脸-肩-手和躯干，上肢-躯干-下肢）的电流感或热灼感，单侧出现常提示对侧岛叶放电，双侧出现则提示放电靠近中线。

（3）内脏运动和内脏感觉症状：发作前或发作时可能会有胸骨后疼痛、腹部坠胀感、恶心呕吐、呼吸困难等感觉异常，咽喉部常有趋向于致哑的发音困难、构音障碍或咽喉部紧缩感，唾液大量分泌，严重者感到短暂的呼吸困难甚至勒颈窒息感，并且伴随着放电区对侧的手或者是双手伸向颈部的抓、挠等动作；呼吸节律/心率的改变。

（4）非愉悦性异样感觉，疼痛或厌恶情绪。

1）发作过程中言语感觉的演化。

2）先有局灶性感觉异常，之后呈现过度运动症状。

3）发作过程中局灶性运动症状的演化。

（5）此外，还可出现构音障碍，发作时出现这些症状，高度提示发作起始于岛叶而不是颞叶（表1-6）。

表1-6　高度提示岛叶发作的症状学特征

意识清醒
咽喉部不适　咽喉部紧缩感，伴窒息或呼吸困难，并用手伸向颈部抓挠，可能会继发胸骨后疼痛、腹部坠胀感、呼吸困难等感觉异常
躯体感觉先兆　多见局限于口周或范围很大（面-肩-手和躯干，上肢-躯干-下肢）的不愉快电流感和热灼感，多为放电岛叶对侧，部位和范围可游走，无"Matching现象"
构音障碍
躯体运动症状　发作终出现面部或上肢的强直痉挛（可朝向同侧或对侧），或头和眼球的旋转、全面的肌张力障碍

总之，起源于岛叶的癫痫发作通常以喉部紧缩感、呼吸困难或不愉快的体感症状开始。累及前岛叶的癫痫可能无症状起病，往往快速传播到运动区，引起运动症状或运动过度症状。累及后岛叶的癫痫发作主要引起躯体感觉症状，通常是发作的对侧。在阻塞性睡眠呼吸暂停的鉴别诊断中，如果患者缺乏打鼾、肥胖、显著的白天嗜睡等睡眠呼吸暂停的临床特点，发作症状又具有刻板性、重复性的特点时，考虑有岛叶癫痫的可能性。

> **提醒：** 岛叶癫痫发作症状　100%的患者都有SPS；100%的患者有感觉异常；83%的患者有咽喉部不适；50%的患者有发音和语言障碍；50%的患者以感觉运动症状结束发作。

4.神经电生理　岛叶位置深，头皮脑电无法记录到岛叶皮质的放电，其与额、顶、颞皮质存在广泛的网络联系，而扩散后脑电表现同额、颞、顶叶癫痫无法鉴别。对于结构影像学无明确病灶，怀疑岛叶癫痫的患者，其诊断和传导分析往往需要借助立体定向脑电图技术。岛叶深部电极脑电监测是明确诊断唯一有效的方法。

5.功能神经影像　岛叶是临床上各种脑炎、脑出血和缺血、肿瘤及皮质发育不良的好发部位。功能影像学为岛叶癫痫的定位诊断提供了有力依据。非创伤性检查在岛叶癫痫定位诊断中的重要性排序为MRI、MEG、SPECT、PET。脑磁图和PET能更准确地定位岛叶致痫灶。

6.手术治疗　岛叶手术风险很大。对于结构影像学无明确病灶而怀疑岛叶癫痫者，必须使用深部电极（在SEEG脑电图引导下准确定位）确认致痫灶。根据致痫灶情况进行单纯岛叶切除、

颞叶＋岛叶切除、岛盖＋岛叶切除。

对于岛叶癫痫致痫灶明确者，可考虑立体定向引导下的射频消融治疗，但只能作为姑息性或补充性治疗，不能代替传统切除手术。

> **提示：** 眶额区、岛叶及扣带回都位于大脑的深部或底部，它们与其周围的脑叶，尤其是与额叶、颞叶皮质存在广泛的网络联系，功能复杂，涉及意识、感觉、运动、情感、认知、自主神经功能等，其癫痫发作的临床表现复杂多样。因此，在临床工作中要注重患者临床表现的观察和分析。必要时需要SEEG进行诊断和定位。它们均为药物难治性癫痫，多数需要癫痫外科手术治疗。

（二十二）额叶癫痫

1.概述　额叶癫痫（frontal lobe epilepsy，FLE）是一组起源于额叶内任何部位的，具有特征性表现的癫痫综合征。发生率和手术病例，均仅次于TLE，是癫痫手术治疗的第二大常见部位。额叶癫痫通常具有短暂的、奇异的、四肢自动症，多为夜间发作，倾向于急性反复发作及癫痫持续状态。多数FLE为症状性或隐源性，极少数为特发性。儿童及成年人都可发病。大多迁延不愈而发展为难治性癫痫，由于额叶癫痫的临床表现复杂多样，头皮脑电图监测阳性率偏低且定位比较困难。脑电图表现不典型，常漏诊和误诊。手术效果不及颞叶癫痫。

2.额叶癫痫的一般特点

（1）临床表现复杂多样，不同个体间差异很大：额叶占大脑半球表面的1/3，其解剖和功能复杂。

（2）多见于睡眠期发作，发作频繁，持续时间短暂。

（3）部分病例临床表现怪异，有时需要与非癫痫性发作鉴别。

（4）起于额叶的复杂部分性发作，通常伴有轻微的发作后意识混乱。

（5）全面性强直阵挛性发作后，即刻有意识丧失。

（6）发作后很快引起症状性全面性发作（额叶癫痫比颞叶癫痫更常见），强直性或运动性症状比较明显。

（7）发作时常见复杂的手势性自动症。

（8）癫痫发作可出现发作期或发作后的自动症，类似于颞叶癫痫。

（9）常表现为无表情感，或有短暂的动作停顿、思维紊乱、凝视，继而全面性惊厥发作。

（10）初期头和眼转向病变对侧，意识清楚和逐渐意识不清，继而意识完全丧失及全面性惊厥发作，提示致痫灶起源于额叶凸面的中间部位。

（11）表现为全面的、某部位的姿势运动，如对侧手臂强直高举，同侧手臂向下伸展，以及头转向病变对侧，提示致痫灶位于额叶中间部位的内侧面。

（12）癫痫发作初期，头和眼转向对侧，继而全面性抽搐，发作后意识丧失，常提示致痫灶位于额叶前1/3部分。

（13）当癫痫放电为两侧性时常跌倒。

（14）常规脑电图监测的阳性率较低。

3. 不同区域发作的临床表现（表1-7）

（1）辅助运动区发作：为姿势性的局灶性强直，伴有发声、言语暂停及击剑姿势。患者的头部和眼球转向致痫灶起源的对侧，致痫灶对侧的上肢外展、肩部外旋、肘部屈曲，其姿势好似患者在注视自己的手臂；同侧的上下肢强直性外展，上肢远端的动作比下肢远端的动作更明显。这种同侧上肢向癫痫起源侧伸展的临床症状，描述为"击剑姿势"。

（2）扣带回发作：为复杂部分性发作，多为复杂的运动手势自动症，常伴有自主神经症状以及心境和情感的改变。

（3）前额极区发作：发作形式包括强迫性思维以及头和眼的转向运动，可能伴有演变，包括反向运动、轴性痉挛性发作、跌倒及自主神经功能症状。

（4）眶额区发作：表现为复杂的局灶性发作，伴有起始的运动和手势性自动症、嗅幻觉和错觉及自主神经症状。

（5）背外侧部发作：发作形式可能是强直性的，或者较少见的阵挛，伴有眼和头的转动及言语停止。

（6）岛盖发作：多数表现为咀嚼、流涎、吞咽等口咽自动症等症状，言语停止，上腹部发作先兆，恐惧，自主神经症状等，有时伴有面肌阵挛或手部麻木等；单纯部分发作，特别是部分阵挛性面肌发作是很常见的。

（7）运动皮质区发作：运动皮质癫痫主要的特点是单纯局灶性发作，发作后可出现Todd麻痹。定位依据受累一侧及受累区的解剖结构，在较低的前Rolando区受累可能有言语停止、发声或言语障碍，对侧面部强直阵挛运动或吞咽运动、全面性发作经常发生。

表1-7　临床症状与癫痫灶定侧的关系

症状	大脑半球定侧
发作时单眼眨动	同侧半球
发作后一侧手搓鼻子	同侧半球
早期一侧肢体阵挛或肌张力障碍	对侧半球
早期强迫性头眼偏转	对侧半球
自动症发作意识保留	非优势半球
发作时呕吐	非优势半球
发作时言语	非优势半球
发作时失语	优势半球
发作后失语	优势半球

4. 脑电图表现　大部分额叶区域不能为头皮电极充分覆盖，发作性头皮脑电图记录到的额叶癫痫非常局限，多数不能分左右侧。约30%额叶癫痫患者，无法看到发作间期癫痫样放电。常规脑电图监测阳性率低。颅内电极脑电图（如SEEG脑电图）有助于区别单侧或双侧放电。

5. 影像学检查　CT、MRI等结构性影像学检查，可发现导致癫痫发作的脑部结构性病因，如大脑皮质发育不良、低级别的胶质瘤、动静脉畸形、海绵状血管瘤等，有利于致痫灶定位。SPECT、PET和fMRI等功能性检查方法有助于发现代谢异常。

6. 额叶癫痫的治疗

（1）药物治疗：额叶癫痫常规的抗癫痫发作药物治疗效果相对比较理想，局灶性癫痫发作时首选卡马西平、奥卡西平，也可选用拉莫三嗪、左乙拉西坦等抗癫痫发作药物。

（2）手术治疗：药物治疗欠佳时，可采用手术治疗。在精确定位致痫灶的情况下可手术切除。额叶致痫灶能明确定位，又能切除而不会造成过多的神经功能丧失时，应当考虑行致痫灶切除术。若患者额叶有明确的病灶（如肿瘤、血管畸形和脑皮质发育异常），应当同时切除病灶，并将致痫皮质切除，癫痫的治疗效果会更好。两侧额叶致痫灶或一侧额叶致痫灶，又不能行皮质切除时，也可以采用胼胝体切开术，阻断癫痫放电的传播。额叶致痫灶位于运动区、语言区时，为了避免直接切除导致的严重功能障碍，可以采用多处软膜下横纤维切断术。

7.常染色体显性遗传夜间额叶癫痫（autosomal dominant nocturnal frontal lobe epilepsy，ADNFLE） 是一种常染色体显性遗传的额叶癫痫，常表现不全外显率（70%）。通常儿童期起病，发病年龄多变，男性为主，以夜间成串、短暂发生的复杂运动性发作为临床特征。局部病灶所致或隐源性。大部分发作出现在非快速眼动睡眠Ⅱ期。夜间额叶癫痫可为衰竭性疾病，因癫痫发作扰乱了夜间睡眠，导致日间过度嗜睡（excessive daytime sleepiness，EDS）的出现。

患者生长发育及神经系统检查大多正常。结构影像学检查基本正常，脑电图监测通常也无特异性表现。临床上有3种不同类型。

（1）发作性觉醒，夜间发作性肌张力障碍和发作性夜间游走。发作性觉醒，典型的起自非快速眼动睡眠Ⅱ期，以睡眠时突发觉醒伴刻板样活动为特征，通常持续不超过20秒。这是最常见的癫痫发作类型，见于约75%的夜间额叶癫痫。

（2）夜间发作性肌张力障碍，通常持续不超过2分钟，发作以肌张力障碍/过度运动为特征。

（3）发作性夜间游走，可持续长达3分钟，在这段时间里，患者下床四处走动。心动过速和呼吸急促常为伴随症状。

同一患者可能出现不同的癫痫发作类型，但癫痫发作起始的症状学通常是刻板的。

夜间额叶癫痫的最佳诊断方法，是应用视频脑电图（V-EEG）记录发作性事件的临床特征，有助于区分夜间额叶癫痫和睡眠异常。多数病例中，头皮脑电图不能监测到发作间期甚至发作期异常，因为额叶致痫灶位置比较深而难以捕捉。

夜间额叶癫痫的鉴别诊断，包括非快速眼动睡眠异常（NREM parasomnias）。非快速眼动睡眠异常包括觉醒混淆、睡行症（梦游）和睡惊症。夜间额叶癫痫和非快速眼动睡眠异常，多于儿童起病。夜间额叶癫痫发作频率，通常比较固定或随病程延长而增加，非快速眼动睡眠异常在青春期或成人时减少或消失。夜间额叶癫痫每月发作次数（平均36次）较非快速眼动睡眠异常发作次数明显要多。发作时的运动形式同样提供了诊断线索，肌张力障碍样或强直姿势，仅见于夜间额叶癫痫。刻板样动作支持夜间额叶癫痫。夜间额叶癫痫发作时长通常小于1分钟，非快速眼动睡眠异常可持续数分钟。与外界环境的高度互动在癫痫中不常见。能回忆起发作过程提示夜间额叶癫痫，但无法回忆在夜间额叶癫痫和非快速眼动睡眠异常中均可出现。相比非快速眼动睡眠异常，夜间额叶癫痫通常在一次事件后能完全觉醒。夜间额叶癫痫中，超过50%的发作均在非快速眼动睡眠Ⅱ期出现，而非快速眼动睡眠异常一般见于非快速眼动睡眠Ⅲ期。因此，非快速眼动睡眠异常，通常出现在夜间前1/3时段，夜间额叶癫痫可见于夜间任何时期。

癫痫发作多终身存在，但通常在50～60岁以后减轻。多需要长期抗癫痫发作药物治疗。卡马西平为治疗的首选药物，其药理作用为阻止钠通道、异聚体乙酰胆碱受体通道，对神经元烟碱受体产生非竞争性通道抑制作用。但因代谢产物有毒副作用，近年来采用奥卡西平治疗。

8.过度运动性癫痫发作（hypermotor seizure） 也称为过度运动发作，是一种癫痫发作类型。表现为累及近端肢体的、与环境不相宜的大幅度的、重复性肩关节和髋关节复杂动作。包括投掷样、蹬踏样、挥打、颠髋等动作，有的伴有恐惧、发声、意识不清。也可见涉及对侧肢体的非特异性的和本体感觉的症状，先兆症状也常见。

发生在癫痫发作开始后10秒以内，见于15%的额叶癫痫患者。过度运动发作的典型症状来自于额叶，以内侧额叶和眶额区为著。额叶外脑区扩散至额叶的发作（如颞叶、岛叶及顶叶的癫痫发作也可出现），同样可能出现过度运动的症状。过度运动发作可分为两种类型：Ⅰ型是向前或向后方的轴向运动，表现为反复坐起、躺下及身体的翻滚等轴向运动；Ⅱ型是水平或旋转的轴向运动，症状包括水平轴向躯干激越的翻滚运动，而卧位时经常伴有肢体的投掷和踢打动作。

SEEG记录显示Ⅰ型运动是和致痫灶相关的，以腹内侧额叶皮质为中心（前扣带回背侧、腹侧扣带回嘴部、内侧额叶）。Ⅱ型过度运动是更多地和前运动区内侧皮质相关的，涉及发作起始及中间传导区域（前扣带回背侧、腹侧扣带回嘴部、内侧额叶、前额区皮质）。

过度运动发作具有定位价值唯一的症状学特征是：非偏转性的头和身体的转动侧别和癫痫发作的起始侧别一致。由于发作时的戏剧性特点及发作时的运动伪迹，掩盖异常放电等，过度运动发作常被误诊为梦魇、夜惊或非癫痫性的精神运动性发作等。

9.后头部皮质起源的运动性发作　大脑后头部皮质包括枕叶、顶叶、颞叶后部，无明确的解剖学界限。参与视觉、躯体感觉等信息加工整合，尤其是后头部多模式联合皮质在感觉运动转化过程中起重要作用（表1-8）。

表1-8　脑内与眼球运动相关的结构

大脑皮质	额叶
	颞叶
	枕叶
	顶叶
脑干	中脑
	顶盖前驱区
	上丘
	网状结构内的运动前核
	旁中央脑桥网状结构
	前庭核相关
	内侧纵束
	舌下前置核
小脑	\

后头部皮质起源的癫痫发作（posterior cortex epilepsy，PCE）特点：存在广泛的纤维连接，放电可快速传播、累及多个脑叶，出现多种形式的运动症状，易出现假性定位，缺乏特异的发作性症状。头皮脑电图定侧、定位意义差。病理改变常为皮质发育不良，病灶范围定位困难。头眼症状在后头部癫痫发作中常见，但定位价值有限，需结合脑电图、神经影像学等其他信息综合判断。

癫痫发作中的眼动症，包括以下3个方面。

（1）头（眼）斜/头（眼）偏转：在基线头眼位置基础上，头眼偏斜角度达到至少30°，持续至少2秒，才能用于判定侧向性。

根据脑电图发作起始部位，与头眼偏方向的关系，定义同侧或对侧。

根据转头时头位和注视方向变化的顺序，将眼头运动分成5组：

双眼向对侧转，随后头向同一方向转：对侧眼转领先；

头向对侧转，随后眼向同一方向转：对侧头转领先；

双眼向同侧转，随后头向同一方向转：同侧眼转领先；

头向同侧转，随后双眼向同一方向转：同侧头转领先；

仅有眼或头部斜/偏。

（2）眼睑眨/扑动或眼睑肌阵挛：眨眼是指双侧同步、时程小于1秒的眼睑下垂，不伴眉毛的降低，是眼部的自动动作，对头/眼偏斜可能有提示意义。单侧眨眼少见，常有定侧价值。反复的眼睑眨动称为眼睑扑动。可见于全面性或局灶性癫痫发作。局灶性癫痫中，常是早期症状。50%以上的枕叶发作患者出现眼睑扑动。也常见于额叶或颞叶癫痫发作中。快速的强迫性闭眼，见于枕叶受累的发作中。

眼睑肌阵挛是一种快速、强迫性的眼睑跳动，有时累及眉毛。

双侧眨眼较常见，定位价值不大。应与眼睑肌阵挛鉴别。

（3）癫痫性眼震：少见。发生率远低于强直性眼斜，也可伴随头眼偏斜症状出现，多数是局灶性发作的起始，因扫视或平滑追踪皮质控制中枢损伤引起。前额背外侧皮质可抑制上丘，抑制癫痫性眼震。眼震由快速水平性快相和慢相组成，多数眼震快相向致痫侧对侧。出现眼震的发作，多数起于后头部，对后头部癫痫有定位和定侧价值。

眼球运动区中，颞上回/颞中回后部（MT/MST）具有平稳跟踪功能，PEF顶叶眼区具有与扫视相关的功能，其他眼球运动区参与跟踪和扫视功能。眼球运动作为发作期症状学早期成分，在分析眼球活动方向与癫痫发作起源定侧的关系时，需要考虑癫痫网络累及眼球运动区的不同眼球运动功能。

10.偏转发作　是指强迫性、非自动的头眼偏斜，伴阵挛或强直，引起持续的非自然的头眼姿势。可见于额、颞、顶、枕、岛叶癫痫发作中。偏转发作的定侧价值非常高，阳性预测值高达94%。出现在全面性发作之前的，预测值可达100%。当头/眼偏斜在症状性GTCS的发作演变为全面性时，仍持续或在全面性发作前10秒出现时，90%的头/眼偏斜与致痫侧相反；当头/眼偏斜在演变为全面性发作前10秒结束，90%的头/

眼偏斜与致痫侧相同；头/眼偏斜在发作起始10秒后出现者，无定侧价值，特别是非强迫者；强迫性头/眼偏斜89%提示对侧。

（二十三）枕叶癫痫

1.枕叶癫痫（occipital lobe epilepsy，OLE）发病率为2%～13%，其发作以视觉先兆为特点，如形象幻觉、黑蒙、盲点、彩色光点、视野缺损、视物模糊等，但仅有约1/2的OLE患者存在视觉先兆，其他如恶心呕吐、困倦感等可能因异常放电扩布至其他脑叶，缺乏特异性，另外枕叶内侧面及底面位置较深，MRI、去氧葡萄糖正电子断层造影（FDG-PET）、SPECT、VEEG等无创检查也可能无法准确定位脑内异常放电起源，导致诊断困难。

2.主要表现

（1）各种视觉异常：眼前似有闪光、彩球、光栅、不存在的人或物、视物变大或变小或变远或变近。

（2）惊厥发作，多为症状性全面性发作，其中偏转发作对于枕叶癫痫定侧具有明确的意义，即病变多位于偏转对侧，有的患者偏转发作在幻视之后，有的发作开始就表现为偏转发作，部分患者偏转发作之后继发全面性泛化。枕叶癫痫偏转发作的神经机制目前仍不清楚，可能是通过视通路扩散到额叶的凝视中枢所致。

（3）癫痫放电扩散到颞叶、额叶而出现相应表现。过去认为枕叶癫痫中，以枕区放电的良性儿童癫痫多见，随着MRI、PET等先进的神经影像学检查及病理生理学检查的临床应用，研究人员发现80%以上的枕叶癫痫患者脑部结构有异常，如枕叶皮质发育不良、出生时缺血缺氧性脑损伤、枕叶钙化等。脑电图显示为一侧或双侧枕叶高波幅棘波或棘慢复合波及双向尖波。额叶或颞叶癫痫患者中很少在枕叶出现棘波，故额叶或颞叶癫痫患者中如果出现枕叶棘波，可能同时存在枕叶致痫灶。枕叶癫痫可按局灶性癫痫进行治疗，枕叶癫痫的手术需要慎重，儿童枕叶癫痫多数是良性癫痫，药物治疗效果好。对有枕叶结构异常的难治性癫痫，手术治疗可较好地控制枕叶癫痫发作。手术过程中要注意对视力、视野等脑重要功能区的保护。

（4）枕叶先兆及发作后头痛：头痛与癫痫发作都是由于兴奋性神经递质与抑制性神经递质失衡所致，都涉及皮质和皮质下结构的参与，虽然二者间的关系尚未明确，但常以共患病的形式出现，并有时具有时间相关性，即癫痫诱发的头痛。现在认为枕叶先兆及发作后头痛对OLE具特异性，可作为支持OLE诊断的依据。

（二十四）顶叶癫痫

临床少见。可为简单部分性发作和症状性发作。发作时主要表现为各种感觉异常，如局部肢体的麻木、无力、漂浮感、紧缩感、针刺感、痒感、异物感、疼痛感、烧灼感、电击感、视物变形、失用或忽视现象等主观感觉异常的表现，以肢体末梢和面部较为典型。最常受累的部位在大脑皮质代表区，可能出现舌蠕动、舌发凉、发僵，面部感觉异常现象可出现于两侧。偶然可发生腹腔下沉感、阻塞感、恶心、疼痛。主侧顶叶发作可引起各种感觉性或传导性语言障碍，非主侧顶叶发作可引起视物扭曲、变长、变短等视幻觉。在顶叶癫痫中，眼斜和头偏是最常见的征象，与异常放电扩散路径不同，相关的发作症状也有差异。脑电图表现顶叶区局限性棘波、尖波。因顶叶与其他脑叶接近，放电易扩散而引起其他脑叶或区域的临床表现。

（二十五）Rasmussen综合征

1.概述　Rasmussen综合征又称Rasmussen脑炎，是一种起病于儿童期，病因和发病机制不明的慢性神经系统疾病。病理特征为一侧大脑半球慢性局限性炎症（皮质神经元缺失到皮质全层空泡样改变），可能与自身免疫性脑损伤相关。临床表现为药物难治性部分运动性癫痫发作，常发展成局灶性癫痫发作持续状态（EPC）、进行性偏身力弱和智力倒退。

2.临床表现　典型Rasmussen脑炎临床表现可分3期。

（1）前驱期：以偏侧抽搐及轻偏瘫为特点，偏瘫持续时间平均7个月（数月至8年不等，有1/3的患者不经过前驱期直接进入急性期）。

（2）急性期：频繁的癫痫发作、进行性偏瘫、偏盲、认知功能障碍。急性期平均持续8个月。

（3）后遗症期：以进行性智力减退为特点，癫痫发作频率可有所减少，随着病情进展可有精神症状和智力减退，渐进性的精神和神经心理损害，大脑半球进行性萎缩。此期脑部影像学检查可出现明显的、常为一侧性的脑部病变和萎缩。轻偏瘫是最有价值的指标，因为轻偏瘫连贯地存在于全病程。

3. 脑电图　无特异性改变，多数表现为广泛性异常。脑结构影像学显示一侧脑皮质进行性萎缩。

4. 治疗　本病对药物治疗反应差，病变侧大脑半球切除术是目前唯一有效的治疗方法。手术可有效控制癫痫发作，阻止病程进展。

5. 预后　本病预后不良，多留有神经系统后遗症。

（二十六）进行性肌阵挛癫痫

进行性肌阵挛癫痫（progressive myoclonic epilepsies）临床特点为癫痫性或非癫痫性的肌阵挛发作、其他形式的癫痫发作和进行性神经功能及精神智力衰退。病因与遗传性或代谢性病因有关，病情呈进展性，进展情况与病因相关，多数预后不良。常见的具体疾病包括Lafora病、神经元蜡样质脂褐质沉积症、肌阵挛性癫痫伴破碎红纤维病及Unverricht-Lundborg病等。

附录

2001年ILAE新提出的几个经临床验证的癫痫和癫痫综合征：

1. 家族性颞叶癫痫　常染色体显性遗传，外显率60%，多发生于青少年或成年早期，部分患者有热性惊厥或热性惊厥家族史。临床常表现为颞叶起源的部分性发作。MRI多正常，部分有弥漫性点状T_2高信号；连锁分析未发现与颞叶癫痫或热性惊厥已知位点相连锁。可选用卡马西平、苯妥英钠、丙戊酸钠治疗，预后良好。应注意与颞叶内侧癫痫相鉴别，后者平均发病年龄9岁，6%有热性惊厥史，少见有家族史，EEG常见局灶性痫样放电，MRI示海马T_2高信号，通常为难治性。

2. 不同病灶的家族性部分性癫痫　常染色体显性遗传，连锁分析证实与2号染色体长臂和22号染色体q11～q12区域有关，外显率62%，平均发病年龄13岁（2个月～43岁）。临床特征为不同家庭成员的部分性癫痫起于不同皮质，额叶和颞叶是最常受累的区域，患者均表现为单纯或复杂部分性发作。1/2的患者EEG有发作间期痫性放电，睡眠中更易记录到，无神经系统阳性体征，影像学检查阴性。80%以上的患者对传统抗癫痫药反应良好。与以前报道的家族性部分性癫痫不同的是后者家庭成员的部分性癫痫都是起自相同的皮质区域。

3. 婴儿游走性部分性发作　发病年龄13天～7个月，发作早期表现为运动和自主神经症状，包括呼吸暂停、发绀、面部潮红，后期发作多样化，可由一种发作类型转变成另一种类型，临床可表现为双眼斜视伴眼肌痉挛、眼睑颤搐、肢体痉挛、咀嚼运动等，也可出现继发性全面发作，肌阵挛罕见，两次发作间，婴儿无精打采、流涎、嗜睡、不能吞咽。

4. 惊吓性癫痫　在此次国际分类中将其作为癫痫综合征，归于反射性癫痫中。是由突然、未预料到的、通常由某种声音引起发作，表现为惊跳，随后出现短暂、不对称的强直，多有跌倒，也可有阵挛，发作频繁，持续时间少于30秒。多数患者仅对一种刺激敏感，反复刺激可能有短时间耐受。卡马西平能改善单侧体征、局限性神经功能损伤和局限性脑电图异常患者的发作，拉莫三嗪和氯硝西泮作为辅助治疗也有部分疗效，长期控制癫痫发作比较困难，有轻偏瘫的惊吓性发作也可尝试手术治疗。

第五节　癫痫的病因和癫痫发作的诱因

一、病因

目前，ILAE分类工作组建议将癫痫病因分为六大类：基因性（genetic）、结构性（structural）、代谢性（metabolic）、免疫性（immune）、感染性（infectious）及未知性病因（unknown）。但这种分类仅仅是对癫痫病因的大致分类，在临床工作中应尽可能查找具体的病因。调查癫痫的原因对于早期发现和管理相关病因至关重要，也有助于实施旨在减少大部分可预防性癫痫的干预措施。但50%以上的癫痫发作没有明确的病因。

（一）基因性病因

已知或推断的基因突变导致的癫痫，且癫痫发作是该疾病的核心症状。

基因影响主要有4种表现形式：单基因遗传性癫痫、多基因遗传性癫痫、遗传性多系统疾病中的癫痫、细胞遗传异常所致的癫痫。遗传因素是导致癫痫，尤其是经典的特发性癫痫的重要病因。分子遗传学研究发现，大部分遗传性癫痫的分子机制为离子通道或相关分子的结构或功能改变。随着基因检测技术的进步如二代测序技术的普及，很多癫痫的致病/易感基因被发现（表1-9，表1-10）。对遗传性癫痫的认识，对于癫痫病因的诊断、治疗药物的选择、遗传咨询等方面均具有重要的作用。但遗传并不排除环境因素影响的可能性。

表1-9 癫痫的致病/易感基因

基因	基因产物	癫痫综合征
电压依赖离子通道		
KCNQ2	钾离子通道（Kv7.2）	BFNS、BFIS、早发癫痫脑病
KCNQ3	钾离子通道（Kv7.3）	BFNS、BFIS
SCN1A	钠离子通道α1亚基	Dravet综合征与GEFS+
SCN2A	钠离子通道α2亚基	BFNIS、BFIS、早发癫痫脑病
SCN8A	钠离子通道α8亚基	早发癫痫脑病
SCN1B	钠离子通道β1亚基	GEFS+
CACNA1A	P/Q型钙通道	癫痫、游走与发作性共济失调
CACAN1H	T-型钙通道（Cav 3.2）	IGE（含CAE）
CACNB4	钙离子通道β4亚基（Cav2.1）	IGE与发作性共济失调
KCNA1	钾离子通道（Kv1.1）	部分性癫痫与发作性共济失调
KCNJ11	钾离子通道（Kir6.2）	癫痫与新生儿糖尿病
KCNMA1	钾离子通道（KCa1.1）	癫痫与阵发性运动障碍
KCNT1	钾离子通道（KCa4.1）	MMPSI及ADNFLE
HCN1	超极化激活通道	IGE
HCN2	超极化激活通道	FS
配体门控离子通道		
CHRNA4	烟碱型乙酰胆碱受体（α4）	ADNFLE
CHRNB2	烟碱型乙酰胆碱受体（β2）	ADNFLE
CHRNA2	烟碱型乙酰胆碱受体（α2）	ADNFLE
GABRA1	A型γ氨基丁酸受体（α1）	IGE
GABRB3	A型γ氨基丁酸受体（β3）	CAE
GABRD	A型γ氨基丁酸受体（δ）	IGE/GEFS+
GABRG2	A型γ氨基丁酸受体（γ2）	IGE/GEFS+

续表

基因	基因产物	癫痫综合征
溶质携带子家族成员		
SLC1A3	EAAT1	癫痫、游走与发作性共济失调
SLC2A1	葡萄糖转运子/（GLUT1）	早发CAE、IGE与运动障碍
离子转运子		
NIPA2	镁离子转运子	CAE
其他蛋白		
LGI1	LGI1蛋白	ADPEAF
EFHC1	EFHC1蛋白	JME
PRRT2	富脯氨酸跨膜蛋白	BFIS

引自中国抗癫痫协会. 临床诊疗指南·癫痫病分册（2015年修订版）. 北京：人民卫生出版社，2015

表1-10 与癫痫相关的常见遗传性疾病

疾病分类	疾病
进行性肌阵挛癫痫	神经元蜡样脂褐质沉积症、唾液酸沉积症、Lafora病、Unverricht-Lundborg病、肌阵挛性癫痫伴破碎红纤维病、齿状核红核苍白球路易体萎缩症等
神经皮肤综合征	结节性硬化、神经纤维瘤病、伊藤黑色素减少症、表皮痣综合征、Sturge-Weber综合征等
皮质发育畸形	孤立的无脑回畸形、Miller-Dieker综合征、X连锁无脑回畸形、皮质下带状灰质异位、脑室周围结节样灰质异位、局灶性灰质异位、半侧巨脑回、双侧大脑外侧裂周围综合征、多处小脑回畸形、裂脑畸形、局灶或多灶性皮质发育不良等
大脑发育障碍	Aicardi综合征、前脑无裂畸形等
染色体异常	脆性X综合征、13-三体综合征、18-三体综合征、Wolf-Hirschhorn综合征、唐氏综合征、环状20染色体、12P-三体综合征、环状14染色体、部分性4P单体、15染色体反转复制综合征等
相邻基因综合征	Angelman综合征、Miller-Dieker综合征、Prader-Willi综合征等
遗传性代谢性疾病	非酮性高甘氨酸血症、D-甘氨酸血症、丙酸血症、亚硫酸盐氧化酶缺乏症、果糖1,6-二磷酸酶缺乏症、其他有机酸尿症、吡哆醇依赖症、氨基酸病（苯丙酮尿症，其他）、尿素循环障碍、糖类代谢异常、生物素代谢异常、叶酸和维生素B_{12}代谢异常、葡萄糖转运蛋白缺乏、Menkes病、糖原贮积病、克拉伯病、延胡索酸酶缺乏、过氧化物体病、Sanfilippo综合征、线粒体病等

引自中国抗癫痫协会. 临床诊疗指南·癫痫病分册（2015年修订版）. 北京：人民卫生出版社，2015

（二）结构性病因

结构性病因是指结构性神经影像学有可见的异常，并且脑电图、临床评估与影像学结果结合，从而可以合理地推测该影像学异常很可能就是患者癫痫发作的原因。结构性病因可以是获得性的（如来自卒中、创伤和感染的癫痫），也可以是遗传性的（如来自大脑皮质发育畸形的癫痫）。

提醒： 脑损伤后神经元出芽，在存活且传入受阻的神经元之间形成新的突触连接。癫痫是一个慢性过程，它的发生包括潜伏阶段和进展阶段。由遗传或获得性因素引发。遗传易感性、表观遗传机制及抗癫痫发作药物的使用均能影响癫痫的发生过程。癫痫诊断确立后这个过程依然长期持续。

（三）代谢性病因

代谢性病因或称为先天性代谢异常，是指明确的代谢缺陷伴随全身的生化改变，由于基因缺陷导致生化代谢通路中的某些环节代谢障碍，导致某些异常代谢产物蓄积或正常代谢产物缺乏，最终影响细胞正常功能（包括脑功能）。由代谢因素导致的癫痫，如氨基酸代谢疾病、维生素B$_6$依赖性癫痫。这种代谢性病变必须使发展为癫痫的风险有实质性的增加。

1.代谢障碍　儿童中有苯丙酮尿症、肾上腺脑白质营养不良、糖原贮积病、线粒体脑肌病等，在成人中有糖尿病、甲状腺功能亢进（甲亢）、甲状腺功能减退（甲减）、维生素B$_6$缺乏等。

提示可能是遗传代谢病导致癫痫的线索。

（1）惊厥：肌阵挛发作、一些癫痫性脑病（婴儿痉挛症、大田原综合征、婴儿早期肌阵挛脑病）等。多数治疗困难。

（2）起病时间：新生儿期或婴儿期起病，尤其是出生数日后出现发作。

（3）伴随症状多，系统受累：智力运动发育落后/倒退；肝脾大、心肌病；皮肤病变；特殊气味等。

（4）实验室检查：大细胞性贫血（甲基丙二酸尿症），外周血淋巴细胞空泡（溶酶体病，包括晚发性婴儿型及少年型神经元蜡样质脂褐质沉积症）；代谢危象（严重的代谢性酸中毒、低血糖

等），与表面上的疾病不相符的代谢紊乱或发作性代谢紊乱；阵发性代谢紊乱，尤其是在大餐之后。

（5）脑电图：背景慢、多灶性棘慢波、暴发－抑制表现。

（6）家族史：有同胞不明原因死亡，或近亲结婚。

2.提示　①每种遗传代谢病的发病率极低，但因为病种繁多，因此，总的发生率并不像想象中低；②临床医生应提高警觉及早诊断，或通过普遍性新生儿筛查来发现疾病并给予适当治疗；③通常会在出生后有一段无症状的时间，之后会出现急性症状，如呕吐、昏迷、肝衰竭或其他症状；④新生儿期需要注意的症状包括嗜睡、昏迷、呼吸暂停、打嗝、抽搐、角弓反张、低张力、呼吸窘迫、吸吮力差等。

3.代谢性病因　痫性发作作为潜在的代谢性疾病的一种常见的神经系统并发症出现。在重症监护病房有超过1/3的患者可出现痫性发作，多器官功能衰竭是其常见原因，包括心脏、肺、肝和肾衰竭等，都是代谢性痫性发作的病因。痫性发作可表现为全面强直－阵挛性、复杂部分性、单纯运动性（此发作类型不常见）。对代谢紊乱的初步筛查应包括电解质紊乱、低氧血症、尿毒症、高氨血症等，还需要排除酒精戒断、使用毒品（如可卡因和苯丙胺）。

（1）血糖异常：评价痫性发作时的血糖水平、回顾用药及评估潜在的糖尿病。

（2）低钠血症（hyponatremia）：①肾脏性病因，利尿剂、肾小管性酸中毒、部分梗阻、耗盐性肾炎、抗利尿激素分泌异常综合征（SIADH）；②非肾性丢失，肾上腺功能不全、水中毒、甲减、剧吐、腹泻。

（3）低钙血症（hypocalcemia）：常见原因包括高磷血症（肾衰竭、横纹肌溶解症）、维生素D缺乏症、假性甲状旁腺功能减退、药物或毒物（苯巴比妥、苯妥英钠、鱼精蛋白、秋水仙碱、顺铂、庆大霉素）、大量输血，应及时纠正低血清清蛋白，检查循环性甲状旁腺激素。

（4）低镁血症（hypomagnesemia）：①摄入减少，蛋白营养不良、长期静脉治疗；②吸收不足，口炎性腹泻、短肠综合征；③丢失过多（通过体液），腹泻、肠炎、胃肠减压、胃肠漏；④丢失过多（通过尿液），利尿剂、肾小管性酸中毒、肾衰竭、慢性酒精中毒、原发性醛固酮增

多症、高钙血症、甲亢、缓解中的糖尿病酮症酸中毒。

（5）肝衰竭、甲状腺危象：检查T_3、游离T_4、促甲状腺激素（TSH）。

（6）肾衰竭、尿毒症：可导致电解质紊乱和尿毒症。

（7）缺血缺氧性脑病：卒中、心肺功能衰竭、一氧化碳中毒。

（8）药物/毒物：可卡因、苯丙胺、酒精相关性、重金属（罕见）。

（9）药物引起：青霉素、环孢素、FK506；罕见的有卡马西平、氯丙嗪、氟哌啶醇。

（10）先天性代谢异常：卟啉病、精神病、便秘；维生素B_6缺乏。

（四）免疫性病因

由自身免疫介导的中枢神经系统炎症导致的癫痫，如自身免疫性脑炎中抗N-甲基-D-天冬氨酸（NMDA）受体脑炎、边缘叶脑炎，这种免疫性病变必须使发展为癫痫的风险有实质性增加，且癫痫发作是核心症状。

1.越来越多的证据表明自身免疫性因素也是癫痫的重要原因。ILAE新分类中的病因已列入免疫性。

2.在临床工作中并不是所有不明原因局灶性癫痫都需要做抗体检测，但对于那些急性起病的重症或难治性颞叶癫痫，特别是成人近期发作的隐源性癫痫伴频繁发作，或新发难治性癫痫持续状态和（或）抗癫痫发作药物耐药，以及自身免疫性脑炎相关临床综合征样表现的癫痫均要考虑做相关抗体检测。

3.早期识别、早期治疗不仅能够改善急性期预后，而且也能减少远期慢性癫痫的发生。

（五）感染性病因

已知感染，且癫痫发作是核心症状，如结核性脑膜炎、病毒性脑炎、脑囊虫等。研究发现，脑炎或脑膜炎患者发生癫痫的风险是普通人群的7倍，患癫痫风险在感染后5年内最高，并且在15年内持续存在。病毒性脑炎较细菌性脑膜炎患病风险高，治疗困难。

（六）未知性病因

潜在病因尚不明确。但随着头部影像学、深部电极、基因技术及癫痫外科学的发展，原因不明癫痫会逐渐减少。

明确癫痫的病因有利于医生制订正确的治疗方案，病因不同，治疗方法、选用的药物、治疗周期及预后都不一样。癫痫的发生是内在遗传因素和外界环境因素在个体内相互作用的结果，每个癫痫患者的病因学均包含这两种因素，只不过各自所占比例不同。一般认为癫痫发作需要具备3个要素：遗传性、脑部病理性损伤、诱发性因素。前2个要素更为重要，在惊厥阈值偏高的情况下，即使致痫的脑损伤及导致癫痫发作的诱发因素都存在，也不一定发病；相反，在惊厥阈值偏低的情况下，单独的致痫性的脑损伤或诱发因素就可引发癫痫。遗传基因的变异既可以是家族遗传性的，又可以是新生的。致病基因检测、遗传代谢病筛查及高质量的脑部影像学等工具的使用，能够为癫痫病因学的诊断提供重要信息。但值得注意的是，同一癫痫患者的病因可以同时分属几个不同的病因学组。不同年龄组病因也不同（表1-11）。

表1-11　癫痫患者不同年龄组常见病因

年龄组	病因
新生儿及婴儿期 （1~6月龄）	先天性发育障碍、围生期因素（缺氧、窒息、头颅产伤）、遗传代谢疾病（低血糖、低血钙、维生素B_6缺乏、苯丙酮尿症等）、皮质发育畸形、婴儿痉挛症
幼童时期 （6月龄至3岁）	婴儿痉挛症、热性惊厥、缺氧、窒息、头颅产伤、感染、创伤、皮质发育不全、代谢紊乱、意外的药物中毒
儿童及青春期	特发性（与遗传因素有关）、先天性及围生期因素（缺氧、窒息、头颅产伤）、中枢神经系统感染、脑发育异常等
成人期	海马硬化、头颅外伤、脑肿瘤、中枢神经系统感染性疾病等
老年期	脑血管意外、脑肿瘤、代谢性疾病、变性病、创伤等

二、癫痫发作的诱因

当中枢神经受到足够强的刺激时，都有引起惊厥发作的可能性。同样的外界刺激强度作用于不同的人体，惊厥阈值低的可能发生癫痫发作，惊厥阈值高的发生癫痫的可能性就小；人在不同时期遭受相同强度的外界刺激，在惊厥阈值低的时候癫痫发作的可能性就大，而在惊厥阈值高的时候发生癫痫的可能性就小。每个人的癫痫阈值是不同的，阈值的变化受内外环境因素的影响，脑的结构或代谢发生的异常改变为内在因素，缺睡、饮酒、头部外伤等为外部因素。对于癫痫患者来说，发作的内在因素很难改变，但外部因素多且复杂。下面这些因素可能是癫痫发作的诱因。

（一）应激状态

应激引起自主神经系统和下丘脑-腺垂体-肾上腺皮质功能紊乱，降低癫痫发作阈值。一般情况下急性应激可导致癫痫发作，而慢性应激增加癫痫发作的次数。此外应激状态引起的失眠、焦虑及情绪改变也是癫痫发作的常见诱因。

（二）精神心理压力

精神心理压力可促使神经系统分泌相关激素，并作用于大脑，诱发癫痫发作；在某些特定类型的癫痫，如部分性癫痫发作与大脑的特定区域联系较大，而这些区域与大脑参加情绪反应和应对压力的大脑区域是一致的，两者相互作用导致癫痫发作；长期的压力大会引起焦虑、抑郁和失眠，反过来，焦虑、抑郁又会使压力进一步增大，这种恶性循环会引起更多的情绪和睡眠问题，从而诱发癫痫。

（三）睡眠紊乱

睡眠中，随着睡眠周期的变化，大脑的电活动和激素分泌活动也会发生变化。一方面睡眠不足可能引起患者癫痫发作，或使癫痫恶化。另一方面，脑干网状结构中上行激活系统的功能在睡眠时低下，使大脑皮质和边缘系统脱离了激活系统（即大脑）控制，造成隐匿的异常放电释放。如有些患者只在睡觉时发作，并以刚入睡或刚醒转时癫痫发作多见。当然，有些患者的癫痫发作与睡眠的关联性并不强。此外睡眠不足与过度疲劳都可以使大脑皮质功能紊乱，降低原有的发作阈值，诱发癫痫发作。

（四）过度疲劳

癫痫患者常有明显的疲劳感。疲劳可能引起下丘脑-垂体-肾上腺轴（HPA）功能紊乱、免疫功能异常，产生大量抗胆碱能受体的自身抗体，继而影响自主神经功能。

（五）酒精、咖啡、茶、可乐等

这些物质可阻断肾上腺素α$_1$和α$_2$受体的中枢兴奋作用，但肾上腺素有促进癫痫终止的作用，使得神经元被反复点燃，肢体肌张力发生改变，引起癫痫发作。饮酒后又易漏服药物，造成癫痫发作，甚至引起癫痫持续状态，长期饮酒的人在戒酒时可能会因酒精戒断诱发惊厥。因此，癫痫患者不能饮酒，包括白酒、啤酒，甚至含有酒精的黄酒、饮料及点心等。即使癫痫已被治愈或已有多年不发作，酗酒后可降低发作阈值，使本已控制的癫痫病灶死灰复燃而诱发癫痫复发。同酒精一样，咖啡、浓茶、可乐等都可能含有不同程度兴奋大脑皮质的物质，大量饮用可诱发癫痫发作。巧克力含糖量高，过多食用也可诱发癫痫发作。

（六）不规范用药

不规范用药包括滥用或突然减量、加量及漏服药物。无论在国内还是在国外，不规范用药可能是临床最常见的癫痫发作诱因，也是癫痫治疗失败的常见原因，发生率高，纠正困难，且常造成药物难治性癫痫。

（七）月经周期

女性生理周期中激素水平的波动会影响癫痫发作的频率。如雌激素可能促进癫痫发作，孕激素抑制癫痫发作，约50%的育龄期女性癫痫患者在月经前后癫痫发作次数增多。仅在月经期出现的癫痫称为月经性癫痫，其原因是月经周期中，雌激素和孕激素不平衡，雌激素分泌增多，而孕激素减少，癫痫发作的变化通常出现在排卵期，也就是月经来潮前的一周。

（八）灯光及其他特定刺激

约3%的癫痫患者在特定强度闪光灯刺激下或者在特定视觉模式下会出现癫痫发作，称为光敏感性癫痫，属于反射性癫痫的一种。原因是强光或闪光，持续刺激视网膜上的神经细胞，传送到大脑，引起神经细胞异常放电。

（九）其他疾病

1.身体患有某种急性病或者感染是引起癫痫发作的常见诱因，如感冒、肺炎等往往与癫痫的发作有关。

2.可能与躯体应激、发热或因为胃口变差饮水不够导致的脱水有关。

3.胃肠不适或腹痛、呕吐等症状也可能会引起脱水和无法按时服用抗癫痫发作药物，这也是导致癫痫发作的原因。

4.患某些疾病的时候，导致睡眠质量变差，或服用的某些药物如抗生素、精神药物、上呼吸道感染的药物等有可能诱发癫痫。

（十）饥饿

饥饿时，体内血糖水平降低，脑部能量供给

下降导致癫痫阈值降低而诱发癫痫发作。

（十一）脱水

当大量出汗、恶心呕吐或腹泻时，可造成体内缺失水分，导致内环境紊乱，影响中枢神经系统的稳定性，此时即使原来没有癫痫发作的人也有可能出现惊厥症状；而对于癫痫患者来说，无论呕吐或腹泻都可能引起体内抗癫痫发作药物浓度下降、不稳定，诱发癫痫发作。因此，应及时纠正水、电解质紊乱，控制呕吐及腹泻，补充体内的抗癫痫发作药物（可将口服药物改为肌内注射或静脉用药）。

（十二）大量饮水及高糖食物

短时间内大量饮水，一方面体内水分增多，药物得到稀释，另一方面，饮水后大量排尿也会带走一部分药物，总体上使体内药物浓度快速下降。另外，一些饮料或含糖高的食物有利尿作用，大量食用或饮用也可能诱发发作。

（十三）气候与环境

气候与环境和癫痫发作有一定的关联性。如阴雨天，尤其是春秋季节或天气突然变化的时候，癫痫发作可能增多，这可能与温度、气压的改变引起患病、情绪及内分泌的变化有关。生活地域的变化也可能诱发癫痫发作。

（十四）创伤性脑损伤

创伤性脑损伤（TBI）是癫痫发作的重要诱发因素，也可能是癫痫发作的病因。癫痫的风险与脑外伤的数量和严重程度有关。反复的TBI，无论病情轻重，都会增加癫痫的风险。外伤性癫痫发作的风险在伤后不久最高，并在受伤后的多年内持续增加。损伤严重程度被认为是脑外伤后癫痫发生的最关键因素。其他已知的危险因素包括性别、受伤年龄、癫痫家族史和精神类共患病。

（十五）发热

发热时脑部代谢和耗氧量增加，可能影响到癫痫发作的阈值而诱发发作或使本来已经控制好的癫痫复发。儿童脑部发育尚未完善，发热更容易造成脑电活动异常，从而引起癫痫发作。所以，癫痫患者尤其是儿童癫痫患者，发热时要注意及时合理地处理。但对于轻度、短时程的发热不必太紧张。

第六节　癫痫性脑病的诊断

一、概念

癫痫性脑病（EE）指由频繁癫痫发作和（或）癫痫样放电造成的进行性神经精神功能障碍或退化（表现为患者认知和行为受损，并随着癫痫的存在而不断加重），是一组预后不良的癫痫疾病的总称。强调必须是由于癫痫性活动本身导致精神和神经功能的下降。常在生命的早期起病，以药物难治性癫痫、持续脑电图大量放电和认知障碍或倒退为特征。3岁前起病的癫痫中，近40%为癫痫性脑病。

儿童癫痫性脑病包括一大类的临床表现不同的以频繁癫痫发作、多种发作类型、频繁脑电痫性放电、伴有发育迟滞或倒退为主要特征的严重癫痫疾病。其认知行为受损是在原有病因基础之上，由于癫痫发作本身所导致。其中遗传因素是主要原因。

二、癫痫性脑病的共同特征

1.年龄依赖或年龄相关。

2.特定的癫痫发作类型。

3.严重而持续的脑电图异常。

4.伴有发育倒退和认知障碍。

三、癫痫性脑病的病因

1.脑发育异常。

2.围生期脑损伤。

3.中枢神经系统感染、外伤等。

4.遗传代谢性疾病。

5.免疫因素。

但在临床上即使进行了全面深入的检查，仍至少有1/3的癫痫性脑病患者找不到病因。从遗传角度寻找癫痫性脑病的致病因素是近年来癫痫领域的研究热点。

四、癫痫性脑病诊断流程图

癫痫性脑病诊断流程图见图1-15。

五、癫痫性脑病的治疗流程图

癫痫性脑病的治疗流程图见图1-16。

表1-12为ILAE根据起病年龄排列的典型综合征。

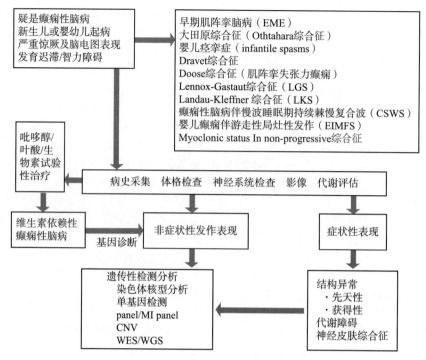

图 1-15　癫痫性脑病诊断流程图

基因包: panel；CNV：致病基因拷贝数改变；全外显子组测序（whole exome sequencing，WES）；全基因组测序（whole genome sequencing，WGS）

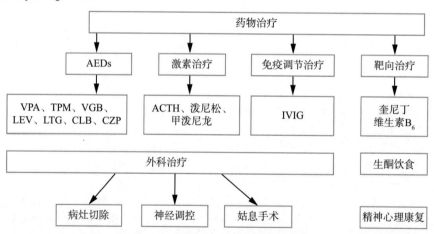

图 1-16　儿童癫痫性脑病的治疗流程图

VPA.丙戊酸钠；TPM.托吡酯；VGB.氨己烯酸；LEV.左乙拉西坦；LTG.拉莫三嗪；CLB.氯巴占；CZP.氯硝西泮；IVIG.静脉注射用人免疫球蛋白

六、早发癫痫性脑病

早发癫痫性脑病（early onset epileptic encephalopathy，EOEE）指于新生儿期或婴儿早期发病的一类癫痫，其频繁的癫痫发作与癫痫性放电对大脑发育和成熟极为有害，严重影响婴幼儿的认知功能及感觉和运动发育。它不是一个独立的疾病，而是一组癫痫的总称。

EOEE包括ILAE已经命名的数种新生儿和婴儿期的癫痫性脑病综合征，如大田原综合征、早期肌阵挛脑病、West综合征、Dravet综合征等，以及部分尚未明确分类的癫痫（非综合征性癫痫）。其原因多种多样，如围生期脑损伤、脑结构异常、代谢性疾病等。目前仍至少有1/3早

表1-12 ILAE根据起病年龄排列的典型综合征（2010）

新生儿期

良性家族性新生儿癫痫（BFNE）

早期肌阵挛脑病（EME）

大田原（Ohtahara）综合征

婴儿期

婴儿癫痫伴游走性局灶性发作

West综合征

婴儿肌阵挛癫痫（MEI）

良性婴儿癫痫

良性家族性婴儿癫痫

Dravet综合征

非进行性疾病中的肌阵挛脑病

儿童期

热性惊厥附加症（FS＋）（可始于婴儿期）

Panayiotopoulos综合征

癫痫伴肌阵挛失张力（以前称为站立不能）

良性癫痫伴中央颞区棘波（BECTS）

常染色体显性遗传的夜间额叶癫痫（ADNFLE）

晚发性儿童枕叶癫痫（Gastaut型）

肌阵挛失神癫痫

Lennox-Gastaut综合征

癫痫性脑病伴慢波睡眠期持续棘慢复合波（CSWS）

Landau-Kleffner综合征（LKS）

儿童失神癫痫（CAE）

青少年-成年期

青少年失神癫痫（JAE）

青少年肌阵挛癫痫（JME）

仅有全面强直阵挛发作的癫痫

伴有听觉特点的常染色体显性遗传癫痫（ADEAF）

其他家族性颞叶癫痫

发病年龄可出现变化

伴可变起源灶的家族性局灶性癫痫（儿童至成人）

进行性肌阵挛癫痫（PME）

反射性癫痫

其他一组癫痫/外科综合征

颞叶内侧癫痫伴海马硬化（MTLE伴HS）

Rasmussen综合征

发笑发作伴下丘脑错构瘤

半侧抽搐-半侧瘫-癫痫

不符合上述任何诊断类型的癫痫，可首先根据是否存在已知的结构或代谢异常（推测的原因），然后根据发作起始的主要形式，全面性或局灶性诊断

非综合征的癫痫

结构性-代谢性病因引起的癫痫

皮质发育畸形（半侧巨脑回、灰质异位等）

神经皮肤综合征（结节性硬化、Sturge-Weber综合征等）

肿瘤、感染、创伤、血管瘤、胎儿期及围生期损伤、卒中等

不明原因的癫痫

有癫痫发作，但传统上不诊断为癫痫

良性新生儿惊厥（BNS）

热性惊厥（FS）

发癫痫性脑病，患者找不到任何病因。从遗传性角度查找癫痫性脑病的致病性因素，是近年来癫痫领域研究的热点。其疾病的共同特点包括：

1.发病年龄小于6个月，可早到新生儿期。

2.有多种发作类型，发作难以控制。

3.发作类型随着年龄的增长，可以发生变化。

4.伴有智力和运动发育落后或孤独症样表现。

5.包含多种明确命名的癫痫综合征和未明确命名的非癫痫综合征。

6.已经发现与神经元迁移和分化、突触的发生和修剪、神经递质的合成和释放、膜受体和膜转运体结构和功能相关的多个基因突变，可以导致EOEE。

表1-13是儿童早发癫痫性脑病的鉴别诊断。

表1-13 儿童早发癫痫性脑病（具有多种发作类型的）的鉴别诊断

	Lenaox-Gastaut综合征	Dravet综合征	Doose综合征	不典型良性局灶性癫痫（ABPE）
病因	隐源性/症状性	特发性	特发性	特发性
发病年龄	3～5岁达高峰	6～8个月	5岁之前	3～8岁
热敏感	－	＋＋＋		
强直发作	＋＋＋	－	＋	－
不典型失神	＋＋	＋＋	＋＋	＋＋
肌阵挛	＋	＋＋	＋＋＋	
失张力	＋	＋	＋	＋
肌阵挛-站立不能	－	－	＋＋＋	－
GTCS	＋	＋	＋	＋
局灶性发作	＋	＋＋	－	＋＋＋
负性肌阵挛	－	－	－	＋＋
非惊厥性持续状态	＋＋	＋＋	＋＋	＋
起病前发育异常	常见		例外，有可能	
遗传易感性	无		常见	
与West关系	常由West发展		无关	
背景脑电图发病时	一般不正常		多正常，尤其发病时	
预后	不良	不良	不确定	相对良性

－无；＋有；＋＋常见；＋＋＋很常见

第七节 常见的代谢性癫痫性脑病

可治疗或可治愈的代谢性癫痫性脑病见表1-14。

表1-14 可治疗或治愈的代谢性癫痫性脑病

疾病	治疗方法
生物素酶缺乏症	生物素/维生素E
生物素/维生素B₁反应性癫痫	生物素/维生素B₁
脑叶酸缺乏症	叶酸
胍基乙酸-甲基转移酶肌酸转运蛋白缺乏	肌酸
吡哆醇依赖性癫痫（ALDH7A1）	维生素B₆
磷酸吡哆醛依赖性癫痫	维生素B₆
辅酶Q10缺乏	辅酶Q10
葡萄糖转运体1（SLC2A1）缺陷症	生酮饮食
丝氨酸合成缺陷	丝氨酸
甲基丙二酸血症	特殊配方

一、吡哆醇依赖性癫痫

吡哆醇依赖性癫痫（pyridoxine dependent epilepsy，PDE）是由 *ALDH7A1* 基因突变所致的一种罕见的常染色体隐性遗传病。能够引起新生儿顽固性癫痫。由于患者体内缺乏维生素B₆，合成GABA下降，脑组织和脑脊液中的GABA不足，引起癫痫发作阈值的降低，导致癫痫发作。头部CT或MRI可见胼胝体或小脑发育不良、白质异常、脑室扩大等非特异性表现。脑电图无特异性，使用维生素B₆治疗后，背景节律可恢复正常。哌可酸（L-pipecolicacid，PA）和α-氨基己二酸半醛（α-aminoadipic semialdehyde，α-AASA）在患者血浆、尿及脑脊液中都显著升高，α-AASA是 *ALDH7A1* 基因缺陷的特有标志，而PA在肝脏疾病和过氧化物酶缺陷性疾病中，也会继发性升高，同样是非特异性标志。临床表现为出生后数小时内（宫内至出生3个月）发生顽固性癫痫，惊厥形式多样，常有持续状态，刺激可以诱发，多种ASMs无效。静脉使用维生素B₆（100～500mg）数小时内，惊厥可以控制，脑电图出现好转。停用后癫痫很快复发，加用后再次停止发作。需终身服用维生素B₆治疗［5 mg/（kg·d）］。

不典型吡哆醇依赖性癫痫起病晚，早期使用ASMs（未使用维生素B₆），能控制癫痫数周不发作。静脉使用维生素B₆起效慢，停用维生素B₆较长时间，癫痫才会复发。对于维生素B₆治疗剂量，目前尚无统一意见。一般认为，若维生素B₆可以控制癫痫发作，剂量为25～200mg/d，口服吡哆醇。根据控制效果，可以考虑逐渐停用所有抗癫痫发作药物。

不同患者的治疗剂量，具有个体差异性。某些癫痫发作，很小剂量就能得到控制，而其他患者需要更高剂量。合并胃肠炎或发热性呼吸道感染等急性疾病患者，每日吡哆醇剂量可加倍。最大推荐剂量是500mg/d。大剂量吡哆醇的副作用为可逆性周围感觉神经病变。该病由于缺乏特异性诊断手段，常会导致误诊或漏诊，给患者带来严重的神经系统后遗症。总体预后不好，常伴有不同程度的智力运动发育落后。

二、葡萄糖转运体1缺陷综合征（Glut1-DS）

与 *SLC2A1* 缺陷相关，属常染色体显性遗传。发病机制为葡萄糖通过血脑屏障困难，引起脑内葡萄糖水平下降所致。婴儿期发病（多为1～4月龄）。表现为不明原因的顽固性癫痫发作。发作形式多样，包括强直-阵挛、肌阵挛失张力、不典型失神等。小婴儿可表现为呼吸暂停、斜视及眼阵挛等。清晨、劳累或饥饿时出现或加重。可伴有发作性嗜睡、间歇性共济失调、交替性偏瘫、发作性头痛、意识不清、肌张力不全引起的姿势异常。多有认知功能障碍，甚至严重智力低下。PET可显示大脑半球摄取葡萄糖下降。脑电图呈现多灶性棘波发放，逐渐出现全导同步3～4Hz棘慢复合波发放，异常慢波增多，额叶为主，餐后可以改善。脑脊液葡萄糖低（多低于40mg/dl）或脑脊液葡萄糖/血糖低于0.4（应在禁食4小时后，腰椎穿刺前30分钟测血糖）。红细胞葡萄糖转运体活性测定显示，患者红细胞摄取3-O-甲基-D-葡萄糖较正常对照组下降50%；基因检测显示 *SLC2A1* 有新发突变。属于难治性癫痫，ASMs效果差，生酮饮食效果较好。

第八节　小儿癫痫的基因检测

一、癫痫基因诊断的优点

1.避免不必要的检查　基因诊断具有一定的预测作用，可减少侵入性测试的使用，对精准诊疗手段的应用，起着导向性作用。

2.生殖咨询（复发性风险）　只是能把风险降低到正常人水平，而不是降为零，即避免出现同样的问题。

3.特殊药物治疗　避免使用某些药物（具体见下文）。

4.其他　癫痫的基因筛查，目的就是在找不到明确病因的情况下，寻找是否有来自遗传学方面的因素。遗传有两层意思，一是家族性的遗传，另一个是自身的遗传物质变异。一般在治疗前发作超过20次的，多为难治性癫痫，对于这类患儿，检测其基因非常重要。

二、癫痫患者基因检测的方式

1.一代测序　单基因Sanger测序。针对单一基因。

2.二代测序（next-generation sequencing，NGS）

（1）基因Panel：针对具有一定共同表型的多个已知基因。基因数量相对少，测序覆盖率高。但仅针对已经报道的癫痫相关基因，更新困难。

（2）全外显子组测序（whole exome sequencing，WES）：针对所有已知基因的外显子及外显子-内含子交界区。多数突变都发生在仅占基因组1%～2%的外显子区域。只能分析已知能导致表型的基因，发现新的致病基因。一般建议进行家系（先证者＋父母）WES，可提高检出率。测序覆盖率较基因Panel相对低。

（3）全基因组测序（whole genome sequencing，WGS）：针对所有外显子及内含子。测序覆盖率低。结果分析存在一定的难度，从研究到临床应用估计需较长时间。

NGS的应用极大地促进了癫痫性脑病致病基因的研究，对研究散发癫痫病例的致病基因更显优势。近年来越来越多的癫痫致病基因被发现，并证实癫痫散发病例可由基因突变而导致。但应切记：遗传性（genetic）不等于家族性（familial）。

三、基因筛查的临床意义

1.有利于病因诊断及个体化用药　如*KCNT1*基因突变者可尝试奎尼丁治疗。*SCN1A*基因突变者，应避免使用苯妥英钠、卡马西平、奥卡西平、拉莫三嗪，可选用丙戊酸、托吡酯、氯硝西泮、氯巴占、司替戊醇等。*SCN2A*和*SCN8A*基因突变者可选用卡马西平、奥卡西平。*POLG*基因突变者，禁用丙戊酸。遗传代谢性疾病（*GLUT1/SLC2A1*）可采用生酮饮食。

2.避免相关的不良反应　比如在服用卡马西平之前，进行基因检测，可以防止致死性皮疹的发生。婴儿痉挛患者，服用激素或者使用激素冲击治疗前，进行激素不良反应相关的基因检测，可以尽量避免股骨头坏死的发生。

3.预测预后　有的预后不好，死亡率高。

4.其他　为癫痫遗传咨询、降低出生缺陷、提供早期干预奠定基础。

应该注意，患者的基因出现问题，只仅仅是遗传的基础出现了问题而已，并不意味着临床就有问题，就一定会发病。从基因到人体蛋白再到人体功能，要经历无数个化学反应，致病基因突变与癫痫的发生及癫痫的类型并不能直接画等号。所有的癫痫基因筛查，都必须结合临床判断，有些还需要随访观察比较长时间，才能准确判断。癫痫的诊断和治疗，必须以临床为主。

第九节　肌阵挛的诊断

一、概念

肌阵挛是指快速、短暂及触电样的肌肉收缩。表现为突发、简短、不自主，可累及全身，也可局限于某个肌群。主要累及颈部、躯干、肩部及上肢近端肌肉时，称为轴性或粗大性肌阵挛,临床引起点头或肩部及手臂抽动。如果下肢受累,引起患者跌倒。也可主要累及四肢远端,常不对称或不同步出现,肌肉抽动很轻微,需要触及患者肢体才能感觉到肌肉抽搐,称为散发或游走性肌阵挛。需与局灶性发作鉴别。

二、肌阵挛的分类

1.生理性肌阵挛　如睡眠肌阵挛、惊跳反应、呃逆。

2.病理性肌阵挛　包括以下2种:

(1)非癫痫性肌阵挛:包括锥体外系肌阵挛、小脑性肌阵挛、脊髓节段性肌阵挛、腭肌阵挛。

(2)癫痫性肌阵挛:起源于中枢神经系统,脑电图上出现癫痫放电时伴有肌电图上短暂抑制或暴发电位。包括以下3种:

1)皮质肌阵挛:为起源于感觉运动皮质区的局灶性发作。如电刺激外周神经时,在感觉运动皮质区记录到体感诱发电位的同时出现与皮质区相关的外周肌电暴发或静息,这种经过皮质的长环路反射或介导的发作也称皮质反射性肌阵挛。

2)丘脑-皮质肌阵挛:起源于皮质下电活动,通过丘脑-皮质投射系统投射到大脑双侧运动皮质区,兴奋性增高的皮质对来自皮质下结构的过度电活动传入产生异常反应,引起轴性或节段性肌阵挛,脑电图可记录到广泛性节律性棘慢复合波。属于全面性癫痫发作或全面性癫痫综合征。

3)皮质下肌阵挛:又称为网状反射性肌阵挛、网状-皮质肌阵挛,起源于脑干或网状结构的电活动上行激活大脑皮质,出现为游走性或肢体远端和面部的肌阵挛抽搐,多见于进行性肌阵挛癫痫或某些脑病。但皮质下肌阵挛并非都是癫痫性的。

三、癫痫性肌阵挛的临床特点

1.发作程度　轻微发作不易觉察,强烈发作可导致患者跌倒摔伤。

2.诱发因素　可自发出现,或为某些因素诱发,如声音、光、躯体感觉刺激、自主运动、睡眠或觉醒。对触碰刺激敏感。

3.意识情况　患者可表现为朦胧状态或知觉减退,也可能意识完全清楚。

4.睡眠情况　入睡时或刚睡醒时容易发作,睡眠期发作明显减少或消失。

5.最常影响面部及上肢的远端。也可影响言语及步态。

6.经常为局灶性的,也可为多灶性或全面性的。

7.多为正性肌阵挛,也可合并负性肌阵挛。

8.如果持续时间长,可称为局灶性癫痫持续状态。

四、肌阵挛的神经电生理评估

1.神经电生理评估可检测肌阵挛的生理性起源。

2.多道肌电图是评估肌阵挛的首要步骤,包括记录时长、分布及肌肉抽动对刺激的敏感度。

3.最好的检测是视频脑电图联合肌电图检测。多数情况下,癫痫性肌阵挛的脑电图放电与肌阵挛的相关性较好,脑电图放电时伴有肌电图的短暂暴发电位。

五、可出现肌阵挛发作的癫痫综合征

1.肌阵挛发作相关癫痫综合征的电-临床特征。

(1)婴儿肌阵挛癫痫。

(2)Dravet综合征。

(3)Doose综合征。

(4)Lennox-Gastaut综合征。

(5)青少年肌阵挛癫痫。

(6)进行性肌阵挛癫痫。

2.不同类型癫痫综合征的肌阵挛发作,具有不同的电-临床特征。

六、鉴别诊断

一些生理因素或疾病可引起肌阵挛,但很多肌阵挛症状不属于癫痫发作。所以癫痫性肌阵挛首先应与非癫痫性肌阵挛区别。一般情况下,癫痫性肌阵挛脑电图放电与肌阵挛的相关性好,非癫痫性肌阵挛脑电图无典型的癫痫样发放,或与痫样放电无相关性。而游走性肌阵挛与癫痫样放电可能不完全一致。

癫痫性肌阵挛的肌阵挛发作还应与其他癫痫发作类型鉴别,如强直发作、痉挛发作、失张力发作及肌阵挛-失张力发作等。视频脑电

图联合肌电图检测有助于准确鉴别这些发作类型。

七、肌阵挛的治疗原则

肌阵挛的治疗首先要分清类型，选用不同的治疗方案。尽可能明确病因，对因治疗，如中毒性、代谢性、药物中毒或外科可以切除的病灶。多数肌阵挛的病因不能纠正，唯一可行的是对症治疗。很难达到单一用药彻底控制肌阵挛，经常为大剂量多药联用（表1-15）。

表1-15 根据肌阵挛的类型选用相应的治疗药物

肌阵挛类型			
皮质性肌阵挛	皮质下肌阵挛	脊髓节段性肌阵挛	周围神经性肌阵挛
左乙拉西坦	丙戊酸	氯硝西泮	肉毒素
丙戊酸	拉莫三嗪	卡马西平	卡马西平
氯硝西泮	左乙拉西坦	肉毒素	
唑尼沙胺	氯硝西泮		
扑痫酮	唑尼沙胺		
托吡酯			

第十节 热性惊厥

一、概念

热性惊厥（febrile seizures，FS）是儿童时期年龄依赖性的中枢神经系统功能异常的急性疾病，是儿童惊厥最常见的原因，患病率为3%～5%。多数患者是在体温突然升高和显著升高时发作。根据2011年美国儿科学会（AAP）标准，热性惊厥为发热状态下（肛温≥38.5℃，腋温≥38℃）出现的惊厥发作，无中枢神经系统感染证据及导致惊厥的其他原因，既往也没有无热惊厥病史。部分热性惊厥患者以惊厥起病，发作前可能未察觉到发热，但发作时或发作后出现发热，临床上应注意避免误诊为癫痫首次发作。热性惊厥通常发生于发热后24小时内，如发热≥3天才出现惊厥发作，注意应寻找其他导致惊厥发作的原因。

二、发病机制

可能是脑发育未成熟、发热、遗传易感性三方面因素交互作用所致。如神经组织发育不成熟，缺乏髓磷脂，神经元的渗透性增强，易发生脑组织水肿，鞘兴奋性和抑制性不稳定，兴奋过程占优势且易扩散。加之机体免疫功能尚不健全，细菌和病毒感染机会多，神经系统往往处于易激惹状态，当体温突然升高时易发生惊厥。

三、临床表现

1.惊厥

（1）典型表现：突然意识丧失，头身后仰，面及四肢肌肉呈强直性或阵挛性收缩。眼球固定、上翻或斜视，口吐白沫，牙关紧闭，面色青紫，部分有大小便失禁。

（2）局限性抽搐：多为微小发作，如呼吸暂停、两眼凝视、反复眨眼、咀嚼、一侧肢体抽动等，一般神志清楚。

2.惊厥持续状态（FSE）指惊厥持续30分钟以上，或两次发作间歇期意识不能完全恢复者。为惊厥危重型，多见于癫痫强直阵挛发作、破伤风感染等；由于惊厥时间过长，可引起缺氧性脑损害、脑水肿而死亡。

四、诊断

诊断热性惊厥三要素：年龄、发热和惊厥。

1.小儿时期最常见的惊厥原因，占儿童期惊厥原因的30%。

2.发生于婴幼儿，多在6月龄至3岁（年龄依赖性）。为自限性疾病，6岁以后多可自然缓解。约5.8%属于真正的癫痫发作，尤其颞叶癫痫，其中25%的患者最终成为耐药性癫痫。

3.颅外感染性疾病的发热，初期体温骤然升高（39～40℃或以上）时出现的惊厥发作。

4.发作后不留神经系统体征。

5.除外颅内感染、各种颅脑病变及代谢性疾病。

根据发作特点和预后，热性惊厥可分为两型（表1-16）。

表1-16　根据发作特点和预后分两型

分型	发作特点和预后
单纯性热性惊厥	大多在6月龄至3岁发作，6岁以后罕见 （1）全面性的强直阵挛发作（全面性发作） （2）自限性，短时程发作（小于15分钟） （3）发生于病初体温骤升时，一次热程中，一般只有一次发作 （4）发作后无异常，继发癫痫少，预后好 （5）占热性惊厥中的80%
复杂性热性惊厥	（1）长时程发作（15分钟以上） （2）一次热程中或发病24小时内多次抽搐发作 （3）可为全面性发作，或具有以下特征的局灶性发作（局限性或不对称性）①阵挛和（或）强直成分；②失张力；③从一侧开始，继发或无全部性发作；④头和（或）眼偏向一侧；⑤发作后暂时性肢体运动障碍（Todd麻痹） （4）热性惊厥反复发作5次以上 （5）首发于任何年龄，初次发作年龄可小于6个月或6岁以上 （6）发作后清醒慢，癫痫发生率高 （7）体温不太高时出现惊厥 （8）可有热性惊厥发作史或神经系统缺陷 （9）占热性惊厥的20%

五、鉴别诊断

（一）热性惊厥应与发热寒战、婴幼儿屏气发作及晕厥等相鉴别

以下情况不应诊断为热性惊厥：既往有癫痫病史者因感染诱发惊厥发作、中枢神经系统感染、中毒性脑病、新生儿发热伴惊厥、全面代谢紊乱、急性中毒或遗传代谢病所致的惊厥。

（二）癫痫和热性惊厥的鉴别诊断

癫痫和热性惊厥的症状是相似的，发病原因都与遗传有一定关系，但这是两种不同的疾病。热性惊厥导致脑缺氧，而颞叶内侧和海马结构又最易因为缺氧而导致脑损伤。因此，有学者认为25%的热性惊厥将有可能发展为颞叶癫痫。热性惊厥后癫痫发病率比一般人群高6～10倍。

1.有时在临床上很难判定是癫痫还是热性惊厥，鉴别要点如下

（1）热性惊厥年龄偏小，多半是6岁以下。

（2）热性惊厥在发热高峰期发生惊厥。

（3）热性惊厥2周后复查脑电图正常。

（4）有热性惊厥家族史；但是发热能够提高神经细胞的兴奋性，可以诱发癫痫发作，应注意区别。

2.如下情况，需要考虑癫痫可能

（1）发生抽搐之前体温低于38.5℃。

（2）发病年龄小于6月龄或大于6岁。

（3）发作表现为一侧肢体抽搐或存在局灶性发作证据（如双眼向一侧偏斜、口角向一侧偏斜等）。

（4）发作时间较长（一般大于5分钟），意识恢复较慢。

（5）一次发热病程中出现多次抽搐。

（6）同时伴有运动、语言发育迟缓。

（7）癫痫病家族史。

（8）怀疑癫痫发作的原发病，如脑部检查有影像学改变、尿筛查见代谢异常改变。

（9）根据癫痫的定义，癫痫是大脑神经元的异常放电导致的突然、短暂的、反复的临床发作，2次以上的发作病史，考虑癫痫诊断。

（10）脑电监测中发现与发作相关的棘波、尖波、棘慢复合波等癫痫样放电波形等。

六、相关检查

相关检查包括常规实验室检查、脑脊液检查、脑电图与神经影像学检查。主要目的为明确发热的病因，排除引起惊厥的其他疾病。

应根据病情选择相应辅助检查：

1.常规检查：血常规、尿常规、血糖、电解质及血气分析，以明确发热原因及鉴别常见的惊厥病因。

2.病史和体检：如提示颅内感染（如有呕吐、颈强直），应行脑脊液检查。

3.单纯性热性惊厥患者，依据病情，考虑脑电图或神经影像检查；复杂性热性惊厥、局灶性发作、有局灶性神经体征者，应积极寻找发热原因，进行血液生化检测、CT或MRI检查，寻找潜在的脑损伤。

（1）热性惊厥发作1周内，脑电监测可见痫样放电或后头部非特异性慢波，不能用于热性惊厥的复发或继发癫痫的预测。因此，在热性惊厥急性发作期，不推荐常规脑电图监测。对于有继发癫痫危险因素的复杂性热性惊厥患者，需要检查和随访脑电图。局灶性发作伴有脑电图局灶性痫样放电可作为癫痫发生的预测指标。

（2）对于复杂性热性惊厥患者，出现以下情况需进行头颅CT或MRI检查寻找病因：头围异常、皮肤异常色素斑、局灶性神经体征、神经系统发育缺陷或惊厥发作后神经系统异常持续数小时。

复杂性热性惊厥患者急性期可能发生海马肿胀，远期则可能引起海马萎缩，并可能导致以后颞叶癫痫的发生，必要时应复查头颅MRI（表1-17）。

七、复发风险的评估

热性惊厥首次发作的复发率为30% ～ 40%，多在发病后1年内复发；≥2次发作后的复发率为50%。

复发的危险因素：

（1）起始年龄小（＜18月龄）。

（2）发作前发热时间短（＜1小时）。

（3）一级亲属中有热性惊厥或癫痫病史。

（4）低热时出现发作或经常患发热性疾病。

无任何上述危险因素者，2年复发率为14%；具备1项危险因素者复发率＞20%；2项危险因素者复发率＞30%；3项危险因素者复发率＞60%；4项危险因素的复发率＞70%。年龄越小，复发风险越高。小于1岁的热性惊厥患者，有50%的复发可能，首发年龄大于3岁者，复发率降至20%。复杂性热性惊厥与单纯性热性惊厥相比，其再发风险明显增高。表明长时程热性惊厥发作后，易再发生惊厥持续状态。头颅MRI异常者，复发风险增高3.4倍。

八、与热性惊厥相关的癫痫或癫痫综合征

10% ～ 15%的癫痫患者既往有热性惊厥史，热性惊厥后出现癫痫的比例不一，与临床类型和随访时间不同相关。单纯性热性惊厥、复杂性热性惊厥，以后发现癫痫的概率分别为1.0% ～ 1.5%与4.0% ～ 15.0%。

九、热性惊厥中发生癫痫的危险因素

1.先天性神经系统或全身发育异常。

2.复杂性热性惊厥。

3.1岁以前即出现热性惊厥。

4.多次复发的热性惊厥。

5.在38℃以下就发生热性惊厥。

6.一级亲属有特发性或遗传性癫痫病史。

如果只有上述一项危险因素，7岁时有1% ～ 2%可能性发生癫痫；如果仅仅是单纯性热性惊厥，发生癫痫的可能性仅为2% ～ 4%。如果发生一次复杂性热性惊厥，发生癫痫的概率为6% ～ 8%；如果发生两次复杂性热性惊厥，这种危险性上升到7% ～ 22%；如果发生三次复杂性热性惊厥，危险性为49%。如果患者有癫痫家族史，以后很可能出现没有诱发因素的癫痫发作。多数热性惊厥患者，并不需要预防性服用抗癫痫发作药物。如果高热控制不好，惊厥时间过长，反复发作，发作时窒息缺氧，可在脑部形成癫痫灶，以后可能发展成为癫痫。

某些癫痫及癫痫综合征可以热性惊厥起病，表现为发热容易诱发，具有热敏感的特点，或早期呈热性惊厥表现，不易与热性惊厥鉴别，需引起重视。热敏感相关的癫痫综合征，包括Dravet综合征和遗传性癫痫伴热性惊厥附加症（GEFS＋）。临床上根据患者发病年龄、发作表现、脑电图特点、病程演变及家族史等进行诊断。

表1-17 不同类型热性惊厥的相关检查

		单纯性热性惊厥	复杂性热性惊厥	长时程热性惊厥/热性惊厥持续状态
发作期	腰穿	脑膜炎症状/体征	年龄小于12月 脑膜炎症状/体征 意识状态未恢复 到发作前水平	
	头颅CT	无指征	无指征，除非有颅内占位或出血的症状或 体征	
	脑电图	无指征	无指征，除非有惊厥再发	无指征，除非惊厥持续发作
随访	脑电图	无指征	具有1项复杂因素；神经发育异常；癫痫家 族史	常规进行
	头部MRI	无指征	无指征	常规进行

十、热性惊厥的鉴别诊断

（一）热性惊厥附加症

热性惊厥附加症（FS＋）是指患者的 FS 持续到 6 岁以后，和（或）在 FS 基础上伴有无热性全面性强直-阵挛发作，无其他发作形式。因此，当热性惊厥持续时间长，热敏感，低热或洗澡时出现抽搐，或表现为一侧性阵挛时，应注意对患者进行追踪观察或基因检测。

（二）Dravet 综合征

Dravet 综合征是一种难治性癫痫性脑病。

（三）遗传性癫痫伴热性惊厥附加症

遗传性癫痫伴热性惊厥附加症（GEFS＋）与 FS＋是同一基因的不同表现，GEFS＋具有显著的表型异质性，*19q13.1*。GEFS＋更倾向于是一个家系诊断。发病年龄主要在 3 月龄至 6 岁。家系成员的临床表型具有异质性，最常见的表型为热性惊厥（FS）和热性惊厥附加症（FS＋），其次为 FS/FS＋伴肌阵挛发作、FS/FS＋伴失神发作、FS/FS＋伴失张力发作、FS/FS＋伴局灶性发作，其他少见的表型为局灶性癫痫、特发性全面性癫痫（如 CAE、JAE、JME），个别患者表现为 Dravet 综合征或肌阵挛失张力癫痫。

伴热性惊厥病史的其他癫痫或癫痫综合征，还有内侧颞叶癫痫、儿童失神癫痫、Panayiotopoulos 综合征、特发性儿童枕叶癫痫 Gastaut 型、Doose 综合征、青少年肌阵挛癫痫、伴中央颞区棘波的儿童良性癫痫等。对于反复发作的热性惊厥发作、局灶性发作或惊厥持续状态、家族史阳性的患者，应警惕热敏感相关的癫痫综合征，进行必要的遗传学检测，同时进行发育评估、脑电图及神经影像学监测（表 1-18）。

十一、热性惊厥的处理流程

热性惊厥的治疗分为急性发作期治疗、间歇性预防治疗及长期预防治疗。需根据患者个体情况和家长意愿进行评估与选择。

（一）急性期管理

1. 单纯性热性惊厥　多数单纯性热性惊厥呈短暂的单次发作，持续时间一般在 3 分钟以内，不必急于给予止惊药物治疗。可通畅气道，监测生命体征，保证正常心肺功能，必要时吸氧，建

表 1-18　热性惊厥与热敏感相关癫痫的鉴别

不同点	热性惊厥	GEFS＋	Dravet 综合征
发病情况	常见	少见	罕见
临床表现	热性惊厥	热性惊厥、无热惊厥或热性惊厥伴有其他发作形式	起初热性惊厥，逐渐出现无热惊厥，可出现多种发作形式
诊断依据	个人病史家族史＋/-	家系分析家族史＋	个人病史家族史＋/-
遗传方式与癫痫的关系	多基因遗传不是癫痫	常染色体显性遗传是癫痫（特发性癫痫）	单基因遗传病是癫痫（癫痫性脑病）

立静脉通路。若惊厥发作持续＞5 分钟，则需要尽快使用药物止惊。静脉注射地西泮简单快速、安全有效，是一线止惊剂。如难以立即建立静脉通路，咪达唑仑肌内注射或水合氯醛灌肠也可满意发挥止惊效果。对于 FSE 的病例，需要静脉用药积极止惊，并密切监护发作后状态，积极退热，寻找并处理发热和惊厥的原因。

2. 复杂性热性惊厥　惊厥持续 30 分钟以上，按癫痫持续状态处理。丙戊酸 15 mg/kg 缓慢静脉推注，持续至少 5 分钟。然后，静脉滴注每小时 1～2 mg/kg。

3. 降温处理

（1）冷敷，在前额、腋窝、腹股沟放置冷毛巾或使用退热贴。

（2）温水擦浴，用温水毛巾反复轻轻擦拭大静脉走行处如颈部、双侧腋下、肘窝、腹股沟等，使皮肤发红，以利散热。

（3）温水浴，水温 32～36℃，水量以浸没躯干为宜，托起患者头肩部，身体卧于盆中，时间以 10 分钟为宜，要多擦洗皮肤，帮助汗腺分泌。

（4）药物降温，口服退热药，或将退热药物栓塞到肛门内。

（二）热性惊厥的预防

单纯性热性惊厥远期预后良好，不推荐长期抗癫痫发作药物治疗。热性惊厥持续状态、复杂性热性惊厥等，具有复发或存在继发癫痫高风险的患者，可长期口服苯巴比妥与丙戊酸防止热性惊厥复发。但不能阻止随后的癫痫发生，加上抗癫痫发作药物的不良反应，现在不推荐应用抗癫痫发作药物预防热性惊厥的再发。

第二章　症状性癫痫

第一节　癫痫先兆及自动症

一、癫痫先兆

（一）概念

实际上，先兆并不是发作的前驱或预兆，而是发作的开始，是发作本身的一个组成部分，或是一种局灶性发作。在癫痫发作前出现，通常只有数秒，很少超过1分钟。不同部位的发作会有不同的表现，但同一患者每次发作前的先兆往往相同。多数患者在发作前有先兆，也有些患者没有先兆；有的先兆单独发生而不继发癫痫发作。

先兆是癫痫发作意识丧失前的一部分，是患者主观感觉到的发作现象，可能先于所观察到的发作出现，如果单独出现，就是感觉性发作。这种感觉性发作持续出现，就是持续性先兆，也是局灶性癫痫持续状态的一种。实际上癫痫持续状态可表现为感觉或运动症状，也可以同时有感觉和运动症状。

（二）持续性先兆

ILAE提出的持续性先兆，主要指没有明显运动成分的感觉性癫痫。主要包括：

1.躯体感觉性先兆　表现为躯体的麻木感、刺痛感、触电感、发冷发热感、震动感等，自己能体会到的各种感觉。

2.特殊的感觉先兆　如黑矇、偏盲、看东西变形、反复听到熟悉的音乐歌曲、常闻到一种特殊的气味等。

3.自主神经性先兆　①胃肠道症状：恶心、呕吐、胃气上窜、饥饿感、腹痛、腹泻、二便失控等；②心肺部症状：心慌胸闷、心跳过快或过慢、胸痛、呼吸困难、气道分泌物增多、体温升高；③泌尿生殖系统：生殖器官异常感觉、性欲亢进等；④面部血管表现：面部出汗、苍白、面红、起鸡皮疙瘩；⑤眼部表现：凝视、流泪、瞳孔变大或变小。

4.精神症状先兆　涉及非常广泛，可概括为以下几个方面：①各种各样的幻觉；②记忆症状：似曾相识感、健忘、陌生感；③情绪性症状：紧张、恐惧、悲伤、愤怒、痛苦感等；④其他：人格解体、体像障碍等。

（三）诊断

持续性先兆必须满足以上2个症状，同时脑电图上有癫痫样放电。由于持续性先兆的症状多而复杂、涉及面广，往往被患者和医生忽视，容易造成误诊和漏诊。因此，患者应该对自己感觉到的各种不适及时总结，并做脑电图监测，尤其是长程视频脑电图，加以证实或排除。持续性先兆，一般不会引起明显的神经系统功能损伤，但可能引起脑功能障碍，影响工作生活，甚至可能出现工伤事故等严重后果。一旦确诊，应及时治疗。

（四）癫痫先兆在癫痫诊断中的作用

癫痫先兆的出现具有一定的临床意义，尤其是脑部有局灶性损害的患者，其所能感觉到的先兆往往是癫痫病灶的所在地，可为能否手术及如何手术提供依据。如出现视觉方面的先兆，常提示枕叶癫痫；躯体感觉先兆，常提示顶叶癫痫等。特发性强直阵挛发作的患者，可出现很短暂的先兆，患者还没有意识到，即已出现意识丧失，导致患者不能回忆发作过程。如果患者一有先兆，就立即采取预防措施，可避免或减轻发作造成的伤害。

二、癫痫发作前的前驱症状

癫痫发作前的症状，包括前驱症状（prodrome）和先兆症状（aura）。若能了解癫痫发作前的症状，可以降低癫痫发作时带来的危险。前驱症状是指在癫痫发作前数小时或数日内，患者出现全面不适、易激惹、烦躁不安、情绪不佳、常发脾气、抱怨他人等症状。此时，要小心谨慎，可能是癫痫发作前的症状表现。做好必要的准备工作，避免因癫痫发作时措手不及。

先兆症状是指癫痫发作开始数秒内，患者出现幻觉、错觉、自动症、局部肌阵挛或其他特殊感觉。有些精神运动性癫痫，也可出现类似大发作的前驱症状。一旦出现这些症状，家属应格外注意，不要以为患者在说胡话或行为异常，这可能是癫痫发作前的症状表现。

三、自动症

（一）癫痫发作时的自动症

癫痫发作时的自动症是指癫痫发作中或发作后，意识不清楚的状态下，出现的一种无目的的不自主活动，属于高级大脑皮质功能障碍的某种释放行为。可以是发作前活动的不适当延续，也可以是新产生的动作。动作本身可以是协调或不协调的，患者多不能回忆。全面性和局灶性发作均可伴有自动症。当自动症成为患者发作的唯一表现时，则构成独立的自动症发作。自动症的内容与发作累及的部位相关。

（二）常见的自动症

1.口咽自动症　最常见，不自主舔唇、咂嘴、咀嚼、吞咽或者进食样动作，有时伴有流涎、清喉等动作。复杂部分性发作口咽自动症，多见于颞叶癫痫。

2.姿势自动症　躯体和四肢的大幅度扭动，常伴恐惧面容和喊叫，容易出现于睡眠期。多见于额叶癫痫。

3.手部自动症　简单重复的手部动作，如摸索、擦脸、拍手、绞手、解衣扣、翻口袋、开关抽屉或水龙头等。

4.行走自动症　无目的走动、奔跑、坐车，不辨方向，有时还可避开障碍物。

5.言语自动症　自言自语，多为重复简单词语或不完整句子，内容有时难以理解。病灶多位于非优势半球。

6.其他　如性自动症，摆弄生殖器、性兴奋的表现和动作等。

四、癫痫发作常伴有的自主神经表现

癫痫发作时常伴有自主神经症状，甚至是唯一的症状。这些自主神经症状几乎包括全部自主神经功能。其中的心脏和肺部功能障碍，可能与癫痫患者不明原因的猝死相关。

1.心脏表现为心率过速、过缓，停搏，心律失常，血压变化。

2.呼吸系统表现为过度换气、呼吸停止、夜间急性喉肌痉挛、发作后摸鼻子（窒息、发绀、咳嗽）、神经性肺水肿、低氧血症。

3.消化系统表现为胃气上窜、腹部异常感（挤压感、转动感、饥饿感、烧灼感、刺痛感）、恶心、干呕、呕吐、吐口水。

4.皮肤表现有面红、出汗、苍白、鸡皮疙瘩。

5.瞳孔变大或变小。

6.泌尿系统表现为尿失禁、发作性排尿。

7.生殖系统表现有色情思维及感觉、情欲改变、节律性运动、手淫、露阴癖。

第二节　症状性癫痫

在临床上，原发性癫痫是指应用现有的检测手段找不到其病因的癫痫，又称为特发性癫痫。这类癫痫多发于幼儿期和青少年期，遗传倾向比较明显，以典型发作为临床表现。ASMs治疗效果较好。症状性癫痫是指患者的癫痫是由颅内的一些病变或其他系统病变，继发累及大脑所引起的。这类癫痫多在青壮年之后发病，表现为局灶性发作，占癫痫总数的绝大部分，在病因去除之前，ASMs治疗效果相对较差。还有的患者，临床高度怀疑是症状性癫痫，但头部CT、MRI等检查正常，称为隐源性癫痫。特发性癫痫、隐源性癫痫和症状性癫痫是相对的。随着医学影像学和脑电图科学的发展，过去认为是特发性癫痫或隐源性癫痫的患者，部分脑部发现了很小的发育异常、肿瘤、血管畸形、外伤后异常、卒中病灶等。因此，对ASMs治疗效果不好的特发性和隐源性癫痫患者，可以考虑做更先进的头部功能影像学检查，以排除症状性癫痫。

一、脑血管病与癫痫

（一）概述

脑血管病占所有癫痫病因的11%。卒中后痫

性发作（post-stroke seizure）指脑卒中前无癫痫发作史，脑卒中后一定时间内（脑血管病急性期或卒中数年后）出现的痫性发作，排除脑部和其他代谢性病变。晚期卒中后痫性发作，是指发生在卒中后2周以后。原因可能是神经元坏死、液化，胶质细胞增生和瘢痕形成。早期卒中后痫性发作是发生在卒中后2周以内。原因可能是细胞生化功能紊乱、细胞外谷氨酸损伤、神经元和细胞内环境变化（如高血糖、电解质紊乱）。

（二）定义

卒中后癫痫（post-stroke epilepsy）是指卒中至少1周后发生2次及以上非诱发性痫性发作（间隔24小时），满足癫痫定义。早发性癫痫发作（early-onset seizure，ES）：绝大部分早发性癫痫，随着原发病的缓解和病程的进展自动缓解。表现为一过性，多数日后不发展成癫痫。约30%日后可诊断癫痫，出血性卒中多见，避免诊断症状性癫痫。如果用药，多短期使用（<6个月。6～12个月无发作，可考虑减停ASMs）；晚发性癫痫发作（late-onset seizure，LS）：病理改变为胶质瘢痕或中风囊刺激所致，为持续性，再发风险高，一次发作也可诊断癫痫。缺血性卒中为多。需长期规范用药治疗（2～5年或更长时间）。

（三）发生率

缺血性卒中，早发发作稍多于晚发发作；出血性卒中，早发发作（75%）明显多于晚发发作。发作类型：多数为局灶性发作，可继发全面性。11%的卒中后癫痫由腔隙性梗死导致，腔隙性梗死通常与脑白质疏松相关；而脑白质疏松的患者通常更多地出现颞叶癫痫的临床和脑电图征象；大血管性梗死的患者则出现额叶癫痫的表现。

（四）发生机制

1. 早发性卒中后癫痫可能的发生机制见图2-1。

2. 迟发性卒中后癫痫可能的发生机制见图2-2。

（五）临床表现

卒中后癫痫发作的临床表现多不典型，有的仅表现为行为怪异、意识混沌或无反应状态，且状态可持续数小时、数天、数周，甚至表现为类似痴呆状态。有的表现为意识不清伴有微小的肢体、面肌、眼肌等部位肌肉的节律性抽动。脑电图显示最常见的表现为卒中的半球侧，出现对应的局灶性慢波。长程脑电图监测，尤其是夜间睡眠脑电图监测，对于提高卒中后癫痫的诊断率有重要意义。

（六）治疗

现在所使用的药物均为抗癫痫发作药物，并无抗癫痫产生的作用，鉴于目前缺乏足够的证据支持预防性治疗。因此，不建议卒中患者预防性

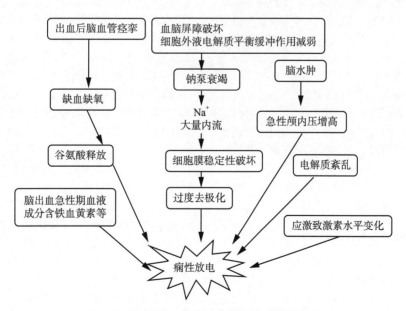

图2-1　早发性卒中继发癫痫可能的发生机制

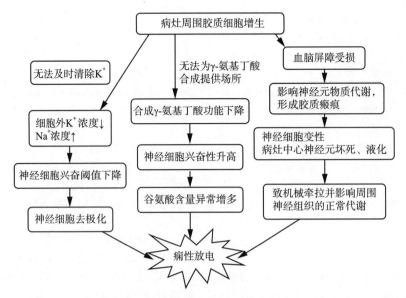

图2-2 迟发性卒中继发癫痫可能的发生机制

应用ASMs治疗。早发性癫痫随着局部水肿、细胞生化紊乱等内环境的改善，癫痫可能会随之消失，不需要长期服用ASMs。迟发性癫痫是因为局部细胞增生和瘢痕形成所致，这种改变不会在短期内消失，所以需要长期服用抗癫痫发作药物。脑卒中后患者的血脑屏障遭到破坏，用药后脑部摄入的药量可比正常人高2～3倍，故用量适当减小。

卒中后癫痫一般预后良好，治疗有效率约为80%。单药控制癫痫发作1年内，完全控制率为60%左右。卒中后癫痫多为症状性癫痫，局灶性发作占多数。研究证实：拉莫三嗪被推荐用于卒中后癫痫的治疗，对迟发性癫痫，拉莫三嗪较卡马西平疗效更好，不良反应更少。建议拉莫三嗪作为卒中后癫痫的一线治疗药物，低剂量拉莫三嗪100～150mg，缓慢增加剂量。左乙拉西坦的不良反应小，药物间相互作用很少，也可作为卒中后癫痫的一线治疗药物。卒中后癫痫持续状态，建议按癫痫持续状态治疗原则处理。咪达唑仑肌内注射是抢救癫痫持续状态的一线药物，其效果不比静脉注射地西泮差。静脉注射丙戊酸、左乙拉西坦为二线药物。

二、颅内感染与癫痫

（一）病毒性颅内感染合并癫痫

病毒侵犯中枢神经系统实质、被膜及血管等，引起的急性、慢性炎症或变态反应，统称为病毒性颅内感染。其中侵犯脑实质时，称为病毒性脑炎，病初引起脑组织的水肿、出血、坏死、软化，多以额叶、颞叶及边缘系统明显，后期局部纤维增生、瘢痕形成。可见，病毒感染是癫痫发作和癫痫的常见病因。癫痫发作是病毒性颅内感染的常见临床表现，其可出现在感染急性期或恢复期。

急性期出现的癫痫发作，需立即控制，避免出现反复发作、癫痫持续状态、形成迟发性癫痫。病毒性脑炎的癫痫发作，常对抗癫痫发作药物不敏感，易成为药物难治性癫痫。另外，第一代ASMs大多数可诱导或抑制抗病毒药物代谢所需的CYP3A4酶，导致抗病毒药物血浆浓度改变，而第二代或第三代ASMs对CYP3A4酶促功能的影响则较小。拉莫三嗪、托吡酯是最常选用的药物。左乙拉西坦、丙戊酸可以直接按治疗剂量给药。对于迟发性癫痫发作，应该按照发作类型，规范选择抗癫痫发作药物长期治疗。当致痫灶位于前颞叶或局灶脑回时，可考虑手术切除并达到理想疗效。

对于没有脑实质损害的病毒性脑膜炎，一般预后良好，癫痫发作不多见。值得注意的是，癫痫发作可以引起脑脊液中细胞数增多和头部影像学改变，鉴别诊断中要多加注意。临床上遇到难治性癫痫持续状态，很多是由颅内感染引起的。近年来，更加关注自身免疫性脑炎引起的癫痫持续状态，尤其是难治性癫痫持续状态。

（二）结核性脑膜炎合并癫痫

结核杆菌进入蛛网膜下腔后，分泌黏稠的

液体，大量分泌物在脑表面形成粘连，导致脑积水。结核菌感染形成的炎症反应、脑水肿、脑软化、胶质增生、瘢痕形成等局部内环境的改变，可以诱发癫痫发作，发病率在40%左右，可为全面性发作或局灶性发作。脑电图描述缺乏特异性，但脑电图的慢波改变，有助于判断疾病的严重程度、评估治疗效果。

抗结核治疗的同时，积极的抗癫痫治疗，能有效地防止迟发性癫痫发作，改善预后。对于难治性的，需长期规范治疗。由于激素有引起癫痫发作的可能性，目前的倾向是重症患者，才给予激素治疗。

（三）细菌性脑膜炎合并癫痫

细菌性脑膜炎癫痫发病率为30%。尤其在儿童期，因为大脑皮质发育不成熟，癫痫的发病率更高。一般认为，合并癫痫发作的患者常有中枢神经系统结构性损害，病情较重。脑电图多数表现为慢波增多。持续性脑电图异常，往往提示脑损伤或脑内并发症。治疗过程中，观测脑电图的变化，脑电图改善的程度和速度，对临床诊断和预后判断有很大价值。

对于细菌性脑膜炎合并癫痫的患者，有以下情况，需长程规范的抗癫痫治疗：①有精神发育异常或局灶性神经功能障碍；②神经影像学异常；③癫痫发作控制前，发作频繁者；④癫痫发作后，需较长时间才能控制；⑤脑电图持续异常；⑥局灶性发作者。

中枢神经系统感染引起的迟发性癫痫，多是由脑内单个病灶引起，ASMs治疗效果不好，建议药物治疗效果差的可考虑手术治疗。激素治疗可减轻脑脊液的炎症反应，减少神经系统损害，对预防癫痫有帮助。

三、自身免疫性脑炎与癫痫

（一）概述

自身免疫性脑炎（autoimmune encephalitis，AE）泛指一类由于自身免疫系统针对中枢神经系统抗原产生反应而导致的脑炎。多见于年轻女性，中老年人，包括男性发病的也不少，随着认识的深入，发病率可能会越来越高。该病以急性或亚急性发作的癫痫、认知障碍及精神症状为主要临床表现。部分合并有肿瘤，以小细胞肺癌、胸腺瘤、妇科肿瘤、淋巴瘤等肿瘤多见。患者由于体内有肿瘤，其自身的免疫系统长期对该瘤体进行攻击，产生的免疫物质作用于脑部。目前已经发现，多种具有神经毒性并可引起神经系统损伤的抗体，如抗NMDA、抗Hu、Ma2、CV2（CRMP5）、AMPA受体1、AMPA受体2、GABAB受体、LGI1及Caspr2抗体等。

本病临床表现具有一定特征性。多数患者有前驱症状如发热、头痛、咳嗽、乏力等类似病毒感染症状。病初即可表现为明显的精神异常，包括焦虑、激惹、怪异行为、妄想或偏执、幻视或幻听等。某些患者可出现短时记忆丧失。多数患者发病3周内出现痫性发作、意识水平降低。痫性发作可表现为任何类型，其中以全面强直阵挛发作最常见，其次为局灶性发作。但其发作往往不具有一般癫痫发作的刻板性，同一患者整个病程中可出现多种癫痫发作类型。

AE的痫性发作包括继发于AE的急性症状性痫性发作和自身免疫相关性癫痫。前者多见于抗细胞膜表面抗原脑炎，其相关抗体引起免疫反应，使神经元兴奋性增高，导致痫性发作，患者在接受免疫治疗后3个月至1年内，随着脑炎的缓解可达到完全无痫性发作，且最终可停用ASMs。自身免疫相关性癫痫是指癫痫发生直接源于自身免疫功能障碍所致的脑部炎性改变，且痫性发作为其核心临床表现。需要强调的是持续的、免疫介导的脑部炎症和脑结构损伤，多见于针对细胞内抗原的抗体脑炎患者，这种患者尽管进行了充分的免疫治疗但仍存在持续痫性发作，最终成为药物难治性局灶性癫痫。

病理学上可表现为灰质受累、白质受累或血管炎性改变等慢性脑炎改变。影像学表现为边缘叶型、边缘叶以外型、混合型等脑炎病灶改变。脑脊液表现为蛋白升高、细胞数增多、寡克隆带阳性等病毒性脑炎的脑脊液特点。

脑电图显示为局灶或多灶性慢波或痫性放电，尤其额叶明显。有些出现典型的极度δ刷波形，可能是抗NMDA受体脑炎的特征性脑电图改变。

脑脊液或血清中神经元自身抗体阳性。脑脊液抗体阳性者，约50%以上的血清抗体为阳性；血清抗体阳性者，脑脊液抗体阳性率为100%。轻微的脑脊液异常并不影响预后。

若没有及时治疗，不但容易复发，甚至会出现癫痫持续状态、多器官功能衰竭或死亡。治疗包括肿瘤切除和免疫治疗在内的联合治疗，发现肿瘤并尽早切除是治疗该病的关键。急性期需要积极抗癫痫治疗，大部分并不需要长期抗癫痫治疗。抗癫痫发作药物抵抗。免疫调节治疗有效。AE相关性癫痫是目前难治性癫痫的一种新确认为可治性病因。

（二）癫痫与免疫的关系

1.广义的自身免疫性癫痫　是指所有由自身抗体及免疫反应所引起的癫痫。

2.狭义的自身免疫性癫痫　是指针对神经元胞膜、突触或胞质成分的抗原抗体反应所起的癫痫。

3.自身免疫性脑炎抗体

（1）肿瘤相关抗体：多为针对神经元细胞内抗原的抗体，与肿瘤关系密切（90%），免疫治疗反应差。

（2）肿瘤不相关抗体：为针对神经元细胞表面抗原的抗体和针对突触抗原的抗体，与肿瘤关系不定，免疫治疗反应好。

（3）机制不明的抗体：如Hashimoto脑炎，抗体阳性，但致病性不明。

针对神经元细胞内抗原（包括细胞核及细胞质的酶，转录因子，RNA结合蛋白）的抗体，这些抗体常与潜在的肿瘤相关。称为副肿瘤相关抗体。对于这类抗体早期识别的意义在于帮助寻找潜在的恶性肿瘤。但是，这些抗体相关的神经系统疾病对免疫治疗效果欠佳。针对神经元细胞膜蛋白的抗体（神经递质受体、离子通道、突触蛋白），这些抗体可能是致病的，能够作用于靶蛋白，潜在影响它们的数量和功能。与神经元膜抗体相关的神经系统疾病，很少伴发恶性肿瘤，对免疫治疗的反应较好。

（三）自身免疫性癫痫的流行病学特征

1.自身免疫性疾病在脑炎发病病因中排第3位。

2.其中抗NMDA受体超过了其他任何单一的感染性因素。

3.抗NMDA受体脑炎占所有ICU年轻患者的1%。

4.LGI1抗体脑炎年发生率为0.83/100万。

5.因为存在血清学阴性的患者，所以自身免疫性癫痫的发病率并不明确。

（四）自身免疫性癫痫的临床特征

1.中枢神经系统炎症的证据：脑脊液蛋白升高、细胞数增多、寡克隆带、IgG指数或合成率升高。

2.MRI脑部扫描显示颞叶内侧或脑实质FLAIR/T_2加权像高信号。

3.脑功能成像（FDG-PET）表现为高代谢。

4.脑电图可出现特异性δ刷。

5.系统性自身免疫的血清学标志物如抗核抗体（ANA）或甲状腺过氧化酶（TPO）抗体阳性。

（五）自身免疫性癫痫发作的特征

癫痫发作症状多符合颞叶癫痫发作，包括：

1.发作性似曾相识感、陌生感。

2.发作性心慌、起鸡皮疙瘩。

3.发呆、呼之不应，伴或不伴摸索等动作。

4.部分患者可出现继发全面性强直阵挛发作。

（六）自身免疫性癫痫的脑电图特征

1.80%的患者脑电图异常。如果未出现脑病，脑电图可能正常。

2.双侧颞叶尖波或痫样放电。

3.广泛性δ节律-δ刷，只在抗NMDA受体抗体阳性患者中可见。

4.多灶性癫痫样放电。

（七）自身免疫性癫痫鉴别诊断的临床意义

1.识别自身免疫性癫痫和脑炎是必要的，因为它们可以通过免疫疗法治疗。

2.识别特定的临床、脑电图和影像学特征有助于选择患者进行抗体检测和相应治疗。

3.谨慎的病例选择有助于确定最有可能治疗有效的患者。

（八）AE的诊断标准

目前国际上尚无统一的AE诊断标准：

1.癫痫是唯一或显著的临床表现。

2.具备以下1种或多种自身免疫性病理机制：

（1）存在与神经相关的自身抗体。

（2）脑脊液炎性改变（白细胞数升高或免疫球蛋白寡克隆带阳性）。

（3）头颅MRI显示脑组织炎性改变（T_2高信号，增强有强化表现，或有局限性浸润的表现）。

（4）须排除其他可能引起癫痫发作的疾病。

3.自身免疫性脑炎的诊断需要综合患者的临床表现、脑脊液检查、神经影像学和脑电图检查等结果，抗神经元抗体阳性是确诊的主要依据。AE的诊断主要取决于患者血清和脑脊液中检测到的相关自身抗体，以及免疫治疗的有效性。对于临床上频发的耐药性癫痫（DRE）患者，若检测到至少一种神经抗体，脑脊液或者头颅MRI呈现类似炎性改变，或患者本人及其亲属中有自身免疫性疾病史，应该考虑AE可能。如果癫痫患者有明确的颞叶内侧硬化、皮质层发育不良或海绵状血管畸形等其他病因，那么就没有必要进行神经抗体测定。在AE早期，其自身抗体可以是阴性，也可能对激素反应不灵敏，所以早期诊断难度较大。实际上在临床工作中，有时诊断自身免疫性癫痫，可以缺乏相关抗体和确切的炎症特征。

（九）自身免疫性癫痫的治疗

1.抗癫痫发作药物治疗　AE对于抗癫痫发作药物治疗反应性差。仅有10%的AE可从单纯抗癫痫发作药物（钠通道阻滞剂）治疗中获益。终止癫痫持续状态的一线治疗药物包括地西泮（静脉推注）或咪达唑仑（肌内注射）；二线药物包括左乙拉西坦或丙戊酸（静脉使用）；三线药物包括丙泊酚等麻醉药物。恢复期自身免疫性癫痫患者一般不需要长期抗癫痫发作药物治疗。

2.免疫治疗

（1）一线免疫治疗：①皮质类固醇激素：静脉注射甲泼尼龙3mg/（kg·d）至1g/d，3～5天后口服泼尼松1～2mg/（kg·d）；②静脉免疫球蛋白治疗：IVIG 2g/kg；③血浆置换（用于危重患者或甲泼尼龙/免疫球蛋白不能耐受的患者）。初始4～6周的一线免疫治疗药物诊断性治疗后，应重新评估临床症状改善情况，复查影像学、脑电图及脑脊液。

（2）二线免疫治疗药物：如果高度怀疑自身免疫性癫痫，一线药物治疗无效的患者，可考虑使用二线免疫治疗药物利妥昔单抗或环磷酰胺（表2-1）。停用一线药物换用二线药物的时机及疗程依据于患者病情。

（3）维持治疗：长程免疫治疗药物包括吗替麦考酚酯和硫唑嘌呤等，主要用于复发患者。推荐脉冲式静脉给予甲泼尼龙或免疫球蛋白，维持治疗4～6个月；之后每日口服泼尼松，剂量从60mg/d缓慢减量，免疫抑制药物的疗程一般不超过2年；在皮质类固醇或免疫球蛋白静脉治疗基础上联合长期口服免疫抑制剂（吗替麦考酚酯或硫唑嘌呤）；利妥昔单抗联合环磷酰胺推荐用于一线药物治疗失败或治疗后复发的患者。

自身免疫性癫痫患者通常对抗癫痫发作药物反应性较差，但不建议单独应用免疫疗法控制癫痫，建议与抗癫痫发作药物联合应用来优化对癫痫发作的控制。自身免疫性癫痫患者对免疫治疗的反应很大程度上取决于抗体类别（神经细胞内抗原与神经细胞膜表面抗原）。

3.癫痫外科手术治疗　疗效不明显。前颞叶切除术治疗海马硬化患者，自身免疫性抗体阳性的患者术后癫痫控制效果明显比抗体阴性的患者差。

4.生酮饮食　在其他治疗基础上加用生酮饮食可能有一定的作用。

5.合并肿瘤患者抗肿瘤治疗　恶性肿瘤伴发自身免疫性癫痫者应及时肿瘤切除联合免疫治疗。

6.预后　不及时治疗，预后不良。一般75%患者恢复，25%的死亡。

（十）抗NMDA受体脑炎相关性癫痫（表2-1）

NMDA受体是一种离子型谷氨酸受体，它可以被合成的氨基酸N-甲基-D-天冬氨酸（NMDA）激活。NMDA受体属于突触后膜的阳离子通道，分布于海马、前额皮质，与学习、记

表2-1　自身免疫性癫痫免疫治疗常用药物的用量和用法

药名	剂量	用法	用药频次	副作用	用药时机
甲泼尼龙维持4～8周	1000mg	静脉滴注	连续3～5天；每周一次，维持4～8周	精神症状、失眠、血糖升高、食欲增加、库欣综合征、股骨头坏死、骨质疏松、白内障	急性期或维持期
免疫球蛋白	0.4g/kg	静脉滴注	连续3天，每周一次，维持6～8周	头痛、过敏、肾衰竭、无菌性脑膜炎、深静脉血栓形成	急性期或维持期
硫唑嘌呤	1～2mg/（kg·d）	口服	每日2次	皮疹、过敏、肝毒性、骨髓抑制	维持期
吗替麦考酚酯	500～2000 mg/d	口服	每日2次	腹泻、血压高、骨髓抑制、肾衰竭、诱发中枢神经淋巴瘤	维持期
利妥昔单抗	首次1g，2周后重复	静脉滴注	每6个月1次	输液反应、水肿、高血压、头痛、发热、失眠、过敏、恶心、腹泻血细胞减少、肝毒性、体重增加	急性期（二线药物）或维持期
环磷酰胺	每月750mg/m²体表面积（静脉）	静脉滴注	每月（静脉）	脱发、不孕、出血性膀胱炎、骨髓抑制	急性期（二线药物）或维持期

忆和精神行为密切相关。

抗NMDA受体脑炎的临床症状，包括流感样症状（发热、头痛、疲劳），伴随严重的精神行为异常，如妄想、思绪混乱及幻觉等（临床上可能误诊为癔症）。随着时间的推移，可出现意识不清、癫痫发作、运动障碍等，严重者出现昏迷、癫痫持续状态、低通气状态等。儿童首发症状以癫痫和运动障碍最多；12岁以上患者以行为异常最多见。脑脊液常规检查：多数异常，淋巴细胞增多，蛋白增高，糖及氯化物正常。脑电图异常分为三类：异于镇静药继发的β活动（14～20Hz）；δ刷；广泛的δ活动，弥漫性慢波。头部MRI可出现FLAIR、T_2信号异常，大部分出现在新皮质，部分患者可出现额叶、基底节或脑干。

δ刷（delta brush）是一δ-β复合波，在δ波上重叠20～30Hz的快波，因形如刷样而得名。见于受孕龄小于38周的新生儿，为不成熟的脑波。在抗NMDA受体脑炎中可出现δ刷，δ波的范围多在1～3Hz，是脑电图上有一些大慢波，在这些δ波（刷子的基底，用来附着毛的）的上面，重叠一些20～30Hz的β波，像刷子的毛一样，称为极度δ刷波（extreme delta brush）。觉醒及睡眠期双侧大脑半球持续出现，前头部明显。目前尚未见于其他神经系统疾病中，现在认为是抗NMDA受体脑炎的特征脑电图波形。提示预后差（表2-2）。

表2-2 抗NMDA受体脑炎诊断标准

拟诊为抗NMDA受体脑炎必同时满足以下3项标准方可诊断：

1. 快速起病（病程在3个月以内），临床表现具备6项主要症状中的至少4项：①异常行为（精神症状）或认知功能障碍；②语言功能障碍（连续的无法被打断的强制语言、语言减少、缄默）；③癫痫发作；④运动障碍、异动症或肌强直/异常姿势；⑤意识水平下降；⑥自主神经功能障碍或中枢性通气不足
2. 至少有其中1项辅助检查的异常发现：①异常脑电图（局灶性或弥漫性慢波或节律失常、癫痫样放电或异常δ刷）；②脑脊液细胞数增多或出现寡克隆带
3. 可排除其他可能的病因

注：如伴发畸胎瘤则只需满足6项主要症状中的至少3项即可诊断

确诊为抗NMDA受体脑炎的标准

临床表现上出现前述6项主要症状中1项或多项，抗NMDAR（GluN1亚基）IgG抗体阳性；排除其他可能病因即可诊断

注：抗体检测应包括脑脊液，如仅有血清样本，血清检测抗体阳性后，需再做验证后方可认为自身抗体检测阳性

治疗：在合适的时候切除肿瘤，给予免疫治疗可改善预后，免疫治疗可减少复发率，二线免疫治疗复发率更低。未发现肿瘤的患者，病后4年内，每6～12个月进行一次盆腔超声检查。

预后：80%的患者可以大致或完全恢复，一些患者在临床出现症状2年后，病情有所改善。

复发：经过免疫治疗症状改善或少数自发缓解后2个月以上，出现其他原因不能解释的新精神或神经综合征。复发时可仅有首次发作时部分症状，甚至单一症状。复发预示着肿瘤的出现，或之前漏诊了肿瘤。

（十一）副肿瘤性边缘性脑炎

副肿瘤性边缘性脑炎是一种副肿瘤性综合征，以迅速发展的意识模糊、癫痫发作、近记忆力丧失，一侧或两侧颞叶内侧T_2WI及FLAIR高信号为特点，多伴发肺癌或睾丸癌，有抗细胞内神经元抗原抗体。其他中枢神经及周围神经受累表现为小脑变性、脑干脑炎、感觉性神经病变，免疫治疗反应差。原发性肿瘤治疗可缓解症状。

临床表现：病程数日、数周或达数月。是一种有多种基础病因的临床综合征。由于边缘系统受损，导致记忆等认知功能下降。常伴有起于一侧或两侧颞叶的痫性活动、异常运动（常无痫性活动的脑电图证据）、口面运动障碍、肌张力不全性姿势、手足徐动样运动、动眼危象、肌阵挛、角弓反张。脑脊液：白细胞增多，蛋白升高，糖正常，克隆带及IgG升高。脑电图常见运动障碍或异常运动发作时的局灶或弥漫性慢活动，有时出现痫性活动。MRI常见大脑皮质中小区域T_2WI及FLAIR异常，并非一定边缘结构，特别是海马MRI信号改变，有时累及小脑和脑干。可见正常或颞叶内侧及额基底FLAIR或T_2异常，伴或不伴其他区受累。

（十二）边缘叶脑炎

1. 定义　边缘叶脑炎（limbic encephalitis，LE）是指病变可能累及海马、杏仁核、岛叶及扣带回皮质等边缘系统结构，以急性或亚急性起病，临床表现以近记忆缺失、精神行为异常和癫痫发作为特点的中枢神经系统炎性疾病。目前认同的观点是，LE是一种常见的自身免疫性疾病，常与肿瘤无关，有多种临床和免疫学变异型。

2. 诊断　确定的自身免疫性边缘叶脑炎临床诊断标准需满足以下4项。

（1）亚急性起病（病程＜3个月），伴有工

作记忆缺损（短期记忆丧失）、癫痫或提示有边缘系统受累的精神症状。

（2）双侧大脑T_2加权FLAIR像显示高度局限于内侧颞叶的异常信号。

（3）至少有以下1项：①脑脊液细胞数增多（白细胞>8×10^6/L）；②脑电图显示颞叶痫性放电或慢波；③排除其他可能的病因。

3.自身免疫性边缘叶脑炎与自身免疫性癫痫的鉴别

（1）自身免疫性癫痫特点：癫痫发作最常见，其他包括认知功能障碍、常规医学检查呈阴性，抗癫痫发作药物难治性。

（2）自身免疫性边缘叶脑炎：认知功能损伤最常见（尤其记忆方面），其他包括癫痫发作、行为改变、睡眠异常、自主神经功能障碍。

（十三）VGKC抗体相关边缘叶脑炎

VGKC抗体相关边缘叶脑炎多见于40岁以上的男性，可具有特征性的面臂肌张力障碍性发作。头部MRI正常或颞叶异常，脑电图弥漫性抑制或慢波。常见于LGI1、Caspr2、contactin2抗体阳性。抗癫痫发作药物治疗效果差，免疫治疗反应好。肿瘤相关性小，预后大多良好。

（十四）GABA-B抗体脑炎

GABA-B抗体脑炎多数表现为边缘性脑炎、癫痫发作。有的患者可合并小细胞肺癌。MRI检查2/3的患者，可出现颞叶内侧信号。脑脊液检查为非特异性蛋白及淋巴细胞增高。

（十五）LGI1抗体脑炎

LGI1抗体脑炎即抗富亮氨酸胶质瘤灭活蛋白1（leucine-rich glioma-inactivated protein 1，LGI1）抗体脑炎。发病年龄16～70岁。主要表现为记忆力下降、睡眠障碍、癫痫发作及低钠血症等。其中面臂肌张力障碍发作（faciobrachial dystonic seizure，FBDS）是其独特的发作类型（图2-3）。

FBDS对LGI1抗体脑炎的诊断有较高的提示作用。可见于30%LGI1抗体阳性的患者。通常累及一侧上肢及同侧面部，偶有累及同侧下肢，也可交替出现。每次发作在3秒内，每日发作可达上百次。除FBDS外，有的患者有癫痫发作，其中最明显的症状是颞叶发作（胃气上升、恐惧、凝视及自动症）。少数脑电图显示发作期变化。50%以上患者MRI显示颞叶异常。现有研究者发现，LGI1抗体脑炎有FBDS的患者，其氟-脱氧葡萄糖-PET（PDG-PET）可发现其基底节和颞叶内侧显示高代谢，经激素和免疫球蛋白治疗后基底节和颞叶内侧高代谢减轻或消失，说明FBDS与PDG-PET基底节和颞叶内侧高代谢明显相关。

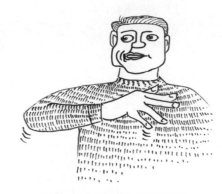

图2-3 面臂肌张力障碍发作

治疗上首选糖皮质激素，口服或静脉给药；其次应用免疫球蛋白；糖皮质激素可能优于IVIG。单用ASMs效果不佳。易误诊为颞叶癫痫，有的可能到术前评估时，才怀疑自身免疫性癫痫。FBDS多发生于认知功能受损之前。及时的免疫治疗可阻止进展到边缘性脑炎，并改善预后。

抗LGI1抗体脑炎的建议治疗方案（图2-4）。

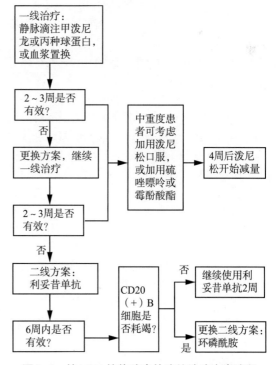

图2-4 抗LGI1抗体脑炎的建议治疗方案流程

（十六）癫痫与免疫性疾病相互关系（表2-3）

表2-3　关于脑炎病变的临床表现与可能所患疾病的关系

临床表现	推测所患疾病
颞叶病变	单纯疱疹病毒性脑炎、VGKC复杂性脑炎（边缘叶脑炎）
惊厥、幻觉、妄想、精神病	NMDAR脑炎
运动障碍	NMDAR脑炎、基底节脑炎、日本乙型脑炎
脑干综合征、肺水肿	71型肠病毒脑炎
急性难治性癫痫发作	急性难治性脑炎、局灶性反复发作性癫痫或热相关难治性癫痫持续状态（FIRES）
锥体束征、失明、脊髓炎	脱髓鞘疾病，急性播散性脑脊髓炎

多发性硬化患者，癫痫发生率比一般人群高2倍以上，可能与皮质或皮质下结构受累相关；2/3的急性播散性脑脊髓炎（ADEM）可出现癫痫发作，尤其在急性期；20%的特发性中枢神经系统血管炎的患者出现癫痫发作。在12种常见的免疫性疾病中，癫痫的发生率增加2～9倍。尤其在系统性红斑狼疮、抗磷脂抗体综合征、1型糖尿病中发生率更高。其原因可能与病变直接侵犯中枢神经系统、脑缺血等症状性损害、药物不良反应、脏器功能异常的影响、特异性抗体对中枢神经系统的损伤等相关。

（十七）免疫性癫痫的临床诊断线索

1. 免疫障碍是癫痫的重要病因之一。目前认为，至少有10%的癫痫可以归类为自身免疫性癫痫，尤其在原因不明的难治性癫痫中比例更高，有的报道达30%以上。在一些仅有癫痫发作的患者中发现，针对脑组织抗原的抗体滴度升高；约14%的癫痫患者检测到自身免疫性抗体。一些儿童难治性癫痫发作时，免疫治疗有戏剧性的反应，并且发现特异性抗体。虽然通过血液、脑脊液、MRI等检查，能够发现免疫及炎性改变的线索，但癫痫发作症状学仍然是最早接触的临床信息，某些免疫性癫痫具有特征性表现。

2. 对于具有以下发作及影像特征的患者，应考虑自身免疫性机制的可能，有必要进行积极的免疫筛查，及时诊断，早期治疗，可能会出现较

好的预后。

（1）以癫痫持续状态起病，发作频繁。

（2）口-面-肩-臂部肌张力障碍综合征。

（3）成人晚发性颞叶癫痫。

（4）强直阵挛主要发生在睡眠期。

（5）局灶性发作频发，多数患者每日发作，发作时间短，数秒至十余秒。

（6）药物难治性。

（7）有认知损害或认知功能快速减退。

（8）起病超过30天。

（9）有已知的免疫性疾病。

3. 自身免疫性癫痫MRI结果：单侧或双侧颞叶信号异常，远期可出现海马萎缩；抗NMDA受体脑炎影像变化多样；VGKC抗体相关边缘叶脑炎常为颞叶异常信号，特别是LGI1；GABA-B抗体脑炎颞叶异常信号，可出现脑干受累。

4. 自身免疫性癫痫脑电图结果：90%可以出现非特异性异常。

脑电图常见表现：非特异性慢波；周期一侧性癫痫样放电（PLEDs）；非惊厥性SEδ刷。极度δ刷波，见于抗NMDA受体脑炎，提示预后不佳。

5. 影像学无异常发现，或有颞叶内侧结构异常，一侧或双侧，尤其是杏仁核肿大。对于特异性抗体阳性的患者，应尽早开始免疫治疗，多数患者可以明显改善。对于特异性抗体阴性，但具有上述发作特征，或同时伴有边缘性脑炎的其他症状，可考虑尝试免疫治疗，部分患者可获益。

四、阿尔茨海默病与癫痫

阿尔茨海默病是脑部疾病引起的获得性进行性认知功能障碍综合征，影响意识的内容而非意识水平。其病理改变为大脑呈弥漫性萎缩、脑回变小、脑沟加宽、脑室对称性扩大。脑萎缩主要累及额叶、颞叶和顶叶，镜下皮质神经元广泛脱失，基底前核和基底神经节神经元减少，残留神经元树突减少和星形细胞增生。额叶、颞叶、海马、杏仁核等神经炎斑块形成。可见阿尔茨海默病的病理改变对脑部的神经网络具有破坏作用，这也是癫痫发病的基础。老年人群中，早期阿尔茨海默病患者的癫痫发作患病率逐渐升高。癫痫发作可加速认知能力下降，降低阿尔茨海默病患者的生存率。

（一）阿尔茨海默病患者癫痫发生的可能机制

1. 神经元谷氨酸转运蛋白和神经胶质受损导致突触外谷氨酸溢出。

2. Tau 诱导突触前谷氨酸释放增强。

3. 调节神经元兴奋性的神经轴突和树突结构转运物（如线粒体）减少。

4. 突触后 AMPA、NMDA 受体的转运与表达改变。

5. 大脑内电压门控离子通道数量改变。

6. NMDA 活性中，Fyn- 调节情况的改变。

7. 海马区和顶叶皮质区中 GABA 能中间神经元的选择性损伤。

8. 树突缩短，降低动作电位产生的阈值。

9. 皮质受损影响丘脑网状核，导致丘脑中继核及其皮质和边缘产生靶向去抑制。

10. 胆碱能通路退化前，胆碱能递质增加。

（二）阿尔茨海默病患者癫痫发作的特点

1. 癫痫活动与阿尔茨海默病的相关性值得更多的关注，因为癫痫能产生更大的危害，而且容易识别和治疗；能够反映发病过程，这一过程对疾病的其他方面也有影响。

2. 癫痫发作与阿尔茨海默病所处的疾病阶段及严重程度无关，可能在早期发作或在认知功能下降同时出现。年轻的阿尔茨海默病患者，似乎更易出现癫痫局灶性发作和肌阵挛发作，原因可能是调节神经网络活性基因的表达发生变化。

3. 阿尔茨海默病早期阶段，癫痫发作和癫痫活动比先前认为的更加普遍。仔细识别和治疗这种癫痫患者，可能会改善他们的临床过程。建议当患者处于睡眠状态时，进行长程视频脑电监测和脑磁图检测。

4. 癫痫多为局灶性发作，或为非惊厥性发作。与常规脑电图相比，长程脑电监测或长程视频脑电监测对监测发作间期和亚临床癫痫活动更有效。致痫灶主要为单侧和暂时性的。

5. 无抽搐表现的癫痫发作很难识别，在认知障碍人群中容易漏报。

6. 神经变性在成年起病的、不明原因的癫痫发病机制中起到了重要作用。所以中老年患者出现新的癫痫发作，没有其他明确原因的，不要忘记考虑阿尔茨海默病。

7. 一般而言，即使不用药，癫痫发作次数也不会超过 3 次，在药物干预之前，需要仔细考虑使用抗癫痫发作药物的利弊。

8. 拉莫三嗪、左乙拉西坦对认知无影响，且可减少过多的谷氨酸释放，可用于治疗阿尔茨海默病相关癫痫发作。

五、血糖异常与癫痫

糖尿病患者并发低血糖、高渗性昏迷、脑血管疾病、非酮症高血糖性昏迷时，可能会对中枢神经系统产生破坏性影响，出现抽搐发作。如果是一过性的，可在血糖和渗透压增高、电解质紊乱等状态纠正后自然缓解，一般无须持续抗癫痫发作药物治疗。除非代谢问题不能立即纠正，并且患者有再次发作的风险，或者血糖异常导致不可逆的脑损伤，此种情况下的抽搐，可能会发展为癫痫，需要规范抗癫痫治疗。多数糖尿病相关性癫痫，对常用的一线抗癫痫发作药物不敏感。

癫痫发作可发生于糖尿病的任何一个阶段，尤其在发现患糖尿病之前，癫痫发作或为唯一表现。对于婴幼儿的难治性癫痫持续状态，要注意有无发育迟缓、高血糖。糖尿病治疗过程中出现抽搐，注意有无药物引起的低血糖反应。胰岛素瘤时，肿瘤会分泌大量的胰岛素降低血糖，脑细胞活性降低、细胞膜稳定性下降、神经元易感性增加，出现脑部易损区，诱发出癫痫源，向皮质运动区扩散形成癫痫发作。

因此，对于不明原因的难治性癫痫或癫痫持续状态，应及时监测血糖、尿糖、尿酮、血电解质、血浆渗透压、胰岛素水平等，做脑部和胰腺CT等明确诊断。治疗过程中应先控制血糖、电解质、渗透压、感染、脑部疾病等。苯妥英钠、苯巴比妥等药物，可抑制胰岛素分泌，升高血糖。在糖尿病性癫痫时，最好不要随意使用。

六、甲状腺功能异常与癫痫

（一）甲亢与癫痫

抗癫痫发作药物可使细胞色素 P450 酶系统活性增高，导致维生素 D 流失和代谢加速，维生素 D 水平降低，肠道中钙吸收减少，血清钙浓度降低，继发甲状旁腺功能亢进。经过卡马西平长期治疗的患者，甲状腺素（T_4）、游离甲状腺素（FT_4）及三碘甲状腺原氨酸（T_3）浓度显著降低。T_3 的摄取和促甲状腺素（TSH）无显著变化，且在撤药后，甲状腺功能的改变可能逆转。可见，抗癫痫发作药物对患者的甲状腺功能可能会产生不良影响。但患者不需要进行甲状腺素的补充。因此，开始使用抗癫痫发作药物之前，甲状腺功能低下的患者，不推荐使用传统的抗癫痫发作药物。

甲亢时，50%的患者会有脑电图异常，少数患者有癫痫发作。纠正甲亢后，仍有癫痫发作的，可服用抗癫痫发作药物。

甲状旁腺功能减退时，钙磷代谢紊乱，低钙可导致神经兴奋性降低，增加神经传导及神经肌肉兴奋性，导致海马神经元癫痫易感性增加，癫痫发作较多，有时可能为首发症状。癫痫发作形式多样，单独使用抗癫痫发作药物治疗是不够的，需要补钙的同时给予抗癫痫发作药物治疗。

（二）桥本脑病与癫痫

桥本脑病（HE）的发病机制，可能与免疫系统过度激活，导致大脑神经元损害相关。其临床表现多样，应与病毒性脑炎、自身免疫介导的边缘叶脑炎（LE）鉴别。以上诸病若累及颞叶时，可出现不同程度的颞叶癫痫、人格改变、精神行为异常等临床特点。HE好发于中年女性，多有甲状腺功能异常。抗甲状腺过氧化物酶抗体（TPOAb）异常是其特异性改变，激素疗效显著。病毒性脑炎多急性起病，有感染前驱史，脑脊液病毒学检测有助于诊断，抗病毒治疗有效。自身免疫介导的边缘性脑炎血清及脑脊液中的特异性抗体阳性，有助于确定诊断。

在临床上，对于难以解释的反复发作的肌阵挛发作、癫痫全面性发作、神经心理精神异常患者，满足下列5点中的至少3点，即可诊断为桥本脑病：①脑电图异常；②甲状腺自身抗体升高（TPO/TG）；③脑脊液蛋白升高或出现寡克隆区带；④类固醇激素治疗有效；⑤不明原因的头颅MRI异常。

七、脑部肿瘤与癫痫

脑部肿瘤根据其生长速度，可分为急性肿瘤和慢性肿瘤。急性肿瘤主要表现为头痛、呕吐、视力下降和肢体麻木乏力等局灶性脑功能缺损，部分有抽搐发作。有的脑部肿瘤，生长相对缓慢，不易发现，临床多以癫痫发作为首发及主要症状，药物大多难以控制。影像学病灶多位于皮质或邻近皮质区，常无明显占位效应，多伴有囊变及钙化，手术完整切除后通常预后较好，称为癫痫相关脑肿瘤（epilepsy-associated tumour, EAT）。

普通人群中，肿瘤占癫痫病因的5%。尤其是慢性脑部肿瘤，癫痫可能是其最早和唯一的表现。无论是原发性脑部肿瘤还是脑内转移性肿瘤，无论是良性还是恶性，都可能引起癫痫发作，并可造成长期、反复发作的难治性癫痫。EAT占中枢神经系统肿瘤的2%～5%，是成人（仅次于海马硬化）和儿童（仅次于局灶性皮质发育不良）癫痫手术第二常见病因。

脑肿瘤所致癫痫，是多方面因素共同作用的结果，肿瘤所在部位、血脑屏障的完整性、瘤周形态学改变（胶质增生，组织坏死或发育不良等）、微环境（如神经递质变化、离子浓度异常、组织缺氧）、组织学类型、遗传学因素等均与癫痫发生相关。

痫性活动一般源自肿瘤旁的新皮质的外颗粒层。肿瘤渗透瘤旁新皮质可能是脑肿瘤相关癫痫发病的关键病理特征。生长缓慢的肿瘤，可能因肿瘤侵入周围脑组织，可以分离和侵入皮质和皮质下局部和远端的神经网络，继而引发致痫灶形成；而生长迅速的肿瘤，可因导致周围皮质出血坏死、胶质增生引发癫痫发作。此外肿瘤引起局部水肿、病灶周围微循环障碍等都可导致肿瘤周围新皮质谷氨酸内平衡能力受损，这是肿瘤相关性癫痫发病的基础。

在诊断时应注意以下几个方面：①有的虽然有癫痫发作，但脑电图正常，可能是肿瘤位于小脑幕以下。②脑肿瘤引起的癫痫多伴有神经系统局灶性体征和脑电图局灶性慢波。③肿瘤性癫痫发作的临床表现不典型，容易与其他疾病相混淆，如婴幼儿反复窒息发作（除了阻塞性呼吸暂停、胃食管反流、心肺部疾病等病因外）需做视频脑电图，排除肿瘤性癫痫发作；长期存在的短暂性遗忘，同时伴有癫痫发作的特征时，要排除短暂性全面遗忘症；反复发生晕厥，检查发现心动过缓或心搏停止，且无心脏病和心力衰竭的患者注意排除癫痫发作引起的心动过缓或心搏停止。④成年后首次出现癫痫发作，要警惕脑部肿瘤的可能性。有时需要定期复查头部CT或MRI。

肿瘤的进展、转变、针对肿瘤的治疗、遗传因素、抗癫痫发作药物与抗肿瘤药物之间的相互作用，以及肿瘤相关药物对抗癫痫发作药物进入脑组织的阻止作用，常造成肿瘤性癫痫对抗癫痫发作药物无效。脑肿瘤患者抗癫痫发作药物（苯妥英钠、卡马西平、奥卡西平、苯巴比妥）诱导的皮疹、Stevens-Johnson综合征发生率增加，特别注意同时做放疗的患者，尽量使用非肝酶诱导剂。现有证据表明，由于脑肿瘤的病理损伤或抗癌药物等复合影响，脑肿瘤患者抗癫痫发作药物不良反应敏感性明显增加。现在推荐的治疗肿瘤性癫痫的一线药物为：拉莫三嗪、丙戊酸、托吡酯。如有控制不佳，可加用左乙拉西坦、加巴喷丁、奥卡西平。新型抗癫痫发作药物的药物间相互作用少，不良反应少，对神经功能的影响更少，所以优先考虑使用。不推荐预防性使用抗癫痫发作药物。

多项研究资料表明，早期诊断和外科手术切除是治疗肿瘤性癫痫的关键。如手术切除后不能完全控制发作，则提示肿瘤复发或有残余肿瘤，可能脑组织比之前更广泛地参与了癫痫发作。不连续、不规范的抗癫痫治疗，易导致癫痫持续状态。所以，患者需要长期服用抗癫痫发作药物。癫痫的复发或发作增加，提示肿瘤可能恶化。

（一）神经节细胞瘤与癫痫

神经节细胞瘤是指发生于大脑表浅部位的神经节细胞的肿瘤。多见于30岁以下的青少年。常合并难治性癫痫发作。影像学上表现为位于颞叶、顶叶、额叶、小脑半球、松果体区、脑干、脑室内或脊髓的实性、囊性或囊实性病灶。病灶内常有不同形状的钙化灶。通过手术切除病灶，可效控制癫痫发作或治愈癫痫。

（二）神经胶质瘤与癫痫

癫痫是胶质瘤的主要症状之一，神经胶质瘤癫痫发生率为15%～50%，低级别胶质瘤癫痫发生率高达83%。胶质瘤引起的癫痫有两个特点：生长在脑部表浅部位的癫痫发生率高，如位于皮质的少突胶质细胞瘤患者，癫痫发生率较高；生长越慢的肿瘤，难治性癫痫的发生率越高，如混合性少突星形细胞瘤生长速度极其缓慢，此类患者肿瘤相关癫痫几乎都是难治性癫痫。治疗上多采用新型抗癫痫发作药物，如左乙拉西坦、丙戊酸、拉考沙胺、拉莫三嗪；非药物治疗包括生酮饮食、癫痫外科手术治疗。胶质瘤中癫痫发作的抗癫痫发作药物治疗，甚至需要终身治疗。

八、缺血缺氧性脑病与癫痫

缺血缺氧性脑病是指各种原因引起的部分或全脑血流量减少，导致短暂性脑部缺血缺氧引起的脑损伤。常见病因有母体内或出生前后的缺氧、机械性窒息、心肺复苏后患者缺氧、各种肺部疾病引起的缺氧、一氧化碳中毒、各种原因引起的休克等。脑部缺血缺氧可能导致脑细胞膜离子通道异常、神经元异常网络形成、神经元能量衰竭、少突胶质细胞缺乏等，从而导致患者在急性期癫痫发作，或在原发病好转后数月甚至数年后癫痫发作，发作类型多种多样。

脑电图多数表现为背景活动异常及癫痫样放电。因为缺血缺氧性脑病癫痫发病率高，对于高度疑有癫痫发作可能的患者，应进行视频脑电图监测。癫痫发作可引起脑缺氧、脑损伤，严重影响患者预后。所以，在加强原发疾病的治疗时，及时准确的抗癫痫治疗更有利于患者康复。尽量选择对认知功能损害小的新型抗癫痫发作药物，常需要多药联合使用。

九、可逆性脑后部白质脑病综合征与癫痫

可逆性脑后部白质脑病综合征（posterior reversible encephalopathy syndrome，PRES），是由多种病因引发，以迅速进展的高血压脑病、颅内高压为表现的白质脑病。临床特征包括癫痫发作、头痛、呕吐、意识障碍、视力障碍和精神障碍等。其中，癫痫发作可能是最早、最常见，甚至是唯一的表现。后头部脑血管的自主神经分布较少，对血管的调节功能弱。PRES经常发生在后头部，也有发生在前部、中央或脊髓的。

（一）常见病因

1.高血压脑病　高血压脑病是PRES的主要病因。主要发生在高血压肾衰竭的患者，妊娠或产褥期有惊厥发作者次之。血压增高是其发病的重要环节。脑内交感神经系统自动调节血压波动时脑血管的血流量，确保大脑安全。快速的血压增高可使自动调节功能失灵，短时间内大量的血流倾入脑内，脑血管痉挛收缩，引起局部缺血和细胞性水肿，液体积聚在细胞间质，引起一系列临床症状。

2.子痫　PRES通常发生在产后而不是妊娠期间，发生机制跟高血压脑病相似。

3.肿瘤化疗药物　一些化疗药物对大脑有

毒性作用，损伤血脑屏障，或使血压增高导致PRES，如环孢素A、顺铂、干扰素、他克莫司、吉西他滨、门冬酰胺酶、阿糖胞苷、舒尼替尼等。因此，在肿瘤化疗过程中突然出现抽搐、头痛、呕吐、视力下降等时，应考虑药物引起PRES的可能性。

4.其他　慢性肾功能不全、急性肾小球肾炎、肾病综合征、系统性红斑狼疮、大动脉炎、主动脉夹层、过敏性紫癜性肾病、颈内动脉剥脱术、高钙血症、急性卟啉病、自身免疫性甲状腺病、结节性肉芽肿、血管造影剂、口服避孕药等因素都可能导致PRES。

（二）影像学表现

典型的神经影像学改变：双侧大脑顶枕叶白质对称性血管源性水肿，额叶、小脑、脑干、基底节、皮质等均可受累。头MRI呈长T_1、长T_2信号；FLAIR高信号；弥散加权成像（DWI）多数为低中度信号，20%患者表现为高信号。按发生部位主要有顶枕叶型（为主）、半球分水岭型和额上沟型。

（三）诊断

在某些特定条件下，如原发性高血压患者血压显著波动、肾衰竭、自身免疫性疾病、免疫功能低下、子痫等，出现急性或亚急性神经系统症状，如癫痫发作、头痛、呕吐、意识障碍和视力障碍和精神障碍等，常提示有PRES可能。PRES的癫痫发作以全面性强直阵挛发作多见。有些出现视幻觉或视觉光环等枕叶发作的特点。脑电图主要为弥漫性或局灶性慢活动，也有完全正常的。

（四）鉴别诊断

PRES是一种排他性的诊断，需要排除以下疾病。

1.颅内感染　多数有感染的临床表现，如发热、头痛等症状。外周血白细胞计数增多，脑脊液压力增高、细胞数增多、糖和氯化物改变、培养或有阳性发现。抗病毒、抗细菌治疗有效。

2.自身免疫性脑炎　女性多见，有肿瘤病史或发现肿瘤，血浆或脑脊液出现抗原特异性抗体，免疫治疗有效。

3.颅内肿瘤（淋巴瘤、胶质瘤、转移瘤）亚急性或慢性病程，有肿瘤病史或肿瘤相关临床症状，进展快，逐步加重，相关检查可发现肿瘤。

4.急性播散性脑脊髓炎　起病年龄相对小，有病毒或细菌感染史，多数患者有发热，进展快，有脊髓症状和体征。

5.进行性多灶性白质脑病　亚急性或慢性病程，脑部影像学多为单侧病灶。

6.短暂性围发作期MRI异常（transient periictal MRI abnormalities，TPMA）　指癫痫发作时，导致患者脑部可逆性MRI信号异常，完全或部分可逆。

（1）TPMA形成机制：癫痫发作导致以下改变。

1）脑高灌注，破坏血脑屏障，引起血管源性水肿，MRI上DWI显示高信号。

2）钠泵功能障碍，水钠进入细胞，引起细胞水肿。MRI上T_1、T_2、FLAIR及DWI高信号。

3）脑部代谢增高，无氧代谢增加，MRS上显示乳酸增高。

（2）TPMA临床意义：TPMA多在癫痫发作后60天左右出现可逆性改变；血管源性水肿：部分或完全可逆的MRI信号异常；细胞毒性水肿：不可逆性MRI信号异常可能性大。病灶部位神经元萎缩和坏死伴胶质细胞增生，可形成新的癫痫病灶（图2-5）。

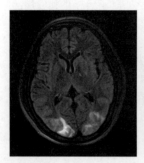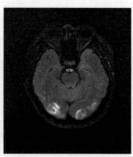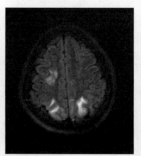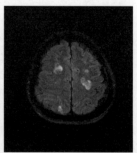

图2-5　PRES患者头MRI

（五）PRES治疗

多为可逆性，病因去除或经适当治疗，症状可以缓解。没有特异性治疗方法。

治疗的关键是控制血压和癫痫发作，停用或减少化疗或免疫抑制剂等药物的剂量，纠正低镁血症等诱因。降压首选钙拮抗剂，短期内逐步把血压降到正常水平。约50%的PRES患者需要抗癫痫治疗，当癫痫发作停止且脑电图和头部磁共振都正常时，才能逐渐减量，一般要持续3～6个月。对于反复发作，或脑电图和头部磁共振长时间异常的患者，药物至少持续1年。对于癫痫发作过后，一直有意识障碍者，应做视频脑电图，了解有无非惊厥性癫痫持续状态。

（六）PRES预后

预后一般较好，大部分患者可以完全康复，大多数患者可在1周之内康复。及时的诊治可使多数患者临床症状和神经影像学改变，2周左右完全逆转。误诊和不恰当的处理，临床上很常见，会导致患者出现卒中、癫痫、智力下降等慢性神经系统并发症，严重的会导致死亡。

十、肝性脑病与癫痫

肝性脑病是肝功能衰竭或门体分流引起的，以代谢紊乱为基础的中枢神经系统功能失调综合征，又称肝昏迷。肝性脑病患者神经系统并发症很常见，精神异常、癫痫发作、局灶性运动障碍是其主要临床表现，其癫痫发作可能与高血氨水平、脑水肿、脑缺氧和低血糖等相关。背景脑电图显示为慢波多，出现三相波则预后不良。全面性强直阵挛发作是最常见的发作形式。处理方法包括治疗原发病变，纠正诱发因素，完善相关检查，选择安全性高的抗癫痫发作药物及加强视频脑电图监测。肝性脑病癫痫对常规抗癫痫发作药物耐药。乳果糖等可通过降低血氨水平，终止癫痫发作。

十一、肺性脑病与癫痫

肺性脑病指肺功能衰竭时，因缺氧、二氧化碳潴留引起的脑组织损害。癫痫发作通常是严重肺性脑病的表现。癫痫发作的原因除了脑缺血缺氧外，茶碱类和某些抗生素类药物的使用、纠正酸中毒时导致的呼吸性碱中毒也参与其中。发作形式以脑部缺血缺氧后肌阵挛发作和全面性强直阵挛发作多见。脑电图多显示与肌阵挛同步的多棘波、多棘慢复合波。

治疗上应改善脑部缺血缺氧，纠正内环境紊乱，短期使用抗癫痫发作药物治疗。肌阵挛发作和全面强直阵挛发作，对一般常用的抗癫痫发作药物比较敏感，尤其是丙戊酸盐类。苯妥英钠容易通过血脑屏障，进入脑内发挥作用，且对呼吸中枢无抑制作用，可有效控制癫痫发作。目前新型抗癫痫发作药物的不良反应小、安全范围广，都可以选择使用。尽量避免使用不良反应大、对呼吸有抑制作用的抗癫痫发作药物。

十二、尿毒症性脑病与癫痫

尿毒症性脑病是指慢性肾功能不全的晚期，由于尿毒症毒素、酸中毒、缺氧及血浆渗透压改变等原因导致脑功能受损，出现神经精神症状。癫痫发生率较高，可能与下列因素相关。

1. 尿毒症毒素和内环境的紊乱。

2. 透析失衡综合征　指通过透析后血液中的代谢产物迅速被清除，但脑实质、脑脊髓内的尿素及其他物质受血脑屏障的限制，浓度下降较慢，从而在血浆与脑脊液间形成了浓度差，水分渗入脑脊液和脑组织中，引起脑脊液压力增高发生脑水肿，导致脑病发生。这种情况通常发生在透析过程中或结束后，通过头痛、恶心、呕吐或癫痫等表现出来。

3. 透析性脑病　主要与透析液中的铝在脑内蓄积相关。表现为癫痫发作、智力下降。

4. 高血压　慢性肾功能不全时体内水钠潴留等引起血压增高。可发生可逆性后部白质脑病，继而出现癫痫发作、头痛、视力下降。

5. 促红细胞生成素的使用　促红细胞生成素可导致血容量增多、血压增高而出现可逆性后部白质脑病。

6. 抗生素的使用　慢性肾功能不全时，使用的抗生素在体内浓度升高，加上此时血脑屏障功能减退，使得这些抗生素在脑内浓度增高，容易出现神经系统不良反应。

尿毒症性脑病时的癫痫，以全面性强直阵挛发作、局灶运动性发作、肌阵挛发作等为多。脑电图主要表现为弥漫性慢波，或阵发性棘慢复合波。必要时行视频脑电图监测。治疗上针对病因，纠正诱发因素等一般处理后，癫痫发作可能停止。否则，应在上述治疗基础上进行抗癫痫治疗。药物的选择非常重要，要充分考虑肾功能不全影响药动学改变，胃肠功能下降引起抗癫痫发作药物的吸收等。研究表明，每次透析前30分钟口服地西泮（0.3～0.5mg/kg）可有效预防透析性脑病中的癫痫发作。尿毒症性脑病的患者，如果出现意识改变，应注意做脑电图监测，排除非惊厥性癫痫持续状态。地西泮和丙戊酸可能是治疗尿毒症性脑病癫痫的最佳药物。新型抗癫痫发作药物也可使用。

十三、线粒体脑肌病与癫痫

（一）线粒体脑肌病

线粒体脑肌病（ME），是指因线粒体DNA或核DNA缺陷导致线粒体的结构和功能异常，导致细胞呼吸链及能量代谢障碍，而引起的一组多系统疾病。病变主要影响高能量代谢的组织或器官，临床上以侵犯骨骼肌为主，称为线粒体肌病；伴有中枢神经系统症状者称线粒体脑肌病。线粒体病具有遗传异质性，至今已报道的线粒体基因有37个，同时有超过80个核基因可影响线粒体功能。癫痫可以是线粒体病的主要表现，但也可以只是多系统临床表现的一部分（图2-6）。

引起癫痫的线粒体病主要与线粒体基因突变相关，包括线粒体脑病伴乳酸酸中毒及卒中样发作综合征（mitochondrial encephalomyopathy, lactic acidosis, and stroke-like episodes, MELAS）；肌阵挛癫痫伴破碎红纤维综合征（myoclonic epilepsy with ragged red fibres, MERRF）；*POLG*基因突变相关综合征，包括Alpers-Huttenlocher综合征（AHS）、线粒体隐性共济失调综合征（mitochondrial recessive ataxia syndrome, MIRAS）、伴癫痫的脊髓小脑性共济失调（spinocerebellar ataxia with epilepsy, SCAE）、肌阵挛癫痫-肌病-感觉性共济失调（myoclonus, epilepsy, myopathy, sensory ataxia, MEMSA）综合征；复合体Ⅰ缺乏；辅酶Q10生物合成障碍及*RARS2*基因突变导致的线粒体转化障碍等。

2～10岁起病，常见合并癫痫发作的线粒体脑肌病包括2种类型：线粒体脑肌病伴高乳酸血症和卒中样发作（MELAS）与肌阵挛性癫痫伴破碎红纤维（MERRF）。MELAS是最常见的临床类型，主要表现为癫痫发作、呕吐、偏头痛样发作和卒中样表现（如轻偏瘫、偏盲或皮质盲等）为常见的症状和体征。身材矮小、智力衰退、运动不耐受、耳聋、进行性眼外肌麻痹、糖尿病、扩张型心肌病或肾小管酸中毒等症状，常提示MELAS的诊断。MERRF也是线粒体脑肌病较常见的一种类型，多见于儿童，有明显的家族史，以肌阵挛癫痫发作为主要特征，伴有智力减退、小脑共济失调等。

MERRF主要是由于线粒体*DNAA8344G*点突变，使tRNA赖氨酸结构发生改变，蛋白质合成

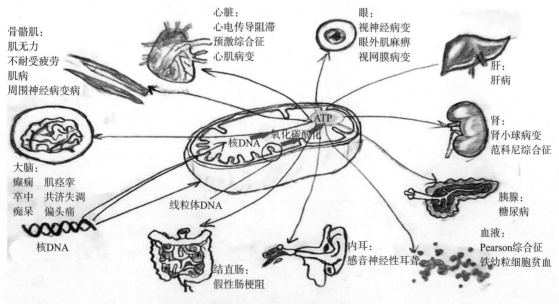

图2-6　线粒体供能示意图

受阻所致。尽管线粒体DNA存在于各个组织中，但在MERRF综合征，脑和骨骼肌是主要影响部位。也有文献报道MERRF-MELAS重叠综合征，两种病症的主要突变同时存在。线粒体脑肌病癫痫的可能发病机制，主要与中枢神经系统线粒体功能障碍引起能量代谢障碍，导致神经元超兴奋相关。一旦大脑局部神经元过度兴奋，癫痫活动区使邻近神经元去极化，导致癫痫活动传播到邻近皮质区，导致能量的不平衡。此外，线粒体功能障碍引起的活性氧产生、钙偶联异常、细胞凋亡增加等，也可能导致癫痫发作。癫痫发作的本身也可诱发线粒体功能障碍，形成一个恶性循环。

线粒体功能异常导致的癫痫发作，症状顽固，经常出现非惊厥性癫痫持续状态，表现为意识状态的改变。可选择的治疗药物有限，且缺乏有明确疗效的药物。临床上，一旦考虑线粒体病所致癫痫，首先应确定是否与辅酶Q10合成障碍相关。诊断尚未明确时，也可先试用辅酶Q10，因为这是唯一可以进行替代治疗的线粒体病；其次应该注意肾小管病变引起的电解质紊乱所致癫痫发作。除此以外，主要采取对症治疗。

抗癫痫发作药物根据发作类型选择。丙戊酸对线粒体具有损害作用，在应用于线粒体脑肌病导致的癫痫发作时，应尽量避免使用。对于伴有*POLG*基因突变的患者，丙戊酸则存在更大的毒性，可能引发暴发性致死性肝坏死。因此，建议在高度怀疑线粒体病的患者中，避免使用丙戊酸，尤其对于那些确定为*POLG*基因突变的患者。而对于其他抗癫痫发作药物都没有效果、确实需要使用丙戊酸时，合用左旋肉碱可能减轻丙戊酸的不良反应。左乙拉西坦对MERRF综合征肌阵挛发作比较有效；拉莫三嗪对各种能量缺乏的癫痫，具有神经保护作用。但是，拉莫三嗪也可导致部分肌阵挛发作加重，应用时要慎重；卡马西平、加巴喷丁、氨己烯酸均认为可加重进行性肌阵挛癫痫，临床不建议使用；左乙拉西坦和托吡酯可能效果较好，而且不良反应相对较少。但是，没有任何一种药物对所有线粒体病癫痫有效，因此个体化治疗尤为重要。有些线粒体病癫痫患者，可以联合使用多种抗癫痫发作药物；另一些患者，特别是AHS患者，癫痫发作是不可能控制的。生酮饮食可刺激线粒体β氧化利用脂肪酸，酮体的产生可以给大脑和其他组织提供另一种能量来源。酮体代谢成乙酰CoA，进入三羧酸循环及呼吸链系统产生ATP，至少可以部分绕过复合体I。生酮饮食对部分线粒体病患者有效，特别是对于mtDNA缺失的患者。

> **提醒**：线粒体病与癫痫的关系密切，线粒体病可以导致癫痫，癫痫反复发作也可以导致线粒体损伤，因此临床医生，特别是儿科医生在诊断癫痫时，应警惕包括线粒体病在内的代谢性因素；对于难治性部分性癫痫发作持续状态患者，要考虑到AHS可能；在高度怀疑线粒体病，特别是AHS时，应注意避免使用丙戊酸钠；有针对性地进行基因检测，可帮助更加准确地诊断线粒体病所致癫痫，并在疾病早期进行预后分析。

（二）Alpers-Huttenlocher综合征

Alpers-Huttenlocher综合征由基因异常（*POLG*基因突变）导致线粒体DNA聚合酶学变化，从而使线粒体DNA减少，引发线粒体DNA缺失综合征，是一种常染色体隐性遗传的肝脑综合征。发病年龄在1个月至25岁。呈双峰表现，发病高峰分别在2～4岁和17～24岁。以婴幼儿多见，多在3岁内死亡。癫痫发作是50%的患者的首发症状，多为难治性癫痫。随着病情进展，惊厥症状尤为突出。多数患者表现为反复癫痫持续状态或持续性局灶性癫痫发作。多数患者起病前发育正常，起病后精神运动发育倒退。皮质盲表现为双眼视觉完全消失，对光反射正常，眼底正常。脑电图背景变慢，常见局灶性慢波夹杂棘波、多棘波发放。进行性肝功能异常，尤其应用丙戊酸后，会发生急性肝衰竭。此外，可能有低血糖、体重不增、肌张力低下。

1.诊断标准

（1）临床表现为难治性癫痫、精神运动发育倒退、肝功能异常。

（2）如果没有肝病或肝功能异常，进一步诊断需要依靠*POLG*基因测序、肝活检、尸检或其他表现。

（3）其他表现包括（须符合11条中的2条）

1）颅脑磁共振波谱分析，提示N-乙酰天冬氨酸降低，肌酸正常，乳酸升高。

2）脑脊液蛋白升高。

3）头部CT或MRI，提示脑容积减少。

4）至少一次脑电图提示，多灶起源的高波幅慢波、棘波/多棘波活动。

5）视神经萎缩或视力障碍。

6）视觉诱发电位异常，而视网膜电流图正常。

7）骨骼肌或肝脏线粒体DNA耗竭（平均35%）。

8）骨骼肌或肝脏聚合酶-γ活性缺陷（10%）。

9）除了肝衰竭的情况，至少一次血或脑脊液乳酸升高（大于3mmol/L）。

10）肝细胞呼吸链测定试验提示，单独电子传递链复合物Ⅳ缺陷，或复合物Ⅰ、Ⅲ、Ⅳ联合缺陷，另外，有一个同胞诊断为Alpers-Huttenlocher综合征。

2.鉴别诊断　Rasmussen脑炎或综合征；丙戊酸脑病。

3.治疗　早期开始运动练习，可能延缓该病进展。

目前无有效治疗方法，主要是支持疗法和对症处理。推荐辅酶Q10、左卡尼汀等能量支持治疗。

十四、脑叶酸缺乏症与癫痫

1.分类　按病因脑叶酸缺乏症分为特发性脑叶酸缺乏症和症状性脑叶酸缺乏症。

（1）特发性脑叶酸缺乏症特点：抗叶酸受体FR1自身抗体叶酸受体基因*FOLR1*突变；抗FR1的自身抗体与脉络膜丛上的叶酸受体FR1结合，阻碍叶酸转运入脑脊液，引起脑脊液中叶酸水平降低，而血液中叶酸水平正常。编码*FR1*基因突变，也可以引起严重的脑叶酸缺乏症。

（2）症状性脑叶酸缺乏症特点：慢性胃肠病变、长期饮食不当导致叶酸吸收不良；遗传缺陷，如亚甲基四氢叶酸还原酶缺陷导致5-甲基四氢叶酸产生受限。丝氨酸代谢障碍、二氢蝶啶还原酶缺乏、芳香族L-氨基酸脱羧酶缺陷，均可以使5-甲基四氢叶酸水平下降。线粒体病致线粒体能量代谢障碍，可能阻止了5-甲基四氢叶酸在脉络膜丛上的转运，引起症状性脑叶酸缺乏症。

2.临床特点　婴幼儿或儿童期起病。临床表现为易激惹、头围不增加、精神运动发育迟滞、癫痫发作、肌张力障碍、小脑性共济失调、不自主运动、下肢痉挛性瘫痪、步态异常。外周血叶酸降低或正常，但脑脊液中的5-甲基四氢叶酸水平明显降低，引发一系列的神经精神症状。

3.确诊　特发性脑叶酸缺乏症检测*FOLR1*基因，症状性脑叶酸缺乏症检测亚甲基四氢叶酸还原酶基因*MTHFR*。确诊需要检测脑脊液中的5-甲基四氢叶酸。低于35nmol/L时应判断为脑叶酸缺乏症。

4.治疗　亚叶酸钙是治疗该病的主要药物。剂量为0.5～1mg/（kg·d）。至少需治疗1年。牛奶中的可溶性叶酸结合蛋白与人脉络膜丛上的叶酸受体FR1有90%的相似性，而产生的抗体通过交叉反应与叶酸受体结合，在亚叶酸钙治疗期间应同时限制摄入牛奶可明显降低患者血液抗FR1自身抗体滴度。对于症状性脑叶酸缺乏症，则需原在补充亚叶酸钙的同时，针对特发性疾病进行治疗。

5.预后　对于6岁以下的患者，早期诊断和治疗，癫痫发作可很快终止。神经系统损伤能很快得到恢复；对于6岁以上的患者，神经系统损伤能部分得到恢复，阻止症状进一步恶化。总之，脑叶酸缺乏症是一种可以治疗的脑病，需要早期诊断，坚持长期治疗。

十五、皮质发育畸形与癫痫

（一）概述

大脑皮质发育于胚胎8～24周，其过程包括细胞增殖、分化、移行、凋亡、突触形成与重组。神经元移行完成于胚胎20～24周，细胞凋亡的峰值在22～29周，最后形成有功能分层的皮质，在此过程中，如果受到损伤，如药物、遗传、射线、环境等造成的损伤，将会导致皮质发育畸形（cortical malformation of development，MCD）。MCD是一组局灶性或弥漫性皮质结构异常病变的总称。包括神经元和胶质细胞增生/凋亡异常所致的皮质发育畸形、神经元迁移异常所致的皮质发育畸形、迁移后发育异常所致的皮质发育畸形。包含多种疾病，如无脑回、多小脑回、半侧巨脑畸形（HME）、结节性硬化症（TSC），以及各种形式的局灶性皮质发育不良（FCD）。

这些疾病之间有一些明显的相似之处，如异常皮质结构，白质破坏，出现体积大、非典型的巨细胞。越来越多的证据指向MCD和哺乳动物雷帕霉素靶蛋白（mTOR）通路激活之间的联系。mTOR是一个古老而关键的进化信号中心，控制细胞的生长和存活及死亡相关事件，如细胞凋亡和自噬等。MCD为一组多种多样的疾病。局限性皮质发育不良（FCD）为MCD的一个亚组，特点为皮质分层异常及神经元迁移、增殖及分化异常。常位于一个脑回，或多个脑回，甚至多个脑叶及整个大脑半球。是导致难治性癫痫的常见原因之一。

（二）皮质发育畸形的病因及分类（表2-4）

表2-4 皮质发育畸形的病因及分类

病因	常见疾病类型
干细胞增生和分化异常	局限性皮质发育不良（FCD）
	局限性皮质发育不良＋海马硬化（HS）
	神经元胶质瘤
	FCD＋神经元胶质瘤
	结节性硬化
	半侧巨脑畸形
	局灶性半侧巨脑畸形
神经元移行异常	脑室旁结节样异位症
	皮质下异位症
	混合型异位症
	带状灰质异位症
皮质组建异常	脑裂畸形
	多小脑回畸形

（三）神经细胞的迁移和神经元的形成与成熟

1.胚胎期原始神经细胞的迁移 神经母细胞的迁移：迁移开始的时间、到达的目的地不相同；迁移的方向呈放射状或沿切线方向；迁移的顺序由内到外。

2.神经元的成熟 迁移到位的神经元经过整合形成新皮质的六层结构。同时迁移到位的神经元扩展自己的凸起，建立复杂精细的突触连接。

（四）局灶性皮质发育不良

局灶性皮质发育不良（FCD）是神经元迁移和（或）形成皮质时，整合过程出现异常，导致的皮质发育畸形。病灶局限于皮质内，可累及任一脑叶，但多发于颞叶、额叶或中央沟周围，多

沿脑沟生长。

1.FCD可分为多种类型

（1）FCD I 型：皮质分层异常，无异形神经元。

FCD I a型：辐射状皮质结构异常。

FCD I b型：正切面皮质结构的紊乱或缺如。

FCD I c型：包括 I a和 I b的病理改变。

（2）FCD II 型：伴有异形神经元的分层异常。

FCD II a型：脑皮质结构异常，出现结构性异常神经元。

FCD II b型：在 II a型基础上，有气球样细胞。

（3）FCD III 型：与FCD I 型相似为移行期后皮质损害，伴有其他病变时常在皮质或脑叶附近或影响附近皮质或脑叶。

FCD III a型：脑皮质结构异常伴有海马硬化。

FCD III b型：脑皮质结构异常伴有肿瘤发生（神经胶质瘤、胚胎发育不良的神经上皮瘤和癫痫相关的赘生物）。

2.FCD发作机制 与多种因素相关，mTOR异常是FCD结构和电生理异常的基础。病毒、基因、影响神经元后期迁移的脑损伤均可引起FCD。

3.FCD脑电图 特征（包括头皮和颅内脑电图）：①4～10Hz或更快的反复、节律性的尖波、棘波，持续1～4秒；②2～7Hz近持续性的尖波节律；③类周期样棘波或棘波节律，以暴发-抑制的形式出现；④短暂的低波幅快活动。头皮脑电图异常放电不明显（病变部位较深，异常放电传不出来，有些表现为慢波），SEEG脑电图异常放电明显，比较固定。

4.MRI 为发现FCD最重要的手段，但区分不同亚型有一定的困难。MRI对诊断FCD来说，MRI压水像，尤其是3mm薄层扫描最好，1～2mm薄层扫描时没有容积效应，有病灶时不易辨认。主要表现为灰白质交界处模糊、皮质增厚、皮质信号异常、迁移停止、皮质下白质信号异常、穿透现象、沟底发育障碍、脑裂增宽及脑沟脑回异常（图2-7）。近年来，MRI及脑电图后处理技术、PET/MRI融合技术等在FCD诊断中，发挥着越来越重要的作用。

5.临床表现 FCD为先天发育缺陷，有的无

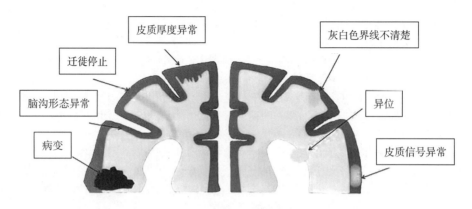

图2-7　癫痫患者磁共振表现

临床症状，有的表现为认知障碍，但FCD易产生癫痫样放电，并扩布到邻近部位甚至远隔部位引起局灶性发作，或导致癫痫持续状态。在所有癫痫患者中，至少14%的患者发现存在FCD。FCD是儿童难治性癫痫中最常见的原因，排在第一位；在成人难治性癫痫病因中排在第二位（排在第一位的是颞叶癫痫）。FCD与其他病理来源的癫痫相比，起病年龄小、手术年龄小、发作次数多、MRI阴性更多、颅内电极植入病例更多。

6.治疗　FCD引起的癫痫并非都是药物难治性的。药物完全控制发作的比例是25%～33%。如果药物治疗无发作，且认知正常的患者，可以继续药物治疗，但需要观察患者认知等脑功能的变化。药物难治的，可考虑手术治疗。手术完全切除比较困难的，术前可借助电生理和神经影像技术，对不正常的脑组织进行评价。术后取出组织，从组织学上对损伤大小做出精确的评价。

7.预后　FCD所致癫痫的显著特点是，抗癫痫发作药物治疗效果不好，超过1/3的患者为药物难治性癫痫。某些类型中高达80%，如West综合征、Lennox-Gastaut综合征等。也有药物控制2年以上不发作的报道。此外，mTOR抑制剂雷帕霉素、生酮饮食、神经调控等治疗均有效。外科手术可使60%的患者发作停止。

（五）灰质异位症

胚胎发育过程中，有害因素X线、中毒、缺血缺氧等，导致神经元移行过程发生障碍，神经细胞未能及时准确地移行至脑皮质表面，使神经元在异常部位滞留、积聚，称为灰质异位症（heterotopic gray matter，HGM）。异位的灰质可位于自室管膜至大脑皮质之间的任何部位，如深部白质区域或室管膜下等。可单独存在，也可与其他脑部畸形并存。分为室管膜型异位（或称结节型异位）、皮质下型异位、带型异位（或称为双皮质综合征）。

MRI是确诊灰质异位症的首选影像学检查方法。MRI有高度的灰白质分辨力，能够清晰显示灰质异位的形态和位置。不管灰质异位灶发生在脑的任何部位，大小和形态如何变化，采用何种MRI扫描序列，其信号强度始终与正常灰质相同，即使是增强扫描也与正常灰质无异。这是MRI诊断脑灰质异位症的最重要征象之一，也是与结节硬化及脑肿瘤相鉴别的重要依据。

临床表现：①反复频繁的癫痫发作，多数为全面强直性发作，药物难以控制；②精神发育迟滞；③运动系统受损，如偏瘫等。癫痫是最常见的临床症状，80%的灰质异位症患者出现癫痫发作。

药物治疗：根据临床发作类型选择单药或联合应用抗癫痫发作药物治疗。灰质异位症所致癫痫，多数为局灶性癫痫，发病初期，通过药物治疗，可使部分患者发作得到部分或完全控制。最终多数发展为药物难治性癫痫。

手术治疗：灰质异位合并癫痫发作的机制很复杂，涉及异位灰质本身的功能及电发放性质，灰质异位与大脑皮质形成的异常网络，以及在胚胎发育过程中大脑皮质同时受累的范围等。现在认为，灰质异位可能是癫痫的原发病灶。灰质异位症所致癫痫，成为难治性癫痫常见的原因之一。灰质异位症所致难治性癫痫，手术要求在最大范围内保护正常皮质，尤其是在保护功能区脑皮质的同时切除致癫痫异位灰质团块。手术可通过导航指引定位及进行SEEG监测，明确切除范围，减少副损伤，微创而安全。

十六、神经皮肤综合征与癫痫

神经皮肤综合征是一组原因不明的遗传性疾病，是由外胚叶组织的器官发育异常（皮肤和神经系统）引起的遗传性疾病。病变累及神经系统、皮肤、眼球，也可累及心、肺、胃肠、肾等器官。目前已知的本组综合征包括40余种疾病，多为常染色体显性遗传病。其中以神经纤维瘤病、脑面血管瘤病和结节性硬化症等常见。发病机制主要是致癌基因或抑癌基因异常。

（一）结节性硬化症

结节性硬化症（tuberous sclerosis complex，TSC）是一种常染色体显性遗传的神经皮肤综合征，可累及皮肤、神经、眼、心、肺、肾等多器官，临床表现或基因检测可以诊断。颅内病变为皮质结节、室管膜下巨细胞星形细胞瘤和钙化灶，癫痫是其主要的神经系统表现，且与智力损害及神经心理异常密切相关。TSC多于儿童期发病，男性发病略多于女性，家族性病例约占1/3，散发病例约占2/3。

1. 致病基因 TSC致病基因为*TSC-1*和*TSC-2*基因。家族性患者中*TSC-1*与*TSC-2*突变比例相当，而散发性患者中*TSC2*突变更常见。

2. 发病机制 TSC的致病机制主要是mTOR的去抑制。正常情况下，错构瘤蛋白和薯球蛋白可形成复合物，激活GTP酶，抑制mTOR通路，调节细胞的增殖和分化。*TSC-1*和*TSC-2*突变基因，过度激活mTOR通路，破坏正常细胞周期。mTOR通路对于神经元活性和大脑发育有重要

作用，其活性异常与癫痫发生有很大的相关性。*TSC-2*突变基因的患者，往往更早表现出症状，更有可能发生复杂性癫痫，智力低下，形成脑部结节和室管膜下巨细胞型星形细胞瘤。

3. 影像学表现（图2-8）

（1）CT表现：室管膜下蜡滴状高密度结节，多双侧生长，位于侧脑室壁。

（2）MRI表现：多在皮质、皮质下、白质及室管膜下见到结节灶，由于钙质沉积与胶质增生，结节灶在质子密度加权相上呈高信号，T_2加权像中央呈钙质低信号，外周为环状高信号。注意与肿瘤播散到室管膜下相鉴别。肿瘤播散性病灶，其信号强度与灰质不同，往往有增强效应。

4. 临床表现

（1）皮肤损害：①血管纤维瘤，特征是对称蝶形分布于口鼻三角区，呈淡红色或红褐色针尖至蚕豆大小的坚硬蜡样丘疹，按之稍褪色，随年龄增长而增大；②见于四肢及躯干的色素脱失斑；③鲨鱼皮斑：多见于背部腰骶区，略高出正常皮肤，局部皮肤增厚粗糙，呈灰褐色或微棕色斑块；④甲下纤维瘤：自指（趾）甲沟处长出，趾甲常见，多见于青春期；⑤其他：咖啡牛奶色斑、皮肤纤维瘤（图2-9）。

（2）神经系统损害：脑部的主要病理损害是皮层结节、白质放射状移行线、室管膜下钙化灶和室管膜下巨细胞星形细胞瘤，临床症状主要包括癫痫、发育迟滞、精神异常和神经功能缺失，其中癫痫最为常见。癫痫发作形式多样，初为婴儿痉挛症，伴皮肤色素脱失可诊断结节性硬化症；以后转化为全面性、局灶性发作；频繁而持续的癫痫发作，可继发固执等癫痫性人格障碍；智力减退呈进行性加重，常伴情绪不稳、

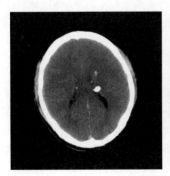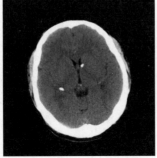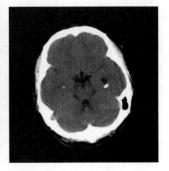

图2-8 TSC的脑部CT和MRI表现

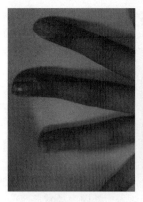 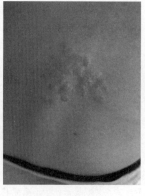 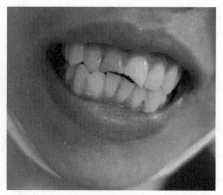

手指甲沟内纤维瘤　　　　　躯干部鲨鱼皮样斑　　　　　面部血管纤维瘤

图2-9　TSC的皮肤表现（见附页彩图2-9）

行为幼稚、自闭症、智力缺陷、精神和行为错乱等。

（3）其他：如视网膜胶质瘤、突眼、青光眼、晶状体混浊、白内障，全身骨骼均可以出现骨质硬化与囊性变及脊柱裂和多趾（指）畸形等。

5.诊断　确诊需要符合国际诊断标准中2个主要特征或1个主要特征加2个次要特征。

（1）主要特征包括面部血管纤维瘤、皮肤色素脱失斑、脑皮质多发结节、室管膜下巨细胞星形细胞瘤、室管膜下小结节等。

（2）次要特征包括脑白质迁移线（影像）、视网膜色素脱失、皮肤雪片样病损等。当出现癫痫症状时，如查体发现面部血管瘤、身体其余部位有色素脱失斑等皮肤损害时，要进一步检查，尽早诊断。致病性突变可作为独立的诊断标准。

6.药物治疗

（1）病因治疗：利用mTOR抑制剂如依维莫司、西罗莫司。

（2）癫痫治疗：婴儿痉挛症是TSC患者癫痫发作的常见表现形式，包括屈肌和伸肌痉挛，反复发作。脑电图呈现高峰节律紊乱。开始治疗到痉挛停止的时间越长，患者智力缺陷越严重。氨己烯酸通过不可逆地抑制GABA转移酶，提高GABA水平，达到抗痉挛效果。也可以用ACTH。治疗周期长，可能需终身用药。

7.手术治疗　TSC患者的癫痫发作，多数为药物难治性，有婴儿痉挛症病史的患者更易出现。对于药物难治性癫痫，通常采用手术治疗、生酮饮食、神经调控及mTOR抑制剂作为辅助

治疗。值得注意的是，TSC癫痫放电的起源可能与结节周围的脑组织有密切关系。外科手术中不能单纯切除结节，而应同时切除结节周围的部分脑组织。颞叶、额叶等部位有多发结节时，应当考虑进行脑叶切除。

8.其他治疗　脑脊液循环受阻可手术治疗。面部皮脂腺瘤可行整容手术。

（二）脑面血管瘤病

脑面血管瘤病又称Sturge-Weber综合征，是以眼部、皮肤及脑血管瘤为主要表现的先天性遗传性疾病，或称脑三叉神经血管瘤病、脑颜面部海绵状血管瘤病。颜面皮肤毛细血管瘤位于三叉神经第1支或第2支分布的区域，常为单侧，约10%为双侧。脑膜葡萄状血管瘤由蛛网膜下扩张的静脉组成，常累及大脑的枕叶及颞叶。神经系统症状常表现为癫痫发作，1岁左右发病，抗癫痫发作药物难以控制。

1.发病机制　原始脉管系统分3层，外层支配面部皮肤及头皮，中层包绕脑膜，内层支配脑实质。原始脉管系统的外层与形成大脑顶枕区的神经管部分是相邻的，该区域发生异常，就会同时出现面部及顶枕区软脑膜血管病变。人体发育过程中可能因为基因、染色体突变、环境或产前因素导致面部及顶枕区软脑膜血管瘤。血管瘤内静脉血淤积，压力增高，引起眶及眼周围静脉迂曲扩张，形成颜面部葡萄酒色斑；受累脑区静脉淤滞、压力增高，相应区域的动脉压力也会随之增高，灌注减少，局部脑组织缺血缺氧，代谢紊乱，出现神经元变性、缺失，神经胶质细胞增生，脑组织萎缩、钙化。

2.临床表现　临床少见，多为儿童，颜面部葡萄酒色斑，一般多为单侧发病。很多患者以癫痫为首发或主要症状。此外还有青光眼、偏瘫、偏头痛、智力障碍等。临床分为3个类型：Ⅰ型为颜面部、脑膜及脉络膜均有血管瘤，可伴有典型青光眼；Ⅱ型仅有面部血管瘤，无明显颅内病变；Ⅲ型仅有脑膜血管瘤。

3.头部影像学表现　可见局部颅骨增厚、脑膜强化、皮质呈珊瑚状钙化、局部脑萎缩、脑实质内静脉增粗或增多。CT及MRI增强扫描是诊断该病的关键手段，能够对该病作出定性诊断。此外，血管成像技术（包括MRA、DSA、CTA）、MRI功能成像技术（包括PWI、SWI、MRS）等可显示局部血管及代谢性改变。

4.诊断依据　根据小儿发病，癫痫、颜面部葡萄酒色斑及青光眼、偏瘫、偏头痛、智力障碍等临床表现，结合影像学上脑回样软脑膜强化、脑萎缩、皮质钙化、深部静脉扩张、脉络丛扩大、颅内软脑膜血管瘤等典型影像表现，即可诊断。本病需要与脑内动静脉畸形、结节性硬化及各种肿瘤所致钙化相鉴别。

5.治疗及预后　目前无根治性方法，主要采用对症治疗。控制癫痫发作，治疗青光眼、偏头痛等，防止病变发展，产生症状性损害。口服阿司匹林以预防静脉血栓形成。对于药物难治性癫痫，可手术治疗（解剖性大脑半球切除术和功能性大脑半球切除术等）。

十七、颅内蛛网膜囊肿与癫痫

颅内蛛网膜囊肿（arachnoid cyst，AC）是脑脊液样的液体包裹在蛛网膜内，形成的袋状结构。可能与癫痫发作相关，是常见的良性颅内占位性病变，可分为特发性和症状性；多数囊肿长期无症状存在，有的可引起癫痫、头痛、头晕等症状；囊肿多位于脑脊髓轴的周围，最常见于颅中窝内的颞叶周围。颞叶蛛网膜囊肿导致癫痫发作的比例较高，其他部位蛛网膜囊肿也可引起癫痫发作。但是，相关蛛网膜囊肿导致癫痫发作的发病机制、脑电图表现、发作类型及治疗方法等，目前仍无确切定论。

1.病理所见　AC周围脑组织显微结构的改变：①皮质神经元变性；②胶质细胞增生、脱髓鞘改变；③海马、杏仁核神经元变性和吞噬结节。

2.癫痫发作的发病机制　可能与以下因素有关：①囊肿直接刺激周围的脑皮质；②囊肿直接压迫引起周围脑皮质形态学和病理学改变；③局部脑血流减少所致脑萎缩、胶质增生；④局部脑组织兴奋性氨基酸水平的改变；⑤脑组织发育不良引起癫痫（脑组织发育不良使局部蛛网膜下腔扩大形成蛛网膜囊肿）。

3.影像学检查　通过头部 CT、MRI、fMRI、SPECT、PET等发现蛛网膜囊肿的位置、大小及与周边组织结构的关系（这些因素可能是蛛网膜囊肿引起癫痫的原因）。若发现脑内其他的结构异常则可能是引起癫痫发作的其他原因。

4.脑电图监测　囊肿周围脑组织棘波、尖波等癫痫样放电。

5.发作类型　颅内蛛网膜囊肿伴发癫痫，癫痫可以是首发症状，也可以是唯一症状，其发病表现形式多样：可出现婴儿痉挛、局灶性发作（含单纯部分和复杂部分性发作）、症状性全面发作、全面性发作（含强直发作、非典型失神发作、失张力发作）。

6.治疗方法

（1）药物治疗：对蛛网膜囊肿伴癫痫的效果多不理想；颅内蛛网膜囊肿体积较小时，先口服药物治疗；若囊肿引起占位效应，阻碍脑发育和邻近的脑功能区，出现药物难治性癫痫、局灶性脑功能损害、明显颅内压增高等情况时，在准确定位情况下可以进行手术治疗。

（2）手术治疗：是蛛网膜囊肿伴癫痫患者的主要治疗方法。分为：

1）针对囊肿的手术，分为分流手术、造瘘手术及开颅囊肿切除术（尽量切除可以辨认的囊壁，囊肿要是与蛛网膜下腔或脑室相通，须严密止血，尽量做到在无出血的条件下手术）。

2）针对癫痫病灶手术：①行皮质电极监测，确定致痫灶的部位和范围。②颞部的患者需行海马、杏仁核深部电极描记。对有海马、杏仁核放电者，应在深部电极指导下，行选择性海马、杏仁核切除术。③皮质非功能区的癫痫灶，显微镜下切除癫痫灶。④皮质功能区的癫痫灶，可以使用多处软脑膜下横纤维切断术和癫痫灶皮质热凝术。

临床对于以上两种手术方式，通过术后癫痫发作控制及脑电图改变等手段评估其癫痫控制效果。发现针对癫痫手术的效果要优于仅处理囊肿本身，说明手术中对癫痫灶的切除和对囊肿的切除同样重要。另外提示引起癫痫的致病灶未必是囊肿本身，应仔细寻找其他原因。但以上手术方式均有不同程度的并发症，仍需进一步处理。

十八、艾滋病与癫痫

艾滋病病毒容易侵犯、感染神经系统，造成癫痫发作。感染这种病毒后，人体的免疫功能下降，易患肺炎、脑膜炎、肺结核、结核性脑膜炎等疾病。脑膜炎很易激发癫痫发生，艾滋病患者中有1/3的患者有癫痫发作。癫痫发作形式有局灶性、全面强直和阵挛或全面强直-阵挛性发作，部分患者可出现惊厥或非惊厥性癫痫状态及连续局灶性癫痫持续状态。

十九、下丘脑错构瘤与癫痫

1.下丘脑错构瘤可能起源于乳头体或灰结节，故又称灰结节错构瘤，是一种中线神经管闭合不全综合征，由正常脑组织所形成的异位肿块，组成此种畸形的神经细胞，类似于灰结节中的神经组织，并伴有正常胶质细胞。不是真正的肿瘤，不具有生长性，但对儿童身体发育有严重影响。是临床罕见的颅内先天性畸形，多发于儿童，主要表现为体内雌激素水平过高、第二性征发育早、骨龄增加、认知功能障碍及伴有无诱因的痴笑发作。

2.痴笑发作是指神经元异常放电引起的面部肌群不自主抽搐，形如怪笑，频繁发作。痴笑发作多在疾病早期出现，甚至新生儿期出现痴笑发作。按患者颅内有无明确病灶分为症状性和自发性。痴笑发作还可按症状出现时间、有无情绪改变及意识障碍情况分为单纯性和非单纯性痴笑发作。单纯性痴笑发作主要发生在5岁以下，患者除了发笑以外，无情绪变化和意识障碍，几乎不伴有其他癫痫症状，多有下丘脑错构瘤，这种患者对药物治疗反应不好，预后差，早期手术切除或切断错构瘤与周围组织的病理联系，可减少或终止发作。没有手术干预的痴笑发作，多会演变成为其他发作类型，如强直发作、肌阵挛发作或继发性全面性发作，且伴异常脑电图的演变。非单纯性痴笑发作主要发生在5岁以上患者，常由下丘脑错构瘤以外的病灶致病，多与颞叶或额叶的肿瘤、出血、感染、额角或颞角扩大等相关，多伴有其他癫痫症状及意识障碍，预后

较好。

3.错构瘤本身具有致癫痫特性，癫痫波起源于错构瘤，经过穹隆传导至颞叶，而后经过扣带回神经纤维束传导至额叶。神经解剖发现错构瘤累及乳头体时多引起癫痫发作，并可继发为癫痫性脑病。

4.痴笑性癫痫的原因除了下丘脑错构瘤外，也可见于颞叶或额叶的病变。下丘脑错构瘤的首选检查方法是MRI。

5.痴笑发作多为药物难治性癫痫，手术是其首选治疗方式，如立体定向射频毁损术、热凝手术等。其他如生酮饮食效果欠佳。

二十、脑创伤后癫痫

（一）指南

2016年9月21日美国颅脑创伤基金会（Brain Trauma Foundation，BTF）所发布的《严重创伤性颅脑损伤管理指南》（第4版），指出：

1.急性症状性癫痫发作是创伤性颅脑损伤（traumatic brain injury，TBI）的表现之一。

2.创伤后癫痫发作（post-traumatic seizure，PTS）分为早期发作（创伤7天内）和晚期发作（创伤7天后）。创伤后癫痫（post-traumatic epilepsy，PTE）定义为创伤后反复的癫痫发作超过7天。

3.在创伤性颅脑损伤患者中，临床创伤后癫痫发作的发生率可高达12%，而亚临床癫痫发作的脑电图监测阳性率高达20%～25%。可见，创伤伤后癫痫是创伤性颅脑损伤后的常见症状和后遗症。一旦发生癫痫，不管用药与否，多数患者往往持续10多年。

早期癫痫发作（≤1周）：系颅脑创伤引起，为脑部神经元异常的高度同步化异常放电所造成的临床现象；特征是突然的一过性症状；但由于异常放电的部位及电传导不同而表现多样，可以是运动、感觉、意识、行为、精神或自主神经的障碍，伴有或不伴有意识程度的变化。以局灶性癫痫多见。晚期癫痫（＞1周）：为反复癫痫发作的神经系统疾病。以全面性强直阵挛发作多见。早期癫痫发作是晚期癫痫的危险因素，但早期癫痫发作未必一定发展为晚期癫痫。

（二）脑创伤后癫痫的发生率

1年内最高，但持续至伤后30年仍不能排除发作的风险。

1.PTE的整体发生率为1.9%～30.0%。

2.颅脑创伤程度越严重，PTE发生率越高。

3.大脑各个部位皮质的损伤均有可能引起PTE，但也呈现一定的规律性，约57%的患者表现为颞叶癫痫，35%为额叶癫痫，顶、枕叶癫痫各占3%。

（三）早期PTS的危险因素

1.格拉斯哥昏迷评分（GCS）≤10分。

2.伤后立即癫痫发作。

3.创伤后失忆时间持续超过30分钟。

4.线性或颅骨凹陷骨折。

5.头部贯通伤。

6.硬膜下、硬膜外或脑内血肿。

7.脑挫裂伤，特别是额、颞、顶叶功能区的皮质损伤。

8.年龄≤65岁。

9.慢性酒精中毒。

（四）PTS的预防

PTS的预防是指TBI后给予患者抗癫痫药，以防止癫痫发作。

1.常规预防癫痫是因为严重TBI患者有相对较高的PTS的发病率。

2.TBI后预防癫痫发作具有潜在的好处，如控制和纠正急性期生理紊乱、预防发展为慢性癫痫及预防脑疝和死亡。

3.对于PTS长期预防性应用抗癫痫发作药物，必须要评价其有效性和整体利益及权衡其潜在的危害。

（五）PTE的诊断

包括既往脑损伤情况、癫痫发作情况（意识丧失持续时间、惊厥性癫痫发作情况），脑电图、脑CT或MRI扫描，有助于了解病灶的部位和性质。

（六）脑创伤后癫痫的管理

PTE具有临床异质性，治疗方法包括抗癫痫发作药物和手术治疗。一般先进行药物治疗，根据癫痫发作与脑损伤之间的时间关系，确定最佳的药物治疗方案。需要指出的是，创伤后患者中的心因性非痫性发作，需要给予抗抑郁药物治疗，如选择性5-羟色胺再摄取抑制剂（SSRIs）和认知行为治疗（CBT），而非抗癫痫发作药物治疗。中度至重度脑创伤急性期（7天内）疾病管理的标准治疗流程包括抗癫痫发作药物的预防治疗。

由于早期癫痫发作的预后存在争议，且早期抗癫痫发作药物治疗并不降低PTE发生风险。因此，脑创伤1周后，不推荐继续使用抗癫痫发作药物预防治疗。首次晚期癫痫发作伴随复发的高风险，推荐长期抗癫痫发作药物治疗。关于抗癫痫发作药物治疗的持续时间，还没有统一的规定，主要取决于患者的年龄、患者的个人倾向、药物耐受性等。一般情况下，患者治疗后2年内无癫痫发作，可考虑停用抗癫痫发作药物。药物难以控制癫痫发作，可进行外科手术治疗。不能采用外科手术治疗的患者，可选择迷走神经刺激术（VNS）等治疗方法。

（七）脑创伤后癫痫的鉴别诊断

脑外伤创伤后间脑发作是指患者在颅脑外伤创伤之后，出现的阵发性心率增快（大于130次/分）、呼吸增快（大于20次/分）、皮肤颜色改变、大汗淋漓、体温增高（超过38.5℃）、血压增高（收缩压大于140mmHg）、躯体强直等表现。至少每天发作一次，持续超过3天以上，在排除癫痫、颅内感染、继发颅内出血、寒战高热、库欣综合征、脑积水、颅高压等后，可考虑间脑发作。诊断要点：①临床特征同时发生；②阵发性发作；③非疼痛刺激所引起；④发作前有获得性脑损伤；⑤无副交感神经受损；⑥没有其他明确的原因。主要见于有昏迷的重度颅脑损伤患者。这类脑外伤创伤患者中，15%～30%的患者会在伤后24小时到数周内出现间脑发作。

发病机制不明，可能与脑创伤直接或间接激活了间脑脑干交感神经区域，使其活性增高，或是皮质及皮质下失去对交感神经区域活动的控制，交感神经系统活性增高相关。间脑发作与间脑癫痫发作临床表现非常相近，两者的鉴别诊断主要依靠脑电图监测。间脑癫痫患者脑电图可发现癫痫波，而间脑发作没有癫痫波。因为间脑位于大脑的深部，普通脑电图多不能发现其异常放电，有时抗癫痫发作药物治疗有效对二者的鉴别也有重要意义。

在治疗上，间脑癫痫需要规范的抗癫痫治疗，间脑发作的药物治疗主要是对症治疗，以减少持续性交感神经活性升高导致的不良反应，抑制中枢神经系统兴奋性的药物，均可用来抑制交感神经活性，常用药物如阿片肽受体拮抗剂、多巴胺受体拮抗剂、γ-氨基丁酸拮抗剂、镇静药等，常用药物是溴隐亭和羟考酮。溴隐亭是多巴胺受体拮抗剂，作用在下丘脑水平，可以降低温度阈值，减少多汗症状，并且可以降低血压；羟考酮是阿片肽受体拮抗剂，对抗间脑发作也有良好效果。如果间脑发作出现高血压和心动过速，或者溴隐亭和羟考酮无明显疗效，可以加用β受体拮抗剂和α受体拮抗剂；普萘洛尔是非选择性β受体阻滞剂，可以抑制交感神经活性，同时可以降低血儿茶酚胺浓度，减少心脏负荷，直接作用于中枢神经系统控制中枢性高热；如果普萘洛尔无明显效果，可使用可乐定或拉贝洛尔。高热会延长间脑发作时程，维持正常体温，能够减少发作的频次和严重程度；极端高热可以用氯丙嗪治疗。可以静脉、肌肉或口服使用，能迅速降低体温。

（八）间脑癫痫

间脑包括丘脑、丘脑上部、丘脑下部和丘脑底部。丘脑底部是自主神经中枢。间脑癫痫是指发作性，以自主神经功能障碍为主的癫痫发作类型，主要是丘脑底部病变所致。发病率相对较低，其特点是：自主神经功能障碍是发作性的、可逆性的、持续时间数秒至数分钟，发作间歇期无异常。普通脑电图可能正常，如临床高度怀疑本病，可做长程视频脑电监测，必要时也可做深部电极记录，以提高诊断率。做上述脑电图困难时，可给予抗癫痫发作药物诊断性治疗（尽量避免使用），治疗有效则可明确间脑癫痫的诊断。

二十一、多发性硬化与癫痫

多发性硬化（MS）是一种中枢神经系统脱髓鞘疾病。MS中癫痫发病率是正常人群的3倍，平均潜伏期为7年。MS病灶多在大脑白质或皮质下，癫痫发作是由大脑皮质病变所致，因此MS患者癫痫发作的机制仍然不明确。发作形式以强直阵挛发作和肌阵挛发作多见。约70%的MS患者，脑电图有癫痫样放电。应在治疗MS基础上行抗癫痫发作药物治疗。抗癫痫发作药物治疗应遵循一般的抗癫痫治疗原则，单药或两种药物联合治疗，都能很好地控制癫痫发作。

二十二、系统性红斑狼疮与癫痫

系统性红斑狼疮（SLE）是一种自身免疫性疾病，可累及身体的多个系统，约50%的患者有中枢神经系统损害。累及中枢神经系统时称为狼疮性脑病。其中癫痫发作是其临床上的突出特征。癫痫的发病率约为10%。其病理基础可能与抗心磷脂抗休相关，该抗休可通过调节GABA受体复合物的作用，阻止氯离子通道，引起癫痫发作。另外一些可溶性的抗原复合物沉积在脑血管和脉络丛上，引起脑血管病变，继而出现脑梗死、脑出血、脑萎缩和血管的通透性改变，这些病变是癫痫发作的直接原因。

癫痫可发生在系统性红斑狼疮的不同时期，早期的比较多见，甚至在其他系统症状出现前数年发生。可出现全面强直阵挛发作、局灶性发作、肌阵挛发作、视听刺激引起的伴有视听幻觉的反射性癫痫等。脑电图往往有明显异常，包括慢波增多和典型的癫痫样放电。卡马西平、丙戊酸钠、苯妥英钠等有可能引起或加重癫痫发作，长期使用又可以引起药源性系统性红斑狼疮（用药数月内出现的系统性红斑狼疮，很少是抗癫痫发作药物引起的）。对于不明原因的、药物治疗效果不好的青年女性癫痫发作的患者，应考虑SLE所致的癫痫可能性。定期随访，筛查血常规、红细胞沉降率、蛋白电泳及特异性抗体检测。狼疮性脑病的癫痫多为药物难治疗性，针对抗系统性红斑狼疮治疗的同时，服用抗癫痫发作药物。考虑到一些抗癫痫发作药物可能引起系统性红斑狼疮，选用新型抗癫痫发作药物可能更好。

二十三、药物相关性癫痫

（一）药物相关性癫痫

药物相关性癫痫指由患者使用药物所引起的癫痫。其中包括3种情况。

1. 既往无癫痫发作，由于使用某种药物引发患者癫痫发作。

2. 某种药物增加原有癫痫发作频率。

3. 某种药物在治疗时，产生新的癫痫发作类型。

（二）临床已报道能引起癫痫发作的药物

种类繁多，常见的有：

1. 抗感染药物　尤其是能够通过血脑屏障的药物，如β-内酰胺类和喹诺酮类等，引起癫痫的病例占较大比例，使用此类时应谨慎。

2. 神经系统及精神类药物　见表2-5。

3. 麻醉和麻醉辅助用药　见表2-5。

（三）抗菌药物诱发痫性发作的高风险因素

高危因素包括肾功能不全，低龄，高龄，癫

表2-5 已经报道能引起癫痫发作的药物

抗生素类
青霉素类：青霉素G钠、氨苄西林、美洛西林钠、头孢噻肟钠、头孢吡肟、头孢他啶、亚胺培南/西司他丁钠
喹诺酮类：氧氟沙星、左氧氟沙星、环丙沙星、氟罗沙星、诺氟沙星、美洛沙星、培氟沙星
结核药物：异烟肼、利福平
咪唑类抗生素：甲硝唑、替硝唑、奥硝唑
氨基糖苷类：庆大霉素
大环内酯类抗生素：红霉素、克林霉素
其他抗菌药物：两性霉素B、万古霉素
麻醉及麻醉辅助用药：利多卡因、丁卡因、普鲁卡因、布比卡因、依替卡因、氯胺酮、曲马朵、芬太尼、哌替啶、喷他佐辛、丙氧芬
神经系统及抗精神药物：吩噻嗪类（氯丙嗪、奋乃静等）、氯氮平、氯普噻吨、氟哌啶醇等
抗抑郁类药物：丁胺苯丙酮、氟西汀、阿米替林
心境稳定剂：碳酸锂
镇静催眠药：地西泮、劳拉西泮、阿普唑仑等
抗癫痫发作药物：丙戊酸、卡马西平、苯妥英钠等
脑功能改善药：脑苷肌肽、吡拉西坦、脑蛋白水解物、胞磷胆碱
中枢兴奋：咖啡因
消化系统用药：多潘立酮、甲氧氯普胺、西咪替丁、米索前列醇
循环系统用药：地高辛、多巴胺、硝酸甘油、美西律、维拉帕米、人促红细胞生成素
呼吸系统用药：氨茶碱、喷托维林
泌尿系统用药：去氨升压素
解热镇痛药：吲哚美辛、保泰松、米格来宁
抗肿瘤及化疗药：多柔比星、甲氨蝶呤、长春新碱、紫杉醇、环孢素、FKS06、顺铂、环磷酰胺、白介素-11、他克莫司
激素类：地塞米松、泼尼松、胰岛素、甲状腺素
生物制品疫苗类：狂犬疫苗、百白破疫苗、麻疹疫苗、天花疫苗、破伤风疫苗、小儿麻痹丸、流感疫苗
抗胆碱酯酶：有机磷、毒扁豆碱
拟交感类药物：苯丙胺类、可卡因、麻黄碱、安非他明、特布他林
其他药物：左旋多巴、石杉碱甲、新斯的明、氨糖美辛、乙胺嘧啶、吡喹酮、氯喹、异丙嗪、阿司咪唑、复发盐酸伪麻黄碱缓释胶囊、降糖药如胰岛素、锂剂、苯环利定、低渗注射液

注：含有上述药物成分的药物引起的癫痫（或痫性）发作也比较多，且不易引起重视。如含有异丙嗪的镇咳剂等

痫发作史，中枢神经系统疾病史（帕金森、卒中、颅脑创伤），疾病状态中（特别是炎症状态）所升高的抗菌药物的血脑屏障渗透性，正在服用茶碱类药物等。肾功能不全不仅导致抗菌药物的清除率下降，致其体内血药浓度提高。一些情况下还

导致低蛋白血症，更低的抗菌药物蛋白结合，提高了其游离浓度。同时，低蛋白血症情况下，蛋白糖基化和氨甲酰化的降低，会改变血脑屏障的完整性，也提高了抗菌药物的中枢渗透性。

（四）药物相关性癫痫的预防

1.对颅脑有病变，如重度脑创伤、脑卒中、颅内感染、有癫痫发作史的患者，以及神经系统发育尚不完善的儿童等人群。其大脑神经系统比较脆弱，易受外界因素影响。在用药过程中应谨慎选择，尽量不用易引起癫痫发作的药物。

2.对于肝肾功能损伤或异常的患者，应注意药物代谢途径异常会引起血药浓度升高，导致癫痫发作，应适当减量。头孢类药物在肾功能不全者排泄减慢，药物在体内蓄积，并最终通过血脑屏障对脑实质造成损害，从而诱发癫痫发作。因此，对有中枢神经系统疾病的患者，应慎用或小剂量使用。或根据患者残肾功能及透析情况调整用药，达到血药浓度后及时减量。β-内酰胺类药物和青霉素类药物诱发癫痫发作，主要常见于超说明书剂量的应用。对于这两种药物，严禁超说明书的大剂量应用。喹诺酮类药物引起癫痫发作，多见于首次给药后10分钟至1周，具体机制不明。但有癫痫史、肝肾功能不全患者，应加强监测。

3.对于需要长期服用的药物，如神经系统及精神类药物，开始用药及减停过程中，先小剂量缓慢加量或减量。定期复查血常规、肝肾功能或血药浓度等。

4.临床工作中，力争做到合理及规范用药，监测药物不良反应。注意药物相互作用，避免过快过量增减药物。用药期间，严密观察，及时发现，及时处理。

（五）药物相关性癫痫处理原则

一旦确诊为药物诱发的癫痫发作，及时停用可能诱发癫痫发作的药物。如停药后癫痫样发作仍不停止，可按照癫痫发作处理原则，行常规抗癫痫治疗。

二十四、卟啉病与癫痫

卟啉病（porphyrin）是由于血红蛋白合成途径中的酶缺乏引起的一组疾病。在人体血红蛋白生物合成过程中，需要8种相关的酶介导这一过程发生。其中，任何一种酶出现缺陷，人体血红蛋白生物合成过程中产生的卟啉或卟啉前体，将

在体内大量累积而致病。本组疾病主要包括肝性卟啉病、δ-氨基-γ-酮戊酸（ALA）脱水酶缺乏卟啉病、急性间歇性卟啉病、遗传性粪卟啉病、变异性粪卟啉病、迟发性皮肤卟啉病、肝性红细胞生成性卟啉病、红细胞生成性原卟啉病、X连锁铁粒幼细胞性贫血、先天性红细胞生成性卟啉病。其中迟发性皮肤卟啉病和红细胞生成性原卟啉病较为常见。这种病可为先天性疾病，或后天出现。主要临床症状包括光敏感、消化系统症状和精神神经症状。不明原因的脑病出现癫痫或精神症状时，下列因素提示卟啉病可能：腹痛、低钠血症、经前期发作、癫痫耐药。苯巴比妥、卡马西平、丙戊酸可能加重卟啉病病情。

二十五、急性症状性癫痫的识别与处理

1.根据诱因，癫痫发作可分为诱发性发作和非诱发性发作。诱发性发作一般属于急性症状性发作，仅是疾病急性期的一种症状，并不意味着急性期过后一定反复出现癫痫发作。临床工作中，不要把反复的急性症状性发作误诊为症状性癫痫。

2.急性症状性发作多有明确的诱因，通常与结构性、感染性或炎症性中枢神经系统损伤，中毒性、代谢性疾病有密切的时间关系。当发作出现时，既有近期的急性诱因，又有既往症状性病因时，应当以近期急性诱因为主，也看作是一次急性症状性发作。例如，既往有颅脑损伤的患者，近期发生急性卒中后，出现相关的急性发作，应当看作是由急性卒中引起的急性症状性发作。同样，既往患有癫痫的患者，由近期的急性诱因引起的发作，也应当考虑为急性症状性发作。

3.首次急性症状性发作患者，30天内死亡率是首次非诱发性发作患者的8.9倍；首次非诱发性发作患者，10年内再发风险比首次急性症状性发作患者高80%。癫痫定义强调持久性致痫倾向和高复发风险，而急性症状性发作患者预后明显不同于非诱发性发作，短期死亡率高，长期复发风险低，不符合癫痫定义。

4.临床上约1/3的成人，首次癫痫发作为近期急性疾病，包括代谢性疾病、中毒、中枢神经系统感染、卒中、脑创伤、药物中毒、戒酒、撤药等所致。

5.急性症状性癫痫的处理：首先控制基础病变，适当使用抗癫痫发作药物控制发作。其抗癫痫发作药物一般需要使用3个月或6个月。之后，再根据癫痫发作情况、脑电图、影像学结果，综合考虑是否长期使用抗癫痫发作药物。

二十六、颅脑疾病手术后癫痫的诊断与处理

（一）颅脑疾病手术后癫痫发作的概念

手术后24小时内癫痫发作，称即刻癫痫发作；手术后24小时至2周癫痫发作，称为早期癫痫发作；手术后超过2周癫痫发作，称为晚期癫痫发作。

（二）颅脑疾病手术后抗癫痫发作药物应用流程

1.颅脑外伤手术后，有以下情况者可以考虑应用抗癫痫药：

（1）改良格拉斯哥昏迷评分＜10分。

（2）广泛脑挫伤或颅骨凹陷性骨折。

（3）颅内血肿（包括脑内血肿、硬膜下或硬膜外血肿）。

（4）开放性颅脑损伤。

（5）外伤后超过24小时的昏迷或记忆缺失。

2.幕上脑肿瘤术后，不建议常规预防性应用抗癫痫发作药物，但有下列情况者可以考虑应用抗癫痫发作药物：

（1）颞叶病灶。

（2）神经节细胞瘤、胚胎残基肿瘤。

（3）手术时间长（皮质暴露时间＞4小时）。

（4）恶性肿瘤手术局部放置缓释化疗药物。

（5）病灶侵犯皮质或手术切除过程中损伤皮质严重者。

（6）复发恶性肿瘤手术并损伤皮质严重者。

（7）术中损伤引流静脉或皮质供血动脉，预期会有明显脑水肿或皮质脑梗死。

3.幕上血管性病变术后，不建议常规预防性应用抗癫痫发作药物，但有下列情况者可以考虑应用抗癫痫发作药物：

（1）近皮质的海绵状血管瘤或动静脉畸形（尤其是颞叶）。

（2）动脉瘤破裂合并脑内血肿或大脑中动脉动脉瘤。

（3）自发性脑内血肿。

（4）术中损伤引流静脉或皮质供血动脉，预期会有明显脑水肿或皮质脑梗死。

4.其他颅脑外科手术，有下列情况可以考虑应用抗癫痫发作药物。

（1）颅骨缺损成形术后。

（2）脑脓肿或颅内寄生虫（尤其是病灶位于颞、顶叶或开颅手术引起广泛脑皮质损伤者）。

对颅脑疾病手术后已经出现癫痫发作，除对原疾病的治疗外，应选择合适的抗癫痫发作药物进行正规治疗。

（三）抗癫痫发作药物使用的时机

1.抗癫痫发作药物应当在麻醉药物停止时开始应用，以防止即刻癫痫发作；由于目前尚无证据证明抗癫痫发作药物可以减少晚期癫痫发作的发生，预防性应用抗癫痫发作药物通常应当在手术后2周后逐渐停止使用。如果出现即刻或早期癫痫发作者应及时控制发作；出现颅内感染或术后形成脑内血肿者，可以适当延长抗癫痫发作药物应用时间。

2.首先应用静脉注射抗癫痫发作药物，恢复胃肠道进食后，改为口服抗癫痫发作药物，换药过程中有12～24小时的时间重叠，应注意药物过量及中毒问题；预防性应用抗癫痫发作药物需达到治疗剂量最大，必要时进行血药浓度监测。

3.药物的选择应当根据癫痫分类并遵循抗癫痫发作药物治疗的基本原则。术后常用抗癫痫发作药物：卡马西平、奥卡西平、左乙拉西坦、丙戊酸、拉莫三嗪和托吡酯等。

4.术后早期（2周内）出现癫痫发作（视具体情况，尚未确定癫痫诊断）者，如已预防性使用抗癫痫发作药，应加大药物用量，或选择添加其他药物治疗；如果无预防性用药，则应选择抗癫痫发作药物治疗。如正规服用抗癫痫发作药后再无癫痫发作，建议结合脑电图等相关证据3个月后停药。

5.如果手术2周后癫痫发作未得到有效控制或2周后出现反复的癫痫发作，结合其他诊断依据，可确定癫痫的诊断，应遵循抗癫痫发作药物治疗的基本原则进行治疗。如果2周后出现单次发作，首先选择单药治疗，必要时监测血药浓度调整治疗剂量。由于颅脑外科的病种及手术切除的程度等因素差异较大，此类患者在正规治疗下癫痫发作得到完全控制后，何时减药或停药，应根据患者具体情况，慎重做出决定。

（1）此次手术为与癫痫有关的手术时，术后应当继续进行抗癫痫发作药物的治疗。

（2）此次手术为癫痫相关病灶切除时，一般认为手术后2年（含）以上无发作（包括无先兆发作）可考虑在医生指导下逐渐减少及停止服用抗癫痫发作药物。建议停药前复查长程脑电图，作为评估停药后复发风险的参考，当脑电图仍有明显的痫样放电时，不建议停药。单药治疗者减药过程持续6个月或更长时间；多药治疗者每次只减停一种药物，每种药物的减药过程至少持续6个月。

（3）此次手术为癫痫相关病灶全切除，且术前癫痫病程少于6个月，癫痫发作次数较少（＜5次），且病灶不是恶性肿瘤者；由于其作为病因的器质性病变去除，多数患者癫痫发作可能在术后得以完全控制。如果术后6个月无癫痫发作，则可以考虑减、停药物，减药过程为6个月。当然，还应根据每个患者具体情况，慎重决定。

（4）有以下情况者需要延长服药时间

1）如脑电图仍有明显的痫样放电者，停药要慎重。

2）海绵状血管瘤体积较大，病史超过1年，手术未完全切除周围的含铁血黄素沉积组织。

3）良性病变或低级别肿瘤.如患者的病程较长，术前脑电图上有远隔部位的痫样放电，术前抗癫痫发作药物控制效果不佳，病灶未达到全切除或术后出现术区明显水肿。

4）恶性肿瘤或肿瘤复发者。

在减停抗癫痫发作药物的过程中或停药后，短期内出现癫痫复发，应立即进行影像学检查，明确有无原发病的复发。复发一次，如为非诱因发作，即应恢复药物治疗和随访。

6.颅脑外科术后出现强直、阵挛或强直-阵挛发作时，应首先观察意识、瞳孔及生命体征变化；发作过程中应保持头部向一侧偏斜，维持呼吸道通畅，避免窒息及误吸。必要时行相关辅助检查，排除低血糖及低血钙等非癫痫性发作。如发作持续时间超过5分钟按"癫痫持续状态"处理。

发作终止后应根据原发病变性质、部位，选择行头颅CT、MRI及脑血管造影等检查，明确是否存在颅内出血、梗死、水肿加重等诱发癫痫样发作的因素，如有以上情况需采取相应治疗措施。

第三章　癫痫的鉴别诊断

癫痫是一种发作性的疾病。临床上的发作性事件可分为癫痫发作和非癫痫发作。癫痫发作是由于脑神经元突然异常放电所导致的，具有发作性、一过性、反复性及刻板性特点，脑电图有痫性放电。而非癫痫发作是指发作时的临床表现类似于癫痫发作，但脑电图无异常放电的生理性或病理性的所有其他发作性事件。因此在临床工作中要想确定癫痫，必须首先排除其他发作性疾病。尤其是电-临床不相符时应注意排除非癫痫性发作。

第一节　常见非癫痫性发作与癫痫发作的鉴别

不同年龄阶段常见的非癫痫性发作见表3-1。

表3-1　不同年龄阶段常见的非癫痫性发作

年龄段	非癫痫性发作表现
0～2岁	表现为呼吸异常的：如窒息发作、屏气发作 表现为运动异常的：如抖动或震颤、良性肌阵挛、惊跳反应、点头痉挛、异常眼球活动、非癫痫性强直性发作 代谢性疾病：如维生素B_6缺乏、低血糖、低血钙、低血镁
2～6岁	睡眠障碍（如夜惊症、梦游症、梦魇）、交叉性情感性阴部摩擦、惊跳反应、腹痛、注意力缺陷、晕厥
6～18岁	晕厥、偏头痛及头痛、抽动症、发作性运动障碍、精神心理行为异常（焦虑/惊恐发作/暴怒）、睡眠障碍、抽动-秽语综合征
18岁以上	晕厥、癔症性发作、偏头痛及头痛、舞蹈症、发作性睡病、短暂性脑缺血发作、短暂性全面遗忘症、猝倒、多发性硬化发作性症状

引自中国抗癫痫协会.临床诊疗指南·癫痫病分册（2015年修订版）.北京：人民卫生出版社，2015

一、屏气发作

屏气发作又称为呼吸暂停，发病年龄6～18个月。5岁以前多数能自行缓解。可分为发绀型和苍白型。发绀型表现为先有强烈的情绪障碍如恐惧或愤怒等，之后开始大声哭叫，随后在呼气相出现屏气、发绀，严重的可出现意识不清、全身抽动或强直，持续数分钟后缓解。苍白型是由于在惊吓或愤怒后出现血管迷走神经功能障碍，患儿表现为面色苍白、肌肉失张力、心搏减慢，少数有抽动。持续1～3分钟缓解。屏气发作与癫痫发作的区别在于，屏气发作有以下特点：每次发作前都有刺激因素所诱发；患儿先出现呼吸停止、苍白或发绀，然后才出现抽搐；发作从来不在睡眠中发生；2～3岁时大多自然停止发作；脑电图检查正常。

二、非癫痫性强直性发作

非癫痫性强直性发作发病年龄一般在2～11个月。为正常婴幼儿在发育过程中的一种特殊动作，多发生在清晨，动作或语言可诱发，而在改变其体位或转移其注意力时发作停止。主要表现为双目直视、用力努嘴、头略后仰、上臂伸直内旋并轻微抖动、双手握拳、头或躯干稍稍抖动，发作时面色稍发红，但无发绀，不伴大小便失禁，持续秒钟自动缓解，发作后无嗜睡，一切如常。血钙及电解质正常。脑电图无异常放电。

三、情感性交叉腿综合征

情感性交叉腿综合征常见于1～3岁女孩。发作时双腿交叉或夹紧，上下摩擦外阴部，面部紧张、涨红，甚至大汗淋漓。多在床上或临睡前发作，意识始终清楚，如将其拖起，改变体位或转移其注意力时发作停止。脑电图正常。随着年龄增长可自然痊愈。

四、抽动-秽语综合征

抽动-秽语综合征（multiple tics-coprolalia

syndrome）多在13岁以前发病。男孩较女孩多见。指身体任何部位一天多次出现突发性无目的、不自主、重复、快速的肌肉收缩的锥体外系疾病，表现为不自主眨眼、努嘴、缩鼻子、张口、伸颈、耸肩、挥手、蹬腿等，同时伴有暴发性喉音，发出如啊、嗷、嘘等，或重复某些词句或发出骂人的语言，少数患儿即使在睡眠期间仍可出现某些抽动。患者脑电图多数无异常，智力正常。症状轻者不需要治疗。严重患者可用多巴胺受体阻断剂氟哌啶醇。约1/3的患儿在青春期晚期可完全缓解，1/3病例明显减轻，剩余的1/3患儿抽动症状可能持续到成年期。罕见进展为精神分裂症者。

五、晕厥

晕厥（syncope）是由于迷走神经兴奋性过高导致全脑灌注不足，由此产生程度不等的神经系统症状和体征，从短暂性意识丧失，肌无力摔倒到类似癫痫发作的脑功能障碍。晕厥分为反射性（血管迷走神经）、直立性低血压和心源性。后者进一步分为心律失常和结构性心脏病。心律失常是严重的危及生命的事件，因其突发突止，且发作间歇期心电图完全正常，诊断具有挑战性。心律失常可降低脑血流量，表现为晕厥，有时伴肌阵挛发作；癫痫发作可诱发心动过缓，导致晕厥。因此心律失常晕厥应该与癫痫发作患者

的短暂性意识丧失鉴别。晕厥可有长时间站立、剧痛、见血、排尿、咳嗽、激动等诱发因素。晕厥引起的意识障碍很少超过15秒，意识完全恢复并完全清醒。常有头晕、心慌、面色苍白、出冷汗、肢体发凉等。而癫痫患者发作前的先兆表现为脑功能异常，发作后多有意识模糊。总之，短暂性意识丧失的患者无论有无癫痫发作，监测心律失常特别是心脏停搏非常重要，进行反复长时间心电图和脑电图监测对短暂性意识丧失患者的病因学诊断有重要意义。

1. 痫性发作与晕厥鉴别的流程图见图3-1。
2. 痫性发作与晕厥的鉴别要点见表3-2。

表3-2　痫性发作与晕厥的鉴别

问题	分值（答案为是）
醒来后发现舌咬伤	2
是否有记忆错构	1
意识丧失时伴有情绪紧张	1
发作时头部扭转	1
发作时无反应、特殊体态、肢体运动或失忆等任何其一	1
发作时意识混淆	1
伴有头晕眼花	-2
发作前有出汗	-2
发作与长时间站立或久坐有关	-2

如果评分≥1分，则癫痫可能性大；如果评分＜1分，则晕厥可能性大

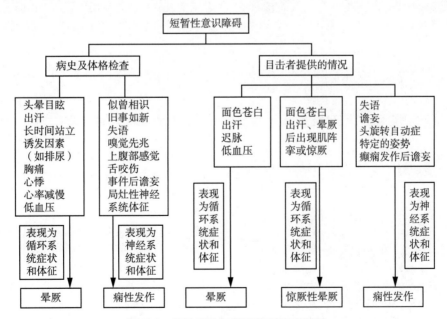

图3-1　痫性发作与晕厥鉴别的流程图

六、假性癫痫发作

假性癫痫发作又称心因性非癫痫性发作（psychogenic nonepileptic seizure，PNES）是一种与心理、生物及社会因素相关的心理性疾病，在发作时不能监测到异常的脑电信号。多有精神诱因，可表现为各种癫痫发作样的症状或体征，包括运动、感觉、自主神经、和（或）认知改变的症状和体征，这些改变类似癫痫发作，但不是由痫样放电引起的（表3-3）。临床以发抖、四肢运动、闭眼最常见。症状多是非同步的自发动作组成的，从症状上可分为三类，即小运动型、大运动型和无反应型。小运动型表现为四肢震颤，在中国患者中较多；大运动型有肢体过度运动、过度换气、头部运动、身体僵硬、张力缺失等症状；无反应型表现为患者闭眼、不说话、无异常运动，神志清楚。这三种表现可单独或交替出现，也可能同时出现。发作时间长，常在有人目击的场合发作，常伴有呻吟或哭泣等深情发声，症状是逐渐展开的，但可突然好转，很少在睡眠中发生，即使发作前似在睡眠中，但脑电图显示

表3-3　癫痫发作与假性发作鉴别诊断

临床表现	癫痫发作	假性发作
起病	突然	逐渐起病
持续时间	5分钟以内多数2分钟左右	长达数小时甚至更长
症状学	刻板	丰富多样：剧烈扭动；撞头、来回翻滚、猛推骨盆
发作场合	任何场合（不分时间和地点）	有诱因并有人在场时
性格特点	少有激惹性格	多有激惹性格
脑电图检查	可见癫痫放电	无癫痫放电
眼位	眼球上窜或转向一侧	眼球乱动
眼睑	上抬，脸肌松弛	紧闭，违抗医生检查
瞳孔	散大，对光反射消失	大小正常，对光反射存在
角膜反射	消失	存在
面色	发绀	苍白或发红
病理反射	常有	无
终止方式	可自行终止	需安慰或暗示才能终止
合并症	可有咬伤、摔伤或尿粪失禁	无咬伤、摔伤或尿粪失禁
发作后意识	通常意识模糊	清醒

患者是清醒的。PNES误诊率较高，尤其当癫痫与PNES共患时，确诊非常困难。鉴别癫痫发作与假性发作唯一可靠的方法是发作时用视频脑电图监测。PNES多数病因不明，在国内目前认为精神或心理创伤，以及脑部创伤是重要的诱因。脑部创伤中又以轻度创伤发生PNES较多，如头皮损伤等。在西方国家中体罚和性虐待是个重要因素。

> **提示：** 非癫痫性发作在临床常见于偏头痛、晕厥、PNES；之后依次为眩晕、睡眠行为障碍、腹痛、惊恐障碍、抽搐、屏气发作。临床发现，发作时患者闭眼的，90%是PNES；而发作时睁眼的有90%是真正的癫痫发作。视频脑电图是诊断和鉴别PNES的有效办法。PNES治疗，主张用认知行为疗法或其他形式的心理治疗，可使用地西泮甚至一些抗癫痫发作的药物，作为心境稳定剂。

七、低血糖脑病

血糖水平低于2mmol/L时可产生四肢强直发作或局灶性癫痫发作样抽动，常伴有意识丧失。如胰岛B细胞瘤的患者，体内胰岛素分泌太多，常造成低血糖，严重的患者会因低血糖而昏迷。有的可能会长期误诊为癫痫。2型糖尿病患者，服用降糖药方法不当，也可能造成低血糖。糖尿病病史及降糖药物使用史有助于诊断，口服或静脉注射葡萄糖可迅速缓解症状。脑电图呈弥漫性慢波。

八、睡眠障碍

癫痫患者可能存在大脑结构或脑网络异常，因此癫痫患者易患睡眠障碍（sleep disorder）、精神及心理异常。抗癫痫发作药物治疗癫痫的原理是干扰脑结构或脑网络，所以抗癫痫发作药物也可能引起患者睡眠障碍。调整睡眠可能改善癫痫发作，睡眠剥夺或睡眠障碍可加重癫痫发作或痫性放电。快速眼动睡眠期（REM期）睡眠促进癫痫发作，非快速眼动睡眠期（NREM期）睡眠抑制癫痫发作。同时夜间癫痫发作也改变睡眠结构（包括NREM睡眠N3期和REM期睡眠减少）和影响睡眠效率。可见，睡眠与癫痫存在双向关系。由于很多的癫痫发作类型容易在睡眠中发作，表现为运动、意识丧失。因此癫痫，特别是

睡眠中发生的癫痫应同一些睡眠障碍性疾病相鉴别，如发作性睡病、睡行症、夜惊症、梦魇、睡眠呼吸暂停低通气综合征、快速眼动期行为障碍等。癫痫发作多出现于NREM Ⅰ、Ⅱ期，而睡眠障碍多出现于NREM的Ⅲ、Ⅳ期和REM期。视频脑电图可以鉴别。

九、睡眠相关的节律性运动障碍

（一）概念

睡眠相关的节律性运动障碍（sleep related rhythmic movement disorder，SRMD）是一种与睡眠相关的以身体多部位反复的节律性刻板样动作为表现的临床综合征。系睡眠运动障碍性疾病。因其具有发作性、反复性、刻板性、发作后不能回忆发作过程等特点，常被误诊为癫痫。约60%的婴幼儿在9个月时会出现一些节律性运动，18个月时患病率降至约30%，症状通常在4岁以后逐渐好转或消失，到5岁时患病率仅为5%。成年SRMD患者有如下3种情况：婴幼儿时期发病并持续至成年；婴幼儿时期患SRMD，之后自愈，成年后再次复发；青春期或成年后首次出现SRMD，后者又称为迟发型或晚发型SRMD。绝大多数患者是足月顺产，个别有早产史，但发育过程良好，少数成年患者存在精神异常和认知缺陷。SRMD的病因不明，可能与遗传有关，也可能是一种习得性行为。少数见于精神发育迟滞、自闭症等神经精神疾病患者。但绝大多数患者不伴有其他疾病。发病机制不明。可能与大脑皮质对位于脑干和脊髓的中枢运动模式发生器丧失抑制作用所致，皮质下结构有可能参与SRMD患者节律性运动的发生，或是与注意缺陷/多动症有关。SRMD主要表现为在入睡时、睡中短暂觉醒期或浅睡的转换阶段，少见于清醒时，头和颈部等大组肌群的重复性节律性刻板样动作。

（二）发作形式多样

1.撞头型 坐位时呈双下肢跪位，上身前后或侧位节律性摆动并有力的撞头。

2.摇头型 仰卧位时头部向左右不停地摇摆。

3.身体摇摆型 以手和膝支撑，坐位时摇摆身体。

4.其他少见类型 身体滚动型：仰卧位时身体向两侧翻滚；腿摇摆型及腿撞击型。

5.混合型 包含上述两种或两种以上发作类型。其中最常见的症状为撞头，或用手和膝盖协同做翻滚动作，把头顶或额部撞向床头或墙壁。发作时患者可发出响亮的嗡嗡声或吟唱声。这些发作形式可单一重复出现，也可以多种形式转换或者同时出现。每晚发作数次至数十次，发作的频率为0.5～2.0次/秒，每次发作持续数秒至15分钟，发作时不易唤醒，发作过后继续睡眠，醒后通常不能回忆发作经过。

（三）危害

SRMD可引起入睡性失眠，由于剧烈的碰撞导致颈动脉夹层、视网膜出血、头部创伤等并发症，或者干扰他人入睡。青春期和成年患者可同时伴有不宁腿综合征、阻塞性睡眠呼吸暂停、焦虑、抑郁、注意缺陷多动障碍和白天瞌睡等。

（四）辅助检查

血液生化指标检查、脑部CT、MRI及放射性核素成像检查均正常。少数患者脑电图呈非特异性改变；可以有发作间期棘或尖波出现。部分患者有中度焦虑和抑郁。视频脑电图或多导睡眠图（polysomnography，PSG）显示：节律运动可发生在睡眠的各个阶段，有快速眼动期和非快速眼动期，其中以NREM 2期最多见，也称慢波睡眠期发作，SRMD单独发生在NREM期和快速眼动期的比例分别为46%和24%，同时发生在NREM和快速眼动期的比例为30%，相关肌肉记录到节律性运动电位。V-PSG监测数据发现，睡眠效率降低，睡眠结构NREM1期增加而2期减少，慢波睡眠明显减少；快速眼动睡眠比例明显增加，而潜伏期缩短，全夜觉醒次数和微觉醒指数较高。快速眼动期肌张力弛缓消失，伴随下颌肌电增加。

（五）诊断标准

1.表现为大肌肉群做重复、刻板、节律性的运动。

2.该运动与睡眠显著相关，多在小睡或者入睡前发生，个别出现在入睡时或者睡眠中。

3.下列由这种行为导致的严重后果中，至少存在一项

（1）妨碍正常睡眠。

（2）日间功能严重障碍。

（3）在没有防范措施的情况下，已造成自身损伤或者可能发生损伤。

（4）无法用其他的运动障碍或癫痫解释。

需要注意的是，这种节律性运动如果没有造成临床后果，只能认为是节律性运动，并不能诊断为节律性运动障碍。同时需排除夜间磨牙症、吮拇癖、不宁腿综合征、静坐不能、抽动症和癫痫等。尤其是婴幼儿，在9个月时，高达2/3的健康婴幼儿会出现一些节律性运动，另外本病亦可同时伴有其他睡眠障碍性疾病（如不宁腿综合征），临床医生应仔细鉴别，以免漏诊。其中，对于疑诊患者，进行夜间V-PSG监测是非常必要的。

（六）治疗

绝大多数SRMD始发于婴幼儿期，并且在4岁以后逐渐自行缓解，故发作少者不需治疗，但应注意防止发作中受伤，如颅脑外伤、颈动脉破裂、视网膜出血等。对于发作频繁者或者伴随不宁腿综合征、焦虑、抑郁、白日嗜睡、易激惹、注意力不集中和睡眠质量差者，应给予适当治疗。儿童和成人患者对低剂量的氯硝西泮都有较好的疗效。如氯硝西泮片0.5～1.0mg睡前口服，多数病例发作次数在使用当夜就明显减少，甚至消失。目前还没有关于氯硝西泮治疗本病的长期疗效及何时停药的研究，也可试用咪达唑仑、丙米嗪及多巴胺受体拮抗剂。行为干预、催眠和睡眠限定等治疗方法可能有效。

十、快速眼动期睡眠行为障碍

（一）概述

快速眼动期睡眠行为障碍（RBD）是在REM肌肉弛缓消失时出现与梦境相关的暴力行为的发作性疾病。人类在睡眠的REM，可能看到生动的梦，但由于此时骨骼肌张力受到广泛抑制，身体仍保持静止而不能活动。而REM睡眠行为障碍则是由于在REM睡眠期间肌张力未消失，导致患者将梦里的行为通过肢体运动表达出来，给患者或他人带来伤害。RBD在一般人群中的患病率约为0.5%，而60岁以上的人群则高达2%，RBD不仅是一种独立的睡眠障碍，而且可能是多种神经系统变性疾病的早期表现。RBD的核心特征是异常睡眠行为与噩梦。患者在睡眠期间可出现说话、尖叫、哭泣、呻吟、笑等，但最常见的行为有做手势、打拳、踢腿、从床上跌落等，约有21%的患者伴侣也会因此受到伤害。不过，只有约50%的患者知道自己在睡眠时有这些异常行为。发作常出现在睡眠90分钟之后。

（二）RBD诊断标准

1.REM睡眠期出现REM睡眠期骨骼肌失弛缓现象。

2.有明确的梦境行为演绎，有临床发作史或PSG监测记录到明确发作。

3.REM睡眠期脑电无痫样放电。

4.症状不能被其他病因解释，包括其他类型睡眠行为异常、神经/精神疾病、药物、内科躯体疾病或物质滥用等。其中骨骼肌失弛缓（多导睡眠图监测）＋梦境行为演绎（临床症状）是RBD最主要的诊断标准。即多导睡眠图在REM睡眠期可见肌张力增高，而不出现肌张力丧失，下颏肌出现大量动作电位，肢体活动显著增多。REM睡眠密度和数量增加，NREM睡眠第3、4期比例可增加。如梦魇又称为噩梦或恐怖梦，就是一种RBD。

（三）鉴别诊断

睡眠中的梦境行为演绎也可以发生在健康个体中，通常是年轻人在过度疲劳或摄入酒精的前提下出现。这些行为在女性患者产后期间出现也可能是正常的。其实最重要的是需要与梦游、夜惊、阻塞性睡眠呼吸暂停、夜间额叶癫痫、睡眠周期性腿动等相鉴别。RBD诊断与鉴别诊断均需要通过多导睡眠图监测来实现。

（四）治疗

症状性RBD的首要治疗目标是尽量减少受伤的可能性，并消除不愉快的梦境。

1.非药物治疗方面　重视睡眠环境的调整，应将其作为非药物治疗的标准化治疗手段。例如，改变睡眠环境，将床垫放置在地板上，与伴侣分室居住，睡前移走可能导致危险的物品等；撤除可能加重RBD的有害药物如三环类抗抑郁药、选择性5-羟色胺再摄取抑制剂、亲脂性β受体阻滞剂等；寻找其他潜在继发性原因，如睡眠呼吸暂停患者，持续正压通气可能减轻患者的梦境演绎行为。

2.药物治疗方面　目前，氯硝西泮和褪黑素是仅有的两种一线推荐药物。氯硝西泮的推荐剂量为0.25～2.0mg，在睡前15分钟服用，建议从低剂量（0.25～0.50 mg）开始应用并缓慢调整剂量，最高不超过4.0mg。由于氯硝西泮具有加重呼吸暂停的风险，应避免在未治疗的阻塞性睡眠呼吸暂停患者中使用氯硝西泮。老年人和伴有神经系统疾病的患者应谨慎使用氯硝西泮。褪黑素是由松果体自然分泌的激素，用于调节人类的昼夜节律。褪黑素治疗RBD优势明显且耐受性好，睡前服用3～12mg褪黑素对于控制RBD症状效果显著。褪黑素与氯硝西泮类似，同样建议从低剂量开始使用，每2～4周加量一次。该药对于治疗合并路易体痴呆（DLB）、帕金森病（PD）、多系统萎缩（MSA）的RBD患者有明确疗效。对于使用上述方法后仍然难治的RBD患者，可选择多巴胺及多巴胺受体激动剂、帕罗西汀、多奈哌齐、佐匹克隆等。

十一、睡眠肌阵挛

睡眠肌阵挛又称为夜间肌阵挛。表现为正常儿童在睡眠中尤其是在刚入睡不久时，出现的肢体轻微而无规律的抽动，如手指、前臂或肩膀微微地动一下，明显时全身动一下，熟睡后消失。无论成人还是小孩都可能发生。患者不会因为肢体抽动而惊醒，也不会影响小孩的生长发育。同步脑电图监测无癫痫样放电表现。不需要处理。不能诊断为癫痫。

十二、夜惊症

夜惊症（sleep terror）是一种睡眠障碍性疾病，属于觉醒障碍。常见于5～12岁的儿童。以4～7岁为多见。青春期后逐渐停止。发病率在1%～4%。临床发作常在入睡后半小时至2小时。表现为患儿在睡眠中异常惊醒，突然坐起，惊恐且哭喊，手足乱动，呼吸急促，坐于床上或下地走动，意识朦胧不清，对周围事物毫无反应，呼之不应，持续1～3分钟后自行停止。发作后可再次入睡，次日醒来可回忆部分内容，认为自己在做噩梦。严重者一夜可发作多次。偶有发展为睡行症。成年患者多患有精神障碍如焦虑症或有慢性酒精中毒。多导睡眠图显示发病在NREM睡眠3或4期，常见于夜间睡眠前1/3阶段NREM期。夜惊患者多有白天受刺激等不良因素。苯二氮䓬类药如氯硝西泮、地西泮、氟西泮、阿普唑仑等能抑制NREM 3、4期睡眠，发作频繁的患者可在睡前服用，有时对预防发作有作用。

十三、睡行症

睡行症（sleep walking）也称梦游症。为睡眠障碍性疾病。是睡眠中的自动动作，表现为患者在夜间睡眠后2～3小时突然坐起或起身下床走动，双目无神，表情淡漠，做一些似有目的的复杂动作，如移动身体、穿衣进食、开门窗等，但动作比较笨拙，一般能避开障碍物，但也可能被绊倒发生意外。受到限制时可出现冲动、逃跑或攻击行为。全程持续几分钟到30分钟，然后回原床或至其他房间入睡，直到睡醒，事后不能回忆。睡行症的自动症较癫痫发作的自动症多而复杂，但从不伴有强直或阵挛，脑电图无痫性放电。多导睡眠图显示发病在NREM睡眠3、4期，常见于夜间睡眠前1/3阶段NREM期结束时。苯二氮䓬类药如地西泮等能抑制NREM 3、4期睡眠，发作频繁的患者可在睡前服用，也可用盐酸曲唑酮或氟西汀等。该病发病率为1%～15%，多见于儿童，成年后多可自愈。

十四、发作性睡病

发作性睡病（narcolepsy）是一种睡眠觉醒紊乱性疾病。主要表现为白天出现不可抗拒的睡眠发作，可伴发猝倒症、睡眠瘫痪和入睡前幻觉等四联症。仅10%的患者出现发作性睡病全部四联症。其中睡眠发作是本病的首发症状和基本症状，可发生于驾驶、进食、行走、骑车等活动中，安静状态下更易发生。有的患者可有视物模糊、眼睑下垂等。猝倒症在发作性睡病中的发生率在80%左右，多由突然的强烈的情绪异常，如惊吓、恐惧、大笑等诱发。表现为突然的全身肌张力丧失而跌倒。如只累及个别肌群，则可出现下颌一过性无力、垂头、屈膝、面肌松弛、复视、握拳无力等。但呼吸肌很少受累。大多数仅持续几秒钟，意识始终清醒。也可以在几小时或几天内连续发生猝倒。睡眠瘫痪多出现于刚入睡或刚睡醒后，可自行终止或在各种刺激（如声音）下终止，一般持续几分钟，无意识障碍和呼吸肌受累。发生率约30%。入睡前幻觉的发生率约30%。常发生于睡眠到觉醒或觉醒到睡眠的转换时期。幻觉涉及视听等感觉及触觉，内容生动、鲜明。除此之外，有的还有自动行为。

发病机制不明，可能与下丘脑、脑干网状结构及睡眠觉醒中枢功能障碍有关。本病与DQB1等位基因HLA DQB1*0602和HLA DQB1*0102密切相关。发病率为0.03%～0.16%。可以出现在任何年龄，15～25岁多见。本病为终身疾病，主要行对症治疗。诊断上主要应与癫痫的复杂部分性发作及失张力发作鉴别。利用多导睡眠图及脑电图结合患者临床表现鉴别不难。

十五、睡眠相关的面下颌肌阵挛（睡眠中舌咬伤）

是睡眠中颞肌和咀嚼肌出现突发、短暂肌阵挛，患者发生舌咬伤、舌出血或反复舌咬伤后瘢痕形成，如果咬舌情况频繁发作，可导致口腔破溃影响进食和恐惧睡眠。是一种少见的睡眠障碍性疾病。容易误诊为癫痫或口腔疾病。可做夜间睡眠视频脑电图监测。治疗上可在睡前用氯硝西泮（可根据年龄或患者状况确定剂量）。多在10岁前起病，随着年龄增长这种发作一般会逐渐减轻，成年后消失。

十六、短暂性脑缺血发作

短暂性脑缺血发作（transient ischemic attack，TIA）多见于老年人，常有高血压、糖尿病、心脏病、高脂血症、动脉硬化等基础病变。临床多表现为神经功能的缺失性症状，如偏瘫、偏盲、偏身感觉减退等，肢体抽动不规则，也无头颈部的转动，症状常持续15分钟到数小时，脑电图无明显痫性放电。而癫痫可见于任何年龄，发作多为刺激性症状，如感觉异常、抽搐，发作持续时间多为2～3分钟，极少有超过30分钟的，脑电图多有痫性放电。二者鉴别并不难。

值得注意的是，颈内动脉系统TIA有的表现为发作性、不自主的一侧上下肢体或单肢肢体抖动，或表现为跳动、摆动、颤动、摇摆、舞蹈样动作，肢体抖动时一般不涉及面部及躯干，无全身发作及意识障碍，称为肢体抖动型TIA（limb-shaking transient ischemic attack，LS-TIA）。发作诱因为体位改变（突然站立）、长时间站立、颈部过伸、低血压、咳嗽、大笑过度换气、妊娠、手术、应激等，每次发作持续数秒至数分钟，每天可发作多次，发作肢体的对侧存在严重的颈内动脉狭窄或闭塞，EEG无癫痫波，易误诊为局灶性运动性癫痫发作。

十七、发作性运动障碍性疾病

发作性运动障碍性疾病（paroxysmal movement disorder）与癫痫发作一样也表现为发作性的特点。但它们都不是癫痫，在诊断、治疗和预后方面与癫痫都有区别。包括四个类型：

1. 发作性运动诱发的运动障碍（paroxysmal
kinesigenic dyskinesia，PKD） 是发作性运动障碍中最常见的类型。在儿童或青少年期发病。以突然运动诱发，如从坐位站起来时、起跑、跑步中突然加速时，突然的惊吓、过度换气也可诱发。发作前患者有一种难以描述的预感，发作时表现为姿势性肌张力异常或舞蹈手足徐动症、投掷动作、颤搐等运动增多症，持续数秒至1分钟，一般不超过5分钟，每天可多次发作，发作时无意识障碍及疼痛，一次发作后有短暂的恢复期，不能诱发第二次发作。发作间期神经系统检查无异常，脑电图、头部MRI均正常。分为原发性（包括散发或遗传）和继发性（获得性）两类，前者多见，主要致病基因是*PRRT2*，在所有原发性PKD患者中，*PRRT2*阳性占1/3左右。甲亢、脑外伤等可引起继发性PKD。部分患者本人或家系成员可有婴儿良性癫痫病史。PKD临床分为单纯型和复杂型。单纯型表现为典型PKD发作，不伴有其他神经系统发作性疾病。而复杂型除典型PKD发作以外，还可伴有婴儿惊厥、良性家族型婴儿惊厥、婴儿惊厥伴阵发性手足徐动症、偏瘫型偏头痛、发作性共济失调等其他发作性疾病。

2. 发作性非运动诱发的运动障碍（paroxysmal non-kinesigenic dyskinesia，PNKD）

PNKD并不被突然的运动所引起，可自发或由疲劳、饥饿、精神刺激、饮可乐（咖啡、酒精、茶）等因素所诱发。发作时的表现与PKD相似，持续时间在5分钟至数小时。发作频率较低，每天仅有1～3次，并且可有数月的间隔期，可有感觉异常"先兆"，发作时语言功能也可受累，但意识不受影响。随年龄增长发作减少的时间规律和PKD相似，但发病的年龄要早于PKD。PNKD可有家族史，但也可为散发病例，致病基因包括*PRRT2*、*MR-1*和*KCNMA1*。

*3. 发作性持续运动诱发的运动障碍（paroxysmal exercise-induced dyskinesia，PED）*罕见，常在持续运动后特别是跑步和行走后出现发作性的肌张力不全，多持续5～30分钟，停止诱发活动后数分钟可以缓解。PED可有家族史，但也可为散发病例，已发现PED的病因为葡萄糖转运子1缺陷，致病基因为*SLC2A1*。常表现为脑脊液葡萄糖含量降低（患者脑脊液葡萄糖含量在0.9～2.7mmol/L，空腹时脑脊液中葡萄糖/血糖在0.19～0.46，正常人为0.65）。生酮饮食可

显著改善PED症状。

4.发作性夜发性运动障碍（paroxysmal hypogenic dyskinesia，PHD）　睡眠期反复出现肌张力不全、舞蹈手足徐动症、投掷动作等运动增多症状，持续1分钟左右，一夜可多次发作。病因不明。因PHD表现与PKD和PNKD相似，而将其作为阵发性运动障碍的一种。抗癫痫药卡马西平对多数PHD病例有很好的疗效。

这4种运动障碍性疾病都表现为发作性的，其发作时的表现及发病原理类似癫痫，抗癫痫发作药物（首选卡马西平，睡前服用，小剂量开始，如起始剂量50mg/d，根据发作频率进行小剂量增减；其他如奥卡西平、苯妥英钠、托吡酯、氯硝西泮也可选用），治疗效果较好。随着年龄的增长会逐渐减轻或消失，预后较好。

总之，这种运动诱发的肌张力障碍多见于青少年，表现为从静止到运动过程中突然出现肢体僵硬及姿势异常发作，持续数秒钟，活动肢体可迅速缓解，脑电图监测发作时无痫性放电，抗癫痫发作药物可使发作完全终止，停药可复发。

十八、抽动症

抽动症有时需要和癫痫发作（如肌阵挛）相鉴别（表3-4）。

表3-4　抽动症和肌阵挛癫痫发作的鉴别

	抽动症	肌阵挛癫痫发作
发病年龄	5～10岁	任何年龄
临床特征	一组或多组肌肉突发、重复和刻板性不随意抽动，通常是非节律性，多见于面、颈、肩和上肢	局灶性：反复节律性抽动；多灶性：涉及多组肌肉快抽动，可呈同步性
受意识控制	可能短时有效	无效
睡眠	症状减轻或消失	基本无影响
情绪紧张和心理刺激	可能加重	可能加重
发作时意识状态	清楚	清楚、迟钝或丧失
伴随神经系统症状	注意力缺陷，学习困难，强迫行为或秽语	无或有脑病改变
脑电图	正常或与抽动无关的背景慢波	慢波或痫样放电

根据中国抗癫痫协会编著《临床诊疗指南·癫痫病分册》（2015修订版）有增减或更改

十九、夜惊症与夜间额叶癫痫发作的鉴别诊断

夜惊症属于发生在NREM的睡眠紊乱，同夜间额叶癫痫发作非常相近。但二者有本质的区别。在临床上，夜惊症与夜间额叶癫痫发作鉴别困难，脑电图是否有痫性放电是鉴别的关键（图3-5）。

表3-5　小儿夜惊症与夜间额叶癫痫发作的区别

	睡眠中的额叶癫痫发作	小儿夜惊症
发作时间	刚入睡时（NREM睡眠1～2期）	入睡后60～90分（NREM睡眠3期）
持续时间	1分钟以内	5～10分钟
发作次数	多，可每夜发作，一夜数次	少，数天或数月一次，仅1次/夜
发作表现	无目的性，简单而刻板，发声和运动症状均很少有情绪色彩	运动、哭闹和语言有明显的情绪色彩，行为有目的或指向
脑电图	额叶为主的阵发性异常或放电	发作间歇期正常，发作期由慢波睡眠3～4期转为觉醒反应波形。无癫痫放电

二十、谵妄

（一）概念

谵妄（delirium）是一组表现为急性、一过性、广泛性或波动性的认知障碍，病情发展迅速，以意识障碍为主要特征。因其发生率高，又有一过性发作的特点，临床上易误诊为癫痫发作。其病理生理学机制不明，可能与血浆乙酰胆碱等神经递质合成减少相关。

（二）原因和诱因（表3-6）

谵妄分兴奋性谵妄和淡漠型谵妄。淡漠型谵妄在临床上不易识别，预后更差。谵妄的表现可分为轻度至非常严重等不同程度，程度越严重预后越差。

1.谵妄的危险因素　包括两大类，即易感因素与诱发因素。

（1）易感因素：老年、痴呆、残疾及多种合并症为常见易感因素。男性、视力与听力下降、抑郁、轻度认知功能障碍、实验室检查异常及嗜酒也被认为可以增加风险。

（2）诱发因素：诱发因素中药物（尤其是镇静催眠药及抗胆碱药物）、手术、麻醉、疼痛、贫血、感染、急性疾病及慢性疾病急性加重等最常见。诱发因素越多，需要的易感因素越少。这

可以解释为何谵妄易发生在含有诱发因素的老年人、瘦弱者中。

2.持续性谵妄的潜在危险因素 包括老年、既往痴呆、多种并存疾病、谵妄严重程度及残疾。院内谵妄是发生并发症、住院时间延长及转入康复机构的危险因素，也可能导致长期预后更差。

虽然谵妄的原因及诱因非常多且复杂，但除颅内病变外，其他原因引起的谵妄一般只造成脑组织的非特异性改变如充血、水肿、肿胀，因而病变是可逆的，预后较好。

表3-6 谵妄可能的原因

病因	相关疾病
中枢神经系统疾病	卒中、颅脑外伤、癫痫、颅脑占位性病变、Wernicke脑病、颅内感染
感染	其他颅外感染
代谢障碍性疾病	低血糖、肝肾衰竭、甲状腺功能亢进或低下、甲状旁腺功能低下、电解质紊乱、肾上腺功能不全
物质滥用	长期饮酒、戒酒、长期使用镇静药后突然停用
中毒	毒物中毒、药物中毒、汞或铅等重金属中毒
营养缺乏	维生素B_6缺乏、维生素B_{12}缺乏、叶酸缺乏

（三）谵妄的临床表现

起病急，症状变化大，可持续几小时、数天，甚至数月。主要表现为意识障碍、神志恍惚、注意力涣散、对周围环境和事物的觉察清晰度下降等。意识障碍表现为白天轻夜间重。时间和地点的定向障碍，严重的可能出现人物定向障碍。记忆力障碍以近记忆力和即刻记忆力障碍明显。睡眠-觉醒周期不规律，如白天嗜睡而晚上活跃。好转后患者对谵妄时的表现或发生的事大都遗忘。

（四）谵妄的诊断标准

根据美国精神障碍诊断与统计手册（第5版）（DSM-5）标准，谵妄规范的定义为急性发展的注意力与意识状态障碍，且症状常波动（表3-7）。

（五）谵妄的治疗

谵妄的治疗包括病因治疗、支持及对症治疗。新发生的谵妄可能是一种危及生命的急症，需要对患者进行快速且恰当的评估，包括病史采集、体格检查及神经系统检查、实验室检查、脑电图及头部影像学检查等。急性脑损伤（如痫性发作及脑卒中）可引起谵妄，但在老年人中，大多数可治性诱因位于脑外。常同时合并存在多种诱因，

表3-7 谵妄的诊断标准

1.注意障碍（即指向、聚焦、维持和转移注意的能力减弱）和意识障碍（即对环境的定向力减弱）

2.该障碍急性发病（通常为数小时至数天）且严重程度常在1天内出现波动

3.至少合并一项认知障碍（如记忆、语言、视空间功能或感知觉障碍等）

4.症状（注意障碍、意识障碍及认知障碍）无法通过以往的痴呆更好地解释，也并非于觉醒水平严重下降或昏迷的情况下出现

5.存在其他证据，如躯体疾病、物质中毒或戒断（毒品或药物）或多种病因的直接生理结果

因此，需要对常见谵妄诱因进行全面筛查。

1.谵妄的评估及处理

（1）第一步：谵妄常见的可控因素评估及治疗

1）药物：新增加的药物、药物剂量增加、药物相互作用、非处方药物及酒精作为病因；处理：降低药物剂量、暂停药物或替代使用更少的精神活性药物。

2）药物缺乏：长期使用镇静药的撤药综合征的可能，如酒精、安眠药物；评估和治疗控制较差的疼痛（缺乏镇痛）；使用局部方法并制订治疗方案以尽可能最小剂量地使用阿片类药物。

3）电解质紊乱：评估并治疗电解质紊乱，如脱水、钠钾失衡及甲状腺异常。

4）感染：评估并治疗感染，特别是呼吸道、泌尿道及软组织感染。

5）感觉传入减少：评估并解决视力问题（如使用眼镜）和听力问题（如使用助听器）。

6）颅内疾病：若存在新发局灶性神经系统症状或病史提示或中枢神经系统以外病因不明确时，需要考虑颅内疾病，如卒中、感染、肿瘤等。

7）心肺疾病：评估并治疗心肌梗死、心律失常、心力衰竭、低血压、严重贫血、慢性阻塞性肺部疾病急性加重、低氧血症及高碳酸血症。

8）尿便障碍：评估并治疗尿潴留和便秘。

（2）第二步：预防或控制并发症。

1）尿失禁：执行定期排尿方案。

2）不动与跌倒：避免物理限制；使用辅助装置搬动患者；开展物理治疗。

3）压疮：活动患者；对不能活动者需勤翻

身，减轻压力点。

①睡眠障碍：开展非药物的睡眠卫生方案，包括夜间睡眠计划，避免使用安眠药物，减少不必要的唤醒（如为了测量生命体征）。

②进食障碍：监控饮食；如有需要提供进食帮助；预防吸入性肺炎；必要时营养补充。

（3）第三步：保证患者舒适和安全

1）日常行为干预：对于兴奋性或易激惹的谵妄患者，给予缓和情绪的技巧；鼓励家人来探视或关爱。

2）药物干预：仅在必要时使用小剂量高效率的抗精神药物。

（4）第四步：恢复功能

1）环境：减少喧闹及噪声；提供足够的光照；让患者接触家中熟悉的物品。

2）认知功能恢复：每日至少3次让患者进行时间、空间和人物定位。

3）日常生活能力：使用物理、作业治疗或功能训练。

4）患者教育、支持和参与：进行关于谵妄的教育，如其病因、可逆性、与患者最佳的互动方式、家人在功能恢复中的作用等。

2.谵妄相关的高风险药物及处理　药物是最常见的可调控诱发因素（尤其是精神活性药物），表3-8列出了常见的诱发药物及可用的替代药物。

表3-8　谵妄相关的高风险药物及潜在替代药物

药物	不良反应机制	替代剂或替代方案	备注
苯二氮䓬类	中枢神经系统镇静剂及撤药综合征	非药物性睡眠方案	若患者已经服用，可维持或减量，但不能立即停药
阿片类镇痛药	抗胆碱能毒性，中枢神经系统镇静药及便秘	局部镇痛；维持整日的非精神活性的镇痛药物，对暴发性疼痛和严重疼痛可保留阿片类药物	疼痛也可引起谵妄，需考虑药物的风险与获益；肾功能不全可增加不良反应发生率；严重过量反应时可使用纳洛酮
非苯二氮䓬类药物	中枢神经系统镇静剂	非药物性睡眠方案	与其他镇静药物类似，这些药物可导致谵妄
抗组胺类药物，特别是第一代镇静药	抗胆碱能毒性	非药物性睡眠方案，上呼吸道阻塞可用伪麻黄碱，过敏可用非镇静类抗组胺药物	有无使用非处方药，如苯海拉明或其他镇静类抗组胺药物
酒精	中枢神经系统镇静镇静或戒断综合征	若患者有大量饮酒史，需密切监测，并可使用苯二氮䓬类药物对抗其戒断综合征	询问是否饮酒
抗胆碱能药物	抗胆碱能毒性	减少剂量或对尿失禁采取行为治疗方案	对小剂量者，谵妄不常见
抗惊厥药物	中枢神经系统镇静药	使用替代药物，或患者痫性发作风险低且近期无发作史可考虑停药	即使药物浓度在治疗范围内，也可能发生谵妄
三环类抗抑郁药物（如阿米替林、盐酸丙米嗪、多塞平）	抗胆碱能毒性	SSRIs、SNRIs及其他抗抑郁药	对于慢性疼痛，新型药物（如度洛西汀）代替三环类抗抑郁药同样有效
组胺H_2受体阻断剂	抗胆碱能毒性	减少剂量或使用抑酸剂或质子泵抑制剂替代治疗	抗胆碱能毒性主要发生在大剂量静脉输注时
抗帕金森病药物	多巴胺能毒性	减少剂量或调整药物方案	多巴胺能毒性效果（如果主要发生在疾病晚期或剂量过大时）
抗精神药物，尤其是低效价的经典抗精神药（如氯丙嗪）	抗胆碱能毒性及中枢神经镇静药	完全中断或必要时使用小剂量高效价药物	谵妄患者使用时仔细考虑风险与获益
苯巴比妥类	镇静剂和严重的撤药综合征	逐渐停药或使用苯二氮䓬类药物替代	避免不恰当用药或立即停药

3.老年人中需仔细考虑所有药物的风险及获益，任何药物起始治疗或改量时均应当监控不良反应；改善环境因素，比如增加房间光照、使用时钟与日历来改善患者的时间定向、佩戴眼镜与助听器、进行尿便障碍监控、使用轮椅移动患者、预防压疮；减少物理束缚，仅在症状威胁患者安全且持续不断时才考虑使用抗精神病药物（针对患者的精神症状的对症治疗）；抗精神病药物需小剂量短期治疗，氟哌啶醇（首剂0.25mg）引起的嗜睡、低血压等副作用较轻，可首先考虑，其他新型抗精神病药物如奥氮平（2.5mg）、喹硫平（12.5mg）、利培酮等都可以选择；除非谵妄是因为酒精或镇静催眠药的戒断引起（震颤性谵妄），否则最好不要使用苯二氮䓬类药物，因为这类药可能引起认知障碍及意识障碍加重、抑制呼吸，对老年体弱者风险较大。

二十一、卵圆孔未闭

卵圆孔一般在出生后第一年闭合，若在3岁后仍未闭合称为卵圆孔未闭（PFO，图3-2）。正常人群中约30%存在PFO，但若在任何情况下都不发生由右向左的血液分流，则就不会产生临床症状。若发生由右向左的血液分流，静脉系统的栓子通过未闭合的卵圆孔进入左心室，通过体循环而引起全身动脉栓塞。目前常见的栓子包括盆腔静脉或下肢静脉的栓子、减压病或潜水病所致的空气栓子、手术或外伤后形成的脂肪栓子等。不同年龄组的PFO有不同的临床特点，如儿童及青少年主要表现为剧烈运动后心悸或晕厥；青壮年表现为突发黑矇、视物模糊或视野缺损；老年患者可表现为不明原因的卒中，其他表现还包括有或无先兆性偏头痛等。特别是部分PFO可表现为突然意识丧失和肢体抽搐发作，或有突发黑矇、视物模糊、眼前闪光等，需要与癫痫发作相鉴别，PFO抽搐发作持续的时间和意识转为清醒时间较癫痫发作明显延长。PFO诊断可通过经胸心脏超声（敏感度88%）、经颅多普勒（TCD）检测栓子（敏感度94%）、经食管心脏超声（敏感度100%）、超声右心声学造影，右心导管术经未闭合的卵圆孔从右心房进入左心房更能证实卵圆孔未闭的存在。PFO引起脑栓塞、偏头痛、反复抽搐或黑矇等可行封堵手术。

除了PFO，肺动静脉瘘也可引起患者发生抽搐等癫痫发作样症状，若临床怀疑PFO，而右心造影未发现PFO，或可显示肺动静脉瘘。

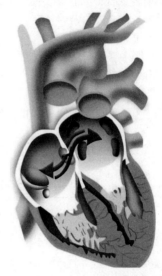

左至右分流
无临床意义
右至左分流
引起栓塞

图3-2　卵圆孔未闭示意图

二十二、脑震荡性晕厥

脑震荡性晕厥表现为受伤后立即昏迷，同时在短暂的强直后出现肢体不对称的阵挛性抽搐，持续数分钟后停止，醒后的临床表现类似于脑震荡，临床表现酷似癫痫发作。颅脑CT或MRI无大脑及脑干损害，脑电图无异常。无永久性或结构性的损害，也不会发展为癫痫，无须治疗。

二十三、与其他疾病鉴别

1.在心内科因为心慌就诊的患者，在消化内科因为胃部不适就诊的患者常需要排除癫痫发作。

2.癫痫持续状态要注意与连续性癫痫发作、低血糖脑病、去大脑强直、去皮质强直、急性畸形性肌张力不全（扭转痉挛等）等鉴别诊断。

3.癫痫性与非癫痫性发作鉴别见图3-3。

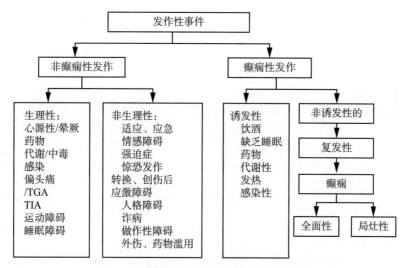

图3-3 癫痫性与非癫痫性痫性发作鉴别

第二节 癫痫发作之间的鉴别诊断

癫痫的不同发作类型的治疗和预后差别很大，应注意鉴别。

一、额叶癫痫和颞叶癫痫患者癫痫发作的鉴别

二者的具体鉴别要点见表3-9。

表3-9 额叶癫痫和颞叶癫痫患者癫痫发作的鉴别

	额叶发作	颞叶发作
发作频率	频繁，每日数次至数十次	少，每日1次至每日数次
发作起止	突发突止	缓慢开始，缓慢结束
发作持续时间	短，1分钟内	较长，1分钟至数分钟
继发全身性发作	早期快速	发作的晚期出现
发作后混沌状态	一般无	较长时间的发作后状态
先兆	嗅幻觉、头部感觉弥漫性热感觉、躯体感觉	体验性感觉、复杂视听幻觉
自动症	躯体运动性自动症	口咽部、手部自动症
精神症状	简单、短暂、不明显	突出、复杂、持续时间长
失神	常有	常有
偏转/姿势性强直	常有	少有
发声	常有	一般没有
肌张力降低	少有	常有
言语障碍或局部麻痹	可有	一般没有
脑电图	主要局限于额区，异常可累及前颞区	主要局限于颞区，异常有时在前额区，放电更明显

二、复杂部分性发作中的非典型失神发作与典型失神发作的鉴别诊断

复杂部分性发作中失神发作持续时间长，常超过1分钟，发作频率相对比较少，脑电图可见前颞区局灶性痫样放电；典型失神发作持续时间短，常小于30秒，发作相对多，每天数十次，脑电图可见双侧同步的3次/秒棘慢波。

成人类似的失神发作几乎都是复杂部分性发作。复杂部分性发作与典型失神发作是两种完全不同的发作类型，治疗上也不相同，若选错了药物，不仅不能治疗疾病，相反可能会加重发作。

三、癫痫诊断中的其他问题

1.临床医生很少能够直接观察到患者的痫性发作，观察到首次发作的可能性更小。医生一般是在患者发作症状消退之后才能看到患者。因此，多数情况下，医生的诊断过程需要详细地询问病史及事后或间接地调查患者的发作过程。一些症状或线索可能提示癫痫的诊断或有助于鉴别诊断。如：

（1）在癫痫、晕厥或心因性非癫痫性发作（PNES）鉴别诊断中，对于恐慌症状的关注更有助于鉴别出心因性非癫痫性发作。

（2）任何舌咬伤对鉴别癫痫和晕厥很有帮助，但对癫痫和心因性非癫痫性发作的鉴别没有

诊断价值。

（3）自我报告的尿失禁不能作为癫痫、晕厥和心因性非癫痫性发作的鉴别要点。

（4）患者在和医疗专业人员交流时，倾向于关注癫痫症状的患者更可能为癫痫发作，而倾向于关注发作后果的患者更可能为心因性非癫痫性发作。

（5）如果患者在发作时是闭眼的（多需要临床医生观察或视频记录），则更倾向于心因性非癫痫性发作的诊断。其敏感性近60%，特异性达80%。

（6）首次痫性发作后常规脑电图记录的癫痫样放电支持癫痫的诊断，敏感性为17.3%，特异性为94.7%。如果在发作后进行脑电图检查，单次脑电图检查发现癫痫样异常的比例为39%，而经过3次检查后，发现异常的比例达到了68%。在MRI检查方面，首次痫性发作后，只有28%的患者会表现出MRI上的异常，而非癫痫事件患者中也有8%表现为异常。

（7）发作后肌酸激酶检查的诊断敏感性很高，但特异性不高。

（8）血乳酸水平，将2.45mmol/L作为临界值，对于诊断全身强直-阵挛性发作的敏感性和特异性接近90%。高乳酸对女性患者具有较高的特异性，但敏感性较低。

2. 与单次痫性发作的患者相比，出现两次或多次痫性发作的患者复发风险更高。约有40%自认为首次痫性发作的患者其实以前已经有过一次或多次痫性发作，只不过未被认识到。

3. 目前国际上并没有一个通用而简单的公式能够计算出患者癫痫复发的个体风险。其复发的风险主要取决于首次痫性发作的原因，而病史、MRI和EEG只是寻找患者发病原因的重要工具。

（1）MRI显示的异常可能是潜在的致痫病灶，是癫痫复发的高风险因素，并且可以作为首次非诱发性痫性发作后诊断癫痫的基础。局灶性痫性发作的患者比起全身性发作者更常出现MRI上的异常，最常见的病变类型是局部神经胶质增生和脑萎缩。

（2）既往的脑损伤是癫痫复发的主要危险因素，MRI上的异常成像结果和以往的脑损伤密切相关。但在MRI检查资源受到限制的情况下，脑损伤的病史也是足够的支持证据。

（3）脑电图：无论何时检出脑电图的痫样放电，以后患者癫痫复发概率都接近80%。全面性和局灶性异常癫痫样放电患者的复发率无显著差异。与延迟检测脑电图相比，在首次非诱发性癫痫发作后72小时内进行早期脑电图记录，可以检测出更多的异常，提高诊断率，但证据仍然很有限。1/3的首次痫性发作患者初始清醒状态脑电图检测正常，但睡眠剥夺脑电图可检出异常放电。

（4）与清醒状态时的痫性发作相比，夜间出现痫性发作的患者复发风险增加2.1倍。其他如年龄、家族史、癫痫发作类型、首次发作为癫痫持续状态及脑脊液分析等目前仍是不确定的因素。

（5）目前基因检测在初始癫痫诊断或复发风险评估中并无作用，尤其是当MRI和脑电图没有异常时。如果怀疑患者的疾病是家族性的，或者如果还伴有如发育迟缓等其他症状时，在首次痫性发作时可以进行基因检测。

（6）免疫介导性癫痫除了癫痫发作之外，这类患者通常会出现神经精神症状。在没有其他脑病症状的情况下，11%的近期痫性发作患者可以发现自身抗体，但抗体对于癫痫复发风险有何意义仍然不确定。

> **提醒：** 癫痫的确诊和发作类型的准确判断是正确治疗、合理用药及预后判断的先决条件。但癫痫确诊和发作类型的确定是一个反复的过程，治疗则是一个持续的过程。任何一个癫痫患者诊断的确立都不是一次两次就能完成的，多数需要在以后的治疗或复诊的过程中不断地进行修正和完善。而治疗癫痫需要一个持久、连贯的过程。在这个过程中需要患者、家人及医生紧密配合，共同顺利地完成治疗任务。

第四章 癫痫的处理原则、目标和流程

一、癫痫处理原则

1. **诊断明确** 确定是否是癫痫、癫痫发作及癫痫综合征的分类、病因、诱发因素及共患病等；当无法确诊是否为癫痫时，不应考虑给予抗癫痫发作药物治疗。在治疗过程中应不断完善诊断，当治疗效果不佳时，需要重新审视初始诊断是否正确，包括癫痫诊断是否成立？癫痫发作/癫痫综合征/病因学诊断分类是否正确？如果不能及时修正诊断，常导致长期的误诊误治。诊断明确后要尽早开始治疗。

2. **选择合理的处理方案** 目前治疗方法包括抗癫痫发作药物治疗、外科切除性治疗、外科姑息性治疗、神经调控、生酮饮食、免疫治疗等。选择治疗方案时，应充分考虑病因、发作或综合征分类，结合其性别、年龄、共患病、社会因素等，进行个体化的综合治疗。在治疗过程中还需要根据患者对治疗的反应做出适当修正，直至找到最适合患者的治疗方法。

3. **合理的长期治疗** 部分癫痫患者停药后的复发率较高，长期足疗程的抗癫痫治疗是减少复发的关键，临床上应根据癫痫病因、综合征类型或发作类型及患者的实际情况选择合适的疗程，规律用药，定期随访。

4. **保持规律健康的生活方式** 诱因是引起癫痫发作的重要因素，健康规律的生活方式可以明显减少诱因，有利于良好地控制癫痫。

5. **明确治疗目标** 让患儿正常生长发育，让成人回归社会，提高其生活质量是癫痫治疗的最终目标。因此，癫痫治疗不仅仅是为了控制发作，而应该在控制发作与提高生活质量方面找到最佳平衡点。

二、癫痫治疗的目标

目前癫痫治疗主要还是以控制癫痫发作为首要目标，但更重要的是提高患者生活质量（癫痫无发作与健康相关生活质量的改善密切相关）。

（一）控制癫痫发作

1. **完全控制癫痫发作** 经过规范的抗癫痫发作药物治疗，约70%患者的发作是可以得到控制的，其中约60%的患者经过2～5年的正规药物治疗是可以痊愈的。完全没有癫痫发作的患者与即使长期控制了癫痫发作的患者相比，其生活质量存在显著差异，故目前公认的主要治疗目标应该是完全控制癫痫发作。

2. **减少严重的癫痫发作** 部分患者即使接受了正规且系统的治疗，其癫痫发作仍不能完全控制，对于此类患者，治疗的主要目标是尽可能减少对其生活质量产生恶性影响的严重发作。正确判断并尽可能地减少伴有意识障碍的全面性发作、猝倒等恶性癫痫发作，对改善患者的生活质量具有重要意义。

3. **减少发作次数/减轻发作程度** 对于部分药物难治性的癫痫患者，尽量采取药物、手术、神经调控及生酮饮食等方法，减少发作次数/减轻发作程度。

4. **控制临床下癫痫样放电** 一般情况下脑电图正常化既不是主要目的也很难达到，所以抗癫痫发作药物治疗的目标主要是抑制癫痫的临床发作，但是在一些特定情况下，控制脑电图上的癫痫样放电是必要的，如具有严重EEG异常同时伴脑功能障碍的婴儿和儿童患者。

5. **阻止癫痫源的发生** 发作过程中异常的脑部神经放电会对脑组织结构和功能造成一定的影响，常伴有智力损害及行为问题，其中某些神经解剖损害是不可逆的，从而导致癫痫发作难以控制，即产生癫痫源灶。但是实际上大部分抗癫痫药仅能改善临床发作，而不能改变疾病的自然病程。

（二）提高患者生活质量

1.降低癫痫患者的死亡率 严重的癫痫发作在没有得到有效救助时可能导致死亡。包括癫痫猝死、癫痫发作时意外死亡、车祸、跌伤等。

2.避免或减轻药物的不良反应 要根据发作类型和特点合理选药，尽量选择新型且副作用小的抗癫痫发作药物。一些抗癫痫发作药物对神经系统有所损伤，需要小剂量使用，减轻不良反应，还可以监测血药浓度，尽量避免使用具有肝损害作用的药物。

3.避免药物间的相互作用 应尽可能采用单药治疗，直到达到完全控制或最大耐受量。单药治疗失败后，可选择另一种单药或联合用药；尽量将作用机制不同、很少或没有药物间相互作用的药物配伍使用；合理配伍用药应当以临床效果最好、患者经济负担最轻为最终目标。另外，抗癫痫发作药物和其他药物也可能存在相互作用，如抗癫痫药和避孕药或伴随疾病的治疗药间均可能存在相互作用。

4.避免妨碍患者生活 癫痫患者长期反复发作，如果得不到有效控制会产生严重的生理及心理障碍，患者常封闭自己，伴发抑郁和焦虑、偏头痛、认知能力下降、情感障碍、自杀倾向等。因此除了重视抗癫痫发作药物的合理选择外，日常生活仍需多加呵护，尽量避免给患者的日常生活强加过多的限制，药物治疗尽量减小对患者日常生活的干扰。

三、癫痫治疗流程（图4-1）

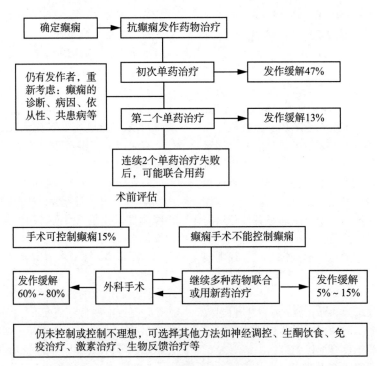

图4-1 癫痫治疗流程图

第五章 常用的抗癫痫发作药物介绍

20世纪80年代之前共有7种主要的抗癫痫发作药物，称为传统抗癫痫发作药物。之后开发并陆续上市了一些新的药物，称为新型抗癫痫发作药物。近些年来开发的药物可称为第三代抗癫痫发作药物（图5-1）。

一、苯妥英钠

苯妥英钠（phenytoin，PHT）可稳定神经膜，提高病灶周围正常细胞的兴奋阈值，从而抑制异常高频放电向周围正常脑组织的扩散，阻止神经兴奋传递过程中钠离子通道开放；治疗浓度的PHT能选择性阻断L和N型钙离子通道，抑制Ca^{2+}内流，也呈现使用依赖性阻滞；PHT还能通过抑制神经末梢对GABA的摄取，使GABA受体上调，间接增强GABA的作用，使Cl^-内流增加，

神经细胞膜超极化。通过上述作用和机制抑制异常高频放电的扩散，使癫痫发作停止。适用于典型的失神发作和阵挛发作以外的各种癫痫，作用肯定。但体内代谢与其他抗癫痫发作药物显著不同的是其代谢过程存在限速或饱和现象，应用一定剂量后肝代谢（羟化）能力到达饱和，此时即使增加很小剂量，血药浓度非线性急剧增加，易发生血药浓度过高引起的毒性反应，所以需要监测血药浓度，现在临床使用逐渐减少。使用时从小剂量开始服用，缓慢增加剂量直至发作控制或最大可耐受剂量。治疗过程中患者如果出现头晕、嗜睡、疲劳等，可暂时停止增加剂量或酌情减少当前的用量，待不良反应消退后再继续增加至目标剂量。成人常规剂量200mg/d，儿童起始剂量为5mg/（kg·d），以后逐渐增加至维持剂量

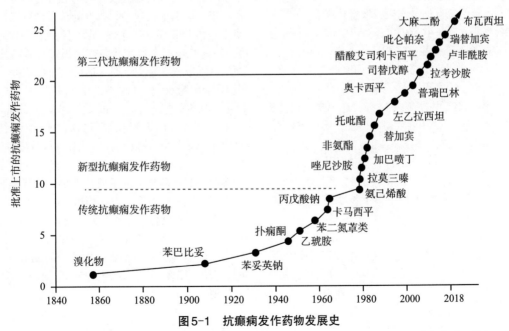

图5-1 抗癫痫发作药物发展史

Modified from Golysls A，Kwan P. Seizure，2017，44：147-156.Originatez from Kwan P，phD thesis，Univecsity of Glargow 2000.

3～8mg/（kg·d），但最大剂量不过200mg/d，每日2～3次。超量使用易引起不可逆的小脑萎缩。该药为强碱性，宜饭后服用。但进食可显著降低苯妥英钠的生物利用度。半衰期20小时左右，服药1周达到稳态血药浓度后，成人可一日服药一次，小儿每日2次。为肝酶强力诱导剂。与卡马西平、丙戊酸、拉莫三嗪、苯二氮䓬类、皮质激素、洋地黄类、口服避孕药、环孢素类、雌激素、左旋多巴、奎尼丁、土霉素或三环类抗抑郁药合用时，可减低这些药物的血药浓度。同时服用卡马西平、西咪替丁、华法林、氯霉素、异烟肼、氟康唑、磺胺类等可抑制PHT的代谢而增高其血药水平。利福平、抗酸剂、氨己烯酸、丙戊酸等可减低PHT的血药水平，由于丙戊酸对PHT的蛋白结合置换，故其游离浓度不变。与抗凝剂合用，开始时增加抗凝效应，持续使用则降低抗凝反应。本品可升高血糖，不能与多巴胺合用。长期服用可引起叶酸吸收及代谢障碍，发生巨幼细胞性贫血（补充叶酸治疗有效）。对认知损害较大（在传统的抗癫痫发作药物中，对认知功能影响的程度按照大小排列顺序依次为苯妥英钠、苯巴比妥、卡马西平和丙戊酸钠）。容易引起皮疹、过敏等。中国人检测HLA-B*1502阳性者避免使用。

（一）苯妥英钠急性中毒

1.原因　擅自加量或误服大量PHT。

2.主要表现　小脑和前庭系统症状，如眩晕、震颤、视力障碍、共济失调等；恶心、呕吐、头痛、精神错乱及昏迷等症状；抑制胰岛素释放，引起高血糖、酮症酸中毒或高渗性非酮症昏迷。

3.诊断PHT中毒主要依据　超常规剂量服用PHT史；有小脑功能障碍的体征；实验室检查PHT血液浓度超标。

4.处理　立即停用PHT；促进其排泄；对症处理主要的治疗方法为血液灌注。

（二）苯妥英钠慢性中毒（长期服用致PHT在体内蓄积）

1.牙龈增生，为胶原代谢改变引起的结缔组织增生所致，是最常见的慢性中毒反应，应注意口腔卫生，按摩牙龈。停药3～6个月后可恢复。

2.贫血、粒细胞减少、骨髓抑制等。

3.全身淋巴结肿大、假性淋巴瘤综合征。

4.皮疹、血管源性水肿。

5.小脑综合征：共济失调、眼球震颤、手颤和复视；与其剂量和血药浓度关系密切。

6.锥体外系运动障碍：PHT拮抗大脑内多巴胺并抑制其释放，引起帕金森综合征样表现。

7.大脑受损，产生苯妥英钠脑病，临床表现为进行性恶化的智力衰退、反应迟钝、嗜睡、癫痫发作次数增多、脑电图上慢波及痫样放电增多；脑脊液蛋白中度增高和淋巴结肿大。可能与长期服用PHT，血清叶酸水平下降，引起脑发育迟缓、精神失调有关，也可能与通过介导GABA通路直接对中枢神经系统产生抑制作用有关。

8.高颅压。

9.周围神经病，主要表现是四肢远端肌无力、感觉减退，膝反射和跟腱反射减弱或消失。

二、苯巴比妥

苯巴比妥（phenobarbital，PB）通过增强GABA突触与受体的抑制作用，降低神经元兴奋性，阻止痫性电活动传导。广谱抗癫痫发作药物。用于各类癫痫，曾为小儿癫痫的首选药物，起效快，对GTCS疗效好，也用于单纯及复杂部分性发作，对发热惊厥有预防作用。由于在儿童中引起多动及其他精细认知和记忆改变，现已退为二线抗癫痫发作药物，由于其镇静作用、撤药反应、成瘾性及过量的危险性，苯巴比妥仅用于对其他一线抗癫痫发作药物无效的患者。现在对于一些其他药物效果不好的患者也可以选择使用。可加重失神发作和肌阵挛发作。半衰期达37～99小时，可用于急性脑损害合并癫痫或癫痫持续状态。服药3周可达稳定血药浓度。成人常规剂量60～90mg/d，小儿开始3～5mg/（kg·d），5岁左右可达30mg/d，12岁以上60mg/d。因半衰期长，成人每晚服药1次，小儿代谢快，每天服药2次。为肝药酶诱导剂，可提高药酶活性，长期用药不但加速自身代谢，还可加速许多脂溶性或其他药物如丙戊酸、华法林、氯霉素等的代谢。可引起抗癫痫发作药物高敏感综合征。

不良反应包括镇静、认知受损、头痛、恶心、呕吐、耐受、依赖、减少REM睡眠、功能受损、骨质疏松、易激惹、谵妄。可引起皮疹、过敏、血管源性水肿、呼吸抑制等。肝性脑病患者禁用。

三、卡马西平

卡马西平（carbamazepine，CBZ）是一种电

压依赖性钠离子通道阻断剂，通过延长动作电位兴奋期，抑制丘脑腹前核至额叶的神经冲动的传导，或可增高GABA抑制功能，阻止脑部异常电位活动快速、反复地暴发，从而限制痫性放电向周围脑组织扩散，并通过降低细胞膜对钠离子和钙离子的通透性，使其兴奋性下降，阻止癫痫的发作。是部分性发作的首选药物。也是治疗儿童癫痫伴中央颞区棘波的首选药物，对复杂部分性发作疗效优于其他抗癫痫发作药物，对继发性GTCS也有较好疗效。对精神运动性发作疗效较好。对癫痫伴发的躁狂、抑郁也有效。容易导致有些全面发作加重（失神发作、非典型失神发作、肌阵挛发作、失张力发作）。卡马西平的代谢遵循一级药动学模式，而且药物剂量、血清药物水平和毒性反应之间的关系呈线性关系。其在人体内吸收较慢，但吸收完全，服药后12小时内达平均血浆峰值浓度；在脑脊液、唾液中的原型药物占20%～30%，在乳汁中相当于血浆浓度的25%～60%；单剂量初次用药半衰期20～30小时，因对肝酶有诱导作用，长期使用半衰期为8～20小时，服药3～4日可达到稳态血药浓度。口服从小剂量开始，成人常规治疗剂量10～20mg/（kg·d），每日1～2次，逐渐增加剂量直至最佳疗效，每日2～3次。餐后口服。联合使用时跟托吡酯联用效果较好。卡马西平能诱发自身代谢，这种自身诱导作用在治疗后的3～5天开始，3～4周后结束。因此，用量在几周后必须上调，最终的维持量依赖于这种自身诱导的程度。卡马西平也能加速其他脂溶性药物在肝内的氧化和结合，如环孢素、皮质类固醇、口服避孕药、华法林及其他抗癫痫发作药物。使抗凝药、口服避孕药、茶碱等多种药物的血药浓度降低；而苯巴比妥、苯妥英类肝酶诱导性抗癫痫发作药物可显著降低卡马西平的血药浓度；丙戊酸可显著升高卡马西平环氧化代谢物的体内浓度，但并不伴随卡马西平血药浓度的改变。

（一）卡马西平常见的副作用

1.变态反应

（1）皮肤：约10%服用卡马西平的患者在服药10天左右或更久易发生皮疹、湿疹、荨麻疹、皮肌炎、过敏性皮炎、剥脱性皮炎、中毒性表皮坏死松解症、渗出性多形性红斑、红斑狼疮综合征等，严重的导致死亡，需立即停药。常见的良性皮疹可能预示将发生罕见的严重皮疹。多数认

为属变态反应，可能与其中间代谢产物卡马西平10，11-过氧化物有关，影响肝脏CYP3A3微粒体酶功能，如果因先天或遗传因素导致此微粒体酶异常，不良反应发生率高。但与卡马西平的剂量无关。

建议*HLA*1502*等位基因阳性的患者不得使用卡马西平治疗，除非明确治疗效益大于风险。*HLA*1502*等位基因阴性或没有检测基因的患者服药期间应密切观察皮肤有无皮疹发生，应嘱患者发现药疹后立即停药并来院复诊，要注意合理饮食，补充足够的热量和营养，有过敏表现者，可给予抗过敏药物治疗。

（2）肝脏：约1/5的患者在服用1个月内可出现肝功能异常，罕见发热、皮疹和腹部触痛等症状。可致死，所以当氨基转移酶升高时需警惕，必要时停药。

2.骨髓抑制　卡马西平可引起再生障碍性贫血和粒细胞缺乏症（说明书有黑框警告）。因此，在治疗前、治疗中应定时查血常规，治疗过程中出现喉痛、发热、口腔溃疡、皮疹，应立即复查。如白细胞计数降至3×10^9/L、血细胞比容＜32%、血小板＜100×10^9/L、网织红细胞＜0.3%，应立即停药，有感染者需做相应处理。但可逆的白细胞减少很常见，有的不需要减停药物。

3.抗神经递质效应　卡马西平有抗去甲肾上腺素能和拟氨基丁酸能作用。可引起思睡和共济失调。卡马西平阻断腺苷A1受体，增强唤醒性，也可以解释其激惹、激越、情绪不稳和失眠。卡马西平增强5-羟色胺（5-HT），引起头痛、恶心呕吐和窦性心动过缓。卡马西平有抗胆碱能作用，引起口干、便秘和视物模糊。

4.离子阻断效应　卡马西平有拮抗Ca^{2+}性能，有维拉帕米（异搏定）样效能，可抑制窦房结和房室结功能，引起窦性心动过缓和房室传导阻滞。但一般不降低血压。卡马西平阻断Na^+内流，有I型抗心律失常药样效应，引起房室传导阻滞。警惕阿-斯综合征发作。

5.抗环磷酸腺苷效应

（1）低钠血症：卡马西平抑制环磷酸腺苷，继而抑制肾小管重吸收钠，引起低钠血症。成人服用卡马西平，14%的患者可出现低钠血症，儿童和青少年患者中低钠血症发生率为1%～2%。当患者体内卡马西平血浆浓度较高，或卡马西平与奥卡西平、选择性5-羟色胺再摄取抑制剂、

利尿剂合用时更容易出现低钠血症。低钠血症主要表现为神经症状（癫痫发作、头痛、昏迷等）、精神症状（幻觉、胡言乱语等）、消化道症状（恶心、呃逆）和肌肉症状（痛性痉挛）。低钠血症一旦出现，便持续存在。如果血钠＜130mmol/L，需要限制水的摄入，减少卡马西平用量。

（2）甲状腺素水平下降：促甲状腺释放激素经环磷酸腺苷促使甲状腺素释放。卡马西平抑制环磷酸腺苷，降低甲状腺素水平，但一般不引起甲状腺功能减退。

（3）体重增加：β_3受体经激动环磷酸腺苷分解脂肪，卡马西平抑制环磷酸腺苷，继而抑制脂肪分解，使体重增加，但程度较丙戊酸盐和碳酸锂弱。

（4）脱发：卡马西平抑制环磷酸腺苷，故而抑制发根部代谢，引起脱发，发生率在6%以下。

（5）致畸作用：卡马西平抑制环磷酸腺苷，继而抑制胎儿发育。卡马西平诱导CYP3A3微粒体酶，抑制维生素D、维生素K、叶酸、内源性糖皮质激素、甲状腺素、性激素和胆红素形成，抑制胎儿发育。

（二）抗癫痫发作药物高敏感综合征

使用苯妥英钠、苯巴比妥或卡马西平时，在用药的1～4周，患者出现发热、皮疹及全身器官受累表现，如肺炎、肝炎、心肌炎、淋巴结肿大等。皮疹可以是表皮破溃和剥脱性皮炎、中毒性表皮坏死松解症。这种表现可在1～2周或1个月内不进展。其原因是苯妥英钠、苯巴比妥或卡马西平都具有苯环，其通过CYP450代谢为过氧化物。如果使用不连续，当选用后继的抗癫痫发作药物时出现了交叉过敏反应。拉莫三嗪也有类似的反应，但目前没有证据表明拉莫三嗪与苯妥英钠、苯巴比妥或卡马西平有交叉过敏反应。加巴喷丁、托吡酯、氨己烯酸及苯二氮䓬类与苯妥英钠、苯巴比妥或卡马西平的交叉过敏反应也未见报道。丙戊酸的代谢途径与其不同，因此在任何急性肝炎恢复后可考虑选用。

四、扑痫酮

扑痫酮（primidone，PRM）是一种苯巴比妥类抗癫痫发作药物，其经过肝代谢为具有抗癫痫作用的苯巴比妥和苯乙基丙二酰胺起作用。适应证是GTCS，以及单纯和复杂部分性发作。它和苯巴比妥具有同样的作用和副作用。因副作用较大，现在已经很少使用于癫痫患者。

五、乙琥胺

乙琥胺（ethosuximide，ESM）常用来控制失神性癫痫发作，对全面性强直阵挛发作无效。吸收快，约25%以原型由肾脏排泄，与其他抗癫痫发作药物很少相互作用，几乎不与血浆蛋白结合。对失神发作的作用主要是基于它对丘脑神经元的T型钙通道的阻止作用。在丙戊酸钠出现之前，失神发作几乎都使用ESM，丙戊酸钠出现之后ESM的使用已经逐渐减少。在我国国内几乎没有出现过ESM。

六、地西泮

地西泮（diazepam）即安定。属苯二氮䓬类药物（benzodiazepines，BZDs）。通过刺激上行性网络激活系统内的GABA受体，提高GABA在中枢神经系统的抑制，增强脑干网状结构受刺激后的皮质和边缘性觉醒反应的抑制和阻断；增强突触前抑制，抑制皮质-丘脑和边缘系统的致痫灶，抑制癫痫活动的扩散，但不能消除病灶的异常活动。目前已经很少使用地西泮来控制癫痫。主要用于癫痫持续状态。对其他类型的癫痫可作为辅助治疗。静脉注射地西泮目前是临床救治癫痫持续状态的首选药物，吸收快，发挥作用一般只需1～2分钟，最长药效可持续20～40分钟（虽然地西泮的半衰期较长，但因为其脂溶性，注射后很快溶解于脑组织中，使血液中的有效浓度很快下降。地西泮加入葡萄糖或生理盐水等溶剂中可能形成细微沉淀，注入后可在血液中快速溶解，不影响效果）。故癫痫持续状态的痫性发作在使用地西泮控制后，应给予其他抗癫痫发作药物以达到长期控制。其最常见的副作用是嗜睡。如注射速度过快，可引起呼吸抑制。静脉使用地西泮时最好不予稀释，因用生理盐水稀释时，可能产生细小的白色沉淀，其安全性尚不明确。地西泮口服抗癫痫效果常不佳，肌内注射时吸收效果不好，目前不推荐使用。

地西泮使用中的注意事项：①地西泮脂溶性高，肌内注射后不易吸收，吸收不规则也不完全，容易在注射部位产生硬结。地西泮注射液中常含苯甲醇作为镇痛药以减轻注射区疼痛。由于苯甲醇肌内注射易引起儿童臀肌挛缩症，含有苯甲醇的所有药品注射剂均要求禁止用于儿童肌内注射。②地西泮注射液采用的是混合溶媒，在水中的溶解度为1：400，除水外还含有40%丙二醇、10%乙醇等有机溶媒起助溶作用并加热至50～60℃才能使之完全溶解。用注射用水、生理盐水或5%葡萄糖溶液稀释后，由于溶媒组成改变，其溶解度降低而析出结晶，产生浑浊，但不影响疗效。临床不建议稀释后使用，也不推荐静脉滴注给药途径。推荐给药方法是缓慢静脉推注、静脉微量泵入。③在抢救癫痫持续状态患者的时候，地西泮静脉推注能迅速进入脑内，但在20分钟后血及脑中浓度会急剧下降。为了维持有效治疗水平，5分钟后可重复给药，也可在静脉推注后给予地西泮静脉泵入。④地西泮注射速度过快可导致呼吸暂停、低血压、心动过缓或心脏停搏。所以静脉推注速度应控制在2mg/min，最好在有呼吸机等抢救设施的监护室进行。孕妇、妊娠期妇女、新生儿禁用，儿童禁止肌内注射。聚氯乙烯（PVC）输液器材对地西泮有吸附作用，故尽量不采用PVC注射器及塑料器。所有溶液都应现配现用，同时配伍和输注过程中注意观察溶液澄清度，采用非PVC管材的精密过滤输液器。

七、氯硝西泮

氯硝西泮（clonazepam，CZP）属长效苯二氮䓬类药物。是除氯巴占外唯一可用于慢性癫痫长期治疗的苯二氮䓬类药物。直接作用于GABA受体亚单位，起效快，口服吸收良好，1～2小时后达到血浆药峰浓度，易透过血脑屏障进入脑内，且作用迅速，但容易耐药使作用下降。氯硝西泮在体内几乎全部被代谢，每天以原型从尿中排出者不足0.5%，为广谱抗癫痫药。药效较地西泮强5倍。适用于各型癫痫，尤其适用于失神发作、婴儿痉挛症、肌阵挛性发作、运动不能性发作及Lennox-Gastaut综合征。但由于该药有明显的镇静和耐受性等副作用，限制了该药在癫痫治疗中的长期应用。现在用于一线药物不能耐受的失神发作、肌阵挛发作、婴儿痉挛症、儿童失神癫痫、特发性全面性癫痫等的辅助用药。小剂量即可取得较好效果。从目前的临床应用效果来看，氯硝西泮主要的作用还是用于癫痫大发作时对于惊厥的控制，其对癫痫持续状态的控制效果比较显著。氯硝西泮的即刻止痫作用与地西泮相仿，药效持续时间明显长于地西泮，弥补了地西

泮起效快但药效持续时间短的缺陷。控制癫痫状态的有效率较地西泮为佳，脑电图改善与临床好转相一致。药物间相互作用轻微且无临床意义。与酒精、镇静药物合用可增加中枢神经的镇静作用，易成瘾。氯硝西泮与丙戊酸盐同时使用可导致失神发作。

不良反应：镇静、头晕、共济失调、认知受损、流口水、呼吸抑制、运动技巧受损、兴奋、发怒、焦虑、噩梦、幻觉、抑郁、精神症状、耐受、依赖。与阿片类合用可引起呼吸抑制，甚至昏迷死亡。急性闭角型青光眼、肝功能异常、对苯二氮䓬类药物过敏者禁用。

八、咪达唑仑

咪达唑仑（midazolam）属于新型苯二氮䓬类药。最早作为麻醉剂得到广泛临床应用，后来发现该药的抗惊厥作用后相继应用于癫痫患者。

（一）作用机制

通过促进GABA与A型GABA受体结合，激活神经元细胞膜化学门控氯离子通道，促进神经元氯离子通道开放，使Cl⁻内流增加，形成细胞膜过度去极化，产生抑制性突触后电位（IPSP），发挥对神经系统的抑制作用；同时具有抗焦虑、肌肉松弛、镇静、催眠等药理作用。咪达唑仑不仅具有很强的抑制癫痫作用，还能有效消除发作间期大脑皮质、丘脑痫样放电，降低脑血流量，降低脑代谢，对脑缺血起到保护作用。

（二）药动学

咪达唑仑为1,2-环状结构的1,4-苯二氮䓬类化合物，该药在其制剂pH为3.5时，1,2-环状结构为开环状，是唯一的水溶性苯二氮䓬类药物，因此经肌内注射、口鼻和直肠黏膜等途径吸收可靠，生物利用度高达90%以上。在生理pH时，其环状结构为闭环状，具有高度的亲脂性，能够快速通过血脑屏障进入中枢神经系统，从而具备临床上快速起效的特点。在体内可完全被代谢，主要代谢物为羟基咪达唑仑，然后迅速与葡萄糖醛酸结合，呈无活性的代谢物，60%～70%由肾脏排出体外。静脉给药的稳态分布容积可达50～60L，血浆蛋白结合率约95%，半衰期为1.5～2.5小时。由于其吸收快（特别是经非静脉途径）、起效迅速、代谢灭活快、持续时间短等药理作用特点，一方面可减少建立癫痫持续状态

患者静脉通道的时间及药物起效时间，更迅速控制癫痫持续状态，另一方面可减少镇静药引起的呼吸抑制甚至死亡、昏迷等不良反应。

（三）用法用量

本品为强镇静药，注射速度宜缓慢，剂量应根据临床需要、患者生理状态、年龄和配伍用药情况而定。

控制癫痫持续状态。

1.早期癫痫持续状态　癫痫发作＞5分钟；咪达唑仑10mg肌内注射，如持续状态未终止则15分钟后重复一次。或者静脉注射咪达唑仑注射液2mg后，生理盐水50ml加咪达唑仑注射液15mg，以0.06mg/（kg·h）的速度静脉持续泵入，症状控制后常规口服丙戊酸钠片，24小时后停用咪达唑仑，继续常规口服抗癫痫发作药物治疗。

2.难治性癫痫持续状态　发作持续＞60分钟，对二线药物治疗无效，需全身麻醉治疗；咪达唑仑 首剂0.2～0.3mg/kg，随后0.05～0.5mg/（kg·h）逐渐加量至有效；2～3天后需降低滴速；在最后一次临床发作或脑电图痫样放电后继续麻醉治疗；12～24小时，随后开始减量。用药期间进行心电、血压、血氧饱和度监护和电解质、血气监测，并记录起效时间（首次给药结束后至惊厥停止不再发作的时间）、呼吸、意识、肌张力及瞳孔等情况，同时给予病因、支持、对症等治疗。

（四）咪达唑仑治疗癫痫持续状态的优势

1.与中枢神经系统苯二氮䓬受体亲和力高，其结合力是地西泮的3倍，效价是地西泮的3倍。

2.可以更快速地到达与终止惊厥有关的受体部位，当顽固性惊厥不能被地西泮、丙戊酸钠、苯巴比妥等传统抗癫痫药终止时，咪达唑仑仍然有效；广泛应用于癫痫持续状态急性期治疗。

3.可以多途径给药，它的水溶性特性决定了它通过肌内注射及口鼻黏膜给药也是同样有效的，在静脉通道尚未建立的时候，可以选择肌内注射或通过口鼻黏膜给药，这一特性在医院以外的环境中处理突发癫痫持续状态的患者时，显得尤为重要，这也使得咪达唑仑凸显作为急诊用药的优势和潜力。

4.药物安全性方面，咪达唑仑对循环系统、呼吸系统的抑制作用较弱，用量在1～8μg/（kg·min）范围内安全可靠，剂量超过8μg/（kg·min）可出现轻微的呼吸、循环抑制作用，通常不需要气管插管和机械通气，将药物减量后可很快恢复。

（五）不良反应

较常见的不良反应为嗜睡、镇静过度、头痛、幻觉、共济失调、呃逆和喉痉挛；静脉注射还可以发生呼吸抑制及血压下降，极少数可发生呼吸暂停、停止或心搏骤停。

（六）注意事项

1.本品不能用碱性注射液稀释或混合。

2.长期静脉注射咪达唑仑，突然撤药可引起戒断综合征，推荐逐渐减少剂量。

3.肌内注射或静脉注射咪达唑仑后至少3小时不能离开医院或诊室，之后应有人伴随才能离开；至少12小时内不得开车或操作机器等。

4.本品慎用于体质衰弱者或慢性病、肺阻塞性疾病、慢性肾衰竭、肝功能损害或充血性心力衰竭患者，若必须使用咪达唑仑则应减小剂量并进行生命体征的监测。

（七）其他

地西泮、氯硝西泮、劳拉西泮（注射剂常用于癫痫持续状态的初期治疗，其疗效与静脉注射地西泮无差异）和咪达唑仑都属于苯二氮䓬类药物。它们对癫痫发作均有效，但随着时间的延长会出现耐药性，而失去用药初期的抗癫痫作用，所以它们现在很少被用于治疗癫痫。在急诊癫痫的治疗中，苯二氮䓬类药物静脉用药用来控制癫痫持续状态非常有效。总体上讲，氯硝西泮抗惊厥作用较强，地西泮起效更快，劳拉西泮有更持久的药效，因而对于住院患者，静脉注射氯硝西泮、劳拉西泮、地西泮是一线选择；而对于社区患者，静脉给药不方便，地西泮直肠栓剂、鼻腔喷雾剂和咪达唑仑口服片便于使用，也更易被患者接受。

九、氯巴占

氯巴占（clobazam，CLB）又称氯巴扎母、氯巴扎酮、氧异安定。为长效苯二氮䓬类药物，药理作用与地西泮相似，其镇静副作用很小。具有抗焦虑和抗惊厥作用，被广泛使用于对其他抗癫痫发作药物无效的难治性癫痫，可单独使用，也可作为辅助治疗用。更适合用于成人癫痫的辅助治疗。对复杂部分性发作继发全身性复杂和Lennox-Gastaut综合征效果更佳。治疗安全范围比地西泮、苯巴比妥、丙戊酸钠广。口服吸收快而完全，服药 1～3 小时后达血药峰浓度，经肝脏代谢为 N-去甲基氧异安定，代谢产物同样有抗惊厥作用，作用强度为氯巴占的 2/3。半衰期为 60 小时，如每日用药 30mg，约 6 天达稳态血药浓度。一般从小剂量开始，每日 20～30mg（0.5～1mg/kg），逐步加量。如与其他抗癫痫药合用，则应减少本品剂量，每日应用 5～15mg（0.1～0.3mg/kg）。如连续应用，其抗惊厥作用逐渐减弱，对可预测癫痫发作的患者（例如妇女月经性癫痫）可采用间歇治疗，如在月经来潮前 2～3 天开始用药，10 天后停用。间歇方法有助于预防耐受性的产生。不良反应与其他苯二氮䓬类相似，但都较轻微，偶见有轻度的镇静、焦躁、抑郁和肌无力。与卡马西平、苯巴比妥、苯妥英钠、丙戊酸合用时，氯巴占的血药浓度降低，而其他药物的血药浓度升高。合用丙戊酸钠时，N-去甲基代谢产物血药浓度降低，而合用卡马西平、苯妥英钠时，N-甲基代谢产物血药浓度升高，因而合用时应注意调整剂量。

十、丙戊酸钠（valproate，VPA）

目前仍然是全面性癫痫和失神性癫痫的首选治疗药物。它能很好地控制发生在同一患者身上的不同种类型的癫痫。但对全身强直-阵挛性发作的疗效不及苯巴比妥和卡马西平，对不典型失神发作的疗效不及氯硝西泮，对失神发作的疗效优于乙琥胺。属于不含芳香环和氮元素的抗癫痫发作药物。

（一）作用机制

1.阻滞钠离子通道：作用于电压依赖性钠离子通道，减少 Na^+ 内流，降低细胞膜的兴奋性，减少神经元持续性动作电位发放的频率。

2.增强突触后抑制性神经递质 GABA 作用，以各种不同途径增强 GABA 活性，抑制动作电位的高频重复发放。

3.增加突触前和突触后 GABA 的传递，通过负反馈作用，降低视前区及黑质突触前 GABA 释放。

4.丙戊酸可以抑制 γ-羟基丁酸（GHB）生成，而 GHB 可以导致动物出现类失神发作型癫痫发作，所以减少 GHB 释放对于丙戊酸治疗失神发作起到非常重要的作用。是一种抗癫痫效果最好的广谱的抗癫痫药之一，尤其适用于全面性癫痫。极少会加重癫痫发作，如在用药过程中出现癫痫发作加重，应考虑剂量过高、存在癫痫性

脑病、肝功能异常或有代谢性异常。

（二）用法用量

本品半衰期为 8～15 小时，每日剂量通常分 2～3 次服用，服药 1～4 日达到稳态血药浓度。许多因素可影响丙戊酸钠的药动学，如食物常可延迟其吸收。小儿常规剂量 20～30mg/（kg·d）；成人 20 mg/（kg·d），可从小剂量如 5～10 mg/（kg·d）起始，逐渐加量，常用剂量多在 600～1800mg/d，血药浓度为 50～100mg/L。丙戊酸和卡马西平、拉莫三嗪、左乙拉西坦、加巴喷丁都不是一类的，所以联合用药起来比较好搭配。联合使用时与拉莫三嗪联用较好。但可抑制拉莫三嗪的代谢，延长其半衰期。与有肝酶诱导作用的抗癫痫发作药物（如苯妥英钠、苯巴比妥、卡马西平）合用会降低丙戊酸的血药浓度。丙戊酸可能提高苯巴比妥、安定类制剂、卡马西平的血药浓度。可降低苯妥英钠的总血浆药物浓度，但能提高游离态的苯妥英钠血浆药物浓度。

（三）副作用

1.神经系统 镇静、认知功能下降、震颤、脑病（可能与血氨无关，但也有高血氨脑病）。出现脑病时要及时识别，查血氨。

2.血液系统 可影响血小板的功能，引起血小板减少症，因此在外科手术之前必须明确血小板的功能状态。白细胞减少也常见。服药过程中注意定期检测血常规。

3.消化系统 丙戊酸增加 5-HT 能作用，可引起消化道不适，在治疗初期常见的有恶心、呕吐、厌食、腹痛、腹泻等，饭后服药可减轻，改用丙戊酸的缓释剂可进一步减轻。随治疗持续也可有一定程度的减轻。需要注意的有肝损害（注意监测肝功能），尤其要关注与丙戊酸相关的过敏性肝脏毒性反应和胰腺炎，这些常是致命的。在婴幼儿，肝脏毒性的危险性显著增高。特别是 2 岁以内的小孩、包括丙戊酸在内的多药联合治疗、智力发育迟缓、先天性代谢障碍的患者，发生致命性肝衰竭的危险性非常大。

4.生殖系统 主要表现为高雄激素血症，可导致女性月经失调或闭经、不孕、多囊卵巢综合征、较强的致畸性。所以年轻女性尽量不用。

（四）禁忌证

1.小儿的遗传代谢性疾病：如线粒体脑肌病。丙戊酸可干扰线粒体 β-氧化。

2.急慢性肝炎、严重肝病。

3.卟啉症：丙戊酸影响卟啉代谢。

十一、丙戊酸镁

丙戊酸镁是丙戊酸盐的另一种类型。其作用机制、使用范围、毒副作用与丙戊酸钠大致相同。与同类药物中的其他药物（如丙戊酸、丙戊酸钠、双丙戊酸钠、丙戊酰胺）相比，丙戊酸镁有以下特点：丙戊酸的镁盐疗效优于其钠盐，克服了丙戊酸钠的吸潮性（有利于储存和使用，质量更稳定），生物利用度更高（为丙戊酸钠的121%），释放性更好，镁本身具有抗惊厥作用（用于低镁抽搐），有水肿或高血压忌钠盐的患者更为适用，毒副作用较钠盐小。国内山西医科大学癫痫研究所耿磊钰、刘玉玺等研究认为，丙戊酸镁缓释片与丙戊酸钠缓释片（即德巴金）药效并无显著性差异，但丙戊酸镁盐具有比钠盐更好的抗惊厥疗效。

十二、托吡酯

托吡酯（topiramate，TPM）有多个作用机制，如阻滞钠离子通道的重复点火、钙离子通道阻滞及影响Cl⁻膜运转，减少痫样放电持续的时间和每次放电产生的动作电位数；增强GABA介导的抑制作用、拮抗兴奋性氨基酸海人藻酸/α-氨基-3-羟基-5-甲基-4-异恶唑丙酸（AMPA）受体。是一个新型、广谱、高效的抗癫痫发作药物。对局灶性发作疗效好。也用于全面强直阵挛发作、肌阵挛发作、强直发作、失张力或失神发作、Lennox-Gastaut综合征、婴儿痉挛症等。除对失神发作的治疗效果不好外，治疗其他各类型发作的效果都较好。口服吸收较好，吸收快，其血药浓度与疗效或不良反应之间无相关性，不需要进行定期的血药浓度监测。达峰时间为2～4小时，用药4日可达稳定的血药浓度，半衰期20～30小时，可每日服药一次。但在新用药患者仍建议每日服2次；药物60%～80%以原型从肾排出，肾功能有损者半衰期提高2～4倍。与食物同会延迟吸收但吸收量不减少。生物利用度为80%。苯妥英钠、卡马西平可促进其代谢，显著降低其血药浓度，而丙戊酸是唯一不影响托吡酯血药浓度的一线抗癫痫发作药物。可单药治疗，也可以联合用药。临床上与卡马西平联用较多。成人常规剂量为100～200mg/d，宜分2～3次服用。儿童2岁以上第一周为0.5～1mg/（kg·d），每晚1次，以后每周增加0.5～1mg/（kg·d），分2次服，增加至维持剂量为3～6mg/（kg·d）。托吡酯的副作用与传统的抗癫痫发作药物相比相对较小。

十三、奥卡西平

（一）作用机制

奥卡西平（oxcarbazepine，OXC）为卡马西平10-酮基衍生物，同卡马西平具有相似的作用机制和抗癫痫谱。但是与卡马西平相比具有完全不同的代谢特点，奥卡西平代谢过程中避免了引起卡马西平某些不良反应的中间代谢产物，临床上呈现较好的耐受性和较少的药物相互作用。在体内迅速代谢成活性代谢物10，11-二氢-10羟基卡马西平（MHD），起药物的主要作用。它也是通过阻滞电压敏感性钠离子通道，稳定过度兴奋性神经细胞膜，抑制神经元重复放电，减少突触冲动传递，从而阻止癫痫发作（图5-2）。

（二）用法

本品几乎可以完全口服吸收，食物对其无影响，达峰时间为4.5～8小时。半衰期为8～25小时。在治疗癫痫时，与卡马西平的适应证相同，已逐渐代替卡马西平作为部分性发作首选药物，且对复杂部分性发作疗效优于其他抗癫痫发作药物，对继发性全面性强直阵挛发作也有较好疗效；但可加重失神发作和肌阵挛发作。卡马西平代谢形成的环氧化物是过敏的基础，奥卡西平不产生环氧化物，所以奥卡西平的副作用较卡马西平少，耐受性好，且更少出现卡马西平的自身酶诱导作用。对卡马西平有变态反应的患者2/3能耐受奥卡西平。奥卡西平可单独或与其他的抗癫痫药联合使用，在单药治疗和联合用药中，此药可从临床有效剂量开始用药，一天内分为2次给药，根据患者的临床反应增加剂量；代替其他抗癫痫发作药治疗时，在治疗开始后，应逐渐减少其他抗癫痫发作药的剂量；如果此药与其他抗癫痫发作药联合使用，由于患者总体的抗癫痫发作药物剂量的增加，需要减少其他抗癫痫发作药的剂量或更加缓慢地增加奥卡西平的剂量。单药治疗时，儿童的初始剂量一般按每日8～10mg/kg（对于一些儿童而言每日5mg/kg开始用药耐受性更好），分2次服用。以后按周渐增加剂量，每周按每千克体重10mg的量逐渐增加，维持剂

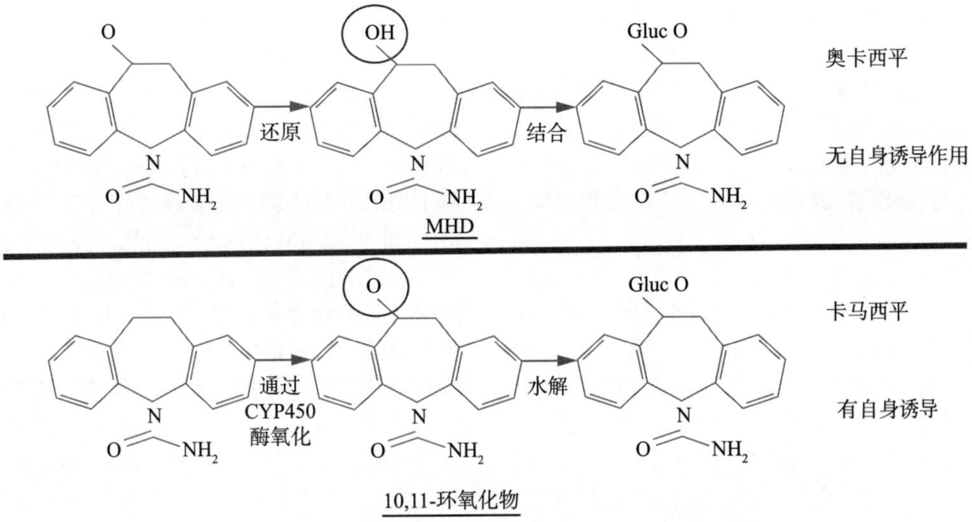

图5-2　奥卡西平与卡马西平化学结构比较

量20～30mg/（kg·d），最大剂量一般不超过45mg/（kg·d）。成人的起始剂量一般为300mg/d，分两次给药，根据病情需要，可以每隔1周增加一次剂量，每次增加的剂量以300mg为宜，每日维持剂量范围在600～1200mg，绝大多数患者对每日900mg的剂量即有效果。单药治疗的对照研究显示，以前没有用其他抗癫痫发作药物治疗的患者，有效药物剂量为每日1200mg。一些用其他的抗癫痫发作药物控制不理想，而换用奥卡西平单独治疗的难治性癫痫患者，每日2400mg的剂量证明是有效的。

奥卡西平替换卡马西平的换药方法：在卡马西平换成奥卡西平时，卡马西平：奥卡西平为1：1.5（200mg卡马西平用300mg奥卡西平代替），最接近最佳替换效果。直接换药：在随机化后第2天完成。例如，患者在第0天，服用的卡马西平剂量为400mg，2次/日，则在第1天开始服用奥卡西平600mg，2次/日，若认为患者在第一次与第二次服用奥卡西平的耐受性经一晚的睡眠可以达到最佳，可在第0天晚上，停用规定的卡马西平，换成奥卡西平，在第1天早上第二次服用奥卡西平；逐渐换药：卡马西平每隔一天被奥卡西平替换，直到全部完成。但每日奥卡西平增量不得大于300mg。例如，400mg卡马西平可以减半，每隔一天用300mg奥卡西平替换。此法替换也可间隔两天。患者同时接受奥卡西平与卡马西平，直到换药完成。总完成时间取决于最初的卡马西平用量。

（三）奥卡西平的不良反应

奥卡西平与卡马西平安全性对比如下：

1. 皮肤过敏反应

（1）多出现在服药后最初几周，表现为皮疹、瘙痒、荨麻疹、血管性水肿等过敏反应，首次出现过敏反应征象的时候，应立即咨询医生以确定问题的严重性并停用此药。最好立即寻求医疗帮助，以免出现严重而致命的皮肤损害。皮疹是最为常见累及皮肤的不良反应，除此之外还有史蒂芬斯-强森综合征（Stevens-Johnson syndrome，SJS）和中毒性表皮坏死松解症（toxic epidermal necrolysis，TEN）等。奥卡西平诱发过敏发作的机制目前尚不清楚，但个体差异及遗传基因的多态性被认为是决定是否发生变态反应的关键因素。有些人体内的代谢酶活性较高，奥卡西平在体内的代谢产物浓度则会比较高，它们与体内的大分子结合成为免疫原，会激活和启动体内的变态反应而诱发过敏。对卡马西平过敏的患者，25%～30%也会对奥卡西平过敏。SJS和TEN是更为严重的过敏反应综合征，最初可能表现为发热和流感样症状，之后出现皮疹。伴或不伴黏膜损伤、溃破，很快发展为疼痛样、烧伤样水疱，最常发生在首次服药20天后。SJS和TEN是可能致命的严重不良反应，一旦发生，需立即住院治疗。

（2）以下身体不适提示可能是严重不良反应

的开始。①发热、喉咙、嘴唇、眼睑或面部瘙痒/肿胀/皮疹，可能在第一次服药后出现，也可能在多次服药后出现。这些反应可能是过敏反应也可能是致命的其他严重反应，一旦出现不能再次服药。②呕吐。③癫痫发作次数增加或出现新的发作。④频繁或持续的头痛。⑤行动变得迟缓。⑥意识混乱。

如果一旦出现上述问题，需立即与医生取得联系，并由医生做出进一步的处理意见。具有 *HLA-B*1502* 等位基因的患者，具有更高发生奥卡西平相关严重皮肤不良反应的风险。因此，患者在用奥卡西平治疗前可以进行基因检测；如果检测结果提示 *HLA-B*1502* 等位基因阳性，应该避免使用奥卡西平，除非获益明显超过风险。

2.低钠血症　奥卡西平是最易诱发低钠血症的抗癫痫发作药物，但极少会有临床表现，尤其见于进食差的患者。其诱发低钠血症的危险因素包括：剂量相关性（奥卡西平剂量每增加1mg，发生低钠血症的风险即增加0.2%）及联合应用利尿剂、选择性5-羟色胺再摄取抑制剂或去甲肾上腺素再摄取抑制剂等可能诱发低钠血症的药物。服用奥卡西平时，低钠血症的发生率为2.5%，最常出现在开始服药的前3个月以内。有症状的表现为头痛、呕吐、反应迟钝、意识不清、精神症状、癫痫发作加重。可通过检测血钠水平来确定。服用奥卡西平的患者需要6个月复查一次血钠水平。

3.嗜睡、疲乏及定向力障碍、共济失调　其发生机制可能是由于奥卡西平能阻断电压敏感性钠离子通道，增加了γ-氨基丁酸的释放，故能引起疲劳和镇静，轻则引起头晕和认知障碍，重则引起共济失调。但对认知功能无明显损害。

（四）撤药反应

和其他抗癫痫发作药物一样，此药也应避免突然撤药，应逐渐地减少剂量，以避免诱发癫痫发作（发作加重或出现癫痫持续状态）。如果由于严重的不良反应必须停药，则应该在合适的抗癫痫发作药物发挥作用的情况下，换用另外一种抗癫痫发作药物，并进行严格的观察。

（五）奥卡西平可能影响患者甲状腺激素的产生

对于有甲状腺功能异常的癫痫患者，在控制癫痫的选药上，除奥卡西平外的新型抗癫痫发作药物可能是更合适的选择。

（六）药物相互作用

奥卡西平一般很少会影响其他药物的代谢，也较少受其他药物的影响。可与其他绝大多数药物同服，而不需要进行复杂的药物剂量调整。但以下情况需要注意：奥卡西平及其活性代谢产物MHD抑制了与其代谢相关的酶，而苯巴比妥和苯妥英钠的代谢也需要该种酶，因此若同时服用这两种药物则会发生相互作用，奥卡西平可能会引起苯巴比妥或苯妥英钠的血药浓度升高，奥卡西平与这两种药物同服时，可作适当调整剂量；奥卡西平和MHD对一些细胞色素有诱导作用，而此细胞色素又与二氢吡啶类的钙拮抗剂、口服激素类避孕药和某些抗癫痫发作药物（如卡马西平）的代谢有关，故能导致这些药物血清浓度的降低，因奥卡西平可降低口服避孕药及甲羟孕酮的疗效，因此服用奥卡西平时需用其他避孕方式进行避孕。

十四、拉莫三嗪

（一）作用机制

拉莫三嗪（lamotrigine，LTG）系叶酸的拮抗剂，其作用是通过阻断电压依赖性Ⅱa型钠离子通道，稳定细胞膜，抑制神经元细胞异常放电；稳定突触前膜，抑制兴奋性神经递质，尤其是谷氨酸的释放；抑制电压门控性钙离子通道。抑制痫性放电扩散和发作。不影响正常神经元电生理过程。是一个广谱、高效的新型抗癫痫发作药物。为部分性发作及GTCS的附加或单药治疗药物，也用于Lennox-Gastaut综合征、失神发作和肌阵挛发作的治疗。在作为单药治疗新发病的各种类型的癫痫时其与丙戊酸有相似的疗效。

（二）用法

需用少量水整片吞服。可与食物同服，也可不与食物同服，但要注意如果一直是与食物同服的，应一直保持这种服药方式不变。口服吸收完全，达峰时间2小时，生物利用度100%，几乎全在肝内代谢。半衰期15～30小时。苯妥英钠、卡马西平、苯巴比妥等可诱导其代谢从而显著缩短其半衰期；丙戊酸抑制其代谢，延长其半衰期到70～100小时。该药需要缓慢逐渐加量。成人起始量25mg/d，之后缓慢加量，维持剂量100～300mg/d。但有些患者每日需服500mg

才能达到所期望的疗效。2周岁以上儿童，开始剂量为每日2mg/kg，维持量为5～15mg/kg；若与丙戊酸合用剂量减半或更低，开始剂量每日0.5mg/kg，维持量每日3～6mg/kg。经过4～8周逐渐增加到治疗剂量，如症状得到控制，应尽量用小剂量。因其不通过增加GABA来达到抗癫痫的效果，故对认知功能影响较小或无影响，比较适合应用于青少年癫痫患者；且拉莫三嗪对双相情感障碍有较肯定疗效，可作为该病的维持治疗药物，尤其适合于有情绪障碍的癫痫患者、卒中后继发癫痫者及各年龄阶段的女性患者。拉莫三嗪对肝药酶的诱导作用及自身诱导作用较小，与其他药物之间相互作用少，有良好药动学特征，蛋白结合率不高，很少影响其他药物的代谢和消除。

（三）不良反应

拉莫三嗪在药物不良反应方面的耐受性好。但是，需要特别警惕在初始治疗阶段可能出现的皮疹。如果不能及时识别或者停药，可能导致SJS综合征。通过缓慢滴定加量，这种风险可以降低。

（四）使用拉莫三嗪的注意事项

1. 皮疹　出现皮疹的所有患者都应立即停用，除非可确诊皮疹与服用此药无关。因为，据目前研究发现，服药后重型药疹的发生大多是因为出现药疹后未及时停药，由轻型进展为重型，包括大疱性表皮松解型药疹和重型多形红斑型药疹，此时应立刻停用可疑致敏抗癫痫发作药物，及时就医。

2. 肾衰竭　在晚期肾衰竭患者中，血浆中拉莫三嗪的浓度没有明显改变，但是，葡萄糖醛酸代谢物可能会蓄积。因此，肾衰竭患者应慎用。

3. 肝衰竭　严重肝功能受损患者，初始和维持剂量应减少75%，谨慎用药。

4. 癫痫　当与其他抗癫痫药合用时，突然停用本品可引起癫痫发作的反弹；除非出于安全性的考虑（如皮疹）要求突然停药，否则本品的剂量应该在2周内逐渐减少至停药。

5. 对驾驶和操作机器能力的影响　拉莫三嗪可能引起头晕和复视。

6. 对叶酸的影响　本品是弱的二氢叶酸还原酶的抑制剂，长期使用可能干扰叶酸的代谢。

7. 血药浓度　拉莫三嗪有较客观的临床指标（如癫痫发作得到控制），其比血药浓度指标更有

意义。但在下列情况，有必要进行常规的拉莫三嗪血药浓度监测。

（1）低龄儿童：经体重校正后，拉莫三嗪在12岁以下儿童中的清除率高于成人，且在5岁以下达到最高值。这可能与年龄越小各种药动学参数越不稳定，个体差异大有关。因此对于7岁以下的儿童应特别注意要进行血药浓度监测。

（2）妊娠期患者：由于激素诱导葡萄糖醛酸化过程，导致妊娠期患者拉莫三嗪清除率增加，血药浓度明显下降，且个体间差异较大。拉莫三嗪在妊娠期患者的清除率与妊娠阶段有一定相关性：患者在妊娠早期、妊娠中期及妊娠晚期拉莫三嗪的平均清除率为正常状态的2倍、2.4倍和2.5倍。血药浓度低于目标浓度的65%为癫痫恶化的重要指征。因此孕妇在妊娠前需要确定自身的拉莫三嗪参考血药浓度值（RC），在妊娠过程中每月监测其浓度，若血药浓度低于RC时，可按照20%～25%比例增加剂量。分娩后，拉莫三嗪的清除率将迅速降低，血药浓度将迅速升高，应在分娩后1～2周监测血药浓度。若血药浓度高于RC，可按照20%～25%比例减少剂量，持续监控和调整剂量直至恢复至基础状态。

（3）哺乳期患者和母乳喂养的婴儿：母乳喂养的婴儿，因为经母乳转移的拉莫三嗪少于经胎盘转移，哺乳期婴儿的拉莫三嗪浓度水平低于新生儿。哺乳期患者的拉莫三嗪的乳汁/血浆浓度比约为41.3%。婴儿和母体血清中拉莫三嗪的浓度比差异很大，个别母乳喂养的新生儿血中拉莫三嗪浓度可达到治疗水平。

（4）其他人群：对于怀疑用药依从性不佳或疑似中毒者，通过检测患者体内拉莫三嗪浓度判断患者是否服药、是否超出预警值。对于接受外科手术、肾透析或者其他可能严重影响临床疗效的事件的患者，其体内拉莫三嗪血药浓度变化较大，治疗期间应定期监测血药浓度水平。

十五、左乙拉西坦

（一）作用机制

左乙拉西坦（levetiracetam，LEV）是一种吡拉西坦衍生物。常用的抗癫痫发作药物大多是通过作用于离子通道或兴奋-抑制性神经递质系统来起作用，而LEV作用机制与之不同，可能只阻止癫痫样放电但并不影响突触传导：它既不

作用于神经递质或受体，对神经元门控钠离子、钙离子通道也没有影响。它可能通过与其作用靶点-中枢神经突触囊泡蛋白SV2A结合来发挥抗癫痫作用。在治疗浓度时LEV并不影响GABA能和谷氨酸能神经元介导的突触传递。LEV可能选择性地抑制痫样突发放电超同步性和癫痫发作的传播。还可以通过使负性变构剂激活甘氨酸能及神经元GABA能，间接地增强中枢的抑制作用。是一种高效的广谱抗癫痫发作药物。但在癫痫病程中SV2A表达数可能有下降，导致其抗癫痫作用下降，不能持久控制发作，称为作用靶点逃逸所致的"蜜月期"现象。

（二）药动学

LEV几乎可以完全口服吸收，吸收快，达峰时间1小时。食物使其最大血药浓度减少20%，但并不影响其生物利用度。药物相互作用小。左乙拉西坦的半衰期为6～8小时，易于通过血脑屏障，在脑脊液中的浓度是血浆浓度的2倍。经肾脏排泄，因此肾功能受到损伤的患者其血药浓度升高，半衰期缩短。

（三）适应证

对于各种发作均有较强的抗癫痫发作的作用。用于成人及4岁以上儿童癫痫患者局灶性发作的添加治疗，也可单用于成人部分性癫痫发作及全面性发作，对青少年肌阵挛癫痫、难治性癫痫发作、儿童失神癫痫及癫痫持续状态也有一定的疗效。又因其对认知功能有明显的改善作用，故较适合于婴幼儿和青少年抗癫痫的治疗。也可用于其他原因（如脑炎、脑缺氧等）引起的肌阵挛。

（四）用法

在6～12岁的儿童其消除半衰期为6小时，提示在较年幼的儿童一天需用药3次。对于儿童来说，在使用相似每千克体重的剂量的情况下LEV的清除率要比成人高40%。LEV在儿童的推荐剂量是：4～11岁的儿童和青少年（12～17岁）体重≤50kg，起始剂量10mg/kg，2次/日，剂量变化应以每2周增加或减少10mg/kg，2次/日。以每日10～20mg/kg，每天2次，服用1周，然后每周加量每日10～20mg/kg，直到每日60～80mg/kg。它可作为加药治疗癫痫，该药对儿童多种类型的癫痫都有效，但对难治性的部分性癫痫效果最明显。成人（>18岁）和青少年（12～17岁）体重>50kg，起始剂量500mg，每天2次，2周增加1000mg，最大剂量3000mg/d。

儿童和青少年体重≥50kg，剂量和成人一致。老年人（≥65岁）根据肾功能状况调整剂量。应尽量使用最低有效剂量。

（五）不良反应

1. 全身反应　乏力较为常见。

2. 神经系统不适　很常见的症状有嗜睡；常见的症状有健忘、共济失调、惊厥、头晕、复视、头痛、运动过度、震颤。对认知负面影响小。

3. 精神心理变化　易激动、抑郁、情绪不稳、敌意、失眠、神经质、人格改变、思维异常；不良事件报道有行为异常、攻击性、易怒、焦虑、错乱、幻觉、易激动、精神异常、自杀、自杀性意念、自杀企图。

4. 消化道不适　食欲缺乏、腹泻、消化不良、恶心、呕吐。

5. 其他　如白细胞减少、中性粒细胞减少、全血细胞减少、血小板减少、横纹肌溶解等。

十六、加巴喷丁

加巴喷丁（gabapentin，GBP）化学结构与GABA相似，是人工合成的能自由通过血脑屏障的拟GABA药物，具有全新的作用机制，可能与增强GABA介导的抑制作用和钠离子通道失活有关。以剂量依赖的方式增加脑内GABA的含量。因其在体内与其他抗癫痫发作药物无相互作用，对其他药物的代谢及血药浓度无影响，故无须调整其他药物剂量，是一种理想的添加治疗药物。临床用于其他药物未能控制的局灶性癫痫的添加治疗。口服吸收较快，达峰时间2～3小时，口服不受食物影响。完全经肾脏排泄，不经肝代谢，也不与蛋白结合，消除半衰期为5～7小时。儿童的起始剂量为10mg/（kg·d），每1～2天加量10mg/kg，直到每日30～40mg/kg开始生效，可用到较大剂量每日80～100mg/kg。加巴喷丁为窄谱的抗癫痫发作药物，用于对儿童难治性局灶性癫痫的加药治疗有效。GBP可使健康成人认知能力下降，这种现象在老年人中更为常见。可以引起儿童的行为异常，如攻击性强、易发怒、喜欢挑战及精神活动过度等；但也有学者提出稳定的GBP血药浓度不会对认知功能造成影响。

十七、唑尼沙胺

唑尼沙胺（zonisamide，ZNS）与苯妥英钠作用相似，通过阻断电压依赖性的钠通道，降低电压依赖的瞬时内向电流（T型钙电流），继而稳定神经细胞膜，抑制神经元过度同步放电，能抑制脑局灶性棘波发放，它还可以阻断T型钙通道，对失神发作起作用。此外，对GTCS和局灶性发作有明显的疗效，也可治疗继发性全面发作、失张力发作、West综合征、Lennox-Gastaut综合征、不典型失神发作及肌阵挛发作。ZNS还是一种弱的碳酸苷酶的抑制剂。是一种广谱的抗癫痫发作药物。口服吸收后其生物利用度超过50%，不受食物影响，达峰时间2～6小时。血浆蛋白结合率为50%，药动学曲线呈线性。半衰期为50～70小时，如果与酶的诱导剂，如苯妥英钠和卡马西平合用可使其半衰期缩短约50%。ZNS对肝酶没有影响，因此并不减少卡马西平的代谢，该药对其他抗癫痫发作药物的影响也不大。现在发现ZNS可能对许多儿童的癫痫综合征都有效，如对治疗婴儿痉挛症有效。儿童ZNS的起始剂量是2～4mg/（kg·d），然后每周2～4mg/kg加量，直到4～8mg/（kg·d）。成人起始剂量100～200mg/d，每1～2周增加剂量100mg，维持剂量200～400 mg/d，分2次服用。对于治疗儿童癫痫患者特别有利。剂量较大时患者可出现嗜睡和厌食。因此患者在有足够可以判断ZNS是否影响其行为的服药经验之前，不应驾车，也不要操作其他复杂的机器。其副作用多为轻至中度。儿童的副作用与成人类似。长期使用可升高碱性磷酸酶，导致低磷血症和骨质疏松。肾功能异常时需要调整剂量。ZNS可显著降低CBZ、PB、PHT的血药浓度和中度降低VPA的水平，与其他碳酸酐酶抑制剂（TPM）合用时增加代谢性酸中毒和肾结石发生风险。

十八、氨己烯酸

氨己烯酸（vigabatrin，VGB）又名喜保宁。是GABA转氨酶（一种重要的降解GABA的酶）的选择性及不可逆抑制剂，通过与GABA转氨酶结合，使酶失去活性，这种酶的活力只有在新酶合成时才能恢复。其结果是脑内GABA的浓度增加2～3倍，使突触介导的抑制作用加盛，从而发挥抗癫痫作用。由于对GABA转氨酶的不可逆抑制，因此作用持续的时间并不与其半衰期密切相关。通常在VGB停用3天或更长时间GABA转氨酶的活性才能恢复。目前VGB是West综合

征治疗的首选药物。此外，用于局灶性发作、继发性GTCS、Lennox-Gastaut综合征。对于难治性局灶性发作患者，在单药治疗和联合治疗均失败时，可试用VGB；但是VGB可能引起GABA介导的视网膜无轴突细胞毒性作用，30%～60%的患者可因此出现不可逆视野缺损（服用VGB的患者必须每6个月进行一次视野检查）。此外，还可导致不常见的、广泛的、可逆的、进展性的精神症状。目前，严重和频发的不良反应限制了VGB在临床上的使用。主要经肾脏排泄。起始量500mg/d，每周增加500mg，维持剂量2～3g/d，分2次服用。

十九、普瑞巴林

普瑞巴林（pregabalin，PGB）是一种新型钙通道调节剂，即非GABA受体激动剂或拮抗剂，能阻断电压依赖性钙通道，减少神经递质的释放而发挥抗癫痫作用。临床主要用于治疗外周神经痛及辅助性治疗局灶性癫痫发作。

二十、拉考沙胺

拉考沙胺（lacosamide，LCM）是第三代抗癫痫发作药物，是一种高度选择性作用于慢失活钠通道的阻滞剂，有可能成为首个可干预癫痫发生和进展的药物。不经过肝脏代谢，是一种非肝酶诱导类抗癫痫发作药物，约95%经过肾脏排泄，与其他药物产生相互作用的可能性较低，包括避孕药。口服给药吸收迅速、完全，生物利用度接近100%，且不受食物影响，给药后0.5～4小时达最大血药浓度。适用于4岁以上儿童及成人局灶性癫痫发作（有或无继发性全面发作）的单药及添加治疗。LCM每日2次，成人初始剂量为50mg，常规剂量200mg/d，维持剂量范围200～600mg/d；儿童剂量需根据体重决定，起始剂量2 mg/（kg·d），在1周后加量至4 mg/（kg·d），1周后初始治疗剂量4mg/（kg·d），最大推荐剂量8～12 mg/（kg·d）。服药3天后达稳态血药浓度。循环中的LCM 30%经过肝脏CYP2C19生物转化形成无活性代谢产物，40%保持原型，剩余为极性片段，均从肾脏排出。血中半衰期约13小时，为线性动力学药物。

LCM是通过高度选择性地增强慢失活电压门控钠通道表现出抗惊厥作用，对快失活无影响，而不像其他药迅速阻断钠通道使其失活起作

用。由于对突触和其他离子通道没有影响，故其副作用较少。在局灶性癫痫的单药治疗中的效果不比卡马西平差，但药物相关不良事件的发生率更低，耐受性更好。在疗效确切的同时，不加重失神或肌阵挛发作，安全性好。LCM最常见的不良事件是镇静作用，以及心电图上的P-R间期延长。鉴于该药物是一种钠通道阻滞剂，因此建议对使用该药物的患者的心脏异常进行监测。晕厥和心脏传导阻滞的患者禁用。其他副作用有头晕、复视、共济失调、头痛、恶心等。

二十一、吡仑帕奈

吡仑帕奈（perampanel）是一种选择性的非竞争性AMPA（α-氨基-3-羟基-5-甲基-4-异唑酸）受体拮抗剂，通过抑制突触后AMPA受体谷氨酸活性，减少神经元过度兴奋而发挥抗癫痫作用，是首个经FDA批准的AMPA受体拮抗剂类抗癫痫发作药物。谷氨酸是中枢神经系统主要的兴奋性递质，涉及一系列过度兴奋的神经系统疾病。谷氨酸受体分为两类：一类为离子型受体，包括N-甲基-D-天冬氨酸受体（NMDAR）、海人藻酸受体（KAR）和AMPA受体，它们与离子通道偶联，形成受体通道复合物，介导快信号传递；另一类属于代谢型受体（mGluRs），它与膜内G蛋白偶联，这些受体被激活后通过G蛋白效应酶、脑内第二信使等组成的信号转导系统起作用，产生较缓慢的生理反应。被批准用于部分性发作，伴或不伴有继发性全面性发作的辅助治疗，以及辅助治疗12岁及以上癫痫患者的部分性癫痫发作（有或无继发性全身性癫痫发作）和原发性全面强直-阵挛发作的辅助治疗。半衰期106小时，每天服药1次就能达到有效的血药浓度。酶诱导剂可减少吡仑帕奈血浆浓度，降低其效力。口服吡仑帕奈后，药物迅速完全吸收，食物不会影响药物的吸收程度，但会减慢吸收速度。吡仑帕奈的不良反应与其他抗癫痫发作药物类似，对认知功能无影响，常见不良反应有头痛、头晕和嗜睡、乏力，其他较少但需要密切关注的不良反应有攻击性、愤怒、自杀心理、敌意、易激惹等。在药物调整期和大剂量应用时需密切关注精神行为是否受影响。不良反应在治疗的前6周多见。药物主要通过CYP3A4、CYP3A5发生氧化还原反应及随后进行葡萄糖醛酸化后失活，接近1/2的药物经粪便排泄，1/4经尿排泄，中度肝功能不全的患者需要减量服用，对于重度肝功能不全的患者、肾功能不全的患者或者正在进行血液透析的患者，吡仑帕奈慎用。同时使用CYP诱导剂如抗癫痫药奥卡西平会降低吡仑帕奈血药浓度1/2～1/3，如果患者已经使用了酶诱导型抗癫痫发作药物，吡仑帕奈的初始治疗剂量应该加大。服用吡仑帕奈的患者应该避免同时服用CYP3A4强诱导剂，如利福平、金丝桃苷药物。

二十二、大麻二酚

大麻二酚（cannabidiol，CBD）是从大麻中提取出的非成瘾性成分。属于大麻类药品。与典型大麻素及四氢大麻酚不同，大麻二酚缺乏精神活性和对大麻素受体的亲和力（较安全）。其抗惊厥作用可能通过瞬时感受器电位香草酸受体1、电压门控钾通道、钠通道及GRP55介导。能显著降低Dravet综合征的阵挛发作和LGS的跌倒发作频率。目前，该药在癫痫治疗中的有效性已获Ⅰ级证据。使用大麻二酚的患者10%以上出现不良反应，依次为嗜睡、腹泻、抽搐、疲劳及呕吐。但这仍然是一个处于研究阶段的药物。

二十三、布瓦西坦

布瓦西坦（brivaracetam，BRV）是在左乙拉西坦基础上，通过优化药效研发出的新一代ASMs。是一种选择性高亲和性的突触小泡蛋白2A配体。较左乙拉西坦的亲和力提高15～30倍。较左乙拉西坦更快地透过血脑屏障，起效更快。其血浆蛋白结合力弱，主要经过肾脏排泄，终末半衰期约9小时。耐受性良好。适应证为16岁以上患者局灶性癫痫发作患者的辅助治疗，现在其可以作为单一治疗或辅助治疗药物。在局灶性癫痫的辅助治疗上有应用前景，但目前缺乏与传统ASMs的两两对比研究，且长期应用BRV是否会有其他的不良反应仍需观察。经肾脏排泄。半衰期约9小时。初始剂量100mg/d，维持剂量25～100 mg/d，分2次给药。目前最常见的不良反应为轻度至中度困倦、镇静、头晕、疲劳、恶心和呕吐症状、精神症状、自杀想法、易怒。皮肤损伤及体重改变与安慰剂发生率相同。血管痉挛和神经源性水肿禁用。利福平和酶诱导药物可降低BRV血药浓度，BRV可升高PHT和CBZ血药浓度。

第六章 癫痫的药物治疗

第一节 抗癫痫发作药物的药代动力学、作用机制及代谢

一、抗癫痫发作药物的作用靶点

作用靶点之一是谷氨酸受体。谷氨酸是兴奋性氨基酸，结合谷氨酸受体后，易化 Na^+ 和 Ca^{2+} 内流，而 K^+ 外流，产生兴奋性冲动。谷氨酸受体分 2 类：一类为离子型受体，包括 NMDA 受体、KAR 和 AMPA 受体，与离子通道偶联，形成受体通道复合物，介导快信号传递；另一类属于代谢型受体（mGluRs），它与膜内 G 蛋白偶联，这些受体被激活后通过 G 蛋白效应酶、脑内第二信使等组成的信号转导系统起作用，产生较缓慢的生理反应。抗癫痫发作药物可拮抗 NMDA 受体（如非氨酯）和 AMPA/KAR 受体（如托吡酯）的功能。

二、抗癫痫发作药物的药代动力学特点

药物进入体内后，会发生复杂的药代动力学（简称"药动学"）变化。在临床使用中除了考虑药物的安全性和有效性之外，还应当参考药动学特点来选择药物。尤其在联合用药时更需要考虑药物之间的药动学影响。这种影响可能通过两个方面来实现：其一，竞争血浆结合蛋白。抗癫痫发作药物进入血液循环后，可与血浆蛋白结合，如地西泮类、丙戊酸、苯妥英钠、替加宾，其 90% 以上与血浆蛋白结合。当联合使用血浆蛋白结合力高的抗癫痫发作药物时，将竞争结合蛋白，增加游离药物浓度，可能导致抗癫痫发作药物中毒。而新型抗癫痫发作药物，如拉莫三嗪、左乙拉西坦、托吡酯、加巴喷丁、氨己烯酸等，与血浆蛋白结合率较低，降低了联合用药时因为竞争血浆结合蛋白带来的不良反应。其二，诱导或抑制 ASMs 代谢酶。代谢是清除 ASMs 的最主要机制，也是临床上 ASMs 间相互作用的最主要方面。

（一）ASMs 代谢途径

1.细胞色素 P450（CYP）系统 是最重要的抗癫痫发作药物代谢途径，主要包括三大同工酶即 CYP2C9、CYP2C19 和 CYP3A4，介导了大多数抗癫痫发作药物代谢，如苯巴比妥、扑米酮、卡马西平、苯妥英钠、托吡酯、唑尼沙胺、非氨酯等。其中 CYP 同工酶抑制剂有丙戊酸，诱导剂有扑米酮、苯巴比妥、苯妥英钠和卡马西平。

2.尿苷二磷酸葡萄糖苷酰基转移酶结合途径 介导了丙戊酸和拉莫三嗪的代谢。

3.β-氧化途径 它介导了丙戊酸代谢。代谢机制相同的抗癫痫发作药物因竞争、诱导或抑制代谢酶，可能会影响疗效、增加毒性。如丙戊酸和拉莫三嗪联合用药时，拉莫三嗪一般需要减量使用。

（二）药动学

药动学特点决定了血液和脑组织中药物的浓度，是了解药物疗效、不良反应及药物之间相互作用的基础。理想的抗癫痫发作药物应具有生物利用度高、吸收完全且稳定、半衰期长（每日服药次数少，利于给药）、具有一级药动学特征（即剂量与血药浓度呈比例变化）、蛋白结合率低且呈饱和性（降低因竞争血浆结合蛋白所导致的毒性，方便监测血药浓度）、无肝酶诱导作用、无活性代谢产物（减少药物间由代谢酶介导的影响）等特点。具有以上特征的抗癫痫发作药物有利于联合用药。大多数新型抗癫痫发作药物如拉莫三嗪、左乙拉西坦、托吡酯、奥卡西平、替加宾等为一级药动学药物，为联合用药创造了条件。左乙拉西坦、加巴喷丁和氨己烯酸，因不需要代谢或不改变肝药酶活性，在联合用药时独具优势（表 6-1）。

表6-1 抗癫痫发作药物的药动学特征

抗癫痫发作药物	生物利用度（%）	一级动力学	蛋白结合率（%）	半衰期（h）	血浆达峰浓度时间（h）	活性代谢产物	对肝酶的作用
卡马西平	75～80	是	65～85	25～34（初期）8～20（4周后）	4～8	有	诱导自我诱导
氯硝西泮	＞80	是	85	20～60	1～4	有	无
苯巴比妥	80～90	是	45～50	40～90	1～6	无	诱导
苯妥英钠	95	否	90	12～22	3～9	无	诱导
扑米酮	80～100	是	20～30	10～12	2～4	有	间接诱导
丙戊酸	70～100	是	90～95	8～15	1～4	有	抑制
非氨酯	≥80	是	30	14～25	1～4	有	抑制
加巴喷丁	＜60	否	0	5～7	2～3	无	无
拉莫三嗪	98		55	15～30	2～3	无	无
左乙拉西坦	＜100	是	0	6～8	0.6～1.3	无	无
奥卡西平	＜95	是	40	8～25	4.5～8	有	弱诱导
替加宾	≥90	是	96	4～13	0.5～1.5	无	无
托吡酯	≥80	是	13	20～30	2～4	无	抑制
氨己烯酸	≥60	是	0	5～8	1～3	无	无
唑尼沙胺	≥50	是	50	50～70	2～6	无	无

根据中国抗癫痫协会编著《临床诊疗指南·癫痫病分册》（2015修订版）。有增减或更改

三、抗癫痫发作药物的作用机制及代谢途径

（一）作用机制

目前对于抗癫痫发作药物的作用机制尚未完全明了，有些抗癫痫发作药物是单一作用机制，而有些抗癫痫发作药物可能是多重作用机制。抗癫痫药的作用机制主要有电压依赖性的钠通道阻滞剂、增加脑内或突触的GABA水平、选择性增强GABA介导的作用、直接促进Cl⁻的内流、钙通道阻滞剂及其他机制（图6-1，图6-2，表6-2）。

1.广谱抗癫痫发作药物 某些抗癫痫药物具有多种抗癫痫作用机制，它们对多数全面性和局灶性癫痫或癫痫综合征患者都是有效的，称为广谱抗癫痫发作药物。包括丙戊酸、拉莫三嗪、托吡酯、左乙拉西坦、唑尼沙胺、非氨酯和苯二氮䓬类药物（表6-3）。一些最新的抗癫痫发作药物也可能具有广谱的特性，可治疗不同类型的癫痫发作。

2.窄谱抗癫痫发作药物 是指抗癫痫作用机制单一的抗癫痫发作药物。如卡马西平、苯妥英钠、加巴喷丁、替加宾、奥卡西平、普瑞巴林等则仅对部分性癫痫患者有效，对特发性全面性癫痫综合征的疗效不如广谱抗癫痫发作药物，并有可能加重其中部分癫痫发作类型。

（二）抗癫痫发作药物在体内的代谢（或清除）途径

1.代谢 经过肾脏代谢（或清除）的抗癫痫发作药物有加巴喷丁和左乙拉西坦；经过肾脏/肝脏代谢的抗癫痫发作药物有托吡酯。托吡酯主要经过肾脏代谢；经过肝脏代谢的抗癫痫发作药物有苯妥英钠、苯巴比妥、卡马西平、奥卡西平、拉莫三嗪、丙戊酸、唑尼沙胺。

2.抗癫痫发作药物对肝药酶P450系统的影响（图6-3）进入血液循环的药物基本上都是经肝药酶代谢的，所以对肝药酶有影响的药物，也会影响到药物的代谢。使肝药酶活性增强的药物称肝药酶诱导剂；使肝药酶活性减弱的药物称肝药酶抑制剂。肝药酶诱导剂刺激代谢酶的合成，可以降低药物的有效时间和脂溶解药物的作用范围。肝药酶活性增强时，经肝药酶代谢的药物代谢速率加快，药效减弱；反之药效增强。如连续服用苯巴比妥后，不仅使机体对苯巴比妥产生耐受性，又可使同时服用的其他抗癫痫发作药物药效减低，常需增加剂量才能维持药效。如卡马西平、苯巴比妥、苯妥英钠、扑米酮、托吡酯（超

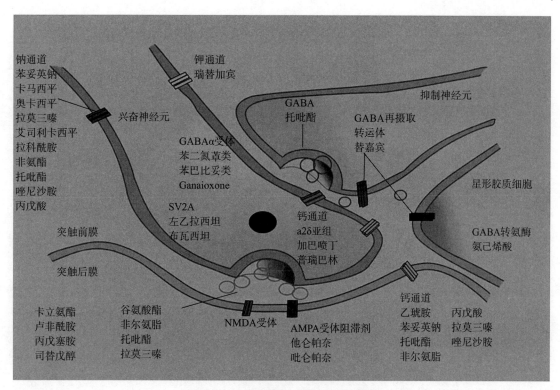

图6-1　抗癫痫药物作用机制示意图

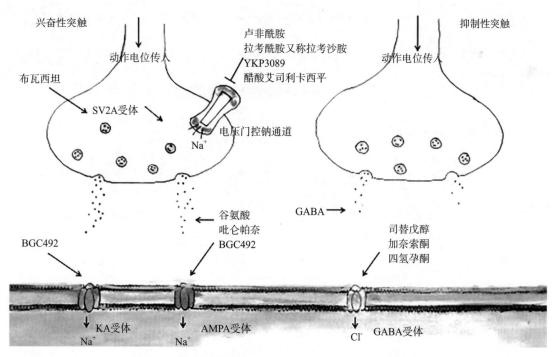

图6-2　新型抗癫痫药物可能作用机制示意图（传统靶点）

表6-2　抗癫痫发作药物可能的作用机制

	电压依赖性的钠通道阻滞剂	增加脑内或突触的GABA水平	选择性增强GABA介导的作用	直接促进Cl⁻的内流	钙通道阻滞剂	其他
传统抗癫痫发作药物						
卡马西平	++	?			+（L型）	+
苯二氮䓬类		++				
苯巴比妥		+	+	++	?	
苯妥英钠	++				?	+
扑米酮						
丙戊酸	?	+	?		+（T型）	++
新型抗癫痫发作药物						
非氨酯	++	+	+		+（L型）	+
加巴喷丁	?	?			++（N型，P/Q型）	?
拉莫三嗪	++	+			++（N，P/Q，R，T型）	+
左乙拉西坦		?	+		+（N型）	++
奥卡西平	++	?			+（N，P型）	+
替加宾		++				
托吡酯	+	+	+		+（L型）	+
氨己烯酸		++				
唑尼沙胺	++	?			++（N，P，T型）	

++主要作用机制；+次要作用机制；？不肯定

根据中国抗癫痫协会编著《临床诊疗指南·癫痫病分册》（2015修订版）。有增减或更改

表6-3　临床常用的25种抗癫痫发作药物疗效谱

所有癫痫发作与综合征	仅有失神发作	除失神外的癫痫发作	部分性及继发性强直阵挛发作	特殊的癫痫综合征
丙戊酸	乙琥胺	苯巴比妥	卡马西平*	舒噻嗪（CSWS）
苯二氮䓬类		扑痫酮	苯妥英钠*	司替戊醇
（Dravet综合征）				
拉莫三嗪**			奥卡西平*	氨己烯酸
托吡酯（？）			氨己烯酸*	卢非酰胺（LGS）
非尔氨酯（？）^			加巴喷丁*	
唑尼沙胺（？）			替加宾*	
左乙拉西坦（？）			普瑞巴林*	
			艾司利卡西平	
拉考沙胺				
瑞替加滨				
吡仑帕奈				

*可能会加重肌阵挛和失神发作；**拉莫三嗪可能会加重肌阵挛发作（特别是Dravet综合征）；^当前适应证，Lennox-Gastaut综合征；？没有基于CSWS的证据（CSWS，慢波睡眠期持续性棘慢波）；LGS，Lennox-Gastaut综合征

过200mg/d）、卢非酰胺都属于肝药酶诱导剂。丙戊酸和非氨酯为肝药酶抑制剂。奥卡西平和托吡酯既有肝药酶诱导作用又有肝药酶抑制作用。如丙戊酸和拉莫三嗪合用时，拉莫三嗪代谢变慢、浓度增高。在临床上，联用肝药酶诱导剂时，会使它药（联用的其他药物）排泄增加，血药浓度下降，药效降低，而联用肝药酶抑制剂时，会使它药排泄减慢，血药浓度升高，药效增强。

（1）肝药酶诱导剂可加强以下药物的清除：①多种脂溶性药物。他汀类、华法林、口服避孕药、细胞毒素、免疫抑制剂、抗反转录病毒药物。②其他抗癫痫发作药物。苯妥英钠、卡马西

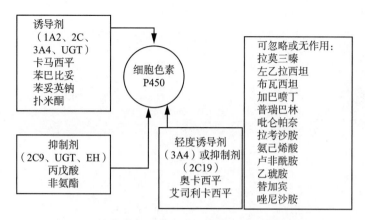

图6-3　抗癫痫发作药物对肝药酶P450系统的影响

平、乙琥胺、丙戊酸、拉莫三嗪、托吡酯、替加宾、唑尼沙胺。

（2）不适合应用具有诱导作用抗癫痫发作药物的患者：①口服避孕药的女性；②口服抗凝药物的患者；③器官移植手术患者；④接受化疗的脑肿瘤患者；⑤使用蛋白酶抑制剂的艾滋病患者；⑥易患骨质疏松的患者；⑦高血压患者；⑧老年患者，已经使用多种药物。

（3）酶诱导性产生内生性物质：产生的药物副作用有：骨软化/骨质疏松、性功能障碍、增加血管意外风险。

（4）通常需要使用高剂量的抗癫痫发作药物：卡马西平、奥卡西平、左乙拉西坦、加巴喷丁。剂量可达40～60mg/（kg·d）[多为中量50mg/（kg·d）]。

（5）通常需要使用低剂量的抗癫痫发作药物：拉莫三嗪、托吡酯、苯巴比妥。剂量为5～15mg/（kg·d）[多为中量10mg/（kg·d）]。

> **提醒**：肝药酶诱导性加速了脂溶性药物的代谢，所以对于和非诱导的药物相比，获得同样的效果，花费将会加倍。另外，酶诱导型的抗癫痫发作药物的相互作用风险高，可影响维生素D的血药浓度和骨代谢，影响性激素、胆固醇等。作为一线用药目前存在争议。

（三）分类

抗癫痫发作药物可归类为急性期中止癫痫发作类和长期治疗癫痫发作类。用于停止癫痫发作的药物通常通过静脉、直肠、鼻腔或颊部给药。例如，对癫痫持续状态通过静脉给予地西泮、咪达唑仑治疗。抗癫痫发作药物大多数用于长期治疗并需每天服用。慢性癫痫药物治疗分为对于多种不同发作类型均有效的广谱药物和主要对于特定发作类型（如失神发作、肌阵挛或部分性发作）的窄谱药物。

表6-4　常用抗癫痫发作药物使用方法及有效血药浓度

起始剂量	增加剂量	维持剂量	最大剂量	有效浓度	服药次数（次/日）
卡马西平					
成人100～200mg/d	逐渐增加	400～1200mg/d	1600mg/d	4～12mg/L	2～3
儿童<6岁5mg/（kg·d）	5～7天增加1次	10～20mg/（kg·d）	400mg		2
6～12岁	每2周增加1次100mg/d	400～800mg	1000mg		2～3
氯硝西泮					
成人1.5mg/d	0.5～1mg/3d	4～8mg/d	20mg/d		3
儿童10岁下或体重<30kg，	0.03～0.05mg/（kg·3d）	0.1～0.2mg/（kg·d）		20～90（μg/L）	2～3
0.01～0.03mg/（kg·d）					
苯巴比妥（鲁米那）					

续表

起始剂量	增加剂量	维持剂量	最大剂量	有效浓度	服药次数（次/日）
成人		90mg/d	极量250mg/次，500mg/d	15～40 mg/L	1～3
儿童		3～5mg/（kg·d）			1～3
苯妥英钠（大仑丁）					
成人200mg/d	逐渐增加	250～300mg/d		10～20mg/L	2～3
儿童5mg/（kg·d）	逐渐增加	4～8mg/（kg·d）	250mg		2～3
扑米酮（扑痫酮）					
成人50mg/d，1次晚服	逐渐增加	750mg/d	1500mg/d	－	3
儿童8岁以下50mg/d，1次服5mg/（kg·d）；8岁以上同成人	逐渐增加	375～700 mg/d 或10～25mg/（kg·d）			3
丙戊酸钠					
成人5～10mg/（kg·d）	逐渐增加	600～1200/mg/d	1800mg/d	50～100mg/L	2～3
儿童 15mg/（kg·d）	逐渐增加	20～30mg/（kg·d）			2～3
加巴喷丁					
成人300mg/d	300mg/d	900～1800mg/d	2400～3600mg/d	－	3
儿童12岁以下未定，12～18岁剂量同成年人					
老年人首次剂量由肌酐清除率决定					
拉莫三嗪					
单药治疗					
成人50mg/d	25mg/周	100～200mg/d	500mg/d	－	2
儿童0.3mg/（kg·d）	0.3mg/（kg·d）	2～10mg/（kg·d）			2
与肝药酶诱导类的抗癫痫发作药物合用					
成人 50mg/d	50mg/2周	100～200mg/d	－		2
儿童 0.6mg/（kg·d）	0.6mg/（kg·d）	5～15mg/（kg·d）			2
与丙戊酸类药物合用					
成人12.5mg/d	12.5mg/2周	100～200 mg/d	－		2
儿童 0.15mg/（kg·d）	0.15mg/（kg·d）	1～5mg/（kg·d）			2
左乙拉西坦					
成人1000mg/d	500～1000mg/2周	1000～4000mg/d	－		2
儿童10～20mg/（kg·d）	10～20mg/（kg·d）	20～60 mg/（kg·d）			
托吡酯					
成人25mg/d	25mg/周	100～200mg/d	－		2
儿童0.5～1mg/（kg·d）	0.5～1mg/（kg·d）	3～6mg/（kg·d）			
奥卡西平					
成人 300mg/d	300mg/周	600～1200mg/d	2400mg/d	－	2
儿童8～10mg/（kg·d）	10mg/（kg·周）	20～30mg/（kg·d）	45mg/（kg·d）		2
唑尼沙胺					
成人100～200mg/d	100mg/（1～2）周	200～400 mg/d	－	－	2
儿童2～4mg/（kg·d）	2～4mg/（kg·周）	4～8mg/（kg·d）			2

根据中国抗癫痫协会编著《临床诊疗指南·癫痫病分册》（2015修订版）。有增减或更改

第二节 抗癫痫发作药物的有效性评价及不良反应

一、抗癫痫发作药物治疗的有效性评价

1.药物保留率 过去曾把患者服用抗癫痫发作药物前后一段时间内的癫痫发作次数、频率、程度或患者感觉的舒适度等指标，用来衡量抗癫痫发作药物的疗效。如恶化：服药后发作次数增加；无效：服药后发作次数减少50%以下；有效：服药后发作次数减少50%～75%；显效：服药后发作次数减少75%以上；完全控制：无发作。

2.药物安全性 也是药物有效性评价的重要方面。安全性指标包括各系统不良反应发生率、实验室血液生化指标异常等。现在发现用疗效和安全性来评价抗癫痫发作药物疗效不科学。因为癫痫是个慢性病，需要长期服药治疗，短期内发作次数的减少并不能预测长期治疗的有效性。现在ILAE指南推荐用药物保留率和年缓解率来评价抗癫痫发作药物的效果。药物保留率是指特定时段内坚持用药患者的百分比，能综合反映医生和患者对药物疗效、安全性、耐受性、经济性的喜好和认可度，是疗效和安全性的综合评估指标。保留率高意味着疗效和安全性综合评估更佳，是可行性较强的综合评价指标。年无发作率即年缓解率，是指连续1年期内癫痫无

再次发作。近年来采用这些新的评价指标越来越多，所获得的药物有效性与安全性数据和信息，对于癫痫长期治疗的临床实践有更好的指导意义。

二、抗癫痫发作药物的不良反应（表6-5）

（一）抗癫痫发作药物的不良反应机制

1.剂量相关不良反应 常在用药初期出现，以中枢神经系统和消化系统表现为主。与起始剂量大和加量速度快密切相关。从小剂量开始缓慢增加剂量，一般随着用药时间的延长可逐渐耐受。

2.特异体质不良反应 是指过敏反应，一般出现在治疗开始的前几周，与剂量无关。部分特异体质不良反应虽然罕见但可能危及生命。几乎所有的传统抗癫痫发作药物都有特异体质不良反应。主要有皮肤损害如过敏皮疹、严重的肝损伤、血液系统损伤。部分严重不良反应需要立即停药，并积极对症处理。

3.长期不良反应 为药物累积效应，如认知障碍、牙龈增生、多毛、骨质疏松等。如给予患者能够控制发作的最小剂量，若干年无发作后可考虑逐渐撤药或减量，有助于减少长期不良反应。

表6-5 抗癫痫发作药物常见的不良反应

药物	剂量相关不良反应	长期治疗的不良反应	特异体质不良反应	FDA妊娠安全分级*
卡马西平	复视、头晕、视物模糊、恶心、困倦、中性粒细胞减少、低钠血症	低钠血症	皮疹、再生障碍性贫血、Stevens-Johnson综合征、肝损害	D级。能透过胎盘屏障，致神经管畸形
氯硝西泮	常见：镇静（儿童更常见）、共济失调	易激惹、攻击行为、多动（儿童）	少见，偶见白细胞减少	D级。能透过胎盘屏障，有致畸性及胎儿镇静、肌张力下降
苯巴比妥	嗜睡、疲劳、抑郁、注意力涣散、多动、易激惹（多见于儿童）、攻击行为、记忆力下降	少见皮肤粗糙、性欲下降、突然停药可出现戒断症状、焦虑、失眠等	皮疹、中毒性表皮溶解症、肝炎	D级。能透过胎盘屏障，可发生新生儿出血
苯妥英钠	眼球震颤、共济失调、厌食、恶心、呕吐、攻击行为、巨幼红细胞性贫血	痤疮、牙龈增生、面部粗糙、多毛、骨质疏松、小脑及脑干萎缩（长期大量使用）、性欲缺乏、维生素K和叶酸缺乏	皮疹、周围神经病、Stevens-Johnson综合征、肝毒性	D级。能透过胎盘屏障，可能导致胎儿头面部畸形、心脏发育异常、精神发育缺陷及新生儿出血

续表

药物	剂量相关不良反应	长期治疗的不良反应	特异体质不良反应	FDA妊娠安全分级 *
扑米酮	同苯巴比妥	同苯巴比妥	皮疹、血小板减少、狼疮样综合征	D级。能透过胎盘屏障，可发生新生儿出血
丙戊酸钠	震颤、厌食、恶心、呕吐、困倦	体重增加、脱发、月经失调或闭经、多囊卵巢综合征	肝毒性（尤其在2岁以下的儿童）、血小板减少、急性胰腺炎（罕见）、丙戊酸钠脑病	D级，能透过胎盘新生神经管畸形及新生儿出血
加巴喷丁	嗜睡、头晕、疲劳、复视、感觉异常、健忘	较少	罕见	C级
拉莫三嗪	复视、头晕、头痛、恶心、呕吐、困倦、共济失调、嗜睡	攻击行为、易激惹	皮疹、Stevens-Johnson综合征、中毒性表皮溶解症、肝衰竭、再生障碍性贫血	C级
奥卡西平	疲劳、困倦、复视、头晕、共济失调、恶心	低钠血症	皮疹	C级
左乙拉西坦	头痛、困倦、易激惹、感染、类流感综合征	较少	无报告	C级
托吡酯	厌食、注意力涣散、语言障碍、记忆障碍、感觉异常、无汗	肾结石、体重下降	急性闭角型青光眼（罕见）	C级

　* FDA 妊娠安全分级：美国食品药品监督管理局（FDA）根据药物对动物或人类所具有的不同程度的致畸性，将药物对妊娠的影响分为五级。

　A 级　妊娠头3个月的孕妇的充分的良好对照研究没有发现对胎儿的危害（并且也没有在其后6个月具有危害性的证据）。此类药物对胎儿的影响甚微。

　B 级　动物研究没有发现对胎仔的危害，但在孕妇没有充分的良好对照的研究；或动物研究发现对胎仔有危害，但对孕妇的充分的良好对照的研究没有发现对胎儿的危害。此类药品对胎儿影响较小。

　C 级　动物研究表明，药物对胎仔有致畸或杀死胚胎的作用，但对孕妇没有充分的良好.对照的研究；对孕妇没有研究，也没有动物研究。此类药品必须经过医生评估，权衡利弊后才能使用。

　D 级　有危害人类胎儿的明确证据，但在某些情况下（如孕妇存在严重的、危及生命的疾病，没有更安全的药物可供使用，或药物虽安全但使用无效）孕妇用药的益处大于危害。

　X 级　动物或人类研究表明，能导致胎儿异常；或根据人类和动物用药经验，有危害胎儿的明确证据。孕妇使用药物显然没有益处。禁用于怀孕或可能怀孕的妇女。

　（根据中国抗癫痫协会编著《临床诊疗指南·癫痫病分册》（2015修订版），有增减或更改）

　　4.致畸作用　癫痫妇女后代的畸形发生率是正常妇女的2倍左右。原因包括遗传、癫痫发作、服用抗癫痫发作药物等。现在认为抗癫痫发作药物是造成后代畸形的主要原因，如丙戊酸、苯巴比妥等。除了畸形外，还可造成宫内发育延迟、生长停滞、早产、后代智力减低等。

　　（二）抗癫痫发作药物常见的严重不良反应（表6-6）

　　（三）抗癫痫发作药物对血液系统的影响

　　抗癫痫发作药物几乎对血液系统的各种成分都有影响，包括白细胞减少、血小板减少、血小板聚集障碍、淋巴细胞减少或增多、再生障碍性贫血、红细胞发育不全、类白血病反应、平均红细胞容积增加、溶血性贫血、凝血因子下降、出凝血时间延长等。这些不良反应是复发性、一过性或持久性的，有的是偶然被发现的。有的与药物剂量和服用的时间有关。丙戊酸引起的血液系统不良反应，在老年人和小孩多见。卡马西平主要引起可逆性白细胞减少。皮疹可能是卡马西平引起致死性再生障碍性贫血的先兆。苯妥英钠可引起多发性骨髓瘤、致死性再生障碍性贫血。一般传统抗癫痫发作药物对血液系统的影响常见，但多数较轻微，而新型抗癫痫发作药物对血液系统的影响少见。尤其是无症状的白细胞减少时，需要多监测。如果有临床表现，将抗癫痫发作药物减量就可以恢复，很少需要停止服药。

表6-6　抗癫痫发作药物常见的严重不良反应

不良反应	描述
致死性心律失常	作用于离子通道的抗癫痫发作药物，可能使心肌细胞K^+电流减少、QT间期延长诱发致死性心律失常。主要见于卡马西平、苯妥英钠、苯巴比妥。卡马西平引起致死性心律失常发生于药物过量、多药治疗、血药浓度高、剂量变化频繁、突然停药导致交感神经系统兴奋性增加
不明原因的突然死亡	癫痫猝死（SUDEP）约占难治性癫痫患者死亡的1/4。可能与以下因素有关：致死性心律失常、发作引起的神经源性肺水肿、发作后脑功能抑制引起的中枢性窒息、多种抗癫痫发作药物联合应用、突然停药、血药浓度的快速变化等
癫痫持续状态	抗癫痫发作药物过量引起中毒反应可能诱发癫痫持续状态。而且此时地西泮等常规的一线抗癫痫持续状态药物治疗无效。苯妥英钠、苯巴比妥、卡马西平、丙戊酸均有该不良反应
高敏综合征	首先出现皮疹、高热、面部水肿、舌肿胀、口腔溃烂、淋巴结肿大、紫癜、水疱、哮喘、嗜酸性粒细胞和淋巴细胞增多、肝功能异常，严重的表皮溶解坏死、间质性肾炎或肺炎、心肌炎、甲状腺炎、脑炎、脑膜炎等表现。其内脏损伤是死亡的主要因素。可能与抗癫痫发作药物引起的内源性免疫反应有关，而与剂量和血药浓度无关，多发生于服药治疗的前2个月内。不可预测。芳香族抗癫痫发作药物都能引起高敏综合征，苯妥英钠最常见，其次是卡马西平、苯巴比妥。拉莫三嗪也有引起高敏综合征的报道。芳香族抗癫痫发作药物之间存在交叉过敏，而其他芳香族抗癫痫发作药物与拉莫三嗪之间无交叉过敏
致死性肝坏死	抗癫痫发作药物可能引起暴发性肝衰竭，是引起患者死亡最常见的药物
抗利尿激素不恰当分泌综合征	卡马西平和奥卡西平易引起抗利尿激素不恰当分泌综合征，导致低钠血症，多发生于饮食不正常的患者
血液系统损伤	较多见。最严重的是再生障碍性贫血。警惕丙戊酸、卡马西平、非氨酯、拉莫三嗪等
急性坏死性出血性胰腺炎	较少见。多药联合使用时风险加大。如丙戊酸、非氨酯、加巴喷丁

（四）抗癫痫发作药物的肝损害

1.概述　抗癫痫发作药物的肝损害较常见。可能与以下因素有关：

（1）中毒：抗癫痫发作药物进入肝脏后，经细胞色素P450酶系作用，代谢转化为一些毒性物质。

（2）免疫反应：一些特异质的个体或代谢异常时，抗癫痫发作药物及其代谢物与肝内蛋白质结合后形成抗原，刺激机体产生抗体，诱发免疫机制，导致变态反应。

（3）抗癫痫发作药物引起肝细胞的分泌胆汁机制发生障碍，造成肝内胆汁淤积。

2.丙戊酸相关性肝损害　在所有抗癫痫发作药物中，丙戊酸最易引起肝损害或药物浓度超标。丙戊酸可引起三类症状的肝毒性，包括慢性肝衰竭、高氨血症及肝损伤，尤其是年龄小于2岁或有遗传代谢病的儿童以及患线粒体病和有机酸血症合并癫痫的患儿应注意丙戊酸钠的肝毒性。

（1）影响因素

1）年龄：是丙戊酸相关性肝损害的重要危险因素，多发生在10岁以内，尤其是2岁以内的小儿发生率最高。10岁以上的患者使用丙戊酸较为安全。这可能与丙戊酸在小儿体内药动学与成人不同，单位体重内的平均药物浓度较高等因素有关。

2）多药联用：丙戊酸单药治疗很少发生肝损害，或发生肝损害的程度较轻。致死性肝衰竭多发生在丙戊酸与其他抗癫痫发作药物联用的患者。尤其是与苯巴比妥、苯妥英钠、卡马西平等肝药酶诱导性药物合用时，这些肝药酶诱导性药物诱导了P450酶活性，使丙戊酸代谢产生对肝脏毒性很强的活性代谢产物，这些代谢产物又同时抑制氧化代谢过程中的特异性酶，它们都能显著抑制线粒体β-氧化，导致肝细胞脂质沉积和空泡变性，使丙戊酸的肝毒性作用明显增加。

3）相关疾病：如线粒体遗传代谢性疾病、发育障碍、智力低下等患者。在使用丙戊酸时发生肝损害的可能性更大。

（2）临床判断

1）时间方面：约50%的服用丙戊酸患者可

能在用药3个月内发生肝损害。但多为肝功能轻度异常，继续服药后可自行恢复正常。若肝酶继续显著升高应考虑停药。

2）临床表现：不明原因的恶心、呕吐、厌食、水肿、黄疸、发热、癫痫发作加重等。此时应警惕肝衰竭发生。

3）实验室检查：肝功能监测。血清总蛋白、白蛋白、纤维蛋白原和凝血酶原时间都代表着肝脏的合成功能，如发现这些项目的含量下降或凝血功能异常（包括凝血酶原时间和纤维蛋白原），均提示肝功能受损。由于凝血因子半衰期短，凝血功能异常可能比肝氨基转移酶异常更有临床意义。

（3）预防

1）对于2岁以下或伴有遗传代谢性疾病或发育迟缓的儿童，应避免使用丙戊酸或丙戊酸与其他抗癫痫发作药物合用，必须使用的患者在用前需做代谢筛查试验。

2）对于已有肝脏疾病或肝病家族史的患者应避免使用丙戊酸。

3）避免与水杨酸类药物同时使用。

4）使用丙戊酸的最小治疗剂量。

5）使用丙戊酸的缓释制剂。

6）观察临床反应：如不明原因的恶心、呕吐、头痛、嗜睡、厌食、水肿、黄疸、发热、癫痫突然发作加重等。

7）监测肝功能。尤其是血清总蛋白、白蛋白、纤维蛋白原、凝血酶原时间和凝血功能的改变。

（4）治疗：药物导致肝衰竭患者的死亡率达80%以上。因此，一旦发生肝功能受损，需严密观察。较严重的要立即停药，到当地条件较好的医院救治。针对丙戊酸相关性肝损害的主要原因与其对线粒体损伤有关，可使用抗氧化药物和肉碱治疗。

3.卡马西平引起的肝损害　可见于各种年龄阶段。多数在1个月内出现，病理改变为胆汁淤积型，氨基转移酶升高，有发热，属于特异性过敏反应。撤药后可改善，多数可逆，预后良好。但也有致死性肝坏死的。

4.苯妥英钠引起的肝损害　一般发生在用药开始6周内，1/3患者可致死。表现为发热、皮疹、肝脾大、淋巴结肿大、嗜酸性粒细胞增多、黄疸、氨基转移酶高。属于过敏反应，与苯妥英钠

的剂量和浓度无关。苯巴比妥的肝损害与苯妥英钠相近，但发生率、致死率相对较低。

（五）抗癫痫发作药物相关皮肤不良反应

抗癫痫发作药物相关皮肤不良反应是指患者服用抗癫痫发作药物后引起的皮肤伤害。按照症状严重程度不同，可分为轻度皮肤不良反应和严重皮肤不良反应。约16%的抗癫痫发作药物使用者可能出现不同程度的皮肤过敏反应。包括超敏反应综合征、Stevens-Johnson综合征（SJS）和中毒性表皮坏死松解症（TEN）等。在新使用抗癫痫发作药物治疗的患者中，严重皮肤不良反应发生率在0.1%～1%。其中芳香族抗癫痫发作药物，包括苯妥英钠、苯巴比妥、扑米酮、卡马西平、奥卡西平和拉莫三嗪发生率高。从轻度皮肤不良反应到严重皮肤不良反应都可能出现。

1.轻度皮肤不良反应　包括发疹型药疹、荨麻疹型药疹、轻度斑丘疹和血管神经性水肿等。荨麻疹及血管神经性水肿，表现为全身皮肤大小不等的风团，奇痒，还可伴有刺痛或触痛，以头面部及手足多见。持续时间长。最常引起此类皮疹的抗癫痫发作药物是苯巴比妥。轻度的斑丘疹（maculopapular exanthema，MPE）表现为，在丘疹周围合并皮肤发红的底盘，多密集而对称分布，是轻度皮肤不良反应中较常见的一种类型，引起轻度斑丘疹的主要抗癫痫发作药物是卡马西平。固定性药疹的特点是局限性圆形或椭圆形的鲜红色或紫红色斑，水肿性，炎症剧烈者中央可形成水疱，损害边界清楚，愈后留有色素斑，每次应用致敏药物后，在同一部位重复发作，多在首次用药后4～20天发生，如重复用药，可在数分钟至24小时发生。绝大多数的固定性药疹位于口唇、口周、肛门等皮肤黏膜交界处，亦有全身分布者。常引起固定性药疹的抗癫痫发作药物是苯巴比妥类。痤疮样皮疹，表现为局限性炎性丘疹、粉刺、红斑样皮疹，常发生于四肢等非典型部位，形态单一，可没有粉刺。主要见于具有雄激素样作用的抗癫痫发作药物，如苯妥英钠，加巴喷丁、拉莫三嗪也可引起。也可能与皮脂腺分泌旺盛有关。

2.严重皮肤不良反应　可导致永久性残疾或死亡。包括SJS、TEN、伴嗜酸性粒细胞增多和系统症状的药疹（DRESS）和急性泛发性发疹性脓疱病（AGEP）。SJS/TEN的发病机制和病理特征完全相同，属于同一疾病的不同阶

段。区别在于，SJS的整体皮肤表面积分离小于10%，面积大于30%则为TEN。TEN比SJS更严重，病死率高达50%，仅有20%的SJS患者不留后遗症。多发生于用药后4周以内，使用8周内未出现症状者则过敏风险很小。急性发病，早期头痛、咽痛、关节痛、发热等全身不适的前驱症状。皮损表现为鲜红、暗红或紫红色水肿性红斑，伴有水疱或大疱，严重的表皮剥脱，之外还有口腔黏膜糜烂、消化道或呼吸道损伤，甚至可累及心脏、肝、肾脏等器官。芳香族抗癫痫发作药物皆有可能引起SJS/TEN。亚洲人群中卡马西平和苯妥英钠是最常引起SJS/TEN的抗癫痫发作药物，拉莫三嗪在儿童和成人用药者中SJS/TEN的发生率也较高，分别是0.8%～1.0%和0.3%。而丙戊酸的严重皮疹发生率相对较低。DRESS又称为药物超敏反应综合征（HSS），也是一种严重的药物不良反应，死亡率高达10%。皮损表现为各种大小不等的红斑、斑丘疹，多为对称性，皮损可扩展为片状，伴严重的瘙痒；皮疹通常从面部、上半身或上肢开始，然后发展到下肢。典型药疹的皮损很少累及面部，而DRESS患者经常出现面部红斑和水肿。50%～90%的内脏受累发生在肝脏、心脏、肺、肾脏、消化系统及神经系统也可受累。其中肝衰竭是DRESS预后不良的标志。目前统计有50多种药物可引起DRESS，其中芳香族抗癫痫发作药物（苯巴比妥、苯妥英钠、卡马西平）是引起DRESS的主要药物之一。新型抗癫痫发作药物也可引起DRESS，其中拉莫三嗪在不同种族人群中DRESS发生率均为最高。非芳香族的加巴喷丁和左乙拉西坦也有引起DRESS的报道。

3.发病机制

（1）遗传因素：抗癫痫发作药物相关皮肤不良反应具有明显的种族特异性。人类白细胞抗原（human leukocyte antigen，HLA）的主要功能是参与自我识别、调节免疫反应和对异体移植的排斥作用。HLA基因是人类基因组调控人体免疫应答特异性及影响个体疾病易感性差异的主要多态性系统。HLA至少有3类基因，即Ⅰ、Ⅱ、Ⅲ类基因。HLA类基因包括A、B、C等座位。近年来对抗癫痫发作药物的药物基因组学研究证实了HLAⅠ类基因的某些基因型与人种特异的轻度抗癫痫发作药物相关皮肤不良反应强相关，

HLA多态性可能使特定个体的药物敏感性增加10～1000倍。现在研究表明，*HLA-B*1502*基因型与中国汉族人卡马西平和奥卡西平诱导的SJS/TEN之间具有很强的相关性。

（2）药物代谢因素：半抗原学说可解释苯妥英钠、卡马西平及奥卡西平等芳香族抗癫痫发作药物的致敏机制。药物分子直接、可逆性地结合刺激使T淋巴细胞活化，在苯妥英钠、卡马西平、苯巴比妥及拉莫三嗪等抗癫痫发作药物诱发的药物超敏反应中都被证实。另外，当环氧化物羟化酶功能发生缺陷时，具有细胞毒性的代谢产物聚积，刺激静止的T淋巴细胞活化，并通过APC诱导其刺激信号通路，导致多种细胞因子释放，同时代谢产物刺激巨噬细胞、嗜酸性粒细胞和记忆性T淋巴细胞增殖和活化，进一步刺激细胞因子，增加患者发生DRESS风险。

（3）免疫因素：DRESS、SJS和TEN仅见于少数个体，是与个体易感性相关的特异质超敏反应。速发型Ⅰ型和免疫复合物介导的Ⅲ型超敏反应与抗癫痫发作药物引发的皮肤不良反应的关系较少，而大多数与抗癫痫发作药物引发的皮肤不良反应由Ⅳ型超敏反应介导。

（4）病毒感染与再激活因素：人类疱疹病毒（HHV）各亚型的感染均在DRESS的免疫激活中发挥作用，其中HHV-6感染与DRESS的关系最密切，见于约60%的DRESS患者。HHV具有持续感染与间歇再激活的能力。HHV感染后可能储存在单核细胞，当免疫力下降时体内潜伏的HHV等病毒再激活，此时即使停药仍然会出现第二次症状高峰，因此在皮疹发生初期，通过检测患者体内潜伏的HHV-6是否激活可作为DRESS发生的预警。可见，病毒再激活是HHV参与宿主体内交叉反应的主要机制，也是DRESS发生的主要特征。

4.治疗　DRESS、SJS和TEN等严重皮肤不良反应的死亡率高，一旦发现应立即停用可疑的致敏药物，迅速开始对症支持和药物治疗，并持续评估疾病的严重程度及预后。立即停药可以降低死亡率，改善预后。对于单药治疗的癫痫患者，应马上考虑换用另一种抗癫痫发作药物，以防癫痫发作或发生癫痫持续状态。优先选择能够快速滴定，快速起效，且与前一种药物的交叉反应性最低的药物作为替代（表6-7）。药物交叉过

敏反应通常发生于有相似结构的药物之间，如苯巴比妥、苯妥英钠、卡马西平之间的交叉敏感度高达40%～80%，新型抗癫痫发作药物中奥卡西平、拉莫三嗪及唑尼沙胺由于也有芳香环结构，因此也可与其他芳香族抗癫痫发作药物发生交叉过敏（表6-8），此时非芳香族抗癫痫发作药物如苯二氮䓬类、丙戊酸、加巴喷丁、左乙拉西坦、替加宾及托吡酯可以作为替代药物。对于SJS/TEN，对症支持治疗的关键是补充液体和电解质，以维持器官功能，如有条件最好把患者转到烧伤中心或皮肤专科等接受治疗。早期大剂量使用（总量＞2g/kg）丙种球蛋白（IVIG）治疗可缩短住院时间、降低死亡率。IVIG可抑制HHV-6再激活，提高糖皮质激素受体的敏感度，对于重症DRESS患者可给予IVIG总量3～4g/kg，分3天给药，在治疗1周后症状可能改善。对于轻症DRESS患者，通过停药和对症支持治疗，数周后多可恢复，不需要使用糖皮质激素治疗。但重症患者需要系统接受免疫治疗选择泼尼松≥1～1.5mg/（kg·d）或其等剂量激素口服，严重者可给予甲泼尼龙30mg/（kg·d）冲击治疗3～5天。也可使用血浆置换和免疫抑制治疗。

表6-7 卡马西平与其他抗癫痫发作药物交叉过敏反应发生率

药物名称	过敏的概率
苯妥英钠	58%
奥卡西平	33%
苯巴比妥	27%
拉莫三嗪	20%

5.预防　选择抗癫痫发作药物治疗前，要充分考虑患者的药物食物过敏史、药物不良反应史及家族史，要考虑到药物间的相互作用及交叉反应。在服用卡马西平和奥卡西平治疗之前进行HLA-B*1502和HLA-A*2402基因型检测，如检测结果为高危基因型者，则最好选择其他药物治疗，除非有证据表明患者使用该药治疗所带来的获益高于发生严重皮肤不良反应的风险。服用卡马西平数月而未出现皮肤不良反应的患者因卡马西平引起严重皮肤不良反应的风险较低，包括HLA-B*1502和HLA-A*2402基因携带者。任何抗癫痫发作药物都应该从低剂量开始并缓慢增加剂量，尽量用最低的有效剂量维持治疗。医生应告诉患者及其监护者抗癫痫发作药物毒性作用的警戒标志及症状，并定期检查患者的临床症状。必要时测定药物血药浓度、血常规及血生化等。

6.HLA与抗癫痫发作药物导致的皮肤过敏反应　HLA基因：即人类白细胞抗原基因，是一组位于第6号染色体短臂上的基因，是目前已知的人类染色体中基因密度最高、多态性最为丰富的区域，是人类最复杂的遗传多态系统。该基因在不同的种族或同一种族不同群体中的分布出现明显的种群特性，主要作用是调解人体免疫反应和异体移植排斥。按照不同基因位点和基因亚型将目前已知的HLA基因进行分类，如HLA-A*24：02就是HLA基因A位点的一个基因亚型；HLA-B*1502是HLA基因B位点的一个基因亚型（表6-8，表6-9）。

表6-8 常用抗癫痫发作药物的过敏基因标志物

抗癫痫发作药物	种类	皮肤反应	HLA基因型
卡马西平（CBZ）	芳香族	SJS/TEN	B*15：02
		MPE	A*24：02
拉莫三嗪（LTG）	芳香族	SJS	A*24：02
		MPE	B*15：02
			Cw*01：02
苯妥英钠（PHT）	芳香族	SJS	A*24：02
			A*02：01
			B*15：02
			B*13：01
			Cw*08：01
			DRB1*16：02
奥卡西平（OXC）	芳香族	SJS/TEN	B*15：02
		MPE	B*13：02?

表6-9 其他过敏基因标志物

抗癫痫发作药物	种类	皮肤反应	HLA基因型
卡马西平（CBZ）	芳香族	SJS/TEN	B*15：11
卡马西平（CBZ）	芳香族	SJS/TEN HSS MPE	A*31：01

表6-10 癫痫患者基因型与用药参考

基因型	用药建议
①HLA-B*15：02单独或与其他HLA-A危险基因同时出现。如HLA-B*15：02；HLA-B*15：02/HLA-A*24：02；HLA-B*15：02/HLA-A*02：01。 ②HLA-A*24：02与HLA-B危险基因同时出现。属于严重警示级别	禁止使用卡马西平。尽量避免使用其他芳香族抗癫痫发作药物，如无其他有效抗癫痫发作药物时，需征得患者或其家属同意，小剂量使用一段时间，并加强临床观察 如HLA-A*24：02/HLA-B*38：02；避免使用拉莫三嗪。慎用或避免使用芳香族抗癫痫发作药物，如无其他有效抗癫痫发作药物时，需征得患者或家属同意，小剂量使用一段时间，并加强临床观察 HLA-A*24：02/HLA-B*15：11；禁止使用卡马西平。尽量避免使用其他芳香族抗癫痫发作药物，如无其他有效抗癫痫发作药物时，需征得患者或家属同意，减少起始剂量使用一段时间，并加强临床观察 HLA-A*24：02/HLA-B*35：01；禁止使用卡马西平。尽量避免使用其他芳香族抗癫痫发作药物时，如无其他有效抗癫痫发作药物时，需征得患者或其家属同意，减少起始剂量使用一段时间，并加强临床观察
其他重型皮肤过敏风险基因型单独出现。如HLA-A*24：02 HLA-B*15：01 HLA-A*02：01 HLA-B*15：11	慎用或避免使用芳香族抗癫痫发作药物。如无其他有效抗癫痫发作药物时，需征得患者或其家属同意，减少起始剂量使用一段时间，并加强临床观察
轻型皮肤过敏风险基因型单独出现。如HLA-B*38：02 HLA-B*35：01 HLA-A*31：01	使用芳香族抗癫痫发作药物时，可能出现轻度过敏
HLA-A和HLA-B皮肤过敏风险基因均为阴性	可以使用芳香族抗癫痫发作药物，但不排除其他因素引起的过敏

表6-11 HLA基因检测在卡马西平导致的严重皮肤型过敏反应中的应用

基因型	HLA-A*24：02	HLA-B*15：02	HLA-A*24：02 HLA-B*15：02
敏感度	30.36%	69.64%	17.86%
特异度	84.27%	84.36%	97.74%

表6-12 HLA基因检测在苯妥英钠导致的严重皮肤型过敏反应中的应用

基因型	HLA-A*24：02	HLA-B*15：02	HLA-A*24：02 HLA-B*15：02
敏感度	46.20%	46.20%	30.77%
特异度	87.50%	77.50%	97.30%

表6-13 HLA基因检测在拉莫三嗪导致的严重皮肤型过敏反应中的应用

基因型	HLA-A*24：02	HLA-B*15：02	HLA-A*24：02 HLA-B*15：02
敏感度	45.45%	22.73%	13.64%
特异度	84.32%	81.38%	99.02%

表6-14 HLA基因检测在芳香族抗癫痫发作药物导致的严重皮肤型过敏反应中的应用

基因型	HLA-A*24：02	HLA-B*15：02	HLA-A*24：02 HLA-B*15：02
敏感度	36.26%	54.95%	18.68%
特异度	84.69%	82.55%	98.12%

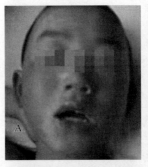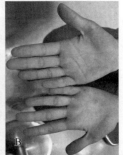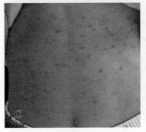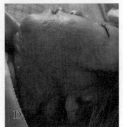

图6-4 抗癫痫发作药物导致的皮肤损害（见附页彩图6-4）

结论：

（1）HLA-A*24：02是卡马西平、拉莫三嗪、苯妥英钠导致SJS/TEN的潜在通用风险因子，且与芳香族抗癫痫发作药物导致的轻度皮疹相关（表6-10～表6-13，图6-4）。

（2）HLA-B*15：02与HLA-A*24：02存在叠加风险，两者均参与芳香族抗癫痫发作药物导致SJS/TEN的发生（表6-14）。

（3）服用芳香族抗癫痫发作药物前应筛查HLA-A*24：02和HLA-B*15：02，尤其是在中国南方地区这种筛查十分必要。

（4）HLA基因检测可预警抗癫痫发作药物导

致的皮肤过敏反应；避免大部分患者的皮肤过敏反应；预测不同级别风险的发生；提醒严重的皮肤过敏反应发生。

（5）HLA基因检测临床应用中应注意的问题：高风险HLA基因型阴性的患者也有可能发生皮肤过敏反应；对于个体，不能计算出准确皮肤过敏反应发生概率；注意风险基因的相互作用。

（六）丙戊酸脑病或丙戊酸高氨血症脑病

丙戊酸脑病或丙戊酸高氨血症脑病是指患者服用丙戊酸后出现的癫痫发作次数增加、出现新的发作类型、扑翼样震颤、共济障碍、意识障碍、精神行为异常等大脑功能失常现象。抗癫痫发作药物引起的血氨增高以丙戊酸多见，因此又被称为丙戊酸脑病，是少见但较为严重的中枢神经系统副作用，以儿童多见，也见于成人。多发生于开始服用丙戊酸钠后4～14天，联合应用其他抗癫痫发作药物，如卡马西平、苯妥英钠、苯巴比妥、左乙拉西坦均可促进其发生。EEG显示θ和δ波占优势的弥漫性慢波，癫痫样放电增多、泛化或出现新的异常放电、三相波（过去认为三相波是肝性脑病的特异性标志。但现在发现，它可能发生在一系列的中毒-代谢性脑病、神经退行性病变、癫痫发作时或发作后）等。并非药物过量或中毒。实验室检查：多数患者仅有血氨升高，少数患者血和脑脊液中谷氨酰胺含量升高。肝肾功能及丙戊酸血药浓度大多正常。MRI显示：额叶和颞叶（包括岛叶）大脑皮质可逆性T_2高信号、脑白质和苍白球T_2高信号、脑萎缩等。无强化效应。如能及早识别并停用丙戊酸，损害程度可能是短暂的和可逆的。丙戊酸高氨血症脑病与药物浓度无关，而与血氨浓度相关。与服药时间无关，长期服用丙戊酸治疗的患者在减量或添加其他药物时或继发感染时都可能出现丙戊酸高氨血症脑病。丙戊酸高氨血症脑病的发生率可达50%，并且50%为无症状的。停用丙戊酸钠后数天意识障碍可恢复正常，癫痫亦可被其他抗癫痫发作药物控制。预后较好。

1. 发病机制　其发病机制不详。丙戊酸高氨血症脑病可以发生在丙戊酸单药治疗癫痫的患者，丙戊酸与其他抗癫痫发作药物如苯巴比妥、苯妥英钠、托吡酯（甘氨酸代谢与代谢性酸中毒，增加10倍风险）合用时易引起急性丙戊酸高氨血症脑病，可能与此药物对尿素循环的协同抑制效应有关；丙戊酸的代谢产物可导致氨基甲酰磷酸合成酶1活性缺陷，通过丙戊酸降低肝肉碱浓度诱导脂肪酸的β-氧化抑制，而线粒体谷氨酰胺受体增加导致肾脏吸收谷氨酰胺。高血氨通过影响星形胶质细胞导致脑病，后者具有氨解毒作用，通过糖原在星形胶质细胞质中沉淀，导致线粒体增殖和脑水肿。

2. 诊断与鉴别诊断　对于正在使用丙戊酸治疗的患者，治疗过程中出现新的癫痫发作、难以解释的癫痫发作增加、不明原因的精神行为异常、进行性意识障碍时，均需考虑到丙戊酸脑病的可能，需及时查血氨、肝肾功能、丙戊酸血药浓度等，必要时可做EEG、头部CT或MRI等检查。排除药物性脑病，重新评估后再考虑其他原因，并做相关处理。切不可盲目认为药物剂量不足而增加抗癫痫发作药物剂量或合用其他抗癫痫发作药物。丙戊酸脑病患者在停用丙戊酸后临床症状能很快好转，血氨多能快速恢复正常，若血氨不降或仍持续升高应高度怀疑和排除其他原因，需要进行相关检查予以鉴别。目前发现，能引起血氨升高的疾病有先天性酶缺陷如尿素循环中的鸟氨酸氨基甲酰转移酶缺陷和其他酶缺陷、脂肪酸氧化酶缺陷等，代谢性疾病如遗传性疾病非酮症高甘氨酸血症、高胰岛素血症等，药物如氟尿嘧啶、门冬酰胺酶、水杨酸盐，其他如肝肾疾病、雷氏综合征等。值得注意的是，一些服用丙戊酸治疗的癫痫患者，虽然出现脑病表现，但血氨并不升高，减量或停用丙戊酸后症状好转或消失，称为非高氨血症脑病。

3. 治疗与预后　丙戊酸脑病一旦确诊，应立即停用丙戊酸，临床症状多能迅速恢复正常。在停用丙戊酸的同时，要加用其他能快速起效、不需缓慢加量、不经肝脏代谢的抗癫痫发作药物，以防突然停药而诱发癫痫持续状态。其次是降低血氨水平，可用支链氨基酸、谷氨酰胺等。因为丙戊酸降低了肉毒碱的水平，使用肉毒素治疗，可补充左旋肉碱，降低血氨水平。此外，还可血液透析等。一般预后良好，停用丙戊酸后2周多数患者可恢复正常，无明显后遗症；但也有延迟恢复，或死亡的报道。有报道称EEG的表现可作为丙戊酸相关高血氨症脑病（VHE）患者病情严重的征象，进行性的临床症状改善与EEG和血氨的正常相关。

4. 丙戊酸脑病的预防

（1）应提高对丙戊酸脑病的认识，注意监测服用丙戊酸患者的临床症状变化。

（2）尽可能避免丙戊酸与其他抗癫痫药联用，特别应注意避免与托吡酯联用。

（3）定期监测服用丙戊酸的患者的血氨、肝肾功能及丙戊酸血药浓度。

（4）丙戊酸脑病一旦确诊，应立即停用丙戊酸，控制病情的进展，避免对患者造成严重的损害。

临床上，除了丙戊酸可引起脑病外，苯妥英钠、卡马西平、扑米酮、苯巴比妥、氨己烯酸、托吡酯、拉莫三嗪等都有可能引起药物性脑病。当丙戊酸与这些抗癫痫发作药物合用时比单用时更容易发生。虽然其致病机制及临床表现各不相同，但共同特点是反应迟钝、精神迟滞甚至恍惚、癫痫发作增加且发作形式有所改变，EEG背景活动变慢、棘波发放增多，减药或停药后症状及EEG很快减轻或消失，预后良好。

第三节　抗癫痫发作药物的选择

一、抗癫痫发作药物治疗的原则

1.规律服用药物：从小剂量开始，逐渐调整到足量。开始治疗越早，效果越好，对智力影响越小。服药过程中不要随意停药和漏服药物，当加大剂量时，需等足够的时间让药物发挥作用。

2.根据发作类型和综合征分类选择药物，同时根据是否患有其他病、是否服用其他药物、年龄、经济状况、购药是否方便、患者及家人意愿、药物的耐受性、毒副作用、对工作生活的影响等进行个体化治疗。

3.如果合理使用一线抗癫痫发作药物仍有发作，需要严格评估癫痫诊断的正确与否。

4.由于不同抗癫痫药的制剂在生物利用度和药动学方面有差异，为了避免疗效降低或副作用增加，建议患者尽量不频繁更换药物生产厂家。

5.新诊断的患者尽可能单一药物治疗。

6.如果选用的第一种抗癫痫发作药物因为不良反应或仍有发作而治疗失败，应使用另一种药物，并加量至足够剂量后，将第一种用药缓慢减量。

7.如果第二种用药仍无效，在开始另一种药物前，应根据相对疗效、不良反应和药物耐受性将第一或第二个药物缓慢撤药。

8.仅在单药治疗没有达到无发作时才考虑联合用药。

9.如果联合用药没有使患者获益，治疗应回到原来患者最能接受的方案，以取得疗效和不良反应耐受方面的最佳平衡。

10.对于老年人、妇女、儿童等特殊人群用药需考虑其特点用药。

11.对于治疗困难的癫痫综合征及难治性癫痫，建议转诊到癫痫专科医生诊治。

提醒： 全面性发作常涉及双侧大脑半球和多个结构，而局灶性发作则较为局限。抗癫痫发作药物的选择应根据癫痫发作类型、患者的用药情况与合并症、生活方式和偏好等因素进行个体化选择。正确选择抗癫痫发作药物起始单药治疗至关重要！初始选择的单药不恰当就是变相透支未来完全治愈的希望！临床上应该选择强效持久控制发作的药物足疗程治疗。

二、超适应证和超年龄范围使用抗癫痫发作药物问题

根据国家《处方管理办法》第十四条规定，医生应依据医疗、预防、保健需要，按照诊疗规范、药品说明书中的药品适应证、药理作用、用法、用量、禁忌、不良反应和注意事项等开具处方。但由于伦理等因素，抗癫痫发作药物不可能在儿童身上做人体试验、收集安全数据等，所以很多抗癫痫发作药物说明书中不建议12岁以下患者使用，导致了临床中癫痫患儿超说明书用药现象的出现。

2015年，中国药理学会发布的《超说明书用药专家共识》指出，超说明书用药必须有充分的文献报道、循证医学研究结果等证据支持，而且须经医院相关部门批准并备案。临床诊疗过程中，在无其他合理的可替代药物治疗方案时，为患者的利益选择超说明书用药，而不是以试验、研究或其他关乎医生自身利益为目的的使用。

2022年3月1日起施行新版《中华人民共和国医师法》。首次将诊疗指南和循证医学下的超说明书用药写入法律。新版医师法第二十九条规定：医师应当坚持安全有效、经济合理的用药原则，遵循药品临床应用指导原则、临床诊疗指南

和药品说明书等合理用药。在尚无有效或者更好治疗手段等特殊情况下，医师取得患方明确知情同意后，可以采用药品说明书中未明确但具有循证医学证据的药品用法实施治疗。

三、新诊断癫痫选药需考虑的因素

图6-5为新诊断癫痫选药需考虑的因素。

四、癫痫患者选药原则

（一）根据发作类型和癫痫综合征的选药原则

多数抗癫痫发作药物仅对某些发作类型有效，对其他类型的疗效差或无效；若选药不当，一方面影响治疗效果，另一方面可能加重癫痫发作（表6-15，表6-16）。

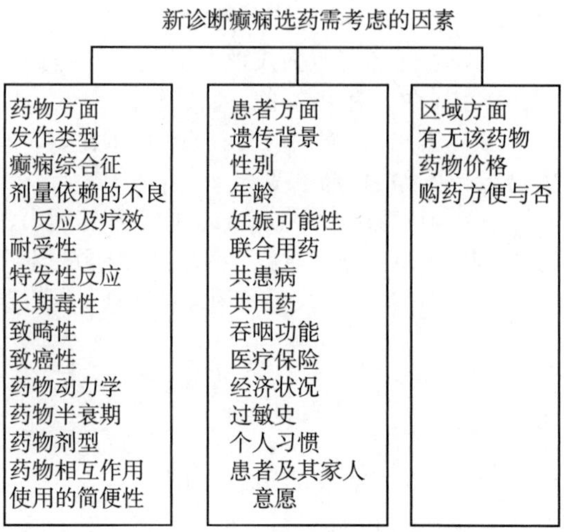

新诊断癫痫选药需考虑的因素

药物方面	患者方面	区域方面
发作类型 癫痫综合征 剂量依赖的不良 　反应及疗效 耐受性 特发性反应 长期毒性 致畸性 致癌性 药物动力学 药物半衰期 药物剂型 药物相互作用 使用的简便性	遗传背景 性别 年龄 妊娠可能性 联合用药 共患病 共用药 吞咽功能 医疗保险 经济状况 过敏史 个人习惯 患者及其家人 　意愿	有无该药物 药物价格 购药方便与否

图6-5　新诊断癫痫选药需考虑的因素

表6-15　根据发作类型的选药原则

发作类型	一线药物	添加药物	可以考虑的药物	可能加重发作的药物
全面性强直阵挛发作	丙戊酸 拉莫三嗪 卡马西平 奥卡西平 左乙拉西坦 苯巴比妥	左乙拉西坦 托吡酯 丙戊酸 拉莫三嗪 氯巴占*	—	—
强直或失张力发作	丙戊酸	拉莫三嗪	托吡酯 卢非酰胺*	卡马西平 奥卡西平 加巴喷丁 普瑞巴林 替加宾* 氨己烯酸*
失神发作	丙戊酸 乙琥胺* 拉莫三嗪	丙戊酸 乙琥胺* 拉莫三嗪	氯硝西泮 氯巴占* 左乙拉西坦 托吡酯 唑尼沙胺	卡马西平 奥卡西平 苯妥英钠 加巴喷丁 普瑞巴林 替加宾* 氨己烯酸*
肌阵挛发作	丙戊酸 左乙拉西坦 托吡酯	左乙拉西坦 丙戊酸 托吡酯	氯硝西泮 氯巴占* 唑尼沙胺	卡马西平 奥卡西平 苯妥英钠 加巴喷丁 普瑞巴林 替加宾* 氨己烯酸*
局灶性发作	卡马西平 拉莫三嗪 奥卡西平 左乙拉西坦 丙戊酸	卡马西平 左乙拉西坦 拉莫三嗪 奥卡西平 加巴喷丁 丙戊酸 托吡酯 唑尼沙胺 氯巴占*	苯巴比妥 苯妥英钠	—

注：*为目前国内还没有的抗癫痫发作药物。

根据中国抗癫痫协会编著《临床诊疗指南·癫痫病分册》（2015修订版），有增减或更改

表6-16　根据癫痫综合征的选药原则

癫痫综合征	一线药物	添加药物	可以考虑的药物	可能加重发作的药物
儿童失神癫痫、青少年失神癫痫或其他失神综合征	丙戊酸、拉莫三嗪乙琥胺*	丙戊酸拉莫三嗪乙琥胺*	氯硝西泮唑尼沙胺左乙拉西坦托吡酯氯巴占*	卡马西平奥卡西平苯妥英钠加巴喷丁普瑞巴林替加宾*氨己烯酸*
青少年肌阵挛癫痫	丙戊酸拉莫三嗪	左乙拉西坦托吡酯	氯硝西泮唑尼沙胺苯巴比妥氯巴占*	卡马西平奥卡西平苯妥英钠加巴喷丁普瑞巴林替加宾*氨己烯酸*
仅有全面强直-阵挛发作的癫痫	丙戊酸拉莫三嗪卡马西平奥卡西平	左乙拉西坦托吡酯丙戊酸拉莫三嗪氯巴占*	苯巴比妥	—
特发性全面性癫痫	丙戊酸拉莫三嗪	左乙拉西坦丙戊酸拉莫三嗪托吡酯	氯硝西泮唑尼沙胺苯巴比妥氯巴占*	卡马西平奥卡西平苯妥英钠加巴喷丁普瑞巴林替加宾*氨己烯酸*
儿童良性癫痫伴中央颞区棘波、Panayiotopoulos综合征或晚发性儿童枕叶癫痫（Gastaut型）	卡马西平奥卡西平左乙拉西坦丙戊酸拉莫三嗪	卡马西平奥卡西平左乙拉西坦丙戊酸拉莫三嗪托吡酯加巴喷丁氯巴占*	苯巴比妥苯妥英钠唑尼沙胺普瑞巴林替加宾*氨己烯酸*艾司利卡西平*	—
West综合征（婴儿痉挛症）	类固醇氨己烯酸*	托吡酯丙戊酸氯硝西泮拉莫三嗪	拉考沙胺*	—
Lennox-Gastaut综合征	丙戊酸	拉莫三嗪	托吡酯左乙拉西坦卢非酰胺*非氨酯*	卡马西平奥卡西平加巴喷丁普瑞巴林替加宾*氨己烯酸*
Dravet综合征	丙戊酸托吡酯	氯巴占*司替戊醇*左乙拉西坦氯硝西泮	—	卡马西平奥卡西平加巴喷丁拉莫三嗪苯妥英钠普瑞巴林替加宾*氨己烯酸*
癫痫性脑病伴慢波睡眠期持续棘慢波	丙戊酸氯硝西泮类固醇	左乙拉西坦拉莫三嗪托吡酯	—	卡马西平奥卡西平
Landau-Kleffner综合征	丙戊酸氯硝西泮类固醇	左乙拉西坦拉莫三嗪托吡酯	—	卡马西平奥卡西平
肌阵挛-失张力癫痫	丙戊酸托吡酯氯硝西泮氯巴占*	拉莫三嗪左乙拉西坦	—	卡马西平奥卡西平苯妥英钠加巴喷丁普瑞巴林替加宾*氨己烯酸*

*为目前国内还没有的抗癫痫发作药物。

根据中国抗癫痫协会编著《临床诊疗指南·癫痫病分册》（2015修订版）。有增减或更改：国内有药在先、无药在后的顺序

（二）考虑抗癫痫发作药物的量效关系的选药原则

如线性关系、非线性关系等（图6-6）。

（三）可能加重癫痫发作的药物及对应加重的癫痫类型

目前使用的抗癫痫发作药物中，每种药物对特定的一种或几种发作类型有效，如果选择了不恰当的药物，不但不能起到治疗作用，反而会加重癫痫发作（表6-17，表6-18）。下列药物较少加重癫痫发作：拉莫三嗪、托吡酯、左乙拉西坦、丙戊酸。

表6-17 可能加重癫痫发作的药物及对应加重的癫痫类型

抗癫痫发作药物名称	加重发作的类型
卡马西平、苯巴比妥、苯妥英钠、氨己烯酸、加巴喷丁	失神发作
卡马西平、氨己烯酸、加巴喷丁、拉莫三嗪	肌阵挛发作
卡马西平	强直失张力发作

表6-18 药物可能加重的癫痫症状/禁忌证

抗癫痫发作药物名称	可能加重的癫痫症状/禁忌证
卡马西平	进行性肌阵挛癫痫 Angelman综合征 Landau-Kleffner综合征 慢波睡眠期的癫痫放电 不典型的良性部分性癫痫 混合型癫痫（双侧同步棘波和2.5～3Hz放电）
苯妥英钠	症状性广泛性癫痫的失神发作和肌阵挛 进行性肌阵挛 Unverricht-Lundborg病
拉莫三嗪	Dravet综合征的惊厥和肌阵挛
替加宾	Lennox-Gastaut综合征的失神发作
加巴喷丁	Lennox-Gastaut综合征的失神发作和肌阵挛

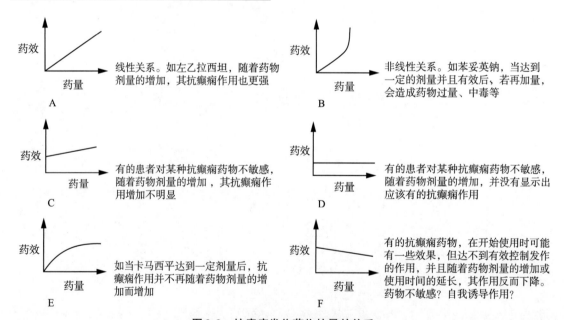

图6-6 抗癫痫发作药物的量效关系

第四节 抗癫痫发作药物使用原则

一、抗癫痫发作药物治疗剂量推荐

DDD：即规定日剂量（defined daily dose, DDD），是指WHO根据临床药效学研究，确定抗癫痫发作药物最佳疗效的日剂量的理论值（表6-19）。PDD，即处方日剂量（prescribed daily dose, PDD），是指临床医生实际处方的日剂量。

PDD/DDD值：可估算日剂量是否满足临床

治疗的需要（剂量达标）。

PDD/DDD值＝1.0（100%）达标准有效日剂量。

PDD/DDD值＝0.5（50%）达最小有效日剂量。

PDD/DDD值＝1.5（150%）达最大有效日剂量。

PDD/DDD＜0.5，说明PDD严重不足，低于有效剂量范围，长期无效治疗。

PDD/ DDD值 ＝0.5 ～ 1.5（50% ～ 150%）达有效日剂量范围，如疗效不满意，需要定期查血药浓度，适当调整剂量。

表6-19　WHO确定常用抗癫痫发作药物DDD

抗癫痫发作药物	每日有效剂量DDD（mg）	50% DDD（mg）	150% DDD（mg）
卡马西平	1000	500	1500
地西泮	20	10	30
氯硝西泮	8	4	12
丙戊酸盐	1500	750	2250
苯巴比妥	100	50	150
苯妥英钠	300	150	450
托吡酯	300	150	450
奥卡西平	1000	500	1500
拉莫三嗪	300	150	450
左乙拉西坦	1500	750	2250
加巴喷丁	1800	900	2700
普瑞巴林	300	150	450
拉考沙胺	300	150	450
唑尼沙胺	200	100	300

注：推荐抗癫痫发作药物治疗剂量的最低标准为50%每日有效剂量

二、用药的个体化治疗原则

1. 每个患者药物在体内代谢速率不同（受遗传、年龄、性别、疾病、其他药物等的影响）。

2. 不同患者病情严重程度不同，所需的有效血药浓度也有差别。

3. 任何药物均应从小剂量开始，缓慢增加剂量直至发作控制或最大可耐受剂量，取得满意疗效后长期坚持服药。不要频繁换药。首次单药治疗无效，应改为另一个单药治疗，2个及2个以上单药治疗无效可以多药联合治疗，但一般不应超过3种药物联合使用。

4. 首个单药治疗失败后进行联合治疗也是一种较好的选择。

5. 如果联合用药仍不能获得更好的疗效，可转换为患者最能够耐受的治疗。

6. 无论单药治疗还是联合用药治疗都是抗癫痫治疗的重要治疗方法选择，临床医生在实践过程中应根据患者的病情、药物的特点选择合理的治疗方案，规范用药，真正做到用药个体化、合理化。

三、单药治疗的原则

1. 新诊断的癫痫患者首选单药治疗　70%左右新诊断的癫痫患者可通过单药治疗使发作得以控制，所以单药治疗是癫痫治疗的重要原则之一。《临床诊疗指南癫痫病分册》（2015修订版）中明确强调了单药治疗对新诊断的癫痫患者的重要性，即第一次选择单药治疗，第二次仍选择单药治疗，仅在单药治疗没有达到无发作时才推荐联合治疗。在疗效保证的基础上，单药治疗具有以下优势。

（1）用药方案简单，依从性好。

（2）不良反应较小，长期毒性少。

（3）方便对于疗效和不良反应的判断。

（4）抗癫痫发作药物间无相互作用，与其他药物的相互作用危险性较小。

（5）对胎儿致畸性小。

（6）经济负担较轻。

2. 抗癫痫发作药物的应答模式　即患者抗癫痫发作药物治疗的反应。一般包括以下几种。

A型：快速反应型。一开始药物治疗或6个月之内立即缓解。

B型：延迟缓解型。开始药物治疗6个月以上出现缓解。

C型：整个治疗过程中病情波动，但至少1年无发作。

D型：从未在12个月内达到无发作。

3. 癫痫发作治疗效果层级

（1）缓解——停用抗癫痫发作药物无发作。

（2）控制——使用抗癫痫发作药物无发作。

（3）有效——使用抗癫痫发作药物发作明显减少。

（4）无效——使用抗癫痫发作药物发作减少不明显。

4. 新诊断癫痫患者处理流程（图6-7）

（1）选用合适的第一种单药抗癫痫治疗后，约47%的新诊断癫痫患者至少第一年能达到无癫痫发作。第一种抗癫痫发作药物治疗失败后，第二种抗癫痫发作药物的单药治疗疗效能在原来基础上增加13%。再使用第三种单药治疗时则仅有

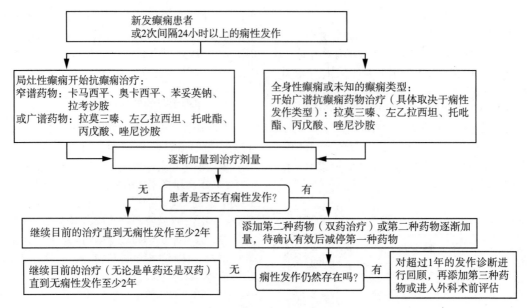

图6-7　新发癫痫患者处理流程

1%的患者可达到无发作。所以，第一种抗癫痫发作药物的选择非常重要，首选药物治疗失败后最合理的选择依然是使用另外一种替代药物进行单药治疗。

（2）因药物间的相互作用风险高、可影响维生素D的血药浓度和骨代谢、影响性激素、胆固醇等原因。目前认为，酶诱导型的抗癫痫发作药物作为一线用药可能欠妥。

（3）在疗效方面，还无强有力的证据证实，新诊断癫痫患者中传统和新型抗癫痫发作药物单药治疗的疗效具有显著性差异。安全性方面，新型抗癫痫发作药物具备不良反应少、更有利的药动学特点和较少的药物相互作用。

（4）由于一线抗癫痫发作药物之间没有明显的疗效差别，对于通常病情较轻的新诊断的癫痫患者，在疗效肯定的前提下应首先考虑药物的耐受性及长期用药的安全性。

（5）综合考虑药物的治疗范围、副作用及药物之间的相互作用，以期达到无发作且无长期的副作用。

5.第二个抗癫痫发作药物的转换

（1）如果第一个选择合适的抗癫痫发作药物治疗无效，应该仔细再评估癫痫的诊断、分类是否正确。

（2）每种药物均应该从小剂量开始，缓慢增加至最大耐受剂量或处方集推荐的剂量。

（3）成人部分性癫痫起始单药治疗药物中，仅有左乙拉西坦、卡马西平、苯妥英钠、唑尼沙胺获A级推荐。若抗癫痫发作药物耐受性较差，控制癫痫发作不佳或由于酶的自身诱导作用导致血药浓度偏低时，可考虑使用除卡马西平外的其他钠通道阻断型抗癫痫发作药物。

（4）遗传性全面性癫痫的推荐的一线治疗药物包括丙戊酸、拉莫三嗪或托吡酯。但在某些情况下（如育龄妇女），常选择如拉莫三嗪、奥卡西平或左乙拉西坦，以降低致畸的风险。

（5）第一个药物失败后仍然首选换用另一个单药治疗，药物替换之间要警惕发作加重。至于第一个药要不要减，怎么减，取决于第一种药物使用的疗效。如果第一种药物在使用的过程中发现它根本无效，这时可以考虑把它减掉；如果说是有一些疗效的，只是没有达到完全控制，那么这种情况下，当增加第二种药以后，第一种药能不能减，或者能不能完全减掉是需要慎重考虑的。

（6）仍然要考虑癫痫的特性（发作及综合征）及患者的特性（年龄、性别、共患病、共用药物、经济状况、服药依从性）两方面的问题。

（7）药物不良反应导致治疗失败的优先考虑选择耐受性更好的新型抗癫痫发作药物。

（8）发作频繁者，可以先用抗癫痫发作药物的静脉制剂过渡。

（9）如果第一种抗癫痫发作药物因为不良反

应或者疗效不佳时,应先将第二个药物逐渐加量到有效或最大耐受量之后再逐渐缓慢地减去第一个药物。

(10)如果加上去的第二个药物仍然疗效欠佳,那就要选择减停第一个或第二个药物,主要根据相对的疗效、不良反应及药物的整体耐受性决定。

(11)如果加第二个药物到一定剂量时出现不良反应,应该先评估是哪个药产生的副作用。如果是第二个药产生的副作用,应先减第二个药,如果是两个药相互作用产生的不良反应,可试减第一个药。

四、联合用药

在单药治疗患者中,癫痫完全无发作的比例仅为60%,而如果癫痫病情不能控制,不仅损害患者的认知和行为功能,导致其生活质量的全面下降,还可能因频繁发作导致较高的致残率和病死率。因此,在单药治疗失败时,选择联合用药是一种可行且合理的方案,而且每种药物的剂量应达到其治疗的有效剂量。但不能将多种药物联合作为广谱抗癫痫发作药物使用。

(一)联合用药的理论根据

痫性发作过程包括启动、扩散和终止。这一过程主要由离子通道和神经递质-受体机制介导完成。其中钠传导对痫性活动的启动与维持起重要作用;钙传导也参与了启动与维持过程并与神经细胞的损害有关;钾传导对痫性放电的停止极为重要;参与痫性发作的神经递质主要有抑制性神经递质GABA和兴奋性神经递质谷氨酸。若对痫性发作的不同环节进行干预,就可以获得一个理想的联合用药模式。

(二)抗癫痫发作药物的联合用药

1.已经换用过两种抗癫痫发作药物,且剂量和血药浓度均达到较高水平后仍然不能控制发作。

2.联合治疗的药物以2~3种为宜。

3.单药治疗失败时,添加而非替换治疗,是一种可行且合理的方案。若患者对第一种抗癫痫发作药物疗效好但不耐受,建议选择作用机制相似的抗癫痫发作药物,如果首选抗癫痫发作药物不能控制癫痫发作,建议考虑另一种作用机制的药物。

4.尤其是当第一种抗癫痫发作药物使癫痫发作有所改善,但疗效又不满意,加量又不能耐受时,合用第二种抗癫痫发作药物有助于改善治疗效果。

5.在总给药剂量相当的情况下,单药治疗和联合用药的剂量相关性毒副作用相似。

6.对新诊断的癫痫患者进行药物治疗时首选仍要考虑单药。但是对于有多种发作类型、首诊即可明确诊断的药物难治性癫痫(如West综合征、LGS、Rasmussen综合征等),可能在就诊初始时,就应该启动联合治疗的方案。若单药治疗有效,但加量至最大耐受剂量发作仍未控制时,或存在与剂量相关的、无法耐受的不良反应时,也应该考虑联合用药;对症状性、部分性癫痫发作,应考虑联合用药或启动手术评估程序;若第二次单药治疗无效后,对特发性全面性发作癫痫综合征患者,如发作次数少,可试用第三种单药,如发作频繁,应启动联合用药新发癫痫患者的药物治疗流程。

(三)联合用药的原则

1.依据发作类型、综合征类型选药。

2.联合用药的种类越少越好。

3.使用抗癫痫作用机制不同的药物,不同的抗癫痫发作药物,其作用机制既有相似的靶点,也有不同的途径,如卡马西平仅有单一作用靶点,而丙戊酸钠可从多个途径抑制癫痫放电。多项临床研究表明,相同作用靶点的抗癫痫发作药物联用疗效不佳,而不同作用靶点的药物联合作用,或者多种作用机制药物的联合则有利于改善疗效,如左乙拉西坦+丙戊酸钠,拉莫三嗪+丙戊酸钠等都已被临床研究证实疗效较好。

4.药效学:选用具有疗效协同增强作用的药物。

5.药动学:无相互作用。药动学特征是决定血液中和脑组织中药物浓度的关键环节,是了解药物的疗效、不良反应及药物之间相互作用的基础。当两种抗癫痫发作药物联用时,药物间的相互作用可能对治疗产生重要影响。例如,某些诱导肝药酶的抗癫痫发作药物如苯妥英钠、卡马西平、苯巴比妥会诱导拉莫三嗪葡萄糖醛酸化代谢而增强拉莫三嗪的代谢,使拉莫三嗪的平均半衰期由24~35小时缩短至14小时。因此,在联合用药时要充分考虑不同药物的药动学参数,避免因代谢加快或抑制造成疗效降低或药物蓄积的问题。

6.副作用:无协同增强或叠加作用。

（四）不宜搭配的联合用药

1.化学结构及作用机制相似的药物，如苯巴比妥＋扑米酮。

2.药物间相互作用大的药物，如苯妥英钠＋卡马西平（二者均为肝酶诱导剂）。

3.毒副作用相同或可能产生特殊反应的药物，如苯巴比妥＋氯硝西泮（加重嗜睡）。

（五）合理的联合用药

单药治疗和联合用药都是抗癫痫治疗的重要治疗选择，临床医生在实践过程中应根据患者的病情、药物特点选择合理的治疗方案，规范用药，真正做到用药个体化、合理化。

五、癫痫合并其他疾病时选抗癫痫发作药物的参考

癫痫合并其他疾病时选抗癫痫发作药物的参考见表6-20。

六、合理选择抗癫痫发作药物治疗共病

1.神经痛　可选用卡马西平、奥卡西平、加巴喷丁、普瑞巴林。

2.偏头痛　可选用丙戊酸、托吡酯。

3.特发性震颤　可选用扑米酮、托吡酯。

4.焦虑症　可选用加巴喷丁、普瑞巴林、氯巴占。

5.情绪障碍　可选用卡马西平、奥卡西平、丙戊酸、拉莫三嗪。

七、中途接诊癫痫患者的处理方法

癫痫的治疗应该在现行抗癫痫治疗指南共识的框架下施行个体化治疗，包括规范化的治疗方案、合理的药物选择、合理的剂量用法、足够的疗程、合理的疗效评价方法等。力争疗效最

表6-20　癫痫合并其他疾病时的选抗癫痫发作药物时的参考

共患病	一级推荐	二级推荐	应避免的抗癫痫发作药物
心脏病	LEV、LTG、TPM、VPA、ZNS、GPB	CBZ、OXC、PGB、PHT	
肺部疾病	LEV、LTG、OXC、PGB、TPM、VPA、ZNS、GBP	CBZ、PHT	BZD、PB、PRM
肝功能损害	LEV、OXC、PGB、TPM、GBP	BZD、CBZ、ESM、TBG、PB、PHT、PRM、ZNS	LTG、VPA
肾功能损害	BZD、CBZ、ESM、PHT、TGB、VPA	GBP、LEV、LTG、OXC、PB、PGB、PRM、TMP、ZNS	
卟啉病	LEV、OXC、PGB、GBP	BZD	CBZ、LTG、PB、PHT、PRM、TGB、TPM、VPA、ZNS
肝移植	LEV、PGB、TPM、GBP	CBZ、PB、PHT、PRM	VPA
肾移植	BZD、LTG、VPA	通过肾脏代谢的抗癫痫发作药物	
骨髓移植	LEV、LTG、TPM、GBP		CBZ、OXC、PB、PRM、VPA
卒中	LEV、LTG、GBP	CBZ、OXC、PHT、TPM、VPA	BZD、PB、PRM
脑肿瘤	LEV、VPA、GBA、PGB、ZNS	CBZ、LTG、OXC、PHT、TPM	PB、PRM
精神疾病	LEV、LTG、OXC、VPA、GBP	PGB、ZNS	BZD、CBZ、PB、PHT、PRM、TPM
认知障碍	LEV、LTG、PGB、GBP	CBZ、OXC、VPA、ZNS	BZD、PB、PRM
肥胖	TPM、ZNS	CBZ、CLB	GBP、PGB、VPA
艾滋病	LEV、PGB、TPM、GBP	BZD、LTG、ZNS、OXC、VPA	CBZ、PB、PHT、PRM
骨质疏松	BZD、LEV、LTG、PGB、ZNS、GBP	VPA	CBZ、PB、PHT、PRM
甲状腺功能减退	BZD、LEV、LTG、PGB、ZNS、GBP	OXC、TPM、VPA	CBZ、PB、PHT、PRM
皮疹（过敏）	GBP、LEV、TPM、VPA	LTG、OXC、CBZ、PHT	PB
妊娠	LTG、LEV、OXC	CBZ	VPA、PHT

Ruiz-Gimenez. Antiepileptic treatment in patients with epiepsy and other comorbidities. Seizure，2010，19（7）：375-382
注：BZD.苯二氮䓬类；CBZ.卡马西平；ESM.乙琥胺；PB.苯巴比妥；PHT.苯妥英钠；PRM.扑米酮；VPA.丙戊酸

大化，副作用最小化。对于中途接诊的癫痫患者，其主要目标就是规范化的诊断和治疗。在癫痫诊断及发作类型明确的基础上，摒除指南共识框架外用药，逐一替换，每周按其总量的1/4减量。值得注意的是，既往剂量不足的抗癫痫发作药物数量并不影响最终预后。例如，即便是使用三种抗癫痫发作药物小剂量治疗而发作控制仍不佳的患者，通过调整剂量后，仍有机会达到完全控制。药物加量的效果并不亚于联合用药。在合理范围内，单药治疗的不良反应并不随着剂量增加而显著增加，但多药联合治疗可能增加不良反应，尤其注意芳香族抗癫痫发作药物。

八、癫痫患者用药途径

抗癫痫发作药物剂型一般包括片剂、胶囊、溶液、注射液等多种剂型；片剂又有普通片剂、缓释片、分散片/崩解片、咀嚼片；胶囊又分为可打开服用胶囊、不能打开服用胶囊；溶液包括悬浮液、酊剂、喷剂；注射液包括仅供肌内注射、仅供静脉注射、既能肌内注射又能静脉注射。癫痫患者在治疗过程中绝大多数采用能够口服的剂型，如片剂或胶囊。当吞咽常规剂型有困难时，如儿童、患病期间、老年人、昏迷者可服用溶液或使用喷剂。在特殊情况时可使用注射液。

1.无法吞服药片的患者的服药方法 如果患者不能吞咽整个药片，但胃肠道吸收功能正常，可将普通片剂压碎（除缓释制剂不能压碎外，普通的速释制剂通常都可以压碎），并与食物或液体混合在一起服用。研碎过程比较烦琐。最好尝试选用其他肠内制剂。有的抗癫痫发作药物有咀嚼片、分散片、胶囊（有的可打开服用）、溶液、悬浮液、酊剂、喷剂等不种的剂型（表6-21）。

表6-21 目前抗癫痫发作药物的非药片类其他剂型

药名	溶液	悬浮液	酊剂	喷剂	咀嚼片	分散/崩解片	可打开胶囊	可以压碎	静脉剂型
苯妥英钠		125mg/5ml			+			+	+
苯巴比妥	20mg/5ml		+					+	+
氯硝西泮	+					+		+	+
丙戊酸盐	250mg/5ml			+					+
卡马西平		100mg/5ml			+			+	
乙琥胺	250mg/5ml								
乙酰唑胺								+	+
拉莫三嗪					+	+		+	
左乙拉西坦	100mg/1ml					+		+	+
奥卡西平		300mg/5ml						+	
托吡酯				+				+	
加巴喷丁	250mg/5ml	25mg/1ml					+		
氯巴占		2.5mg/1ml						+	
拉考沙胺	10mg/1ml							+	+
普瑞巴林	20mg/1ml						+		
非氨酯		500mg/5ml						+	
卢非酰胺		40mg/1ml						+	
瑞替加滨									
替加宾								+	
氨己烯酸								+	
唑尼沙胺								+	
布瓦西坦									+
艾司利卡西平								+	
吡仑帕奈	0.5mg/1ml							+	

注：＋表示有这种剂型

2.癫痫患者禁食水时的用药方法　有的癫痫患者在遇到一些特殊时期，例如，胃肠道疾病、外科手术前等需要禁食水或其他需要让肠道短暂休息的疾病，此时原来服用的抗癫痫发作药物可能需要暂时中断，但停药有可能导致癫痫发作，甚至引起持续状态。安全之策是需要转换为静脉内给药。此种情况下，可以通过下列三种方法实现。

（1）直接将同种抗癫痫发作药物从口服剂型转为静脉剂型：目前氯硝西泮、丙戊酸、苯巴比妥、左乙拉西坦、乙酰唑胺、拉考沙胺、苯妥英钠等都有静脉剂型（大部分抗癫痫发作药物国内没有静脉剂型）。如果患者平时使用的口服抗癫痫发作药物同时有静脉剂型，那么直接转换是最好的解决方案。除了丙戊酸盐的缓释口服制剂比标准剂量的丙戊酸盐高8%～20%（即如果患者使用的是丙戊酸盐，当从缓释制剂转变为静脉内制剂时，通常要相应地减少一些剂量），其他制剂的口服和静脉内的剂量都是相当的，可以直接等量转换。另外，由于丙戊酸缓释制剂的半衰期较长，此前每日服用2次此种药物的患者，以及每天服用一次缓释制剂的丙戊酸的患者，在接受静脉内给予丙戊酸时，应计算出相同的每日总剂量，分为3～4次/日（即6～8小时/次）给予。

（2）苯二氮䓬类桥接治疗：使用苯二氮䓬类药物进行桥接治疗，因为药物起效快，有助于确保癫痫控制，并不会升高潜在的副作用，相对安全，也不必使用一种新型抗癫痫发作药物进行缓慢的滴定。常见的苯二氮䓬类药物具有替代的肠内制剂，劳拉西泮、地西泮和氯硝西泮同时有静脉制剂。

用法：当使用苯二氮䓬类药物桥接治疗时，通常给予患者劳拉西泮1mg，3次/日，如果患者先前使用过苯二氮䓬类的药物，可能需要更高的剂量。虽然这种方案避免了换用新抗癫痫发作药物时的潜在毒性，但如果给药剂量不足，可能导致癫痫发作，剂量过大时则可引起呼吸抑制。

禁忌：苯二氮䓬类药物桥接治疗不应用于老年人、有谵妄倾向、禁食水超过2天、服用超过1种抗癫痫发作药物的患者。在这些情况下，应当使用静脉内抗癫痫发作药物。

（3）换用一种或多种静脉内抗癫痫发作药物替代：对于使用一种或多种非静脉剂型的抗癫痫发作药物患者，可使用至少一种静脉内剂型抗癫痫发作药物进行替代。如果患者使用的是一种抗癫痫发作药物或低剂量的两种抗癫痫发作药物，可以用单一的静脉内抗癫痫发作药物作为替代。因为左乙拉西坦耐受性较好，药物相互作用非常少，所以常使用静脉内左乙拉西坦。也可使用丙戊酸，但由于它的药物相互作用比较多，因此在经常使用多种药物的住院患者中应用受限，如碳青霉烯类抗生素可以降低丙戊酸的血清药物浓度，丙戊酸和苯妥英钠均会增加华法林的抗凝作用。

尽管抗癫痫发作药物之间没有直接的转换模式，不过静脉内的用药剂量应当与此前的口服用药剂量大致成比例。比如，使用低剂量拉莫三嗪（50～100 mg，每日2次）的患者，可以使用低剂量的静脉内左乙拉西坦（500～750mg，每日2次）进行治疗，而拉莫三嗪的剂量较高时（250 mg，每日2次），则用高剂量的静脉内左乙拉西坦（1250～1500 mg，每日2次）代替。

对于此前使用两种以上的高剂量抗癫痫发作药物，以及使用三种以上的低剂量抗癫痫发作药物患者，可考虑使用两种静脉内抗癫痫发作药物进行替代。除非对于药物本身有禁忌，通常会使用左乙拉西坦和拉考沙胺作为替代治疗，这两种药物的相互作用很少，并且不良反应最小。但拉考沙胺可导致PR间期延长，因此不应用于PR间期大于200毫秒的患者，并且对于心脏病患者应慎用。

如果患者不能用拉考沙胺或对该药不耐受，丙戊酸和苯妥英钠也可以作为替代，但是如前所述，这两种药物的相互作用比较广泛。此外，苯妥英钠诱导丙戊酸代谢，而丙戊酸抑制苯妥英钠代谢，同时这两种药物均与蛋白有高度结合作用，丙戊酸会从血浆蛋白结合位点置换苯妥英钠，应当避免同时使用这两种药物。由于这些复杂的相互作用，两种药物的浓度水平很难预测并且经常波动。

如果患者的家庭用药方案中包括口服的苯二氮䓬类药物，那么可以用静脉内苯二氮䓬进行替代。

第五节　癫痫患者用药时机和停药时机

一、癫痫患者用药时机

总的原则：癫痫一旦确诊，均应及时应用抗癫痫发作药物控制发作。但对首次发作、有诱因的发作或发作稀少者（1～2次/年），应酌情考虑。是否对首次痫性发作的患者立即进行药物治疗，取决于病状复发的风险及治疗是否会改善患者的生活质量。现在认为，首次痫性发作的患者立即进行药物治疗，有可能减少其2年内复发风险，但并不能改善其长远预后。

1.对于新就诊的患者，在开始治疗前应慎重考虑以下一些因素

（1）癫痫的诊断是否明确，对可疑患者给予抗癫痫发作药物实验性治疗是不正确的。

（2）是否为真正的首次发作？家属时常忽略此次明显发作前的一些较轻的发作、夜间的发作或未被患者及其家人发现的其他发作。

（3）癫痫发作是否有诱发因素？

2.以下情况可以暂时不用抗癫痫发作药物治疗

（1）首次无诱因的发作，脑电图正常，找不到病因者。

（2）有明确诱因的首次发作，如酒精戒断、血糖异常、缺睡等。

（3）在急性疾病期的发作，如卒中1周内的癫痫发作。

（4）妊娠中出现首次发作，注意是否有妊娠合并症。

（5）已证实为良性癫痫综合征的首次发作。

3.以下情况应给予抗癫痫发作药物治疗

（1）发病年龄小，患有先天性的遗传代谢性疾病或伴有神经系统损害者阳性家族史。

（2）既往有诱发性癫痫发作（如热性惊厥）。

（3）脑电图有明确的癫痫样放电者（但是BECT，即使一次发作就可以诊断，是否马上开始治疗，还需要考虑后续发作的频率及严重程度、脑电图严重程度、是否存在清醒期发作等）。

（4）既往有肌阵挛的历史，强直-阵挛发作之前有失神或局灶性癫痫发作的表现。

（5）有明确病因者，如灰质发育异常、颅内血管畸形等。

（6）首次发作呈惊厥性持续状态或呈簇状发作者，发作后具有TODD麻痹者。

（7）治疗前有3次以上发作。

（8）多种发作类型。

（9）家长或患者强烈要求者。

（10）在睡眠中发作的患者。

（11）司机或高危环境工作者。

（12）不能承受再发一次的风险。

（13）头CT或MRI显示脑结构损害。

（14）经历过2次无端发作的患者应当接受抗癫痫发作药物治疗，因为对于这类患者而言，复发的风险是相当高的。

决定使用抗癫痫发作药物是很重要的，因为它使患者开始了长期的治疗，且有药物副作用的风险，因此至关重要的是，尽最大的努力确保诊断是正确的之后再开始治疗。如果有不确定性，观察一段时间是合理的，这有助于明确诊断和指导治疗。应该由癫痫专家和患者共同做出开始治疗的决定。对于单次发作的低风险的患者，延迟抗癫痫治疗直到第2次发作，也不影响1～2年癫痫发作缓解率。

因此，当患者发生第2次发作时再给予抗癫痫发作药物是合理的，因为根据临床观察，癫痫发作3次以后可能会加速发作。

在开始任何抗癫痫发作药物治疗前，均需要告知患者潜在的急慢性副作用。应向患者清楚地说明，当他们出现哪些症状时应寻求紧急医疗救助，如皮疹、镇静、擦伤或呕吐，特别是在开始治疗的最初几周。长期的副作用，如骨质疏松症和增加临床骨折的风险，也应告知患者，并给予饮食和生活方式的建议。

4.规律服药　按照所用药物的半衰期及临床发作规律，合理分配给药次数、剂量和给药间隔。以避免药物的血药浓度波动过大而出现癫痫发作或不良反应。

5.定期随访

（1）观察初服药物的不良反应，如出现严重不耐受，应终止原治疗方案，更换其他药物。

（2）观察疗效，根据发作控制情况调整药物剂量，必要时监测血药浓度，儿童需要根据体重的增长和血药浓度的变化调整剂量。

（3）监测长期用药的不良反应，根据所服药

物的特点，定期检查肝肾功能、血常规等。

> 癫痫患者初次治疗前应考虑：
> 是否为癫痫样发作？
> 是否为真正的初次发作？
> 初次药物治疗前需考虑癫痫复发、预后的风险与长期药物治疗的副作用及经济负担。
> 继续发作的后果是什么？

二、抗癫痫发作药物治疗效果不佳的原因

1.原因（图6-8）

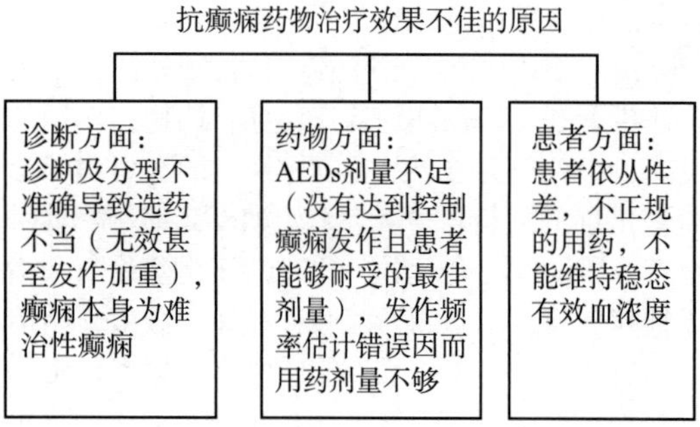

抗癫痫药物治疗效果不佳的原因

| 诊断方面：诊断及分型不准确导致选药不当（无效甚至发作加重），癫痫本身为难治性癫痫 | 药物方面：AEDs剂量不足（没有达到控制癫痫发作且患者能够耐受的最佳剂量），发作频率估计错误因而用药剂量不够 | 患者方面：患者依从性差，不正规的用药，不能维持稳态有效血浓度 |

图6-8 抗癫痫发作药物治疗效果不佳的原因

（1）排除诊断错误和选药不当的情况：药物治疗未达到最佳剂量及患者对药物的依从性差是癫痫发作控制不佳的主要原因。在临床上，约1/3癫痫发作控制不佳的患者，可通过增加剂量使发作得到缓解。所以每一个癫痫控制欠佳的患者均应考虑增加剂量，除非患者存在初期中枢神经系统或其他器官药物毒性的症状和体征。

（2）诊断不准确导致选药不当：癫痫患者在使用抗癫痫发作药物的过程中，由药物引发的发作频率增加或出现新的发作类型（图6-9）。

2.抗癫痫发作药物合理的目标剂量应达到疗效和副作用的最佳平衡

疗效和副作用的最佳平衡（图6-10）。

切记：即使将所有可能导致恶化发作的非ASMs药物原因都排除，也并不意味着一定就是抗癫痫发作药物导致的恶化发作，因为癫痫的发作本身具有波动性。

三、影响抗癫痫发作药物依从性的因素

抗癫痫发作药物患者用药依从性差的原因与处理见图6-11。

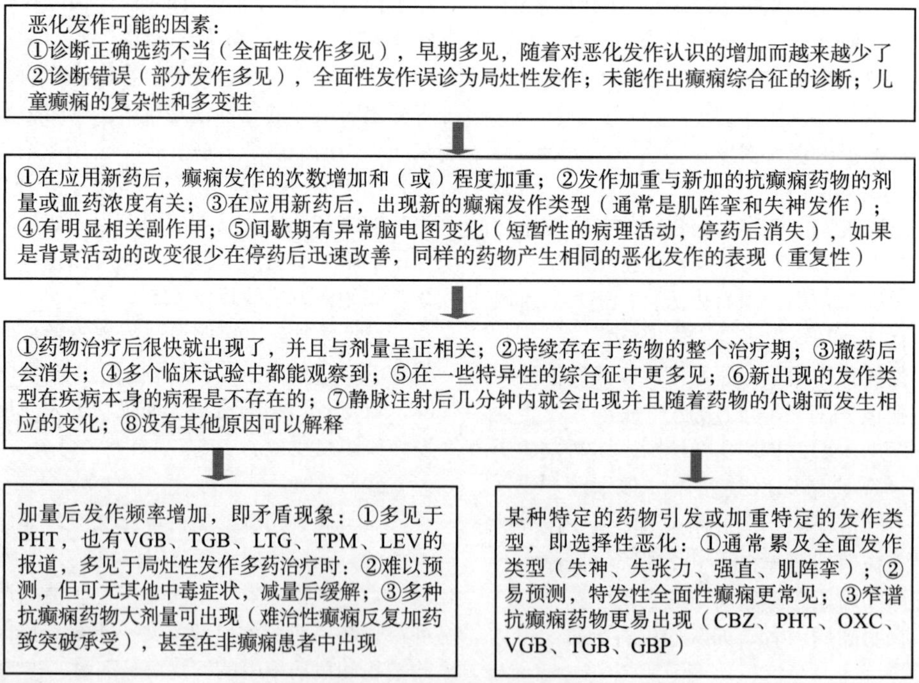

> 恶化发作可能的因素：
> ①诊断正确选药不当（全面性发作多见），早期多见，随着对恶化发作认识的增加而越来越少了
> ②诊断错误（部分发作多见），全面性发作误诊为局灶性发作；未能作出癫痫综合征的诊断；儿童癫痫的复杂性和多变性

> ①在应用新药后，癫痫发作的次数增加和（或）程度加重；②发作加重与新加的抗癫痫药物的剂量或血药浓度有关；③在应用新药后，出现新的癫痫发作类型（通常是肌阵挛和失神发作）；④有明显相关副作用；⑤间歇期有异常脑电图变化（短暂性的病理活动，停药后消失），如果是背景活动的改变很少在停药后迅速改善，同样的药物产生相同的恶化发作的表现（重复性）

> ①药物治疗后很快就出现了，并且与剂量呈正相关；②持续存在于药物的整个治疗期；③撤药后会消失；④多个临床试验中都能观察到；⑤在一些特异性的综合征中更多见；⑥新出现的发作类型在疾病本身的病程是不存在的；⑦静脉注射后几分钟内就会出现并且随着药物的代谢而发生相应的变化；⑧没有其他原因可以解释

| 加量后发作频率增加，即矛盾现象：①多见于PHT，也有VGB、TGB、LTG、TPM、LEV的报道，多见于局灶性发作多药治疗时；②难以预测，但可无其他中毒症状，减量后缓解；③多种抗癫痫药物大剂量可出现（难治性癫痫反复加药致突破承受），甚至在非癫痫患者中出现 | 某种特定的药物引发或加重特定的发作类型，即选择性恶化：①通常累及全面发作类型（失神、失张力、强直、肌阵挛）；②易预测，特发性全面性癫痫更常见；③窄谱抗癫痫药物更易出现（CBZ、PHT、OXC、VGB、TGB、GBP） |

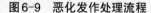

图6-9 恶化发作处理流程

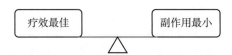

图6-10　疗效和副作用的最佳平衡

四、更换抗癫痫发作药物的时机

目前口服药物仍然是治疗癫痫的最主要也是首选的方法。专科医生会根据患者的发作类型和综合征，并结合病因、性别、年龄等因素来选用抗癫痫发作药物。一经选用了合适的药物，患者应严格遵守医嘱，坚持每天规律地服药，不应随便换药。但不同的个体对药物的反应可能不同，所以最初选用的药物不一定是最合适的，在治疗过程中，医生会根据患者对药物出现的下列反应更换药物。

1.皮疹或其他特异性反应　患者一旦出现过敏反应应尽早停药就诊，以免病情加重。在次选药物还未达到稳态血药浓度前，可加用第三选的药物，避免换药期间癫痫发作。值得注意的是，首选药物过敏后，次选药物和第三选药物都尽量是不容易过敏的，或与首选药物无交叉过敏。

2.严重不良反应　癫痫治疗的终极目标是控制发作，提高患者生活质量。如果发作得到控制，但严重不良反应会降低患者的生活质量。此时也应更换药物。方法是逐渐缓慢减量，观察患者反应，必要时加用次选药物。

3.如果逐渐加量到最大可耐受剂量且依从性很好的情况下癫痫发作仍然持续不能控制，有必要转换为另一种抗癫痫发作药物。通常第一种药物维持不变同时增加第二种药物。第二种药物剂量的调整以减少癫痫发作和避免造成毒性反应为目标。一旦达到此目标，可以逐渐减停第一种药物（通常经过几周，除非有明显毒性。如果减量过程中癫痫发作，则应将首选药物恢复到未发作前的剂量，两药并用）。根据治疗反应和不良反应逐渐最佳化第二种药物的剂量。可能的情况下单药治疗是目标。

4.特殊时期　如女性患者在需要妊娠的时候需要更换对胎儿致畸作用小的药物。

五、优化抗癫痫发作药物应用的策略

选择与发作类型和患者特殊特征相匹配的抗癫痫发作药物。

1.根据每个人的特殊需要都应给予针对性的个体化治疗。

2.尽可能单药治疗：如果需要可应用多药联合治疗，添加治疗应充分考虑前面用药的作用机制，所加药物的机制以求与前者互补；如果患者已经使用3种或3种以上的抗癫痫发作药物治疗无效时，最好暂不加其他药物，应该进行用药调整：把原来的药物按使用先后排序，根据疗效减药；作用机制重复的，先减去窄谱药物，保留广

患者依从性差是影响抗癫痫药物疗效不佳的重要原因

患者及其家人依从性差是影响抗癫痫药物疗效不佳的重要原因之一。提高依从性不仅仅是患者被动地接受医生的指令而是主动地参与癫痫治疗方案的制订。依从性差的因素：疗效、不良反应、剂型、药物种类、价格、服药方便性、病耻感等。

分析依从性差的原因：①患者及其家属方面的原因如癫痫知识缺乏、对服药的偏见（不必服药、药物无效）、害怕不良反应、不发作而停服和忘记服药、缺乏用药监督（19岁以下和60岁以上）；②药物相关因素，疗效、安全性和每天的服药次数；③经济状况偏差；④医疗资源缺乏，没有专业医生指导；⑤社会偏见和歧视；⑥病耻感；⑦购买药物不方便

提高抗癫痫药物依从性的方法（重点是观念的转变）：
①从治疗癫痫到治疗癫痫患者转变。重视 知识宣教，消除病耻感；
②癫痫治疗应是由患者、家属、医生共同参与的以药物治疗为基础的综合考虑疗效、安全性、生活质量的过程；
③加强与患者的沟通，建立良好的医患关系；
④提高诊疗水平；
⑤在制订治疗方案时以循证医学为基础，结合专家共识推荐，重点是每一位癫痫患者的个性特征（基于遗传背景的病因、病理机制、代谢特征等），同时考虑个体的经济背景、居住背景等综合因素作出合理选择

图6-11　患者依从性差的原因与处理

谱的；多药治疗无效的患者几乎都是难治性癫痫，其发病机制复杂多样，需要再加另一药物时，更应注意药物的作用机制，尽量使用广谱抗癫痫发作药物。

3. 当增加一种抗癫痫发作药物时需低剂量起始并缓慢加量，但必要时可增加至最大耐受量。

4. 考虑改变单位时间内的剂量以减少毒性或副作用。

5. 应用药动学原理调整剂量。

6. 根据药物之间的相互作用调整剂量。

六、癫痫患者停药时机

停用抗癫痫发作药物目前并没有一个金标准，多数情况下，取决于疾病病理学、患者或家属意愿。一般情况下，癫痫患者在经过抗癫痫发作药物治疗后，约60%～70%可以实现无发作，其中70%的儿童和60%的成人在抗癫痫发作药物完全控制其发作后可最终停药。在开始减药后的2年内，约30%的患者可能再次发作，绝大部分发作出现在开始减药的最初9个月内。如果持续2年以上无发作，即有减停药物的可能性，但是否减停、如何减停，还需要综合考虑病因、发作类型、综合征分类、以前治疗反应、脑电图是否正常等，再结合患者个人情况及生活状态，仔细评估停药复发的风险，确定减停药复发风险较低时，并与患者及家人沟通减停药与继续服药的利弊后，最终应由患者及其家人来决定是否尝试停药。减药期间应建议患者尽量避免进行存在潜在危险的状况，如驾车和游泳。

1. 减停药物过程中应该注意以下事项

（1）癫痫停止发作，可能是治疗的结果，也可能是癫痫自然进展的结果。长期药物治疗也不能保证持续性或终身的癫痫无发作，癫痫停止发作后继续抗癫痫发作药物治疗可能引起认知及其他慢性副作用，或对其工作、生活及心理带来影响。因此，一旦经过抗癫痫发作药物达到长期发作缓解后，大多数患者会选择停用抗癫痫发作药物，这是一个合理的考虑。但应进行充分评估及讨论，最后由患者及其家人决定是否减停药物。

（2）抗癫痫发作药物只能控制癫痫发作的症状，并不能消除引起癫痫放电的内在病因，如果脑电图上仍然存在很多没有临床症状的异常放电，停药后癫痫复发的可能性就大。因此脑电图对减停抗癫痫发作药物有参考价值，减药前必须

复查脑电图，停药前最好再次复查脑电图，最好是24小时视频脑电图。多数癫痫综合征需要脑电图完全无癫痫样放电再考虑减停药物，而且减停过程中需要每3～6个月复查长程视频脑电图，如果撤药过程中再次出现癫痫样放电，需要停止减量或撤药。

（3）少数年龄相关性癫痫综合征（如儿童良性癫痫），超过患病年龄，并不完全要求减停前复查脑电图正常。存在脑结构异常或一些特殊综合征（如肌阵挛）应当延长到3～5年无发作。

（4）一种药治疗时减药过程不少于6个月，多药治疗时每次只能减停一种，时间不少于3个月。

（5）在减停安定类制剂时，可能出现减停相关综合征或再次出现癫痫发作，减停时间不少于6个月。

（6）如减停过程中再次癫痫发作，应当将药物恢复到减量前一次的剂量。

（7）停药后短期内出现癫痫复发，应恢复既往药物治疗并观察；在停药1年后出现有诱因的发作可以观察，注意避免诱发因素，可以暂时不用抗癫痫发作药物；如果有每年2次以上的发作，应该由癫痫专科医生再次评估确定治疗方案。

（8）如处于青春发育期，最好延迟到青春期以后减停抗癫痫发作药物。处于中考、高考等特殊阶段也最好不减停抗癫痫发作药物。

（9）癫痫局灶性发作的成人患者无发作5年后停药较为安全，复发风险低于1%。

2. 减停抗癫痫发作药物的方法　目前没有统一的标准，需要根据患者的具体情况来决定。

一般方法是：每次减去总量的1/6～1/4，每2～3个月减量1次，先快后慢。单药治疗的患者减药过程不少于6个月；多药治疗时每次只能减停一种，时间不少于3个月，在停掉一种药物之后，至少间隔1个月，如仍然无发作，再开始减第二种药物。减药的顺序按药物副作用的大小来确定，先减副作用大的，以此类推，减药过程常在6～24个月完全停用，一般不少于12个月。在减停安定类及苯巴比妥类药物的时候，由于可能出现药物减停相关性综合征和（或）再次出现癫痫发作，减药速度需要更慢。总之，减药过程尽量缓慢。应避免影响癫痫发作的诱因，如疲劳、紧张、缺睡、饮酒等。如减药过程中再次

出现癫痫发作，应将药物恢复到减量前一次的剂量，并给予医疗建议。

3.减停抗癫痫发作药物后癫痫复发的危险因素

（1）癫痫病史长并在发病早期没有及时控制。

（2）有多种癫痫发作类型。

（3）停用时脑电图显示癫痫样放电。

（4）多种抗癫痫发作药物治疗（多药治疗的患者对药物的反应时间较单药治疗者长或为耐药性癫痫）。

（5）海马硬化（多为进展性疾病，大部分为耐药性癫痫）。

（6）减药时间过短。

（7）青春期起病。

（8）有减停抗癫痫发作药物中/后癫痫发作史。

（9）停用后，脑电图始终存在异常波形。

（10）癫痫发病年龄＜2岁或＞10岁。

（11）IQ＜70。

（12）多次发作（＞5次/年）或癫痫持续状态病史。

（13）局灶性癫痫。

（14）青少年肌阵挛癫痫。

（15）神经系统检查异常，有器质性脑损伤。

（16）远期症状性病因。

（17）儿童癫痫脑病。

（18）不完整切除癫痫病灶。

4.减停药物后癫痫复发的可能机制　癫痫患者体内缺乏保护性机制；长期药物治疗后突然撤药出现戒断综合征。

5.脑电图在癫痫患者减停药物中的作用

（1）长程视频脑电图（至少监测24小时）较短程视频脑电图或普通常规脑电图更有价值。

（2）连续2次24小时视频脑电图正常（每年1次）的患者减停药物后再发的可能性小。可以作为减停药时机的依据。

（3）视频脑电图正常是指没有尖波、棘波、尖慢/棘慢复合波或慢波等癫痫波发放。

（4）减药前必须复查脑电图，停药前最好再次复查脑电图。多数癫痫综合征需要脑电图完全无癫痫样放电再考虑减停药物。

（5）在减药过程中需要3～6个月复查一次长程视频脑电图。在减药过程中或停药后视频脑电图监测到有癫痫放电，需要严密观察，如果首次癫痫复发时先观察，2次及2次以上发作时应恢复原来的抗癫痫药治疗方案。

（6）即使脑电图正常，减停药物也有一定的复发风险。

6.下列患者在停药后保持无发作的概率最大

（1）药物完全控制发作2～5年。

（2）单一发作类型，无论局灶性或全面性发作。

（3）神经系统检查正常包括智力正常。

（4）脑电图检查正常。

七、抗癫痫发作药物的失效现象

抗癫痫发作药物的失效现象是指服用抗癫痫发作药物的患者从应答者的状态继第一次随访后发作较基线减少≥50%转变为减少＜50%。通俗讲就是抗癫痫发作药物对癫痫发作的控制减弱的现象。药物失效是导致临床治疗失败的主要原因，并明显增加患者的经济成本，导致疾病进展，诱发难治性癫痫。

抗癫痫发作药物失效分为代谢性失效和功能性失效。代谢性失效又称为药动学失效，是指反复服药后的药物分布和代谢改变，以至于相同剂量在相同作用位点的血药浓度降低，与血药浓度有关。功能性失效又称为药效学失效，是指在药物影响下系统内发生的适应性改变，导致对特定药物浓度的反应下降。药物诱导的受体密度或敏感性改变，以及信号传导通路中受体偶合效能的改变，与血药浓度无关。功能性失效是药物作用靶点的性质发生改变。目前发现有10余种抗癫痫发作药物为P-糖蛋白底物。包括：苯巴比妥、苯妥英钠、卡马西平、丙戊酸、乙酰唑胺、奥卡西平、艾司利卡西平、托吡酯、拉莫三嗪、左乙拉西坦、非氨酯、加巴喷丁、替加宾、拉考沙胺。大多数不应答的癫痫患者，通常是所有不同作用机制、不同药动学特点的抗癫痫发作药物均具有耐药性。P-糖蛋白的过度表达或活性增强可能是耐药性发生的重要原因之一。

提醒： 失效在癫痫治疗中是一种常见但尚未引起广泛关注的现象，可能导致疾病进展，增加疾病管理成本。失效受代谢性失效和功能性失效双重因素所影响，其中功能性失效是药物失效的主要原因。

第七章　药物难治性癫痫的诊断与处理

第一节　药物难治性癫痫

一、关于药物难治性癫痫相关的几个概念

1.无发作（seizure free）　完全没有任何形式的痫性发作（包括先兆、局灶性发作、失神发作等），持续时间为至少12个月，当发作频率大于4个月时，此持续时间为3个治疗前发作间期。

2.治疗失败（treatment failure）　接受恰当的治疗方案，足够的治疗剂量，足够的观察时间后，仍有任何形式发作，均认为是治疗失败。

3.未能有效控制　强调在治疗过程中出现任何形式的发作，或在睡眠剥夺、月经、发热等诱因下有癫痫发作，均应视为未能有效控制。

4.不能判断治疗结果（出现下列情况之一时，见表7-1）：

表7-1　不能判断治疗结果（出现下列情况之一时）

因为不能耐受不良反应而被迫停药
该治疗方案仅使用不到3个月
无发作时间不到12个月，或不到3个治疗前发作间期
治疗剂量未达到50%DDD（未达到此剂量已无发作不受此约束）
因患者依从性较差造成痫性发作反复出现
无发作后，仅复发1次

5.完全控制无发作　一般认为用该药前最长的发作间歇期时长的3倍时间，或12个月无发作（取时间更长的一项为标准），就可以认为该药治疗后发作完全控制。

6.持续无发作　在治疗过程中出现任何形式的发作（包括先兆），或因睡眠不好、月经、发热等因素诱发的发作，均不能算是持续无发作。

二、药物难治性癫痫的诊断

对2种能够耐受、选择正确的抗癫痫发作药物（单药或联合用药）治疗仍然未能达到持续无发作，称为药物难治性癫痫（drug resistant epilepsy，DRE）。正规应用药物是指选药正确，并用到足够的剂量和足够长的治疗时间。

癫痫的诊断对患者的身心健康都有重要影响，误诊的后果不堪设想。所以，癫痫的诊断应由神经科医生，最好是癫痫专业医生在首次癫痫发作时或癫痫门诊进行。实际上，在临床工作中癫痫的误诊很常见，所以当治疗反应不佳时应该重新审视患者的诊断及治疗过程。并且要考虑以下几方面的问题：

1.癫痫的诊断是什么时候做的？

2.谁做的诊断？

3.进行了哪些检查？结果是什么？

4.已经尝试哪种治疗方法？剂量如何？

5.对癫痫发作的作用怎样？

6.有什么副作用？

三、假性药物难治性癫痫

在诊断药物难治性癫痫之前，需要排除以下可能因素。

1.诊断错误，把非癫痫发作误诊为癫痫，按照癫痫进行抗癫痫发作药物治疗。

2.分型诊断错误（如将失神发作误诊为复杂部分性发作，前者是全面性发作，后者是局灶性发作，用药不一样，甚至完全相反）。

3.分型正确，但针对发作类型选药不当（如用卡马西平控制失神发作）。

4.药物剂量不足、服药时间短或给药方法不当。据统计癫痫治疗失败者有很多长期低剂量

单药或多药联合用药，也有的患者用药时间不足够长，药物剂量/疗程不足是疗效不佳的主要原因。

5.对药物不耐受。

6.有合并用药或酒精滥用。

7.患者未按要求服药，服药依从性低。

8.癫痫共患病或诱发因素控制不好，如抑郁、焦虑、精神症状、饮酒、缺少睡眠、紧张等。尤其是共患病不仅影响患者的生活质量，也容易导致治疗失败。

9.其他可导致癫痫发作难控制的原因。

10.有潜在的结构性或代谢性病因，如脑部肿瘤等。

四、药物难治性癫痫的早期识别

1.早发性婴儿癫痫性脑病、West综合征、LGS、Dravet综合征、颞叶内侧癫痫、额叶癫痫等从诊断一开始就很有可能是难治性癫痫，需尽早识别，适当考虑除药物以外的多种治疗方法，以期改善患者预后。

2.初期抗癫痫发作药物治疗效果差的患者。早期治疗有效并不等于长期预后良好，有的患者可能在发作控制若干年后，逐渐演变为难治性癫痫。

3.年龄依赖性癫痫性脑病。

4.在癫痫诊断和治疗之前癫痫发作频繁的患者。

5.出现过癫痫持续状态的患者。

6.长期活动性癫痫发作的患者。

7.症状性癫痫，如有海马硬化、皮质发育异常、脑肿瘤、外伤性软化灶、双重病理等明确病因的患者。由于颅内异常病灶的持续存在，致痫灶的异常放电不能用药物消除，药物无法控制癫痫发作而表现为难治性癫痫。在儿童难治性癫痫中，大脑皮质发育不良较为常见；在成人，颞叶癫痫特别是伴有海马硬化的颞叶癫痫最容易发展成为难治性癫痫。

8.多种发作形式并存的患者。

9.发作间期脑电图有多灶性放电的患者。

10.病前已存在神经发育缺陷的患者。

11.3岁以内起病的患者。

12.伴有遗传代谢性疾病。

> **提醒：**尽管不排除抗癫痫发作药物依从性差是难治性癫痫的一个原因，但现认为心境和焦虑障碍的内源性神经生物学因素是治疗抵抗的发病机制。

五、药物难治性癫痫处理流程

1.应转诊到有条件和诊治经验的专业癫痫诊疗机构或癫痫专科医生处进一步检查、诊断、评估和选择治疗。

2.重新考虑癫痫的诊断和鉴别诊断，排除非癫痫发作事件。

3.了解是否存在易发展成药物难治性癫痫的危险因素，排除假性药物难治性癫痫的可能，确认药物难治性癫痫的诊断。

4.查找引起药物难治性癫痫的病因和癫痫综合征。

5.评估患者的认知、心理、社会功能损害程度，是否有记忆力减退、药物严重副作用和焦虑、抑郁、精神障碍等共患病、癫痫发作对患儿智力和生长发育等方面的影响。

6.有局部结构病灶和实施切除性手术可能的患者，要考虑手术是否会引起患者脑重要功能障碍。

7.根据以上评估结果，综合考虑各种治疗方法的疗效和可能的不良反应，制订治疗方案。

8.制订随访计划，定期评估治疗效果，并反复上述步骤。

9.难治性癫痫往往需要联合治疗，目的是尽量减少癫痫发作，使用最少的药物，通常是两种或三种。卡马西平、加巴喷丁、拉考沙胺、拉莫三嗪、左乙拉西坦、吡仑帕奈、普瑞巴林、托吡酯、丙戊酸钠、唑尼沙胺都是适合治疗局灶性癫痫的药物；拉莫三嗪、左乙拉西坦、乙琥胺、丙戊酸钠、托吡酯可用于全面性癫痫的治疗。

六、药物难治性癫痫的发病机制及处理方法

1.发病机制假说（图7-1）

（1）药物无法到达作用靶点：即转运体学说，多药转运体的异常表达导致癫痫灶抗癫痫发作药物浓度降低。

（2）药物作用靶点改变：即靶点假说，认为细胞上抗癫痫发作药物作用靶点的改变会导致患

者对治疗的敏感度降低。

（3）药物与真正的靶点失之交臂：现有的抗癫痫药大多只用于控制癫痫症状，而很少真正作用于癫痫的发病机制。例如，在某些癫痫患者的脑内发现了多种与神经元的兴奋和抑制有关的离子通道和受体的自身抗体，一般的抗癫痫药对这些患者通常不起作用，免疫治疗可能有效。

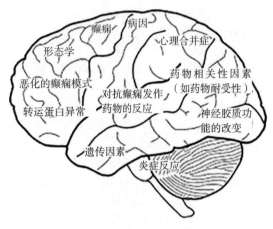

图7-1 对抗癫痫发作药物抵抗的机制

2.治疗原则

（1）除外假性耐药：假性耐药是指癫痫的潜在病因未得到正确治疗致使症状得不到控制的现象，在确定为耐药前，必须排除这种情况。

（2）一般治疗：确定为耐药性癫痫后，需要制订一套合理的个体化治疗方案。按照发作类型选药，对于脑病性癫痫及多灶性放电的患者尽量选用广谱抗癫痫发作药物。同时有必要告知患者在治疗初期，癫痫症状可能不会完全缓解，癫痫发作时可能有意外死亡的风险；恰当的预防措施也必不可少，如夜间监控；此外，有些症状常与耐药性癫痫伴随出现，如焦虑、抑郁、认知及记忆障碍，医生必须识别出这些症状并给予正确治疗；必要时，还可以采取手术等非药物治疗方案。

（3）联合治疗：比较推荐的有丙戊酸联合拉莫三嗪治疗局灶性发作及全面性发作，以及丙戊酸盐联合乙琥胺治疗失神发作和拉莫三嗪联合托吡酯治疗多种癫痫类型。目前较为推崇的策略是联合不同作用机制的药物。如钠通道阻滞剂联合GABA样作用的药物似乎具有非常不错的疗效。此外，联用两种钠通道阻滞剂还极有可能出现神经毒性，如眩晕、复视、共济失调等。

（4）选用新型抗癫痫发作药物：如新型钠通道阻滞剂拉考沙胺治疗成人癫痫局灶性发作；卢非酰胺对婴幼儿及儿童的LGS有效；氨己烯酸在美国已被批准用于成人复杂性局灶发作的辅助治疗及1月龄到2岁幼儿的婴儿痉挛症的治疗；欧洲则批准二氧苯庚醇用于治疗Dravet综合征；瑞替加滨，一种钾通道开放剂，也可作为成人难治性癫痫局灶性发作的辅助用药。

（5）皮质类固醇激素治疗：主要用于部分儿童药物药物难治性癫痫，如婴儿痉挛症、LGS、Rasmussen综合征、睡眠中癫痫性电持续状态（ESES）相关的癫痫综合征（LKS和癫痫伴慢波睡眠期持续棘慢波）。

（6）近年来发现有些类似颅脑感染的患者，经过常规的抗病毒、抗癫痫治疗效果不好，后被诊断为自身免疫性脑炎，静脉用免疫球蛋白等治疗效果好。

（7）再试用经典药物。

（8）非药物治疗

1）手术：及早评估能否进行手术治疗，特别是一侧海马硬化或具有其他可切除病灶的患者。

2）姑息治疗：如果无法切除癫痫病灶，也可打断痫样放电的重要传播途径，即进行姑息治疗。

3）神经调控术：包括脑深部电刺激（DBS）、迷走神经刺激术（VNS）、经颅磁刺激（TMS）等，可通过调节大脑内的神经递质水平和神经兴奋性，在网络水平上降低癫痫发作的阈值，起到抑制癫痫发作的作用，是一种新兴的治疗方法。

4）生酮饮食：用于儿童耐药性癫痫，似乎对所有类型都有效。

七、避免对难治性癫痫患者使用太多的抗癫痫发作药物

对于难治性癫痫，尝试新药是值得的，也许下一个就有效。同时应尽早进行手术评估，适合手术者，尽早给予外科手术治疗或姑息性治疗。如果所有治疗手段都不能控制患者的癫痫发作，最好转换成副作用最小、患者最能够耐受、可能有一定作用的药物治疗或生酮饮食等。总之要不断尝试。

第二节 常用抗癫痫发作药物的耐受性及临床对策

一、抗癫痫发作药物的耐受性

抗癫痫发作药物的耐受性是指用药过程中因药物代谢、患者体质及肝肾功能、饮食等因素使药效降低，机体反应降低，导致临床疗效减弱。如果处理不好，可能导致治疗失败。

1.丙戊酸类 机体对其抗癫痫效应耐受性尚不清楚。与药物剂量有关的胃肠道反应和脱发属于良性耐受，数周内可自行消失。

2.卡马西平 可通过自身诱导肝微粒体系统，加速药物的分解和清除，药物的半衰期缩短，使最初药效下降一半。代谢性耐受使半衰期从30～50小时下降至12～20小时，导致血药浓度下降到疗效范围以下。因此，使用卡马西平一段时间后，若疗效下降可增加服药剂量。

3.苯巴比妥 机体对其抗癫痫作用和毒副作用有明显的功能性耐受。用药10天左右以后疗效反复下降和重获，最后药效下降10%～20%。因为该药半衰期长，故耐受性常不易被发现。因此，使用苯巴比妥一段时间后，若疗效下降可增加服药剂量。

4.苯二氮䓬类 有明显耐受性，可能属功能性耐受或与受体结合能力下降有关。如氯硝西泮作为辅助用药可使2/3的难治性局灶性发作、全面性发作和不能分类的发作症状改善，疗效可以持续数年。但约50%以上的患者疗效逐渐下降，有时可突然出现急性耐受性。

5.苯妥英钠 较长时间用药并未发现有失效现象，长期观察发现有某些耐受性，对毒副作用有明显的功能性耐受。

总之，绝大多数抗癫痫发作药物，长期使用都会产生耐药性。建议药物从小剂量起始、缓慢加量；适当增加给药次数；癫痫发作有昼夜差异，如BECTS、额叶癫痫等以夜间发作为主，根据癫痫发作的昼夜规律调整剂量更有利于癫痫控制且能够减少药物相关的副作用。如上午发作或上午发作较多的患者，可在早上加量；下午发作或下午发作较多的患者可在中午加量；晚上发作或晚上发作较多的患者，可在晚上睡前加量。这样增加夜间剂量，可适当减少白天剂量，可增加夜间疗效，减少白天不良反应，提高患者服药依从性。

二、解决抗癫痫药物本身耐药性的其他方法

1.增加剂量法，这是最简单并且是主要的方法，在没有交叉耐药的基础上适量增加所用药物的剂量，从而确保稳定的血药浓度。

2.如果增加药物剂量依然不能控制癫痫发作，则为了确保疗效稳定，可以考虑换药。

3.增加辅助抗癫痫发作药物，考虑合理的多药联合治疗。

三、抗癫痫发作药物的相互作用

1.药物相互作用（drug interaction）是指2种或2种以上的药物在同时或前后序贯用药时，在体内产生用药的干扰，或在体外容器内就发生药物性质的改变，结果使药物产生新的药理作用或不良反应。

2.抗癫痫发作药物的药物相互作用与肝药酶诱导或抑制、药物与血浆蛋白质结合的竞争力有关。具有酶抑制作用的抗癫痫发作药物可以导致通过相应酶代谢的抗癫痫发作药物清除率减慢和半衰期延长。而具有酶诱导作用的抗癫痫发作药物则相反，会使清除率增快，半衰期缩短，药效减弱。抗癫痫发作药物对于酶的诱导或抑制具有一定选择性，诱导或抑制作用也强弱不等。如常用的抗癫痫发作药物均可使托吡酯的血药浓度下降；拉莫三嗪的半衰期25～30小时，合用酶诱导剂卡马西平或苯妥英钠时其半衰期缩短一半，而合用酶抑制剂丙戊酸时，其半衰期可延长至70～100小时。

3.抗癫痫发作药物与其他药物相互作用（表7-2）：如卡马西平或苯妥英钠是酶的诱导剂，当女性癫痫患者服用该类药物时，会增加肝细胞内的药物代谢酶，进而破坏口服避孕药的药效，同时还会增加球蛋白与孕激素的结合率，大大降低游离孕激素浓度，导致避孕失败。不代谢或不在肝脏中代谢的抗癫痫发作药物，也就不会有显著的药动学相互作用，如左乙拉西坦。

药物间相互作用同样可由其与蛋白质结合的竞争力的不同而引起。具有高度蛋白质结合性质的抗癫痫发作药物可能会从血清蛋白中相互置

表7-2　抗癫痫发作药物的代谢及相互作用

药物名称	肝脏代谢	肝酶诱导	肝酶抑制	与其他药物的主要相互作用
氯硝西泮	中	－		肝药酶诱导性抗癫痫发作药物可降低其浓度
乙琥胺	中			可增加苯妥英钠血药浓度，肝药酶诱导性抗癫痫发作药物可降低其浓度 丙戊酸盐可能增加其浓度
苯妥英钠	高	＋＋＋	－	减少肝脏代谢抗癫痫发作药物浓度；非氨酯、奥卡西平、艾司利卡西平、托吡酯可增加其浓度
苯巴比妥	中	＋＋＋	－	减少肝脏代谢抗癫痫发作药物浓度；但对苯妥英钠有不同影响；丙戊酸、非氨酯可增加其浓度
卡马西平	高	＋＋＋	－	降低减少肝脏代谢抗癫痫发作药物浓度；丙戊酸、非氨酯增加卡马西平环氧化物浓度
丙戊酸	高	－	＋＋＋	可增加苯巴比妥、拉莫三嗪、卢非酰胺、乙琥胺、卡马西平环氧化物浓度；降低苯妥英钠与蛋白的结合
扑米酮	中	＋＋＋	－	减少肝脏代谢抗癫痫发作药物浓度；酶诱导抗癫痫发作药物可降低扑米酮/苯巴比妥比例
氯巴占	高	＋	＋	CYP2C19抑制剂（包括大麻二酚）可增加活性代谢物的浓度
非氨酯	中	＋	＋＋	增加苯妥英钠、苯巴比妥、丙戊酸、卡马西平环氧化物浓度；降低卡马西平浓度；肝酶诱导性抗癫痫发作药物可降低其浓度
加巴喷丁	无	－		无
拉莫三嗪	高	＋	－	丙戊酸可增加其浓度
拉考沙胺	低	－		肝酶诱导性抗癫痫发作药物可降低其浓度
左乙拉西坦	无	－		无
奥卡西平	高	＋＋ （剂量≥900mg）	＋ （剂量≥900mg）	可增加苯妥英钠浓度，肝酶诱导性抗癫痫药物可降低活性代谢物浓度
普瑞巴林	无	－		无
卢非酰胺	高	＋	＋	丙戊酸盐增加卢非酰胺的浓度；肝药酶诱导性抗癫痫发作药物可降低卢非酰胺的浓度
替加宾	高	－		肝药酶诱导性抗癫痫发作药物可降低其浓度
托吡酯	低	＋ （剂量≥200mg）	＋ （剂量≥200mg）	可能增加苯妥英钠浓度；与丙戊酸合用时，可诱导高氨血症；肝药酶诱导性抗癫痫发作药物可降低其浓度
氨己烯酸	无	＋		可能降低苯妥英钠浓度
唑尼沙胺	中			肝药酶诱导性抗癫痫发作药物可降低其浓度
吡仑帕奈	高	＋		肝药酶诱导性抗癫痫发作药物可降低其浓度
艾司利卡西平	高	＋	＋	可能增加苯妥英钠浓度；肝药酶诱导性抗癫痫发作药物可降低其浓度
布瓦西坦	高	－	＋	可能增加苯妥英钠和卡马西平环氧化物浓度；肝药酶诱导性抗癫痫发作药物可降低其浓度

肝酶诱导/抑制作用：无（－）；较小（＋）；中等（＋＋）；明显（＋＋＋）

高：≥90%；中：50%～90%；低：＜50%

［Abou-Khalil B.Selecting Rational Drug Combinations in Epilepsy. CNS Drugs，2017，31（10）：835-844］

换，从而导致未与蛋白质结合的部分增加，这种情况同样可能在低蛋白质状态、肝和肾衰竭、妊娠和老年时增加。相比之下，这些游离的药物在毒性和疗效方面更具临床意义。当基于药物总血清浓度对患者的用药进行调整时，蛋白质结合程度的变化是最具临床意义的。大部分抗癫痫发作药物在血浆内处于与血浆蛋白结合状态，另一种药物如果也容易与血浆蛋白结合，就可在结合部位发生竞争，从而把抗癫痫发作药物从血浆蛋白结合的部位置换出来，如磺胺噻唑、口服抗凝药、口服降糖药、三环类抗抑郁药等与苯妥英钠或丙戊酸钠等合用时，可提高后二者的血浆游离药浓度，也会出现中毒症状。

在抗癫痫发作药物联合用药时，应避免对患者不利的药物相互作用，特别是如果需要给患者添加的辅助抗癫痫发作药物在肝脏中代谢，酶诱导剂将降低其药效，需要增大给药剂量。而酶抑制剂在一些情况下可能是有利的，如当拉莫三嗪与丙戊酸联用时，因拉莫三嗪半衰期明显延长，分解代谢变慢可能只需要较常规剂量低的拉莫三嗪。有的抗癫痫发作药物组合可导致某些有毒的代谢物水平升高。如卡马西平环氧化物的浓度与卡马西平某些毒副作用相关，而将卡马西平与丙戊酸盐或非氨酯联用时，卡马西平环氧化物的浓度可能会增加，毒副作用增大。此外，一些有毒的丙戊酸代谢物的浓度，丙戊酸盐诱导的高氨血症的风险，也可能随着酶诱导剂的增加而增加。丙戊酸盐在与托吡酯联用时副作用会被放大，并且这种组合可能导致高氨血症的风险增加。拉考沙胺与丙戊酸的组合是导致拉考沙胺由于不良反应撤药的最常见用药组合。双药联用一般比单药可以提供更好的疗效，而三种抗癫痫发作药物的组合没有优于两种抗癫痫发作药物。目前关于人类的研究数据中，仅有丙戊酸和拉莫三嗪两种药物的组合具有理想的协同作用。拉莫三嗪和丙戊酸的组合提供了比其他组合更佳显著的功效，特别是在具有局灶性癫痫样异常的患者中。目前这种组合的优势并不能通过药动学相互作用机制来解释。

四、抗癫痫发作药物与其他药物间的相互作用

抗癫痫发作药物，尤其是芳香族抗癫痫发作药物如卡马西平、苯妥英钠、苯巴比妥、奥卡西平等是药物代谢酶CYP2C9和CYP3A4的诱导剂，而丙戊酸是肝药酶抑制剂，它们易与许多药物发生相互作用（表7-3）。

表7-3　抗癫痫发作药物与其他药物间的相互作用

抗癫痫发作药物	升高抗癫痫发作药物血药浓度的药物	降低抗癫痫发作药物血药浓度的药物
苯妥英钠	华法林、胺碘酮、盐酸地尔硫䓬唑类抗真菌药、氯霉素、异烟肼、布洛芬、奥美拉唑、别嘌醇、盐酸哌甲酯、三及四环类抗抑郁药、盐酸曲唑酮、马来酸氟伏沙明、他克莫司、环孢素ST合剂、西咪替丁	水杨酸类、利福平、茶碱、抗酸药、盐酸吡哆醇、顺铂
苯巴比妥	呋塞米、抗组胺药、盐酸哌甲酯、三及四环类抗抑郁药	抗酸药、叶酸、盐酸吡哆醇、吗啡、亚胺培南西司他丁钠、茶碱、氯霉素
卡马西平	唑类抗真菌药、大环内酯类抗生素、异烟肼ST合剂、盐酸地尔硫䓬、氯霉素、氟哌啶醇、单胺氧化酶抑制剂、盐酸氯丙嗪、SSRI、帕罗西汀、舍曲林、西咪替丁、奥美拉唑、钙通道阻滞剂、对乙酰氨基酚、烟酰胺	抗酸药、利福平、茶碱、顺铂
丙戊酸钠	大环内酯类抗生素、异烟肼、西咪替丁、水杨酸类	碳青霉素类抗菌药、利福平、顺铂、抗酸药、甲氨蝶呤、盐酸氯丙嗪、萘普生
乙琥胺	异烟肼	利福平
氯巴占氯硝西泮	西咪替丁	—
加巴喷丁	吗啡	—
拉莫三嗪	—	利福平、口服避孕药、利培酮、奥氮平、对乙酰氨基酚
托吡酯	氢氯噻嗪	
左乙拉西坦	—	

第三节　难治性癫痫

一、概念

难治性癫痫（refractory epilepsy，RE）是指应用目前所有的治疗方法仍然不能阻止其继续发作的癫痫或与治疗前相比发作没有明显减少的癫痫。这里的治疗方法包括药物、手术、神经调控、生酮饮食等。药物难治性癫痫只是难治性癫痫的一部分，这部分患者还可以通过药物以外的其他方法来治疗。

药物难治性癫痫是一种动态的概念，随着新的治疗药物或其他治疗方法的应用，取得疗效的癫痫患者将不再是药物难治性癫痫患者。难治性癫痫很大一部分是由局灶性病变所造成的，如海马硬化、皮质发育异常、肿瘤、胶质瘢痕等，将致痫灶完整切除是治疗难治性癫痫最重要的方法。现代神经影像学技术对癫痫病因的诊断及手术治疗前致痫灶的定位提供了可靠依据。例如，在临床上发现，20%～40%的颞叶癫痫患者头部MRI为阴性，而30%～50%头部MRI为阴性的癫痫患者手术后病理检查为阳性，其中大部分为局灶性皮质发育异常，少数为轻微胶质增生。当然更高分辨率MRI、DTI及多模态神经影像技术的逐步应用，不仅提高了诊断的准确性，而且还可指导制订手术计划、评估手术风险与预后、指导手术等。

二、难治性癫痫的主要病因

难治性癫痫的主要病因见表7-4。

表7-4　难治性癫痫主要病因

局灶性病变	难治性的癫痫综合征
海马硬化	Lennos-Gastaut综合征
发育异常	West综合征
血管畸形	婴儿严重肌阵挛性癫痫
肿瘤	Rasmussen综合征
斑痣病	
胶质增生	

第四节　抗癫痫发作药物的血药浓度

一、抗癫痫发作药物血药浓度测定

血药浓度是指药物在体内血液中的稳态浓度，是指患者规则服药后当机体的吸收量和排泄量达到平衡状态时的血药浓度，一般会比较恒定地稳定在一定的范围内。通过对血药浓度的监测可以了解患者对所服抗癫痫发作药物治疗的代谢特点，制订个体化的给药方案，以期达到既能控制癫痫发作又不至于药量太大而引起药物中毒或出现严重副作用，保证用药安全。尤其对于特殊的患者，通过监测血药浓度能探索到符合自身情况的给药方案。但并非所有患者、任何时间都需要监测，否则会给患者造成不必要的经济负担。另外，目前血浆药物浓度检测的常规方法通常是监测总药物浓度，包括药物结合蛋白的成分和未结合蛋白的具有药理学活性的成分。对于大部分蛋白结合力为50%的抗癫痫发作药物，这种检测方法已足够，但对于像苯妥英钠和丙戊酸这些高蛋白结合力的抗癫痫发作药物，这种检测方法可能会产生误导，导致医生给患者增加不必要的剂量。因此，对于高蛋白结合力的抗癫痫发作药物应当进行血浆游离药物浓度监测，才能真正指导药物浓度波动大的抗癫痫发作药物的正确使用。

二、抗癫痫发作药物血药浓度测定的时机

1.使用有效血药浓度范围窄的、血药浓度与药效关系密切的抗癫痫发作药物，如卡马西平、苯妥英钠、苯巴比妥。特别是苯妥英钠，其治疗剂量和中毒剂量接近，药量低不能控制发作，药量高易发生中毒，所以在最初服药时和每次调整剂量前应测定其血药浓度。像丙戊酸类药物，其血药浓度波动大，且其血药浓度和疗效无很好的相关性，故测定意义不大。

2.在开始用药后，预期已达到稳态血药浓度时做血药浓度检查，作为基础值，便于以后对比。

3.由于个体差异，即使同一种药物对不同患者的疗效也会有所不同。当服药剂量已达到常规治疗剂量仍不能控制发作时，首先应测定血药浓度明确是否达到有效血药浓度。

4.初次服用某种剂量或增加剂量后发作无明显变化，在调整剂量前必须了解其血药浓度。时间上需在初次服药或增加剂量后达5个半衰期以后测定。

5.联合应用两种或多种抗癫痫发作药物时，测定血药浓度有助于了解药物之间相互作用的性质和程度，从而判断各药的治疗效果。

6.治疗过程中本来控制良好，现在突然控制不住、癫痫再发或发作增加，怀疑患者服药依从性差或服用的是假药时需及时检查血药浓度。

7.癫痫患者伴发肝、肾、消化道疾病或加用其他药物时，可能对正在服用的抗癫痫发作药物的代谢和消除有影响时应该监测其血药浓度。

8.在药物代谢可能会发生变化的情况下，如在妊娠期间等应监测其血药浓度。

9.治疗中一旦出现行走不稳、精神异常或认知障碍时应立即测定血药浓度，发现药物浓度高于正常上限时应及时调整剂量。

10.婴幼儿及老年人因为药物的药动学及各个器官功能不成熟或衰退的原因，血药浓度变化较大。

11.其他如用药合理、剂量恰当而疗效不佳时，应该及时检测血药浓度。

三、抗癫痫发作药物血药浓度的合理应用

1.血药浓度监测能够准确反映患者对于抗癫痫发作药物代谢的个体情况，对传统抗癫痫发作药物进行血药浓度监测，能为全面评估抗癫痫发作药物的疗效提供重要手段，并利于难治性癫痫的治疗。但对血药浓度的变化，应该全面分析原因，包括年龄、药物半衰期、服药依从性、饮食、胃肠及肝肾功能和同服药物的互相影响等。根据血药浓度变化结合临床发作情况，调整抗癫痫发作药物剂量、给药次数和给药时间。

2.个体的血药浓度存在着很大的差别。有效浓度范围是个统计学概念，不是绝对数字。

3.现在一些新型抗癫痫发作药物一般都没有给出有效血药浓度值，除非特殊情况一般不需要测其血药浓度。

4.监测抗癫痫发作药物的水平并不会对减少药物不良反应或提高有效性带来帮助，因此并不需要常规检测。

四、血药浓度检查时注意事项

检测时间应在达到稳态血药浓度后进行。一般需经过至少5个药物半衰期后才能达到稳态。如苯妥英钠在用药后2～3周，丙戊酸为用药后3～4天，卡马西平因为药物的自身诱导作用的影响，其在用药后3～4周才能达到最大浓度，在用药后3周、6周、9周检测为宜。检测时最好在早上第一次服药前抽血（抽血后要及时服抗癫痫发作药物），此时测定的浓度就是体内最低的有效血药浓度。药物在体内的峰浓度和谷浓度有助于判断药物过量或不足。若怀疑患者药物过量或中毒，可在患者服药后峰浓度或出现中毒症状时抽血检测药物浓度，若怀疑药物用量不足或疗效不佳时，可在谷浓度时抽血检测药物浓度，若担心患者服药依从性差时，可在药物达到稳态浓度后检测谷浓度。任意时刻的浓度没有标准参考值，无法判断依从性好坏。

第八章　癫痫的外科治疗

第一节　关于癫痫外科手术的几个问题

当面对一个癫痫患者的时候，首先是查找原因。如果引起癫痫发作的原因是通过药物可以治愈的，那么这些患者应该选择药物治疗而非手术治疗。大多数癫痫患者经过系统规范的药物治疗可获得良好的结果。但仍然有20%～30%的患者是药物不能控制的难治性癫痫，这些药物难治性癫痫中，有50%的患者可通过手术治疗获得一定的治疗效果。

1.癫痫的外科手术治疗主要针对药物难治性癫痫和与颅内病变有明确相关性的癫痫，是目前除药物治疗外的一项最主要的癫痫治疗方法，是难治性癫痫的重要治疗手段。

2.癫痫外科的术前评估：癫痫术前评估就是有关癫痫发作的解剖-电-临床的评估过程，它是手术成功的关键，需要有经验的专业医生来协助完成。

3.癫痫外科手术的机制有三方面，一是切除癫痫灶；二是阻断癫痫波传播的途径；三是抑制癫痫波发放。癫痫灶切除术是最常用的手术方法，如通过术前评估能够准确定位致痫灶，且与重要功能区无明显重叠，可推荐切除性手术治疗，手术技术成熟，疗效确切，属于根治性手术。手术方法分为切除性手术、姑息性手术、神经调控手术及其他手术。目前应用较多、技术相对成熟的是切除性手术、姑息性手术和部分神经调控手术。

4.低龄儿童期的，如婴儿痉挛症、LGS等多为难治性癫痫。早期手术不仅有利于控制癫痫发作，还可改善患者大脑功能发育和神经心理功能的恢复，现在主张早期手术。

5.外科手术后均需要服用一段时间的抗癫痫发作药物，用以巩固治疗、防止可能的残余癫痫灶形成新的癫痫。

6.手术后即使发作得到彻底控制，也要坚持服用抗癫痫发作药物最少2年。

7.手术后效果不好的，应长期服药，或再次手术。

8.癫痫外科手术的效果不仅仅是看手术后癫痫发作的控制情况，还应考虑手术后抗癫痫发作药物的使用情况、脑功能改善情况、神经心理改善情况、因手术致残的恢复情况等。

9.癫痫手术后抗癫痫发作药物的应用原则是在最短的时间内使患者体内的血药浓度达到有效范围，尽量选择与手术前一致的药物，利于比较手术的效果。

第二节　儿童癫痫手术的特殊性

1.手术的目的　成人难治性癫痫手术治疗的主要目的是让患者可以重新融入社会、独立生活、结婚、就业等；儿童难治性癫痫手术治疗的主要目的是防止患者神经系统及认知等方面的发育过程受到癫痫发作的影响，从而产生不可逆的病理变化，保证今后生活走入正轨。

2.手术的风险

（1）手术的风险高，尤其是低龄儿童。术后严重并发症及死亡率主要出现在小于3岁的患儿群体中。年龄越小越要慎重。当然长期药物治疗同样对癫痫患者存在损伤。

（2）儿童癫痫的自限性：儿童出现的一些类型的癫痫，这些癫痫发作与年龄明显相关，过了发作年龄，其癫痫发作自动消失。如良性家族性新生儿癫痫、良性家族性婴儿癫痫、良性婴儿癫痫、儿童良性癫痫伴中央颞区棘波、晚发性儿童枕叶癫痫、常显遗传的夜间额叶癫痫等。

（3）术前评估定位致痫灶困难

1）病因复杂：儿童癫痫的病因学非常复杂，一些症状不典型、临床表现顽固的癫痫还需要与一些不可手术的儿童难治性癫痫性脑病相鉴别，病因包括一些遗传性和代谢性疾病等。

2）脑电图特殊性：致痫灶解剖-电-临床复杂多样。在儿童局灶性癫痫中很多会表现为全面性或多灶性的特点，并不排除手术的可能性。

3）影像学特点：儿童时期癫痫最常见的致痫灶是FCD、MCD，而除了FCD Ⅱ型，部分MCD在影像上都可以观察到异常外，有的低龄儿童的MRI难以辨认出这种常见的病灶。

4）致痫网络不成熟造成的假阳性：癫痫活动的传播是网络化的，而儿童时期大脑还没有发育成熟，致痫网络不固定。手术风险与手术效果需反复评估，婴幼儿要特别慎重。

3.术前评估困难而复杂　病因复杂，低龄儿童癫痫发作与病理生理变化和年龄密切相关，致痫灶定位困难，需要严格的多学科团队合作。

4.手术方式不同　致痫灶有特殊性，往往需要大范围的切除或离断。虽然姑息性手术对患者的发作有缓解作用，但儿童癫痫外科手术目的应以彻底根除癫痫发作，最终达到根除癫痫的效果，这样才可以最大程度地提高患者的生活质量；为了降低手术自身的风险，提高手术的安全性，儿童癫痫外科应采取更多离断更少切除的方法。

5.儿童癫痫外科治疗的获益更大

（1）患儿早期神经系统可塑性的充分利用。低龄儿童神经系统存在可塑性及易损伤性；儿童时期的运动功能可以被同侧的运动前区、顶叶皮质等代偿；5岁以下手术治疗的患者语言功能基本可以完全代偿。

（2）避免癫痫发作对患儿发育里程碑的影响：手术后癫痫发作消失对患儿的生长发育与认知的发展都会有促进作用。活动性癫痫对婴幼儿脑发育有影响。应多学科合作，合理利用各种手段，尽快控制癫痫，尽可能改善患儿的远期预后。

（3）避免长期药物治疗对患儿神经系统发育的影响：长期同时服用多种药物对患儿发育与认知都有不同程度的影响。

（4）尽早防止致痫灶的扩大和发展为癫痫性脑病。

（5）儿童难治性癫痫外科治疗和药物治疗的随机试验提示，外科治疗组的癫痫控制率较高，而单独药物治疗的患儿病情会进一步恶化。

6.把握好手术时机是儿童癫痫手术治疗的关键

（1）儿童难治性癫痫显著特点是与年龄的相关性，特别是低龄儿童。其中包括自身神经系统的生长发育，致痫灶的病理生理变化，相互交织产生了复杂的病理生理过程和临床表现，对患儿神经系统正常的发育里程碑产生极大的影响，早期手术治疗癫痫有助于神经心理功能的恢复。

（2）选择合适的手术时机意味着在患儿当前状况下，外科治疗的有利与不利因素之间的互相权衡，同时还要考虑到患儿的发育与癫痫的未来发展趋势。最终的目的是在保障患儿安全的前提下，彻底消除发作，保护患者神经系统及认知功能可以正常发育成长。

（3）手术时机的选择对患儿的远期预后有重要的影响，延误手术治疗与盲目地进行癫痫外科手术治疗一样都是非常不正确的。

第三节　癫痫外科手术的适应证和禁忌证

一、可以手术治疗的常见癫痫相关性病变

可以手术治疗的常见癫痫相关性病变见表8-1。

二、癫痫手术治疗的适应证和禁忌证

一般情况下，如果患者经过规范的抗癫痫发作药物治疗，仍未有效控制癫痫发作，且已经影响患者的生活质量，同时患者和家属有手术治疗意愿，患者能耐受手术并能在围手术期很好地配合，就可以考虑进行术前评估。术前评估要综合考虑患者的癫痫及发作类型、电生理及影像学检查、病因及病理特征等多种因素（表8-2）。

表8-1 可以手术治疗的常见癫痫相关性病变

可以手术治疗的疾病	癫痫相关性病变
外伤后或神经外科术后癫痫	脑膜脑瘢痕、脑软化灶，颅内异物、凹陷骨折等
脑炎及颅内感染	脑实质内炎症、脑膜炎、脑脓肿后、Rasmussen综合征等
各类脑寄生虫病	包虫病、囊虫病、肺吸虫病等
颞叶内侧结构硬化、杏仁核肥大等	
结节性硬化症	
脑肿瘤	各类发育性肿瘤，脑胶质瘤、脑膜瘤、转移瘤等
脑血管性病变	AVM、海绵状血管瘤、脑缺血后软化灶、脑面血管瘤病等
先天性脑室畸形、囊肿等	
先天皮质发育不良	灰质异位、脑回发育异常、脑裂畸形、半球巨脑症等
错构瘤	

表8-2 癫痫外科手术适应证

	手术适应证	发展中的适应证	手术禁忌证
癫痫综合征类型	①症状性局灶性癫痫（内侧颞叶癫痫、新皮质癫痫） ②半球性癫痫（HHE、Rasmussen脑炎、偏侧巨脑症）	①伴有责任性局灶性病灶的症状性全面性癫痫/癫痫性脑病 ②多脑叶癫痫	①特发性全面性癫痫 ②特发性局灶性癫痫 ③进行性肌阵挛癫痫
病因病理类型	①海马硬化 ②肿瘤性病变 ③局灶性皮质发育不良 ④海绵状血管瘤 ⑤多病因的局灶性软化灶	①位于功能区的局灶性病灶 ②MRI阴性 ③多发性硬化结节 ④缺血缺氧性脑病导致的后头部皮质萎缩	①遗传代谢病 ②全脑性皮质异常（无脑回畸形） ③染色体异常 ④自身免疫性脑炎

资料来源：王玉平，2017.癫痫中心工作手册，北京：人民卫生出版社

第四节 癫痫外科手术的术前综合评估

一、术前综合评估

癫痫外科手术治疗的术前综合评估见表8-3。

表8-3 术前综合评估

组成人员	由神经内外科、儿科、脑电图、神经影像学、神经心理学等多学科人员参与，以明确癫痫的诊断及分类、癫痫灶定位、手术方式选择及术后治疗等一系列的工作
评估人员应具备	能够识别发作/发作后症状的不同类型；知道每一次发作性症状或体征的病理生理学过程
脑电图评估	包括长程视频脑电图和皮质脑电图，立体定向脑电图是致痫灶定位的金标准。只有在影像学检查的结果与脑电图检查结果相一致的情况下才可靠
神经心理学	在切除颞叶或大脑半球前进行。有定位的作用。包括智力、注意力、运动、感觉、语言、记忆、视空间能力及执行功能等
结构影像学	CT、MRI和fMRI检查可能显示癫痫灶和邻近的功能皮质区的关系

续表

功能影像学	SPECT发作期病灶区呈高血流灌注，发作间歇期病灶区显示低血流灌注。定位阳性率较高 PET发作期病灶区呈高代谢，发作间歇期病灶区显示低代谢。定位准确率可达82%。 MEG在脑电图未出现癫痫样活动时，MEG已能记录出致痫区的生物磁信号
多模态影像技术	单一结构影像、功能影像及电生理检查存在一定局限性，影像后处理能够提供互补的成像信息，有助于癫痫源定位

注：癫痫发作开始时的表现、头眼的偏斜、局部的抽搐、肌力或反射的不对称都具有明确的定位意义。发作间期脑电图仅能提供初步的定位价值，药物难治性癫痫术前评估要求获得发作期脑电图资料。脑电图监测要记录到与平时发作一致的惯常发作3次以上为好。药物诱发癫痫发作可以在某些特殊情况下应用，但应用其定位时应特别慎重。脑电图上发作活动的起始部位是最可靠的定位证据。只有临床表现、脑电图、神经心理学和影像学检查（即解剖-电-临床）一致时，手术的成功率才高。一般先行无创伤性结构和功能两方面检查以查找致痫区和功能区，如果得不到可靠的结论或者结果之间相互矛盾，则需要放置颅内电极监测及皮质电刺激等

二、致痫区及其他相关概念

癫痫是一种脑网络疾病，其异常放电的产生、传播与终止涉及广泛的脑区域。因此，对于致痫区及其相关概念的深入理解，有利于提高致痫区定位的准确性（图8-1，表8-4）。目前尚没有任何一种术前检查手段可以百分百准确定位致痫区，术前评估所得出的有关致痫区的结果必须由多项术前检查结果综合分析而确定。

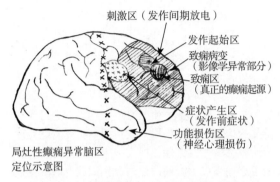

局灶性癫痫异常脑区
定位示意图

刺激区（发作间期放电）
发作起始区
致痫病变（影像学异常部分）
致痫区（真正的癫痫起源）
症状产生区（发作前症状）
功能损伤区（神经心理损伤）

图8-1　致痫区及其他相关区域的关系

表8-4　致痫区及其他相关概念

癫痫源相关区域	定义描述	主要定位手段	切除必要性
激惹区	产生发作间歇期癫痫样放电的区域	发作间期EEG、MEG、SPECT、PET	发作起始区附近的激惹区具有潜在癫痫源性，尽可能切除
发作起始区或称为起搏区	临床发作起始的区域	发作期EEG、发作期SPECT	尽可能完全切除与发作起源区域和癫痫病理灶重叠的区域
癫痫病理灶	引起癫痫的责任性结构病变	头部影像学（包括影像学后处理）	尽可能完全切除
功能缺损区	发作间歇期功能异常的脑区	经系统体检、fMRI、PET等功能影像学及神经心理学评估	与发作起源区域和癫痫病理灶重叠的区域，尽可能切除
脑功能区	负责正常皮质功能的区域	Wada试验、fMRI、MEG及诱发电位	手术要避开这些区域
发作症状区	临床症状产生的区域	临床症状学	与发作起源区或（和）癫痫病理灶重叠的区域，尽可能切除

（一）致痫区

致痫区（epileptogenic zome）是指引起临床癫痫发作的大脑皮质区域，是癫痫发作的起始点及原始受累结构，是脑电图上一个或多个痫性放电最明显的部位，是指为确保疗效，在手术过程中必须切除、破坏或分离的脑区。痫性放电可因病理灶挤压、局部缺血等导致局部皮质神经元增生所致。实际上直接导致癫痫发作并非癫痫病理灶而是致痫灶，如肿瘤、血管畸形等的致痫灶多位于病理灶边缘，颞叶内侧硬化及外伤性瘢痕等的致痫灶常包含在病理灶内，有时可出现在病理灶的同侧或对侧脑区。一般情况下，痫性放电必须传播到邻近的皮质症状产生区，才会产生初始的发作性症状和体征。但致痫区为纯理论概念，其范围和部位只有在外科切除后癫痫发作终止后才能确认致痫区位于被切除区域内。侵入性颅内脑电图是评估致痫区比较可靠的方法。

（二）发作起始区

发作起始区指临床电发作开始的脑皮质区域或指能够引起癫痫发作的皮质区域。因此区域小，位置深在，头皮脑电图不易记录到。应用颅内电极有可能监测到此区域。此区域是致痫区整体的一部分。手术切除起始区，有可能别处的皮质异常还可以引起癫痫发作。主要检测方法：头皮电极EEG、颅内电极EEG、发作期SPECT。

（三）激惹区

激惹区是由于各种原因造成的大脑中兴奋-抑制功能失常的区域，这种失常的强度主要表现为发作间歇期的异常放电。发作间期EEG、MEG能够定位激惹区。该部位及其棘波常是癫痫发作的一个最好标志。常规脑电图的间歇期棘波部位为癫痫起源皮质定位的一个较可靠参数，对诊断来说也是一个重要标志，而且发作间歇期棘波的部位，对确定癫痫的类型也是至关重要的。因此，发作间歇期棘波并不与临床癫痫发作相一致，没有棘波并不能排除癫痫的诊断。一般情况下激惹区大于致痫区。

（四）致痫病灶

致痫病灶是导致癫痫发病的脑部异常结构性病灶。致痫病灶并不等同致痫区。致痫病灶可诱导其周围或通过神经环路介导诱发远隔部位的皮质出现兴奋性异常。当这种异常兴奋的病灶足以导致癫痫发作时，即成为致痫病灶。相反，结构性异常病灶不引起癫痫发病，它就不是致痫灶。

（五）临床症状产生区

通常情况下，异常放电活动传导到某些特定的脑功能区之后才引起临床发作性症状，临床症状产生区是指导致最初临床症状出现的脑区。这些皮质本质上是功能皮质，往往位于致痫区的附近或者与致痫区有密切的结构联系。通过仔细分析视频脑电图有助于定位该区域进而帮助确定致痫区。通常情况下，症状产生区与致痫区不重叠。即发作从致痫区扩散到症状产生区，从而产生初始的发作性症状或体征。只有痫样放电强到足以激活侵袭的皮质，侵袭症状产生区的痫样放电才会产生症状或体征。识别症状产生区最好的方法就是皮质电刺激。

（六）脑功能区

脑功能区是指负责某种神经功能的大脑皮质。包括运动、感觉、视觉、语言及记忆等高级皮质功能。根据手术需要，定位这些区域的侧重点也不一样。有时该区域与致痫区密切相关甚至重叠，需要进行精准定位。定位方法包括皮质电刺激术、诱发电位、fMRI、瓦达（Wada）试验、脑磁图等。该区域的准确定位有助于手术中避开这些区域，防止手术造成新的神经功能缺陷。由于脑的可表达功能区与脑的解剖标记并不完全一致，并且个体之间有一定差异，因此不能仅仅依靠解剖学标记进行这些区域的定位。

手术成功的关键是精准确定癫痫致痫病灶。可以通过不同的诊断方法如癫痫症状学、脑电图、结构影像学、功能影像学、神经心理学检查等综合分析（应遵循临床症状-电生理-解剖结构-功能特征的层次进行讨论）。一个理想的手术，致痫区、发作起始区、激惹区、致痫病灶、功能缺损区等区域应高度重叠，这样手术的效果才好，否则要仔细权衡每一区域的相对重要性来定位。

（七）功能缺损区

在发作间期表现为功能失常的皮质区域，包括致痫病灶直接造成的皮质功能缺损区域；致痫区本身如果能够造成相应的功能缺损，则也属于功能缺损区。通过神经系统体格检查、fMRI、PET等功能影像学检查以及神经心理学评估，能够对功能缺损区的定位有所帮助。

三、致痫灶定位的主要手段

1. 症状和体征　癫痫是一种与脑部神经网络有关的疾病，癫痫的发作症状是发作性放电在时空动态进程中，序贯和联合出现的脑功能刺激/释放/抑制的症状和体征，症状学的演变提示参与癫痫发作的网络联系。癫痫发作的症状学分析是定位脑内致痫灶的基础，在癫痫手术前评估中占有重要地位。详细的病史和全面细致的体格检查，再结合神经心理学方面的全面评估，在诊断、治疗、致痫灶定位、治疗方法选择、生活质量、神经心理发展及社会关系等方面具有重要价值。现在已观察到一些具有一定价值的定位定侧的症状或体征（表8-5）。

> **注意：** 癫痫发作是时间和空间的动态变化过程，对于发作症状和体征定位价值的分析要考虑到在时间进程中空间的演变特征。

2. 电生理检查（脑电图/脑磁图）　为目前最重要的诊断、定位手段。发作间期痫样放电通过描绘激惹区、发作起始区在脑内的空间分布，有助于进一步提示癫痫源区。发作期放电的演变显示参与癫痫发作的网络，可直接反映发作起源区。在术前评估中，应用头皮或颅内脑电监测，需要在阶梯减药的基础上进行，以捕获3次以上的惯常发作为目标。脑磁图通过测定神经元兴奋性时产生电流所伴随的磁场变化反映脑电活动，特别是能够反映平行于大脑表面的电流活动，与脑电图记录信息互相补充（MEG具有检出异常放电的灵敏度高、空间分辨率高的特点）。

3. MRI或CT扫描　通过对大脑解剖结构的形态表现来分析病灶的位置和同正常脑组织的关系，是目前空间分辨率最强的手段。尤其是高分辨率MRI扫描，常用的包括T_1、T_2、FLAIR像。MRI扫描T_1和Flair像推荐行3D-T1和3D-flair像扫描。

4. PET　为脑功能成像的重要手段，通过分析脑组织的代谢状况来分析大脑功能的变化，为致痫灶的定位提供有力的指导证据。

5. SPECT　成像结果反映大脑血流灌注状况，可在患者不同状态下（发作期或发作间期）成像，提供脑功能状况信息，指导致痫灶定位。有条件的可用发作期和发作间期的SPECT减影图像和MRI影像相融合（SISCOM），克服了SPECT图像空间分辨率低的缺点，更有利于癫痫源的准确定位。

6. DTI　通过计算测量水分子在脑白质中运动的各向异性的原理，是目前唯一可在活体显示

表8-5　具有定侧和定位价值的症状和体征

发作时间进程	类型	癫痫灶定测	可能的定位
先兆	局灶性体感先兆（麻木）	对侧	初级体感中枢
	体感先兆（疼痛）	对侧	后岛叶，初级感觉中枢
	喉部紧缩感	—	前岛叶
	听觉先兆	对侧优势	颞上回
	初级视觉先兆	对侧	枕叶距状回
	复杂视觉先兆	对侧	颞顶枕叶交界
	体像幻觉	非优势半球	颞顶枕叶交界
	眩晕，躯体晃动感	—	顶叶
	嗅觉先兆	—	杏仁核
	发作性惊恐、愤怒	—	前边缘系统、前扣带回、杏仁核
发作症状	发作性尿意/勃起	非优势半球	岛叶/内侧额叶
	发作性竖毛	同侧	扣带回、杏仁核
	强迫性偏转		额叶眼区
	一侧面部痉挛	对侧	Rolandic区
	一侧肢体阵挛	对侧	初级运动区
	一侧肢体强直	对侧	辅助运动区
	局灶性强直/阵挛	对侧	
	4字症（SGTC前）	伸直肢体对侧	辅助运动区或额叶前部（不对称传播）
	一侧肌张力障碍性姿势	对侧	同侧基底核受累
	SGTC不对称结束	同侧	发作侧运动区功能耗竭？
		末次阵挛肢体的同侧	
	发作时吐痰	非优势半球	
	发作时呕吐	非优势半球	边缘系统/岛叶？
	一侧肢体自动+对侧肌张力障碍	自动症同侧	边缘系统/岛叶？
			扣带回+同侧基底节区？
	单侧肢体自动症	自动症同侧	
	发作时自动症伴意识保留	非优势半球	
		非优势半球	
	发作期讲话	优势半球	
	发作期失语		
发作后现象	发作性语言	非优势半球	语言区之外
	发作后Todd麻痹	对侧	初级运动区（功能耗竭？）
	发作后失语/语言障碍	优势半球	
	发作后定向力障碍	非优势半球	累及语言区
	发作后情感淡漠	非优势半球	累及顶叶
	发作后擦鼻现象	同侧	前边缘系统受累
	发作后离开现象	非优势半球	颞叶
	继发性全身发作最后单侧阵挛性动作	同侧	颞叶

大脑白质纤维束走向的无创性fMRI成像方法。

7.fMRI　在给定的任务刺激后，基于血氧水平依赖功能成像的fMRI，能够提供功能皮质、感觉皮质、视觉皮质和语言区的功能定位。通过与癫痫源的比较，有助于术中对脑功能的保护。

8.多模态神经影像技术　整合神经活动的不同测量模式，如结构影像与功能影像的融合（MRI＋PET，SISCOM）、脑电生理与结构影像的融合（EEG/MEG的溯源）、脑电生理与功能影像的融合（EEG＋fMRI）等。

9.神经心理评估　应用神经心理量表，针对个体患者选择智力测验、时间空间、执行功能、记忆力、语言能力等测试，所发现的神经功能缺损可间接提示癫痫源的位置。

10.Wada试验　见下文。

11.颅内电极　如果无创性定位信息不一致或需要精确描绘癫痫源和功能区空间关系，则需要植入颅内电极。包括硬膜下电极、硬膜下电极联合深部电极及立体电极。后者记录到的皮质脑电图和立体定向脑电图，在发作性放电早期即可记录到，提高了空间和时间分辨率。皮质电刺激是脑功能定位的金标准，同时刺激诱发的临床发作有助于进一步的功能定位。皮质-皮质诱发电位（cortico- cortical evoked potentials，CCEP）是指通过颅内电极刺激局部脑区，在刺激电极附近部位和（或）远隔部位记录到的与电刺激具有锁时关系的电位反应。可以反映不同脑区之间的联系。有助于对癫痫发作传播的解释和脑功能联系的研究。

致痫灶的定位在癫痫诊断和治疗，尤其是在癫痫外科治疗中非常重要，目前世界上还没有单独一种检查手段能提供唯一可靠的定位信息。确定致痫灶的主要方法有：患者发作过程的临床表现；解剖结构的检查（如CT、MRI等）；电生理检查（各种类型的脑电图及脑磁图）；核医学检查（SPECT、PET等）。医生要根据患者发作类型及经济负担能力，合理选择检查手段。

一般来说，在这些手术患者中，60%～70%可以通过常规手术前评估，包括癫痫发作录像，发作期及发作间期头皮脑电图，MRI检查及功能性影像学检查，头部PET、SPECT检查等，得到较为肯定的关于致痫灶的定位信息，通过直接手术治疗就可以获得满意的效果。但如果通过上述评估，仍不能确定致痫灶部位或者是侧别，但根据非侵入性检查可以行成致痫区的工作假设，就需要行颅内电极埋置手术进一步确定致痫灶。如果多种检查手段都提示相同的定位信息，则结果就更为可靠，其中电生理检查结果占主要地位。通过术前评估，如果癫痫病灶比较明确，可做病灶切除性手术，如果是双侧大脑半球的病灶或是无法找到明确致痫灶的，就不适合做病灶切除性手术，可选择其他手术方法。如切断癫痫波传播途径的胼胝体切开、多处软脑膜下横行纤维切断术、脑皮质电凝热灼术及神经调控术等。

四、术前评估流程

约70%的患者通过无创性检查可明确定位，行手术治疗。如果无创性检查定位信息相互矛盾或需要精确描绘癫痫源和功能区空间关系，需要置入颅内电极。置入颅内电极前，需要有癫痫源定位的假设，通过硬膜下电极覆盖假定的癫痫源区。SEEG置入，需要覆盖假定的癫痫源核心区、附近的功能区、可能的癫痫源边缘及可能的传导通路（表8-6，图8-2）。

表8-6　癫痫术前评估步骤

评估步骤	与致病区相关检查	与功能区相关检查
无创性检查	头皮EEG（发作期和发作间期）MRI、CT、PET、MRS、MEG、SPECT（发作期和发作间期）	神经心理学评估、MEG、TMS、fMRI、体感诱发电位
有创性检查	蝶骨电极、颅内电极（硬膜外电极、硬膜下电极、皮质电极、深部电极）	Wada试验、皮质电刺激术

五、神经心理学测试在癫痫诊断治疗中的应用

1. 神经心理学测试的临床意义

（1）神经心理学测试是癫痫临床诊断工作中的重要一环，有助于精神行为共患病的诊断。

（2）可以判定患者的精神行为状况对其生活质量及社会家庭的影响，并做出合理的解释，为针对性的心理行为干预提供基线数据。

（3）评定癫痫发作和各种治疗措施对患者认知行为的影响，帮助判断远期预后。

（4）评估患者语言、记忆等重要认知功能的优势侧别，利于术前致痫灶的确定和预测术后脑功能受损的潜在风险（特别是当发作症状学、头部影像学及脑电图都不能明确判断致痫灶时）。

2. 神经心理学测试的时机

（1）新发的癫痫患者，筛查认知及行为障碍。

（2）有认知损害表现的癫痫患者，可提供脑功能受损区或病灶区的依据。

（3）神经发育障碍、行为障碍、认知下降和学习困难的癫痫患者。

（4）各种治疗干预前后的癫痫患者。

3. 神经心理学测试的内容及工具

（1）韦氏智力量表，是常用的IQ测试方法，测试结果可反映患者的智力水平，不能提供癫痫灶的定侧及定位信息。在实际工作中可根据需要使用不同功能的分量表，如记忆量表、语言智商量表等。

（2）认知任务测试组套，是近年来常用的神经心理评估工具，适用于科研与临床工作。可用于认知筛查，常用于药物不良反应的认知筛查（表8-7）。

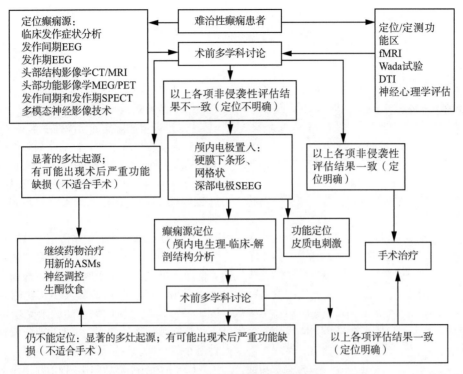

图8-2 癫痫术前综合评估流程图

表8-7 简化神经心理测试组套（2小时）

IQ	简化IQ测试
语言	命名任务
记忆	言语学习、视知觉学习、长时记忆任务
执行功能	语言流畅性、非语言流畅性、解决问题测试

4.Wada试验 也称颈内动脉异戊巴比妥钠试验或颈内动脉阿米妥钠试验。方法是通过分别向患者两侧颈内动脉注射阿米妥（amytal，或称异戊巴比妥）导致交替性左右侧大脑半球短期麻醉，使大脑功能失活，用来分别评价未麻醉侧大脑半球的语言功能和记忆功能。实际工作中也可以用美索比妥或丙泊酚等代替阿米妥。由于是创伤性试验，阿米妥药物缺乏，现在有的癫痫中心用异丙酚代替异戊巴比妥。其方法是：

（1）经穿刺颈总动脉或经股动脉插管实施脑血管造影，观察脑血管形态及血流。

（2）注入5%～10%异戊巴比妥钠（阿米妥钠）75～300mg诱发单侧大脑半球进入"睡眠状态"。

（3）同时检查患者运动、语言、记忆、感觉、眼球震颤、视力视野、脑电图等。

此试验基本模拟了手术时患者大脑的功能状态，在评价左右大脑半球的语言及记忆功能方面具有极高的价值：对能配合的儿童根据需要实施；能准确有效地判断在一侧大脑半球切除后，残存半球的功能情况；对手术前后的语言和记忆功能评估较为准确；在功能评估方面与fMRI具有较高的一致性和有效性。

5.神经心理学测试的个体化原则 考虑到儿童神经功能发育过程、神经的可塑性、致痫灶病理基础的特异性、环境、社会等多个因素，成人癫痫外科的相关认知行为预后的研究结果不适用于儿童人群。儿童不同的年龄阶段应选择不同敏感程度的神经发育评估工具，评估工作者也应熟知相关评估工具的使用范围，并重视定期随访或再评估。

提醒：任何症状学、脑电图分布及影像学的不典型或相互矛盾时，都需要谨慎验证。

第五节 癫痫外科手术的种类

一、癫痫手术种类

癫痫的手术种类见表8-8。

表8-8 癫痫手术种类

诊断性手术	植入颅内电极行脑电图评估。包括硬膜外（下）、脑深部埋置各种电极
切除手术	开展最多最成熟。目的是使临床发作减少或消失。一般不会加重原有的功能缺失。适用于明确定位致痫区和功能区，且致痫区比较局限、位于重要功能区之外的局灶性癫痫。不会损伤重要的神经功能
离断性手术（姑息性）	通过切断癫痫放电传播的途径来减少发作频率，减轻发作程度。如失张力发作、跌倒发作、全面性强直-阵挛发作的患者，行胼胝体切开，效果明显。致痫区位于重要的脑功能区时行多处软脑膜下横行纤维切断术、脑皮质电凝热灼术都可以切断异常放电向周围正常的皮质扩散
神经调控术（姑息性）	包括DBS、VNS、RNS等，可通过调节大脑内的神经递质水平和神经兴奋性，在网络水平上提高癫痫发作的阈值，起到抑制癫痫发作的作用。具备微创、可逆、可调控等优势，相对安全有效。为药物难治性癫痫，尤其是不适合行癫痫灶切除手术的癫痫患者提供了重要的替代治疗方案
立体定向射频毁损	致痫区位于脑深部或脑重要结构周围，不宜行开颅手术时，立体定向射频毁损术可能是较好的选择。主要应用于下丘脑错构瘤和脑深部局限灰质异位引起的癫痫发作。近年也被尝试性地用于采用了立体定向脑电图监测后的患者，毁损明确的发作起始点对发作有明确的抑制作用
立体定向放射外科治疗	包括γ射线、X射线等立体定向放射治疗。目前证明对伴有海马硬化的颞叶癫痫有效

二、切除性手术

（一）颞叶癫痫的切除性手术

1.适应证 临床症状、发作类型、脑电图及头部影像学等资料证实，癫痫灶位于一侧颞叶。

2.禁忌证 两侧颞叶有独立的癫痫起源灶，患者禁忌做两侧颞叶切除；患精神疾病、智力严重低下、人格障碍为相对禁忌。

3.手术方式

（1）前颞叶切除手术：是一种治疗颞叶癫痫的经典、常用手术方式。

（2）选择性杏仁核-海马切除手术：适用于单纯内侧型颞叶癫痫。

（3）裁剪式颞叶切除手术。

（二）新皮质癫痫的切除性手术

1.新皮质切除手术 是治疗局限性癫痫最古老、也是目前最主要的方法之一。它适合局灶性的部分性癫痫。在准确定位致痫区的基础上，切除致癫痫病灶和致痫区皮质后，可取得满意的手术前效果。

2.多脑叶切除手术 多适用于有明显脑结构异常且致痫区弥漫累及多个脑叶的患者。多脑叶切除手术的范围，主要取决于引起癫痫发作的病变性质和程度，致痫区的大小及功能区边界情况。一般来说，在确保功能区未受损伤的情况下，切除致痫区越彻底，手术后再发癫痫的可能性越小。

（三）大脑半球切除手术

如果致痫区弥散于一侧半球，并且对侧半球功能健全，在证实病变侧半球功能丧失的情况下，可以选择大脑半球切除手术，用来治疗一侧半球广泛受累而危重的难治性癫痫。智力低下并非手术禁忌证。但严重的认知功能障碍者也并不是最佳手术候选人。大脑半球切除手术方式，主要包括解剖性半球切除手术（改良术式）、功能性半球切除手术及大脑半球离断术。

1.手术适应证

（1）药物难治性癫痫，尤其是发作频率过高，严重影响正常生活的患者。

（2）癫痫发作频繁。已经影响健侧大脑半球的发育，出现发育迟缓、认知功能障碍。

（3）脑电图检查：偏瘫对侧半球呈弥漫性损害，EEG检查癫痫样放电始于偏瘫对侧半球，且涉及整个半球而非单一脑叶。

（4）MRI检查：一侧半球严重病损，对侧半球结构相对正常。

（5）电生理和功能性影像学检查：证实对侧半球功能正常。

（6）患者和（或）家属能充分理解手术治疗的目的、风险和可能发生的并发症，并强烈要求手术者。

此手术常用于Rasmussen脑炎、神经元移行障碍、半球巨脑回畸形、广泛皮质发育不良、结节性硬化、Sturge-Weber综合征、婴儿偏瘫抽搐综合征、偏侧惊厥-偏瘫-癫痫综合征等。

2.手术禁忌证　双侧半球均存在结构或功能异常；通过其他手术如胼胝体切开术、多脑叶切开术能够有效控制癫痫发作的患者。

3.大脑半球切除手术的时机选择　主要取决于癫痫严重程度、疾病自然病程和药物治疗效果。

（1）先天大脑畸形导致顽固性难治性癫痫，早期手术是最佳选择。

（2）年龄不是影响手术时机选择的重要因素，2月龄即可安全实施大脑半球切除手术。

（3）出生后2～3年实施大脑半球切除手术，手术后神经功能障碍风险小，是最理想手术时机。

（4）对于年龄小、低体重患儿，为降低手术风险和并发症，可采取分期手术的方式。对于发病年龄晚的疾病，如大龄儿童的Rasmussen脑炎，手术时机选择存在争议。早期手术能阻止癫痫频繁发作导致的认知、行为恶化，但手术后语言、运动功能缺损发生率高；如待语言和运动等神经功能完全转移到对侧半球再手术，手术后神经功能缺损发生率很小，但癫痫频繁发作将导致认知障碍、行为异常明显。由于年长儿童的语言和运动功能，完全转移到健侧半球的可能性很小，而且越来越多的证据支持顽固频繁的癫痫发作是导致进行性神经功能障碍和认知功能发育迟缓的主要因素，因此早期手术可使患者获得正常发育的机会。

4.大脑半球切除手术的疗效

（1）癫痫控制各种术式之间的效果基本相同，60%～90%患者可以达到无发作。

（2）运动功能：癫痫病程短、手术时年龄越小者，手术后运动预后越好。其次，手术后运动功能改善与手术前上下肢偏瘫程度、癫痫控制情况、手术后时间、病理等关系密切。手术前不全偏瘫者，手术后可能有暂时性偏瘫加重，部分患者可能丧失手指精细功能。但是，最终多能独立行走，上肢近端存在有用功能，且随癫痫控制和运动功能向对侧半球转移，偏瘫将逐渐改善，尤其是手术后第2年改善最明显。

（3）语言功能：非语言优势侧半球手术后，发生语言障碍很罕见。语言优势侧半球手术后，语言障碍取决于语言功能是否转移到对侧半球。病损发生时年龄越小者，语言功能转移到对侧半球可能性越大，手术后语言障碍可能越小；对于Rasmussen脑炎，手术前语言功能正常者，手术后将出现严重语言障碍，且部分患者很难恢复到手术前水平。5岁前癫痫发作得到控制，可以减少语言发育的伤害。

（4）认知行为方面：总体上，癫痫病程短、手术前发育好、认知损害轻、年龄小者，手术后认知改善明显。行为方面，脾气暴躁、注意力不集中、攻击性等异常行为，手术后多能改善或消失。

三、姑息性手术

实施姑息性手术的指征是全面性癫痫发作、致痫区位于脑重要功能区或致痫区呈弥漫性或者多灶性。手术目的在于减少或者减轻发作，但并不能完全缓解发作。

（一）阻断神经纤维联系的离断性手术

1.胼胝体切开术（corpus callosotomy）　该手术能降低一些癫痫发作的频率及严重程度，并不能完全终止癫痫发作。是难治性癫痫的一种有效外科治疗手段。只有当致痫灶弥散或多发，不能行局灶性切除时才考虑这种治疗方法。根据切开的部位和范围，该手术主要包括全部胼胝体切开术、胼胝体前段切开术、胼胝体后段切开术、选择性胼胝体切开术四种手术方式。

（1）胼胝体和癫痫：胼胝体位于大脑半球纵裂的底部，是大脑半球中最大的连合纤维，胼胝体约有1.9亿轴突越过中线，其横行纤维在半球间形成宽而厚的致密板，连接着两个半球的对应区，额叶和扣带回经胼胝体前部连接，颞叶经胼胝体后部及其下的海马连合相连接，顶叶与枕叶分别经胼胝体压部的前部与后部相连接。虽然结构的变化一直持续到青春期，但胼胝体最终的形成是在妊娠20周以后。其生理功能受到大脑半球间兴奋性和抑制性因素的影响，包括双侧运动、感觉和视觉信息的整合、语言和习惯、情绪、行为、认知、记忆及复杂的整合功能。有2/3的完全或部分胼胝体发育不全的患者伴有癫痫发作，然而发育不全并不一定会发生癫痫（胼胝体的异常并不是癫痫发作的起始病灶），有些是皮质发育不良的结果。现代影像学技术发现胼胝体微观结构存在异常，这种结构异常造成了白质纤维传导障碍，最终导致认知障碍，其具体的病理生理机制尚不明确。急性弥漫性和多灶性的胼胝体病变可能会导致严重的神经功能缺失，而慢性的、孤立的胼胝体异常并不会表现出典型的神经系统症状。由于白质纤维结构中没有放电神经元，所以它们不会是癫痫病灶。单侧放电活动通过胼胝体和大脑半球连接体转移到对侧半球（单侧放电快速传导到对侧就是通过胼胝体传导的，这一过程只需要20毫秒）。MRI病灶定位证实胼胝体膝部是癫痫波泛化的主要途径。电生理记录也可以证实胼胝体在大脑半球内暂时连接中的作用。对于癫痫波两侧的传播和同步，胼胝体是主要传播途径。为了阻止继发性双侧同步传播，在强直性发作、失张力发作或混合性跌倒发作中，优先采用胼胝体切开术，但是这种手术方式只是阻断了异常放电传导通路，是一种姑息性的手术方式。手术后跌倒发作次数有明显减少（对于失张力发作，胼胝体切开术优于迷走神经刺激术，其他类型的发作，两者无差异）。

（2）手术适应证

1）顽固性癫痫，病程在3年以上，经系统的药物治疗效果欠佳者。

2）发作类型为全面性癫痫发作，如失张力性、跌倒发作、强直和强直-阵挛性癫痫发作。

3）多灶性癫痫或不能切除的致痫灶所引起癫痫。

4）发作间期脑电图表现为弥漫发作性、多灶性棘波或慢波，以及引起双侧同步放电的局灶性棘波，伴有正常或异常背景波的广泛棘波放电。发作期脑电图检查则表现为单侧起源，快速引发弥漫发作和双侧同步放电者。

（3）手术禁忌证：进行性的广泛脑实质退行性病变者。

（4）手术并发症：术后两半球间的联系突然中断，可能会出现一些暂时的神经心理障碍，主要表现为语言和情绪的主动性丧失，主要的症候群分为以下三类。

1）急性失连接综合征（acute disconnection syndrome）：表现为缄默，左侧失用（常误认为偏瘫），左半视野忽视（常误认为偏盲），左侧肢体乏力，局灶性运动性癫痫发作，双侧巴氏征阳性，双侧腹壁反射消失，有强握反射、近端牵引反射（用力拉开患者屈曲的肘和内收的肩关节时，患者不能松开他自己紧握的手），左上肢肌

张力减退，并有失命名现象，以及尿失禁、眩晕等，可持续数天至数月后自行恢复，常并发于全部胼胝体切开后，且症状突然和持久。

2）后部失连接综合征：常在胼胝体后部切开后发生，为感觉性失连接综合征。

3）裂脑综合征（spilt-brain syndrome）：两半球的感觉联系及运动功能丧失连接，患者日常生活能力（如穿衣、吃饭、购物等）几乎完全丧失，随着时间推移而逐步好转，极少数患者遗留永久残疾，但大多数患者不遗留或不出现此并发症。

2. 多处软脑膜下横行纤维离断术（multiple subpial transection，MST）　一种治疗功能区癫痫的外科治疗方法。其致痫灶位于重要功能区，若采用传统的致痫灶切除术时，可能产生严重的功能丧失。一般皮质横切的平均深度不超过4mm；特殊部位如中央后回不超过2mm。切割时应按脑回走行方向横切，两次横切之间的距离在5mm（图8-3）。MST创伤小、效果好、术后并发症发生率低，能在尽可能保留功能的情况下阻止异常放电的播散。为目前功能区难治性癫痫的优选外科手术方式。

（1）MST治疗原理：大脑皮质主要功能纤维有2种。一种是与皮质垂直的纤维，另一种是横向联络纤维。垂直纤维柱是主要功能单位，在正常神经元从皮质向皮质下结构传递信息过程中起着重要的作用。横向联络纤维，其放射状分布的纤维结构与软脑膜紧邻，它们不参与重要的神经功能活动，但在诱发癫痫同步放电和癫痫活动在皮质之间的扩散中起作用。并且其活动功能的实现依赖于纵向纤维柱结构的完整性。手术切断局部横向联络纤维可切断癫痫传播的通路，阻止癫痫发作。因垂直纤维柱未受损，患者的主要功能得以保留。

（2）MST适应证：①致痫灶局限于功能区或累及多个功能区的难治性癫痫；②切除致痫灶后，在主要功能区仍有持续性癫痫样放电者；③癫痫灶位于运动区的Rasmussen脑炎，不适合大脑半球切除者。

（二）神经调控治疗癫痫

神经调控（neuromodulation）是通过向靶点直接植入电极来影响神经系统中的信号传递、兴奋、抑制或调节神经元及神经网络活动等方式，最终产生治疗作用的方法。神经调控被认为是针

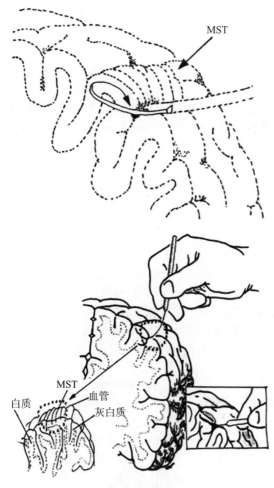

图8-3 多处软膜下横切术示意图

对脑神经网络进行高度特异性神经功能调节及重塑的外科治疗模式。目前神经调控的方法包括DBS、VNS、RNS等。它具备微创、可逆、可调控等优势，相对安全有效。为药物难治性癫痫，尤其是不适合行癫痫灶切除手术的癫痫患者提供了重要的替代治疗方案。

1.迷走神经电刺激术（vagus nerve stimulation，VNS）　迷走神经是身体和大脑之间的重要连接，传导由身体到大脑以及大脑到身体的感觉和运动信息。身体两侧各有一支。VNS是利用脉冲发生装置，发送刺激性电流到左侧迷走神经（由于右侧迷走神经含有支配心脏的纤维，通常选择刺激左侧迷走神经），然后由迷走神经传导电刺激到大脑，引起大脑的电活动及神经递质的变化，以此来减少引起癫痫的异常放电。达到控制或减少癫痫发作的目的（图8-4）。

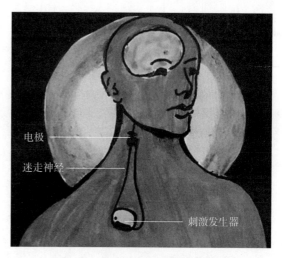

图8-4 迷走神经电刺激术示意图

（1）VNS抗癫痫可能的作用机制：癫痫为脑网络异常性疾病，从网络结构或网络活动的修饰角度改变网络的任何环节，都可能影响癫痫的发作。VNS通过迷走神经上行传入网络经孤束核中继影响其他脑干核团，上行投射作用于皮质及皮质下神经环路，打破神经元异常同步化电活动网络，影响脑内神经递质及脑内微环境，诱导和增强大脑可塑性，调节异常同步化脑电，进而影响整个大脑的生理功能，最终抑制癫痫发作并改善情绪和认知。

（2）VNS的适应证（需满足以下两项）：①符合国际抗癫痫联盟2010年发布的药物难治性癫痫的诊断标准；②未发现可治疗的癫痫病因，或针对病因治疗失败。可治疗的病因包括：经过合理术前评估适合进行外科手术治疗的结构性病因；药物或特殊饮食治疗可控制癫痫发作的代谢性病因，如维生素B_6治疗吡哆醇依赖性癫痫，生酮饮食治疗I型葡萄糖转运体缺陷所致癫痫；通过免疫性治疗可控制癫痫发作的免疫性病因等。

（3）禁忌证（以下任一项）：①双侧迷走神经损伤或切断史；②植入部位存在局部感染；③特异性排异体质，不能耐受异物植入；④全身一般情况差不能耐受手术；⑤植入部位需微波或短波热疗、严重心脏传导阻滞、严重消化系统疾病、快速进展的危及生命的遗传代谢性疾病以及阻塞性睡眠呼吸暂停等为相对禁忌。体内存在可调压分流管等磁控设备者需要注意其与VNS设备间可能的相互影响。

（4）需要考虑的其他因素

1）年龄相关的癫痫综合征：对于某些表现为药物难治性癫痫但具有自限性特点的婴幼儿期及儿童期癫痫综合征（例如BECTS变异型、Doose综合征），如患儿年龄已经接近预期的自限年龄，一般不建议VNS。

2）家庭因素：患者家庭对于癫痫预后及VNS疗法是否充分理解，家庭经济因素等。

3）婴幼儿患者：尚无年龄下限推荐，但对于1岁以下患者，需要在充分评估病因学、癫痫预后及其他可能的治疗方法基础上，谨慎权衡。

4）精神疾病共病：共患抑郁的患者可以考虑VNS。

（5）VNS的安全性

1）手术简单，只需在左颈部和胸部做2个小切口，手术时间短。

2）电脉冲的微型电池寿命长达5～10年，更换也方便。

3）其刺激参数的设定和调整均方便简单。

4）不会引起抗癫痫发作药物相关的中枢神经系统副作用。

5）不会与药物发生相互作用。

6）手机微波炉等家用电器对VNS装置不会产生任何影响。该装置也不会影响这些家用电器的正常使用。

7）VNS疗法不会受到金属检测器在内的安检系统的影响，其本身也不会对这些设备造成影响。

8）VNS疗法的患者可能在做MRI、短波透热疗法、微波透热疗法、超声波疗法时受影响。

2.经皮迷走神经刺激术（transcutaneous vagus nerve stimulation，t-VNS）　迷走神经耳支分布于耳郭外侧面耳腔、耳轮廓根部及耳甲腔、耳甲庭，是面神经、舌咽神经和迷走神经的混合支，它是迷走神经在体表的唯一分支。颈部迷走神经干主要成分为副交感神经纤维，因此，迷走神经干受到刺激后可能通过激活的副交感神经紧张效应达到治疗疾病的效果。现在研究证实，刺激外耳或其周围，可以产生副交感神经紧张效应，提示t-VNS与i-VNS可能存在相似的作用通路。这可能是耳针治疗癫痫的基础。目前认为，经皮迷走神经刺激术对于难治性癫痫及抑郁症患者来说，是一种有效安全的辅助治疗措施。相对于迷走神经刺激术的创伤、并发症、昂贵的费用，经皮迷走神经刺激术操作简单，价格便宜，为癫痫及抑郁的治疗提供了新的治疗方法。

3.心脏反应性迷走神经电刺激器（cardiac-based vagus nerve stimulation，CVNS）　是一种闭合回路的、联合个体化的依赖心脏反应的痫性发作探测算法（cardiac-based seizure detection algorithm，CBSDA），用于探测癫痫发作相关的心动过速并激发神经刺激以终止痫性发作。因为约80%的癫痫患者可合并心动过速，故该方法是一种针对特定人群的侵入性小的可探测并治疗癫痫的新方法。

4.脑深部电刺激（deep brain stimulation，DBS）　通过立体定向的方法在脑深部的特定靶点（如丘脑、小脑、海马）植入刺激电极，用脑外部神经刺激器进行控制、调整和释放适宜的电流刺激，从而改变相应脑核团的兴奋性，以达到控制癫痫发作的目的（图8-5）。具有相对安全、可调控、对神经损伤小并可逆等特点。

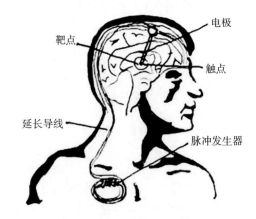

图8-5　脑深部电刺激示意图

（1）作用机制：高频电刺激基底节区，抑制被兴奋的核团以及抑制丘脑底核神经元，进而引起癫痫黑质控制系统的活化，从而对某些类型的癫痫发作产生抑制作用；而且还能兴奋神经轴突的电活动使皮质-丘脑底核通路逆向活化，降低皮质兴奋性，从而产生抗癫痫治疗作用。

（2）DBS治疗癫痫的靶点选择：DBS治疗癫痫的刺激靶点一般选择在既往被认为的癫痫起始点或被认为在痫性放电神经网络中扮演重要角色的结构，如丘脑前核，脑深部电刺激的靶点不同，作用机制可能不完全相同，但一般认为与电刺激可能抑制了相关癫痫网络的兴奋性有关，如海马等。

（3）DBS的适应证：主要适应证包括多发病灶或病灶定位不确定，难以进行切除性手术。

5.反应性神经电刺激术（responsive neurostimulator system，RNS）　是通过置入电极刺激识别痫样放电并释放电刺激来治疗药物难治性癫痫的手段，为智能化神经调控技术，发展前景好。主要适应证包括双侧颞叶癫痫，致痫灶位于功能区等。

近年来，神经调控治疗在癫痫治疗中扮演着越来越重要的作用，也得到了广泛的应用。其中VNS、RNS及DBS已经成为国际上应用最多的3种神经调控治疗方法。其各自特点对比见表8-9。

表8-9　VNS、RNS、DBS的特点对比

特点	VNS	RNS	DBS
侵袭性	较小	是	是
可逆性	是（电极除外）	是	是
需要确定癫痫灶位置	否	是	否
副作用	咽喉部症状	植入物相关副作用（局部感染等）	植入物相关副作用
批准使用	全世界	美国	30多个国家

四、毁损性手术

包括射频毁损、激光毁损、γ-刀毁损、X-刀等。目前开展较多的是SEEG引导下热凝毁损治疗（radiofrequency thermocoagulation，RFTC）和磁共振引导下激光间质热疗系统（magnetic resonance-guided laser interstitial thermal therapy，MRgLITT，简称LITT）。

RFTC是在SEEG电极置入后、完成颅内脑电监测，之后使用射频仪器，在患者清醒状态下对致痫病灶进行射频热凝毁损。SEEG除了能记录颅内脑电辅助致痫灶定位诊断，还可以进行热凝毁损治疗。毁损范围5～7mm。具有微创、无痛、经济的优点。特别适合病灶局限的难治性癫痫患者，既有可能免于开颅手术，且癫痫控制效果较好。

LITT其基本原理是通过一根带冷却循环套管的光纤置入人体，将6～15瓦左右的红外激光通过光纤达到散射探头，散射探头将激光均匀的散射出去，从而加热探头周围组织，实现消融。通过磁共振温度成像可以实时监测组织温度并计算消融范围，从而大大提高了激光消融的安全性和准确性。消融直径可达2.5cm，远大于RFTC，弊端在于光纤探头无法记录脑电信号，有别于SEEG引导的RFTC，现在逐渐成为部分疾病的一线治疗手段。

毁损性手术目前主要用于无法行切除性手术的癫痫患者，如下丘脑错构瘤、灰质异位、局灶性皮层发育不良（沟底FCD）、颞叶内侧癫痫等。对于多致痫灶患者，利用SEEG电极，可进行多次、多点热凝，如结节性硬化、多微小脑回。

第六节　癫痫外科手术后的综合处理

一、癫痫手术治疗后早期癫痫发作的预防及处理

通常情况下，术后早期容易出现癫痫发作。其原因有：

1.手术过程中对大脑皮质的刺激。

2.手术引起大脑神经元稳定性和代谢的变化。

3.抗癫痫发作药物的变动，包括手术前的停药、换药、手术过程中药物代谢的变化等。

4.手术并发症的影响，如感染、发热、脑水肿、颅内高压等。

处理方法：包括两方面，一方面要避免和处理好各种诱发因素；另一方面要继续使用抗癫痫发作药物。手术后并没有具体的药物选择标准，一般多参照抗癫痫发作药物的使用原则。可以继续使用术前的抗癫痫发作药物，也可以根据手术后可能出现的发作类型使用相对应的抗癫痫发作药物。在术后半小时即开始静脉使用抗癫痫发作药物，选择的药物要能够满足这些条件：使用方便、起效快、不良反应轻微、无明显镇静作用、能快速转换为口服的药物。目前常用的有丙戊酸

和左乙拉西坦。若出现全面性强直阵挛发作或癫痫持续状态则按照疾病处理原则及时处理。外科手术后均需要一段时间的抗癫痫发作药物维持与巩固治疗。

二、手术后抗癫痫发作药物的长期治疗

手术治疗癫痫是通过手术的方法来抑制或破坏癫痫病灶或异常放电的传导，其结果是增强脑部抗癫痫能力，使癫痫发作减少或停止，可起到补充药物治疗的不足及提高疗效的作用。所以手术后仍需要服用抗癫痫发作药物。应用抗癫痫发作药物，可控制手术后可能残余的致痫区，防治有发作潜能的皮质（如刺激区）发展为新的致痫区、巩固手术效果、修复和重建神经网络均具有重要作用。用药原则如下：

1.手术后无论发作是否得到彻底控制，都应坚持使用抗癫痫发作药物至少2年。

2.参照术前用药进行调整，术后效果良好的患者，可将术前应用的药物种类减少，最好首先停用副作用大及术前药效较差的药物。

3.仅有先兆发作的患者，根据发作的频率、持续时间及对患者的影响，参考脑电图情况考虑是否可以减药，并酌情延长术后服药时间。

4.如果术后效果差，则应长期服用抗癫痫发作药物治疗，或考虑再次行手术评估。

三、癫痫再手术

癫痫再手术是指外科手术后癫痫发作控制不理想而需要的进一步手术的治疗方法。可以是初次手术的延续，也可以是其他新的手术方法，或是几种手术方法的联合。

四、癫痫外科手术后随访和评估

1.癫痫外科的手术效果评估项目 ①术后癫痫发作情况；②抗癫痫发作药物使用情况；③脑电图变化；④神经心理功能改善情况；⑤功能缺失恢复情况。随访时间以手术后3个月、半年、1年、2年为好。

2.癫痫发作疗效的评估 国际普遍应用Engel标准（表8-10～表8-12）。有关疗效评估的时间，公认为手术后至少1年期为准。1年以内者不作疗效评估。

表8-10　Engel标准

级别	标准
Ⅰ级	无影响功能的癫痫发作（除外术后早期的癫痫发作） A.手术后癫痫发作完全消失 B.手术后仅有先兆 C.手术后有影响功能的癫痫发作，但在手术后2年内消失 D.仅在停止使用抗癫痫发作药物后出现全身性惊厥
Ⅱ级	仅有稀少的影响功能的癫痫发作 A.最初影响功能的癫痫发作消失，目前出现影响功能较小的发作 B.手术后影响功能的癫痫发作减少 C.手术后有影响功能的癫痫发作，但癫痫发作极少超过2年 D.仅夜间有癫痫发作
Ⅲ级	癫痫发作得到相当的改善 A.癫痫发作明显减少 B.长期的癫痫发作消失，缓解期长于随访期一半，但少于2年
Ⅳ级	癫痫发作改善不明显 A.癫痫发作减少程度轻微 B.无改变 C.癫痫发作恶化

表8-11　神经心理的效果评估（包括记忆、语言、智力和注意力四个方面）

级别	标准
Ⅰ级	在至少一个方面有明确的改善，并且没有明确的恶化
Ⅱ级	四个方面的任何一方面都没有明确的改善或者一方面改善，其他方面恶化
Ⅲ级	一方面恶化，其他方面没有改善
Ⅳ级	多于一个方面恶化，其他方面没有改善

表8-12　对生活质量的评估（包括躯体、神经心理、认知功能和社会功能等）

级别	标准
Ⅰ级	改善
Ⅱ级	无明显改善或者在某些方面有轻度改善
Ⅲ级	无改善或者在某些局限的区域有轻微恶化
Ⅳ级	具有全面的中等程度恶化
Ⅴ级	具有全面的恶化

第七节 术中唤醒麻醉技术

术中唤醒麻醉技术，又称睡眠-唤醒-睡眠（asleep-awake-asleep，AAA）技术，是指在颅脑外科手术中，为了避免手术损伤重要的脑功能区，根据手术需要，手术医生在麻醉医生配合下将患者从麻醉状态中唤醒，此时患者可以一边与医生交流并执行医生的指令进行肢体运动及语言功能测试，一边接受脑部手术，如手术过程中患者突然失语，提示手术可能损伤了语言中枢。

术中唤醒麻醉技术的意义：当致痫灶位于脑功能区或其附近（如语言区、运动区或感觉区），且原发病灶可能对功能区造成挤压、推移，而手术的关键就是在最大程度切除癫痫灶的同时将神经功能损伤降低到最小。虽然在术前可以通过Wada实验或功能磁共振成像等方法确定功能区的位置，但是为了最大程度的保护大脑功能，减少术后并发症，手术中可施行唤醒麻醉，一旦发现患者有神经功能障碍的表现，就需要及时停止切除。

第八节 常用的麻醉药物对脑电图或癫痫发作的影响

一、局部麻醉药

对脑电图具有双向影响，如利多卡因在血浆浓度低时具有抗癫痫作用，在高浓度尤其是在超过中毒剂量时则有兴奋作用，甚至可诱发抽搐等癫痫发作。

二、静脉麻醉药

1. 巴比妥类药物 应用巴比妥类药物后，正常的α波常被快速的β波替代，进一步增大剂量可出现δ波，随后出现突发的抑制和电静止。如超短效巴比妥类药物硫喷妥钠在癫痫持续状态中的应用。长效巴比妥类药物苯巴比妥也常用于癫痫的治疗。

2. 苯二氮䓬类药物 目前尚未见其在麻醉中或麻醉后出现癫痫。例如，地西泮是通过抑制癫痫灶放电向皮质扩散，不能消除癫痫灶的放电。主要用于癫痫持续状态。对其他类型的癫痫可作为辅助治疗。静脉注射地西泮目前是临床救治癫痫持续状态的首选药物。咪达唑仑属于新型苯二氮䓬类药，最早作为麻醉剂得到广泛临床应用，后来发现该药的抗惊厥作用后相继应用于癫痫患者。目前也主要用于镇静和控制癫痫持续状态。

3. 丙泊酚 麻醉诱导对EEG的影响存在剂量相关性，低浓度时β波增多，此后可出现高频率的δ波和突发性抑制。就是说，小剂量的丙泊酚本身可引起癫痫持续状态，只有大剂量时才用于癫痫治疗。丙泊酚具有起效快、作用时间短、解痉镇静的抗癫痫效应。在癫痫患者中，抑制EEG棘慢波出现所需的丙泊酚血浆浓度为6.3μg/ml，此时可出现EEG的暴发性抑制。丙泊酚可有效用于对地西泮治疗无效的癫痫持续状态。

4. 依托咪酯 是一种超短效的咪唑酯类镇静药物，麻醉中60%～87%的患者可出现神经兴奋症状，并可出现癫痫棘波或症状，在癫痫患者可诱发癫痫样EEG改变和症状，可用于手术中癫痫灶的定位。对于有癫痫病史的患者，使用依托咪酯则要谨慎，只有在大剂量时依托咪酯才有抗癫痫作用。

5. 氯胺酮 为非竞争性NMDA受体相关性通道阻滞剂，可激发癫痫波，可用于手术中癫痫灶的定位。但是，由于氯胺酮可使中枢神经系统兴奋，有时甚至可发生肢体阵发性强直性痉挛或全身惊厥，所以用于癫痫手术患者麻醉诱导时应使用咪达唑仑，以避免出现癫痫大发作。在控制癫痫持续状态时，多在其他药物（包括麻醉剂）治疗无效时才选用氯胺酮。

6. 阿片类药物 阿片类物质是从阿片（罂粟）中提取的生物碱及体内外的衍生物，与中枢特异性受体相互作用，能缓解疼痛，产生幸福感。阿片类药物主要包括可待因、双氢可待因、氢吗啡酮、羟考酮、美沙酮、吗啡、芬太尼、哌替啶（度冷丁）和曲马多等。它们对EEG的影响呈剂量依赖性，大剂量可导致癫痫发作或EEG出现棘波。在应用阿片类药物进行麻醉诱导的患者中60%出现癫痫样脑电活动，其中40%有明显的EEG异常，深部脑电在给药后2分钟时最容易发生改变。

三、吸入麻醉药

它们对脑电活动的抑制作用表现为剂量依赖性。

1.安氟烷　惊厥性棘波是安氟烷深度麻醉的特征性改变，较高浓度（3%～3.5%）的安氟烷甚至可导致阵挛性抽搐，癫痫患者麻醉时慎用安氟烷。

2.异氟烷　不诱发惊厥样棘波活动，是癫痫灶切除患者常用的麻醉维持用药。在低浓度异氟烷麻醉时可出现广泛的β波，1.5MAC（监护性麻醉，monitored anesthesia care，MAC）时产生突发性脑电活动抑制，超过2MAC时出现等电位EEG。在临床上，1.0～1.3MAC的异氟烷可较好地用于癫痫患者的麻醉维持。

3.七氟烷　高浓度的七氟烷适用于成年人和小儿麻醉诱导，虽然可导致癫痫样EEG改变，但明显弱于安氟烷，一般来说七氟烷可安全用于癫痫患者的麻醉维持。

第九章　饮食疗法在癫痫治疗中的应用

第一节　生酮饮食疗法

一、脑神经网络及能量代谢

1.脑神经网络　脑部神经元、神经胶质通过神经突触相互连接，并与外周环境构成了神经系统的物理网络。异常的突触连接，形成神经兴奋性环路，使脑部神经网络高度同步化异常放电，从而引起癫痫发作。功能影像学发现，癫痫发作间期，癫痫病灶显示为低能量代谢，发作期表现为高能量代谢，说明发作期的高能量代谢是为兴奋性网络形成提供能量支持。痫性放电的实质是高能量在神经网络中的传播或泛化。如果能降低脑部的能量代谢，有可能使脑部网络的兴奋性下降，阻止异常放电的传播或泛化。目前所使用的抗癫痫发作药物，就是通过抑制神经元的兴奋性，控制癫痫发作的。

2.正常脑能量代谢　糖类、脂肪和蛋白质是生物体的能量来源，其供能顺序为：正常情况下，人体将糖类转变为葡萄糖，氧化分解为人体提供能量；当葡萄糖供给不足时，人体就会动员脂肪分解以供应能量；如果没有足够的脂肪（如长期饥饿、非常消瘦），机体就开始由蛋白质分解提供能量。进食过程中，葡萄糖通过促进葡萄糖转运载体进入脑部。当葡萄糖供给不足时（如禁食过程中），脂肪酸为肌肉和其他组织提供能量，但它不能进入脑部。由脂肪酸产生的酮体和肝脏中的生酮氨基酸，通过转运载体进入大脑，为其提供另一种能量。

二、生酮饮食

（一）生酮饮食疗法

生酮饮食疗法（ketogenic diet，KD）又称为饥饿疗法，是一种高比例脂肪、低糖类和适量蛋白质的配方饮食，是将饮食中的脂肪、蛋白质、糖类之间的比例加以改变，比如脂肪占80%，蛋白质和糖类占20%，通过模拟机体饥饿状态下的代谢模式，脂肪分解产生酮体（78% β-羟丁酸、20%乙酰乙酸和2%丙酮）并在体内蓄积，达到酮症状态。脑部神经元与神经胶质细胞虽然优先利用葡萄糖作为能量来源，但一旦葡萄糖缺乏，可以转向酮体为主要供能物质。这样达到既不影响正常机体的能量供给，又能控制癫痫的目的。与药物和手术相比，不良反应少，而且是一过性、可预防，同时具有促进患者行为认知发展的优势。

（二）生酮饮食抗癫痫的作用机制

生酮饮食抗癫痫的作用机制可能与以下几个方面相关。

1.KD治疗过程中产生大量酮体，这些酮体可抑制神经元的电压门控钠通道和钾通道，引起神经元去极化和降低神经元的兴奋性，从而起到抗癫痫的作用。

2.抑制谷氨酸能突触传递，两种重要的酮体成分乙酰乙酸和 β-羟丁酸，均能阻断谷氨酸转运体囊泡的形成，抑制谷氨酸在突触间传递，起到抗惊厥作用。

3.酮体降低葡萄糖代谢发挥抗癫痫作用。

目前虽然KD治疗癫痫的作用机制还不十分清楚。但可以肯定的是，治疗过程中产生的酮体等物质影响了机体，尤其是脑部的物质代谢，继而发挥了抗癫痫作用。

（三）生酮饮食疗法疗效

对于难治性癫痫，严格掌握适应证，通过生酮饮食治疗，约2/3的患者，发作减少超过50%，20%的患者可以达到无发作。这与第一种抗癫痫发作药物治疗失败后，选用的第二种药物的疗效（13%患者达到无发作）相当；明显高于前2种失败后选用的第3种药物的疗效（仅有1%患者达到无发作）。KD治疗的患者，其认知、语言、行为和运动功能，都有一定程度的改善。可见，KD是难治性癫痫尤其是儿童难治性癫痫患者，除了外科手术和神经调控术之外一个很好的选择。生酮饮食也可应用于成人。一般服用3个月以上才有效。

（四）生酮饮食治疗适应证

生酮饮食应用于各种癫痫患者，尤其那些不适合手术的难治性癫痫患者。如结节性硬化症、皮质发育不良、半侧巨脑症等，mTOR信号通路处于活跃状态，而生酮饮食疗法可抑制mTOR信号通路，可治疗这些疾病及其导致的顽固性癫痫。

生酮饮食的适应证（确定有效）：葡萄糖转运体-1缺陷症；丙酮酸脱氢酶缺陷症；婴儿痉挛症：约2/3的患者，可以减少超过50%的发作；结节性硬化症；肌阵挛-失张力癫痫；Dravet综合征；严重癫痫性脑病包括LGS；难治性癫痫持续状态。

（五）生酮饮食治疗禁忌证

生酮饮食治疗禁忌证包括脂肪酸代谢障碍、严重的肝脏疾病、没办法维持适量营养患者。具体如下：

1.生酮饮食治疗儿童难治性癫痫的绝对禁忌证 ①肉（毒）碱缺乏症（主要为特发性）：肉毒碱棕榈酰基转移酶Ⅰ和Ⅱ缺乏症，肉毒碱转位酶缺乏症；②β-氧化作用缺陷症：短、中、长链酰基脱氢酶缺乏症；中、长链3-羟酰辅酶A缺乏症；③丙酮酸羧化酶缺乏症；④卟啉病。生酮饮食为高脂肪饮食，上述这些疾病存在脂肪酸代谢障碍，可能造成严重代谢危险，常有发作性低酮性低血糖、高氨血症、神经系统症状、肝功能或肾功能异常、心肌或骨骼肌病变等表现，空腹、感染、呕吐、腹泻后尤其容易发生，个别甚至在新生儿期死亡。

2.相对禁忌证 ①无法维持适当营养的患者；②有明确手术指征，可以进行手术的癫痫患者；③家长或患者不能配合者；④没有家人照顾的患者。

三、生酮饮食治疗方案

KD可以在门诊或住院期间启动，从普通饮食逐渐过渡（包括热量、成分比例过渡），滴定阶段通常为1～6个月，巩固阶段通常1～2年。1～2年癫痫无发作，且脑电图恢复正常为终止

节点，3～6个月逐渐过渡到普通饮食（回归阶段）。然而，情况紧急时应当即刻停止。

（一）住院方案

KD治疗流程：分为3个阶段。

（1）前期准备阶段：在住院之前应与医生充分沟通，衡量KD治疗的利弊、是否有适应证/禁忌证、患者及其家人能否充分配合，并做适当和必要的门诊检查。

（2）住院阶段：由于KD为高脂肪低蛋白饮食，在开始治疗时，患者可能会出现低血糖或高酮血症等不良反应，建议住院观察1周左右。

1）治疗前全面临床和营养状况评价：在开始生酮饮食前，需要详细的病史和检查，特别是患者的饮食习惯，给予记录存档，以评价发作类型、排除生酮饮食的禁忌证，评估易导致并发症的危险因素。

2）完善相关检查：身高、体重、血常规和尿常规、肝肾功能、血电解质、微量元素、血清、尿有机酸、血清氨基酸、酰基肉毒碱、肾脏B超、心电图、脑电图等。

3）家人接受培训，与营养师共同制订食谱，学会制作方法，以便出院后在家进行。

4）选择合理食物开始治疗：首先禁食24～48小时，让血糖下降，酮体上升。监测生命体征及测量血糖、血酮、尿酮，若血酮大于2.5mmol/L，开始给予规范性生酮食物（最长禁食时间不超过48小时）。食谱中摄入食物中的脂肪/（蛋白质＋糖类）比例为4：1，先从总量的1/3、2/3，过渡到全量。禁食能让患者快速达到酮症状态，但禁食与不禁食，不影响患者3个月后的疗效。因此，可以直接从总热量的1/3开始生酮饮食治疗。

5）定期复查，找到合适的酮体水平控制发作。现在治疗也可以在门诊进行。禁食也被越来越多的治疗中心放弃。

6）正确处理治疗初期常见问题：如低血糖、过分酮症、酮症不足、恶心/呕吐、困倦或嗜睡、癫痫发作增加或无效、生长发育问题等，需要对症处理。

7）出院前准备：学会生酮饮食的操作，掌握生酮食谱的制作技巧；学会生酮饮食治疗期间出现不良反应的处理措施；掌握生酮治疗期间每月、每季度需要复查的项目；学会生酮治疗发作日记的记录，包括作息时间、进食时间、饮食比

例、热量、发作时间与发作次数、血酮、血糖及尿酮的监测记录；一般要求至少前3个月以成品食物为主，利于血酮稳定，便于调整到达最佳治疗效果。

（3）出院调整阶段

1）出院后的第一个月内较为关键，医生或营养师会根据患者的饮食和发作情况，进行热量和食物的精细调整。患者一般每周复诊1次，也可通过电话、微信等方式复诊，以便得到专业的指导。

2）复诊或随访：在开始阶段应与家属保持较密切的联系，稳定后1～3个月随访一次，或根据医生或营养师的建议确定随访时间。随访的项目包括对患者营养状况的评估，根据身高、体重和年龄调整食物热量和成分，监测不良反应，进行必要的实验室检查。

（二）门诊方案

1.咨询和了解相关知识，初步判断是否适合KD。

2.检查和评估，排除禁忌证。

3.健康教育，营养师制订生酮饮食方案。

4.治疗期间早晚监测尿酮，每周监测身高、体重、发作时间、进餐时间和热量登记，补充枸橼酸钾、钙、维生素，定期门诊复查。

（三）生酮饮食的评估和停止

1.KD剂量标准　根据中国居民膳食能量需要量（RNI）结合个体的身高、体重等营养发育水平，给定合理的热量需要量。理想状态，根据体格生长发育调节：每周监测身高、体重；实际上，患者家长或本人可以摸索出合适本人的热量需要量。

2.合格的KD标准

（1）生长发育正常：身高、体重、精神状态及营养指标正常。

（2）酮症指标理想：尿酮＋＋＋～＋＋＋＋，血酮2～4.0mmol/L，血糖4～5mmol/L，血酮/血糖≈（1～2）:1。

（3）食物结构合理：多种食物，大便每日自然有、通畅。

3.疗效评估　1～3个月起效，有的在治疗6个月才有效。所以，建议至少坚持3个月，再复合评价效果。

4.KD在癫痫方面的疗效评价

（1）发作次数减少。

（2）发作程度减轻或发作时间缩短。

（3）在医生的指导下，减少抗癫痫发作药物而癫痫发作未增多。

（4）行为和认知功能的改善。

（5）脑电图改善。

5.KD的停止　至少坚持6个月，如果无效，应逐渐降低生酮饮食的比例，所有摄入食物中的脂肪/（蛋白质＋糖类）比例由4:1至3:1至2:1，直到酮症消失，恢复到正常饮食。如果有效，可维持生酮饮食2～3年。对于葡萄糖载体缺乏症、丙酮酸脱氢酶缺乏症和结节性硬化的患者应延长治疗时间。对于发作完全控制的患者，80%的人在停止生酮饮食后，仍可保持无发作。

（四）KD常见的不良反应及处理方法

KD也有不良反应，与抗癫痫发作药物相比较轻且可预防。

1.高酮血症　需要在医院检查发现并及时纠正。

2.恶心/呕吐　多数不需要特殊处理，但应注意引起电解质紊乱。

3.体重下降　经常监测和评估，需医生或营养师制订含有足够蛋白质和热量的食物。

4.便秘　较常见。可选择纤维素含量高的蔬菜，多喝水，必要时使用缓泻剂。

5.腹泻。

6.高脂血症　发生率30%，临床意义不明确。如果生酮饮食在2年或更短的时间内停止，患者恢复正常饮食后，血脂会恢复正常。

7.肾结石　接受生酮饮食的患者，肾结石发生率2%～10%。生酮饮食过程中，可用尿试纸检测尿中有无红细胞，以及早发现肾结石，一般每周3次。建议生酮饮食初期添加枸橼酸钾，可将结石的风险降低至0.9%。可添加枸橼酸钾碱化尿液，多饮水。这些方法可以溶解结石，患者基本不需要进行手术或碎石。

8.低蛋白血症　经常监测和评估，必要时需医生或营养师制订含有足够蛋白质的食物。

9.低血钙　生酮饮食的饮食结构是不均衡的，需要额外补充钙及多种维生素。

10.感染。

四、生酮饮食治疗过程中的注意事项

1.生酮饮食治疗的患者，对额外摄取的糖类非常敏感，可引起癫痫发作增多。而糖类是糖和淀粉类食物的主要成分，包括米、面、土豆、芋头、白糖、番薯及一些甜的蔬果。因此，在实际生活中，接受KD治疗的患者，应注意不要摄入含有这些成分的蔬菜、水果、食品、饮料等。

2.年龄不是影响疗效的主要原因。

3.生酮饮食首要目的是控制发作，其次是减少或停用抗癫痫发作药物。所以，在进行生酮饮食治疗的过程中是否需要减停药物，需要根据患者的具体情况并在医生指导下进行。与抗癫痫发作药物治疗一样，生酮饮食有效控制发作，一般需要坚持2～3年，逐渐恢复正常饮食。如果治疗效果好、实施不难，也可以坚持更长时间。

4.生酮饮食是一种自然疗法，尽管有一些不良反应，但多数不严重，相对比较安全。但是，任何一个医疗行为都可能有不良反应。所以，生酮饮食必须在医生或接受过正规培训的营养师的指导下进行。家人的耐心和患者的配合是生酮饮食疗法成功的关键。

5.治疗过程中患者患其他疾病，需要停止生酮饮食的，可以暂时停止，待疾病恢复后，再重新开始。这样也是有效的。

五、生酮饮食治疗时用药注意事项

1.口服药物优先选择不含糖的，具体可遵医嘱。

2.经静脉使用的液体尽量不含糖类。可用生理盐水代替葡萄糖静脉输入。

3.清晨测空腹体重（每周1次）。

4.尿酮体、血糖每周测定2～3次（用试纸在家自测）。

5.每月复查一次血生化、尿Ca/Cr、血常规和尿常规。

6.每3个月复诊脑电图和心电图。

第二节　其他饮食疗法

一、改良型阿特金斯饮食疗法

1.概念　改良型阿特金斯饮食（modified Atkins diet，MAD）疗法，也是使用高脂肪、低糖类食物。与经典的生酮饮食不同点在于，这种饮食对热量、蛋白质没有限制，只限制每日的糖类摄入量。其优点是，该方法不需要计算热量，大部分食物无须称重，患者不需要住院，家人可以在很短的时间内学会使用此方法制作食品。由于蛋白质比例相对较高，不良反应的发生率明显减少。

2.疗效　与KD疗效相当。约50%的患者能减少50%～90%的发作，近1/3的患者的发作减少大于90%。

3.适应证　年长的儿童、青少年及成人难治性癫痫患者均可。一般认为改良阿特金斯饮食可能是治疗儿童难治性癫痫的首要选择，但经典生酮更适合<2岁患者的一线饮食治疗方案。

4.方法　在第一个月内，将糖类限制在儿童10g/d、成人15g/d；一个月后糖类可每月增加5g/d，最高可达到30g/d。同时补充各种维生素和矿物质。经常监测尿酮和尿隐血。必须在医生或营养师的指导下进行。经典的生酮饮食疗法，主要用于需要进流质饮食的婴儿及发作严重的儿童，改良型阿特金斯饮食疗法更适用于年龄较大的儿童及成人，在临床工作中二者可以互相转换。

二、低血糖生成指数饮食

1.概念　低血糖生成指数治疗（low glycemic index treatment，LGIT）和改良的阿特金斯饮食疗法相近，也是近年来在经典的生酮饮食基础上发展起来的一种新的饮食疗法。主要是依赖摄入血糖指数（GI）低于50的食物。就是选择那些不容易引起血糖波动的食物，减少大脑的兴奋性，从而预防和控制癫痫发作。本质上也是一种高脂、低糖类的饮食，但与KD相比降低了脂肪比例，改善了饮食口感，患者更容易操作和耐受，且疗效接近KD，不良反应较KD小，可作为成人和儿童难治性癫患者的首选饮食疗法，也可以与KD互换，具有广泛的应用前景。作用机制尚不明确，但LGIT的研究提示，血糖可能在饮食治疗中起一定作用。

2.LGIT适应人群　葡萄糖转运体-1缺陷症；丙酮酸脱氢酶缺陷症；癫痫综合征：West综合征、Doose综合征、Dravet综合征、LGS；结节性硬化症伴难治性癫痫；不想操作生酮饮食管理的人群；发作稀少，不想使用抗癫痫发作药物治疗的人群；想减停药物的患者；想兼顾学习与工作的患者；肿瘤或肥胖人群。

3.开展流程

（1）门诊开展，患者教育。

（2）了解患者饮食习惯、活动量，制订饮食方案。

（3）鼓励摄入低GI食物（列举日常可食用的低GI食物），减少主食及含糖食物摄入。

（4）鼓励添加坚果及生酮专用食品作为代餐。

（5）建议少食多餐，控制食量。

（6）鼓励增加脂肪占50%以上、蔬菜摄入量在300g/d以上，可适当补充多种维生素和矿物质，增加饮水量。

（7）经常测患者身高和体重，评估生长发育情况，1～3个月测各种血生化指标。

4.低GI食物的选择

（1）概念：GI是测量食物升高血糖水平的一个指标，是食物进入人体后血糖生成的应答状况。GI是指标准定量下（通常为50g）的某种食物中糖类引起血糖上升所产生的血糖时间曲线下面积和标准物质（一般为葡萄糖）所产生的血糖时间下面积之比值再乘以100，它反映了某种食物与葡萄糖相比升高血糖的速度和能力，葡萄糖为100，其他食物波动于0～100。高GI食物进入肠道后消化快、吸收好，葡萄糖能够迅速进入血液，可引起血糖大幅度升高，而低GI食物进入肠道后停留的时间长，释放缓慢，葡萄糖进入血液后峰值较低，可避免血糖的剧烈波动。

（2）低GI食物的选择

1）注意食物类别和精度：同类食物选择硬质粗加工的；多选择豆类及蔬菜类食物。

2）选择不容易糊化的谷物类制品，加工时间短、质硬、黏度小。

3）选择含膳食纤维高的食物，如魔芋、葛粉。

4）多选择叶类、茎类，少选择根类，如选择芹菜，少选择土豆、山药等。

5）合理搭配，混合膳食，主副食搭配，包子饺子等。

6）生食物GI低于熟食物GI。

5.用正确方法制作低GI食物

（1）粗粮粗加工，不要细作。

（2）简单加工食物，蔬菜能不切就不切，谷类、豆类能整粒食用就不要磨。

（3）多吃膳食纤维高的食物，如魔芋、葛粉、芹菜、木耳、竹笋等。

（4）增加主食中的蛋白质，如包子、饺子（皮薄馅多）等。

（5）急火煮，少加水，食物软硬、生熟、稠稀、颗粒大小对GI都有影响。

（6）高低搭配，混合膳食。

（7）可多吃醋，食物经过发酵产生的酸性物质，可降低GI。

日常饮食、经典生酮饮食、低血糖生成指数饮食及阿特金斯饮食的比较见表9-1。

表9-1　日常饮食、经生酮饮食、低血糖生成指数饮食及阿特金斯饮食的不同点

项目	日常饮食	经典生酮饮食（KD）	低血糖生成指数饮食（LGIT）	阿特金斯饮食（MAD）
热量	不限制	限制75%	不严格控制	不严格控制
脂肪	20%～30%	65%～90%	60%	64%
糖类	55%～65%	2%	10%，GI＜50的糖类40～60g/d	6%，儿童从10 g/d开始，成人从15 g/d开始，逐渐增加至30 g/d
蛋白质	15%～20%	8%	30%	30%
液体	不控制	不控制	不控制	不控制

第十章　癫痫持续状态的诊断与处理

一、概念

癫痫持续状态（status epilepticus，SE）是指一次癫痫发作持续时间大大超过了该型癫痫发作大多数患者发作的时间，或反复发作，在发作间期患者的意识状态不能恢复到基线状态。一般指，全面性惊厥性发作持续超过5分钟；或非惊厥性发作或局灶性发作持续超过15分钟；或者5～30分钟两次发作间歇期意识没有完全恢复者（或恢复到本次发作前水平）即可以考虑为早期SE（early SE或impending SE）。SE的产生可能是由于终止癫痫发作的机制失效或异常超长发作起始机制激活两方面作用导致。此期绝大多数患者不能自行缓解，需要紧急治疗以阻止其演变成更加难以控制的癫痫发作。既可见于癫痫患者的癫痫发作，也可见于其他病因（如脑炎、脑外伤等）所导致的癫痫发作。

1.临床上判断SE的3个基本指标

（1）两次发作间意识不清楚。

（2）单次发作时间超过5分钟。

（3）短时间内频繁发作。

2.SE的2个时间点　基于癫痫持续状态的临床控制和对脑的保护，2015年ILAE对SE提出了临床上更为实用的定义：癫痫发作持续时间超过大多数同种发作类型患者绝大部分发作的时长而无停止征象或反复发作、期间意识状态不能恢复至基线的发作。新定义中提出T1时间点和T2时间点的概念，指出癫痫持续状态是一种由于癫痫发作的终止机制失败或有了新的致痫机制导致异常久的痫性发作。超过T1时间点可能导致持续发作，是应该开始治疗的时间点；超过T2时间点，依发作类型和发作持续时间不同，可导致许多远期后果的状态，其中包括神经元死亡、神经元损伤、神经元网络改变。

新定义提出了T1和T2的概念，而不同发作类型T1和T2又不同，目前已经定义的发作类型T1和T2值见表10-1，这些时间是基于当前的证据制定的，将来有可能会出现变化，而其他发作类型的T1和T2时间尚未确定。它们只是近似值，脑损伤的时间点会随着临床环境的不同而发生相应变化。

表10-1　不同发作类型T1和T2值

SE类型	T1（可能导致持续发作时间）	T2（可能导致远期后果时间）
强直-阵挛发作	5分钟	30分钟
伴意识受损的部分性发作	10分钟	＞60分钟
失神性癫痫持续状态	10～15分钟（现有数据有限，可能会调整）	未确定

二、癫痫持续状态的分类（图10-1）

1.按照癫痫发作持续时间及对治疗的反应，可以对全面性惊厥性癫痫持续状态进行分类

（1）早期SE（impending SE，early SE）：癫痫发作超过5分钟。

（2）确定性SE（established SE）：癫痫发作超过30分钟。

（3）难治性SE（refractory SE，RSE）：足够剂量的一线抗SE药物，如苯二氮䓬类药物后续另一种AEDs治疗仍无法终止惊厥发作或脑电图痫性放电。

（4）超难治性SE（super RSE，S-RSE）：RSE经过全身麻醉治疗24小时后癫痫发作仍在继续或复发，包括麻醉药减量或停药过程中复发。

通常情况下，SE发作后，用足量的2～3种

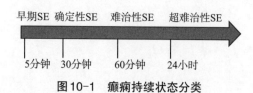

图10-1　癫痫持续状态分类

一线抗癫痫发作药物（地西泮、咪达唑仑/左乙拉西坦等）治疗后发作仍然没有停止，并持续1小时以上称为RSE。RSE再加上2种药物治疗无效（即4～5种药物），就是S-RSE，RSE其实可以通过对药物的反应做出判断。

2. 按照癫痫发作的病因分类（表10-2）

表10-2　癫痫病因分类

发作类型	概念或定义	例子
急性症状性（acute symptomatic）	SE由急性脑病或全身性病因导致（通常<7天）	脑膜炎、脑炎、卒中、缺血缺氧脑外伤、血糖异常、电解质紊乱
远期症状性（remote symptomatic）	SE由SE发生与既往脑损伤或先天皮质发育异常等静止性脑部病灶有关	既往脑损伤、脑发育异常、染色体异常等
进行性脑病（progressive）	SE发生与进展性疾病累及脑部有关	脑肿瘤、遗传代谢病、神经变性病、自身免疫性疾病等
隐源性/特发性（cryptogenic/idiopathic）	原因不明或与基因有关	/
热性惊厥（febrile seizure）	符合儿童热性惊厥的诊断标准	热性惊厥

3. 按照癫痫发作类型分类　根据是否有运动症状及意识受损的程度分类：具有明显的运动症状及意识受损的称为惊厥性SE；相反，癫痫导致一种持续或波动的"朦胧状态"或认知异常，则称为非惊厥性SE。

（1）惊厥性SE（convulsive SE，CSE）：根据惊厥发作类型进一步分为全面性惊厥性癫痫持续状态（GCSE）及局灶性癫痫持续状态。值得注意的是，当GCSE发作延长，EEG的波谱表现更加分散不连续时，患者的临床症状也明显减少或无临床症状，变成"不易觉察"的GCSE（但可能会有眼睑或面肌痉挛、间断性肌阵挛、反复或持续性眼球震颤）。但无论论者有没有临床发作证据，只要EEG持续出现节律规律性3Hz或更快的周期性放电时，表明非惊厥性癫痫仍在持续发作，而且SE已经转变为难治性癫痫持续状态。此时的患者通常已经处于典型的昏迷状态。

（2）非惊厥性SE（non-convulsive SE，NCSE）：是指持续性脑电发作导致的非惊厥性临床症状，通常定义为发作超过30分钟。诊断NCSE必须结合临床表现和EEG，尤其是连续的VEEG监测。需满足：

1）明确的和持久的（>30分钟）行为、意识状态或感知觉改变。

2）通过临床或神经心理检查证实上述改变。

3）EEG持续或接近持续的阵发性放电。

4）不伴持续性的惊厥症状如肌肉强直、阵挛等。

根据患者情况NCSE又分为可活动患者的NCSE（包括某些癫痫患者的不典型失神持续状态、复杂部分性发作持续状态等）和危重患者的NCSE（包括CSE治疗后、中枢神经系统感染、中毒性脑病、脑血管卒中后、代谢性脑病等危重症意识障碍患者）。

三、癫痫持续状态的病因和诱因

1. 癫痫持续状态的病因　由于病因与SE的持续时间及患者的预后关系密切，同时积极的病因治疗也是SE诊治的重要部分，所以病因分类具有重要意义。按照病因，主要分为隐源性SE和症状性SE，其中症状性SE包括以下两类。

（1）急性病因：如代谢性异常、中枢神经系统感染、急性脑血管病、外伤、自身免疫性脑炎等。

（2）慢性病因：如停用抗癫痫发作药物、酗酒、肿瘤、外伤、卒中、脑炎的远期并发症等。

2. 癫痫持续状态的诱因

（1）自身因素：癫痫患者在发热、全身感染、手术、过度紧张、疲劳、饮酒、缺睡、月经期、妊娠分娩等情况下，即使维持有效的血药浓度也可诱发持续状态，停用其他镇静药、服用某些感冒药、异烟肼、三环类抗抑郁药也可诱发。

（2）不规范的抗癫痫发作药物治疗：多见于突然减停药物，未遵医嘱服药，多次漏服药物，改用偏方、祖传秘方、纯中药制剂，随意更改药物的规格、剂量和种类等情况导致有效血药浓度下降，诱发癫痫持续状态。

3. 癫痫持续状态的病因评估　对于SE的病因学评估建议如下。

（1）新发生的SE（既往无癫痫发作病史）：查血电解质、血糖、头颅影像学；视频脑电图；如临床怀疑相关疾病：进行血/尿毒物检测（可能需要到公安部门如刑侦队检测）、遗传代谢相关检查；如伴有发热，查血常规、脑脊液。

（2）癫痫患者发生SE：查抗癫痫发作药物血药浓度、血电解质、血糖，根据情况复查头颅影像学；如伴有发热，查血常规、脑脊液、视频脑电图等。

四、癫痫持续状态的发病机制

与脑内致痫灶兴奋及周围抑制失调有关。致痫灶周围区抑制痫性发作，使持续一段时间后的放电停止，当周围区抑制作用减弱，痫性活动在皮质突触环内长期运转可导致部分性持续发作；痫性活动由皮质通过下行纤维投射到丘脑及中脑网状结构可引起意识丧失，再由弥散性丘脑系统传布到整个大脑皮质引起全面性强直阵挛发作。

五、癫痫持续状态的危害

癫痫持续状态可引起一系列的代谢紊乱，肌肉强烈收缩引起乳酸中毒、消耗大量氧气，发作时呼吸停止造成缺氧，引起大脑、心等全身主要器官缺氧，造成脑神经元损伤、神经网络的改变、肺水肿、脑水肿、高热、低血糖，甚至死亡。还有发作时若患者不能保护好自己，也可能发生其他意外伤害。

六、癫痫持续状态的鉴别诊断

惊厥性SE应与下列疾病相鉴别：昏迷患者反复出现去大脑强直或去皮质强直、急性畸形性肌张力不全（如扭转痉挛）、假性SE。非惊厥性SE应与下列疾病相鉴别：惊厥性发作停止而意识不能恢复时，可能存在非惊厥性SE，在不可解释的昏迷中，约8%的患者为非惊厥性SE，失神SE与复杂部分性SE均可表现为癫痫朦胧状态。

七、预后

由急性过程引起的癫痫持续状态（如代谢障碍、中枢神经系统感染、头部外伤、缺氧、卒中等的急性期）常难以控制，且死亡率较高，由慢性过程引起的癫痫持续状态常对治疗有较好的反应。随着癫痫发作的进展，受体功能会发生改变，药物治疗的反应性下降，治疗更加困难。同时体内出现谷氨酸介导的兴奋性毒性，加上高血压、低氧血症、高热、代谢性酸中毒、高碳酸血症、肺水肿、心律失常、低血糖、横纹肌溶解等全身性应激反应，加重神经元的损害。大量研究证明，癫痫持续状态可能会伴随永久性的神经系统和认知功能的损害。

八、惊厥性癫痫持续状态的治疗

1. 治疗原则

（1）尽早治疗，遵循SE处理流程，尽快终止发作，减少神经细胞损害，防止后续的认知功能损害及慢性癫痫形成。

（2）查找SE病因及诱因，如有可能进行病因治疗。

（3）支持治疗，维持患者呼吸、循环及水电解质平衡。

（4）处理并发症。

2. 处理流程

（1）院前治疗（out of hospital managements）：早期SE多数发生于院外（通常无静脉通路），有效的院前治疗可以明显缩短SE的持续时间。院前治疗首选苯二氮䓬类药物：咪达唑仑（0.2mg/kg肌内注射/鼻腔黏膜/口腔黏膜给药）或地西泮（0.3～0.5mg/kg直肠给药或鼻腔喷雾）。目前国内尚无咪达唑仑鼻腔黏膜用药剂型及地西泮直肠用剂型。

（2）院内处置流程：开始的处理流程应包括常规检查和维持生命体征稳定，随着后续的诊疗过程，一旦SE控制同时生命体征稳定后，需针对病情采取针对性的特殊检查，以便尽快明确病因。

（3）院内治疗（in hospital managements）：分为紧急初始治疗、后续控制治疗和难治性SE治疗。所有SE患者都必须接受紧急初始治疗和后续控制治疗。应在SE起始60分钟内尽快终止发作（表10-3，图10-3）。

具体处理步骤如下：

1）紧急初始治疗（5～20分钟）：苯二氮䓬类药物仍然是目前最有效的初始治疗药物。

静脉通路未建立：咪达唑仑0.2mg/kg，肌内注射/鼻腔黏膜/口腔黏膜给药。地西泮0.3～0.5mg/kg，鼻腔黏膜/直肠给药。

静脉通路已建立：肌内注射或静脉注射咪达唑仑或静脉注射地西泮（0.2～0.3mg/kg，最大10mg IV ≮5分钟）。

观察5分钟，如仍发作可重复一次（2次包括院前治疗）。40%的患者通过一线治疗可终止发作。

2）后续控制治疗（20～40分钟）：对于经过紧急初始治疗后发作已经终止的患者，此期的治疗目标是继续抗癫痫发作药物维持治疗；对于经过紧急初始治疗后发作没有终止的患者，此期的治疗目标是加强抗癫痫治疗，尽快终止发作。可静脉注射丙戊酸钠、左乙拉西坦、咪达唑仑。

3）RSE治疗（40～60分钟）：经过紧急初

表10-3　终止儿童CSE药物治疗流程

时间	临床处理	注意事项
0分钟 （第一步）	检查呼吸道、呼吸与循环系统，如可能，给予高流量吸氧，检测血糖	临床确认是否癫痫发作
5分钟 （第二步）	若无静脉通道，立即给予咪达唑仑0.3mg/kg（不超过10mg/次）肌内注射，或10%水合氯醛溶液0.5ml/kg灌肠；若已有静脉通路，给予地西泮0.3mg/kg（不超过10mg/次）	如有咪达唑仑黏膜制剂或地西泮直肠用制剂（或气雾剂），可由父母、照料者或急救人员在抵达医院前给药
15分钟 （第三步）	地西泮0.3mg/kg（不超过10mg/次）缓慢静脉推注	需在医院内处理，可呼叫高年资医生再次确认是否癫痫发作
25分钟 （第四步）	苯巴比妥20mg/kg（>5分钟。看药品说明书，明确可否用于静脉推注？）或丙戊酸20mg/kg缓慢静脉推注（>10分钟），如有效可静脉维持滴注：1～2mg/（kg·h）（需监测肝功能），或左乙拉西坦静脉推注	通知ICU和（或）高年资麻醉医生准备行麻醉治疗
45分钟 （第五步）	全身麻醉+以下方法之一： ①丙泊酚：首剂1～2mg/kg，随后2～5mg/（kg·h）逐渐加量至有效； ②咪达唑仑：首剂0.2mg/kg，随后0.05～2mg/（kg·h）逐渐加量至有效； ③硫喷妥钠：首剂3～5mg/kg，随后3～5mg/（kg·h）逐渐加量至有效，2～3天后需降低滴速 在最后一次临床发作或脑电图痫样放电后继续麻醉治疗12～24小时；随后开始减量	转入儿科ICU（其他药物引起难处理的低血压时可使用丙泊酚）；儿童易发生丙泊酚输注综合征；硫喷妥钠使肌肉松弛不完全，有呼吸快、发声、移动等苏醒表现）

资料来源：中国抗癫痫协会，2015.临床诊疗指南·癫痫病分册.2015修订版.北京：人民卫生出版社

始治疗和后续控制治疗后，临床发作和异常电活动仍然未终止，即考虑RSE。RSE治疗的目的是控制发作、防止后续的认知功能损害、慢性癫痫形成。此期选择第三种抗癫痫发作药物的获益均较低。选择药物没有金标准。总体策略是使用后续控制期药物重复推注或静脉使用麻醉药物。由于抗癫痫发作药物或麻醉药物的不良反应，患者需要机械通气、循环监测及使用升压药物，因此患者应在ICU加强监护，并仔细寻找病因。通常使用连续脑电图（cEEG）监测而不是血药浓度来指导治疗。治疗目标常为终止脑电图上的异常电活动或达到暴发-抑制状态。达到EEG治疗目标后，一般需要继续维持24～48小时后逐步撤掉静脉药物，逐步添加口服抗癫痫发作药物；若有复发，需要重复给予更高浓度的抗癫痫发作药物和维持更长的治疗时间。使用的药物：主要为麻醉药，包括咪达唑仑（静脉用）、丙泊酚、戊巴比妥、硫喷妥钠、氯胺酮等。此外也可选择左乙拉西坦静脉注射。

S-RSE的其他治疗选择：目前对于超难治性SE尚缺乏有效的治疗手段，应积极寻找病因，争取对因治疗。可以尝试：免疫治疗（甲泼尼龙、大剂量丙种球蛋白、血浆置换等）、硫酸镁、生酮饮食治疗、利多卡因、低温治疗、外科治疗（图10-2）。

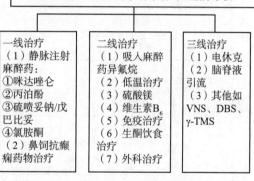

图10-2　RSE/S-RSE处理流程

提示：对于突发SE，需要及时查找病因，如有可能进行病因治疗；早期用药要规范：遵循SE处理流程，尽早、合理地使用抗癫痫发作药物（包括首次负荷剂量、维持剂量减量、停药等方面）。加上系统全面的生命支持治疗，能防止因惊厥时间长导致的不可逆性脑损伤和重要器官功能障碍，成为改变SE不良预后的关键；对于RSE，尽快启动麻醉药物，加强生命支持治疗，降温，维持呼吸功能、循环功能、水电解质平衡；对S-RSE，神经重症病房严密监护，根据病

情联合药物或非药物治疗，如氯胺酮麻醉、低温治疗、免疫治疗、生酮饮食等。切记：高剂量咪达唑仑滴注治疗RSE是安全的，与使用低剂量相比，停药后复发率更低，死亡率更低。

4）过渡治疗：在RSE缓解后需要采取过渡治疗。一般原则是，根据病因、EEG、发作类型、共患病、药物间相互作用、起效时间、不良反应等选择合适的抗癫痫发作药物。常选用可快速达到治疗剂量，且可能超过标准剂量使用的药物，如丙戊酸、左乙拉西坦、奥卡西平、卡马西平、托吡酯、拉考沙胺等。

5）持续脑电监测：SE通常需要cEEG指导治疗。此外，对于NCSE的临床识别及诊断有重要临床价值，特别是对脑外伤后昏迷患者，即使没有惊厥发作，也应该常规cEEG。对所有SE患者都应尽快进行cEEG。CSE需要持续脑电图监测至少6小时；RSE患者麻醉药物治疗时，需要持续监测至少24～48小时。

九、NCSE的诊断与处理

1. NCSE　是指缺乏全身性惊厥表现的SE，

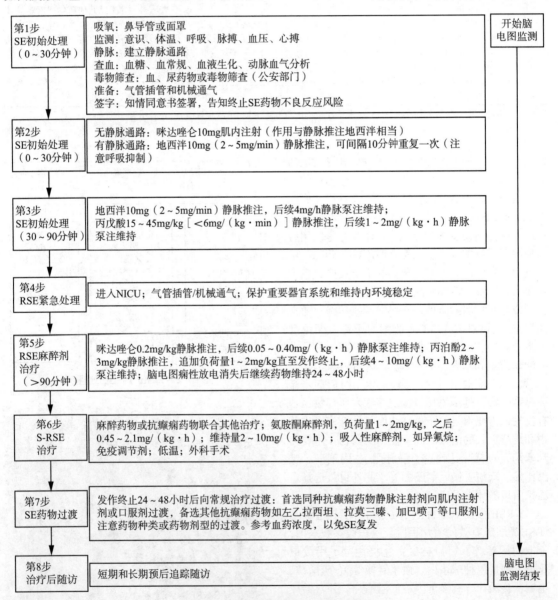

图10-3　终止成人癫痫持续状态流程

其描述的是一种持续性痫性发作电活动和无抽搐的临床状态。极少能自行缓解，常导致认知功能损害，而EEG是诊断NCSE不可缺少的检查。在SE患者中，普通病房中NCSE占20%，ICU病房中高达47%。在有意识改变但没有癫痫临床症状的患者中，EEG检测到NCSE，在ICU中为8%，在急诊室可达1/3以上。

2.病因　主要包括急性各种脑部损伤、原有癫痫发作的加重、代谢紊乱或系统性疾病。临床表现及病因多种多样。很多患者仅表现为注意力减退、认知或行为能力下降、意识障碍、睡眠增多、觉醒困难、失语、精神症状或异常感觉等。可观察到的症状少且不明显，如轻微口咽或肢体的自动症或肌痉挛。这些表现不具有特征性，且可见于多种疾病。因此，NCSE的确诊必须依靠VEEG长程监测。现在可能根据治疗需要，将NCSE分为全面放电的NCSE和局灶起源的NCSE。在遗传性全面性癫痫中SE并不多见，但失神性癫痫持续状态可能持续数小时或超过1周，甚至长期得不到确诊及治疗，如迟发失神性癫痫持续状态（中老年患者既往无癫痫病史，由于中毒或代谢等因素诱发的失神性癫痫持续状态）。有时全面性惊厥性癫痫持续状态后，表面上看似发作终止，但仍可通过EEG电极记录到癫痫放电现象，称为"电记录的癫痫持续状态"（electrographic status epilepticus，ESE）。这种情况多见于严重的内科或神经科疾病。

3.诊断　NCSE可以根据以下3点进行诊断：意识丧失或行为障碍；EEG特征性地表现为由发作前状态变化而来的癫痫性EEG异常；依据发作前EEG和SE的临床症状给予静脉抗癫痫发作药物后，产生迅速而显著的效果。相比全面性NCSE，局灶性NCSE临床表现丰富多变，如幻听、幻嗅、幻视、感觉异常，也可出现自主神经功能障碍、注意力减退、语言功能损伤及精神行为异常等。

4.鉴别诊断　需要与抑郁、癔症、精神病、脑炎、各种脑病、中毒及代谢性疾病等鉴别。鉴别主要依靠EEG监测及抗癫痫治疗有效（注意：EEG的误读误判也是NCSE误诊误治的重要原因）。

5.NCSE的处理　NCSE的处理与CSE相似。在进行一般处置后，仍以苯二氮䓬类为一线用药，可选用咪达唑仑肌内注射、地西泮静脉推注

等方法尝试终止发作。因为NCSE一般不会产生持续性的神经功能损害，所以NCSE的治疗相对比较保守，在二线用药上，并不主张早期使用麻醉剂，而更倾向于静脉使用抗癫痫发作药物，如丙戊酸、左乙拉西坦等。尤其是某些无意识障碍的患者，过于积极地使用麻醉剂带来的风险可能会超过癫痫持续状态本身。主要处理原则如下。

（1）病因治疗：①积极寻找原发疾病并治疗，如自免性脑炎可给予免疫治疗；②代谢紊乱者维持水、电解质及酸碱平衡；③药物不良反应者停药或适当减少剂量；④酒精或药物戒断选择性使用地西泮；⑤抗癫痫发作药物剂量不足者补助剂量。

（2）针对严重或昏迷患者应维持生命体征稳定：监测生命体征，保持呼吸通畅，防止误吸或窒息，低温保护脑组织，维持水、电解质及酸碱平衡。

（3）对于危重患者CSE后的NCSE，治疗原则同CSE，应使用CSE三线药物，并在EEG监测下进行治疗。

（4）对于缺氧后脑损伤患者NCSE，尤其伴有低血压者，治疗可相对保守。

（5）整体而言NCSE的治疗不像GCSE那样紧急，因为持续的发作不会伴有严重的代谢障碍。但有证据表明NCSE与癫痫发作起始区域细胞损伤相关，因此也应该按照GCSE常规处理原则尽快治疗。

6.癫痫持续状态治疗药物用法用量及不良反应（表10-4）

表10-4　治疗药物用法用量及不良反应

药物	用法	注意事项
地西泮	0.3mg/kg（最大10mg）缓慢静脉推注 0.5mg/kg（最大10mg）直肠（如无静脉通道）	5分钟可重复1次，呼吸抑制
劳拉西泮	0.1mg/kg（最大4mg）缓慢静脉推注	呼吸抑制
咪达唑仑	早期SE：0.2～0.3mg/kg肌内注射或鼻腔或黏膜给药（无静脉通道） 难治性SE：0.2mg/kg静脉推注，5分钟可重复，之后维持0.05～2mg/（kg·h）	呼吸抑制、血压下降
苯妥英钠	15～20mg/kg静脉输注[1mg/（kg·min），最大速度50mg/min]	心血管不良反应，监测血药浓度

续表

药物	用法	注意事项
磷苯妥英	15 ～ 18mgPE/kg 静脉输注 [3mgPE/（kg·min），最大速度150mg PE/min]	心血管不良反应
苯巴比妥	15 ～ 20mg/kg 静脉输注 [2mg/（kg·min），最大速度60 ～ 100mg/min]	低血压、呼吸抑制
丙戊酸	20 ～ 40mg/kg 静脉输注（>10分钟），之后维持 1 ～ 2mg/（kg·h）	肝功能损害，代谢病慎用，监测血药浓度
左乙拉西坦	40mg/kg（成人2500mg，最大4000mg）静脉输注 [5mg/（kg·min），>15分钟]	尚未广泛使用
硫喷妥	3 ～ 5mg/kg 静脉推注，之后维持3 ～ 5mg/（kg·h）	低血压、心脏呼吸抑制及肝、胰腺毒性，蓄积毒性
戊巴比妥	3 ～ 5mg/kg静脉推注，之后维持 0.3 ～ 3mg/（kg·h）	低血压、心脏呼吸抑制、胰腺及肝毒性，蓄积毒性
丙泊酚	1 ～ 2mg/kg静脉推注，5分钟后可重复，累计最大10mg/kg，之后 2 ～ 10mg/（kg·h）[如持续输注>48小时，最大速度5mg/（kg·h）]	输注>6小时警惕丙泊酚输注综合征，表现为CK>2000U/L，三酰甘油>500mg/dl，进行性乳酸酸中毒（>2.5mmol/L）、碳酸氢根离子小于20mmol/L；输注部位疼痛；可诱发不自主运动
利多卡因	1 ～ 2mg/kg静脉推注，之后维持2 ～ 4mg/（kg·h）	心血管不良反应
氯胺酮	1.5mg/kg 静脉推注，5分钟可重复，最大4.5mg/kg，之后 1.2 ～ 7.5mg/（kg·h）	尚未广泛使用；可诱发不自主运动；呼吸抑制相对轻；增加心肌收缩力；唾液等分泌物增多

注：目前国内尚缺乏咪达唑仑鼻腔黏膜剂型、劳拉西泮、苯妥英钠、磷苯妥英静脉剂型

十、其他类型的癫痫持续状态

1. 强制性癫痫持续状态（tonic status epilepticus，TSE） 临床主要表现为患者的躯干肌受累，使其持续保持强制性姿势，而不是反复地抽搐。临床非常少见。可由多种癫痫发作而引起。EEG表现为广泛快速地放电或非常迅速的棘波。有时可有明显的周期性背景波抑制或衰减。临床上需要同僵人综合征、破伤风等鉴别诊断。需要注意的是地西泮等苯二氮䓬类药物可能加重某些TSE，但苯妥英钠可缓解发作。

2. 肌阵挛性癫痫持续状态（myoclonic status epilepticus，MSE） 按病因可分为原发性MSE和继发性MSE。原发性MSE可见于不同的癫痫综合征，如遗传性全面性癫痫、原发性癫痫综合征。临床表现为重复性过电样抽搐，躯体上部突然发作的快速肌阵挛，多呈簇重复出现，一般有意识的保留。常见的诱因：睡眠不足、饮酒等毒物暴露、抗癫痫发作药物浓度不足、选药不当（如卡马西平、苯妥英钠等用于全面性癫痫患者）。EEG一般是3Hz或更快的重复癫痫样放电（ED）。典型表现为广泛快波（3 ～ 6Hz）伴对称性、双侧额叶优势的多棘慢波和广泛棘慢波同时伴有肌阵挛。在发作延长或困倦时，EEG可能表现偏侧特征，此时不要认为是局灶性发作。继发性MSE常是潜在脑功能严重广泛异常的表现形式，如一些严重的婴幼儿疾病Lennox-Gastaut综合征、进展性肌阵挛性癫痫等。EEG有助于区分不同的MSE类型，可提示潜在的脑功能损伤及指导治疗。在遗传性全面性癫痫综合征中，肌阵挛性癫痫发作时的典型EEG表现为在正常背景波基础上的广泛快波、额叶优势的多棘波，而MSE的背景波常因癫痫频发或药物的作用有逐渐漫化趋势。

3. 局灶性运动性癫痫持续状态 局灶性运动性癫痫持续状态（focal motor status epilepticus，FMSE），顾名思义，是指局灶性癫痫发作的持续状态，一般为继发于脑部局灶性病变。目前最常见的病变是脑卒中，其次是中枢神经系统感染，其他还有脑肿瘤、脑病变性疾病、脑萎缩、脑发育不良、脑创伤、多发性硬化等，甚至BECT也可导致FMSE。发病机制与急性脑卒中时的抽搐机制基本相同。头部影像学可发现局灶性病变。EEG没有明确的特征。发作意识障碍时的癫痫样放电就可以表现为单侧大脑半球局灶性或偏侧性不连续频发局灶运动性抽搐，也可表现为双侧大脑半球不对称性发作。抽搐间期可有临床恢复，也可有持续性癫痫样放电。如果FMSE表现为面部、手或足等身体的某一部位长时间规律性抽搐，则称为持续性局灶性癫痫（epilepsia partialis

continua，EPC）。

4.癫痫连续发作（serial seizures） 是指癫痫发作频繁发生，但发作间期意识正常。由于在发作之间有恢复到正常状态的时间，因此不符合癫痫持续状态的标准，但是这种情况提示患者的发作频率与癫痫通常的发作模式相比有了显著增加。多发生在尝试撤药期间，属于癫痫的严重紧急情况，治疗策略主要取决于临床背景，如果患者正在服用低剂量且耐受性良好的药物，因为漏服药物、尚未服药或者经过评估后药物已经减量，这时合理的做法是恢复此前的用药，或额外给予单次剂量的用药，特别是当患者使用的是静脉制剂且耐受性良好时。另一方面，如果患者已经服用了所有的抗癫痫发作药物，用药量已经接近最大耐受剂量，那么其他的选择可能更合适。在这种情况下，推荐使用口服咪达唑仑或静脉给予劳拉西泮；而对于更严重的病例，经常使用没有较大镇静作用的药物，如左乙拉西坦、丙戊酸或拉考沙胺。

5.持续性部分性癫痫 是一种少见癫痫发作类型，是起源于大脑皮质的自发的规律或无规律性局限于身体某一部位的肌阵挛抽搐，多为持续单个部位发作。有时可被运动或感觉刺激加重，间隔时间不超过10秒，最低持续1小时，常持续数小时、数天或数周，甚至更长时间。2001年被ILAE归入局灶性癫痫持续状态，被认为是一种单独的临床发作类型，而非综合征。

（1）病因：该病为大脑皮质起源的癫痫发作类型。因此，可能损伤皮质的病变或病理生理过程都可能引起EPC。如急慢性脑血管病、脑部创伤性损伤、脑萎缩、颅内感染、脑炎、脑肿瘤、脑发育不良、休克、遗传代谢性疾病、免疫性疾病等。

一些药物如青霉素、阿洛西林、头孢噻肟、甲泛葡胺、左旋咪唑等也有可能诱发发病。在儿童中，Rasmussen综合征和线粒体病是常见病因。在成年人，以脑肿瘤、脑血管病或脑炎多见。在临床上，根据病因，最常见的有三大类疾病：颅内感染和脑炎、脑局部损伤及先天性代谢障碍。

（2）临床表现：取决于基础病变。癫痫发作主要表现为局限于身体某一部位的规律或无规律性肌阵挛抽搐，大多数患者合并有其他类型的癫痫发作，其中局灶性发作、局灶继发性全面性发作多见，也可伴有癫痫性痉挛、肌阵挛发作及各种类型的癫痫持续状态等。但也可孤立存在，甚至轻微到不影响日常生活，需要用手触摸才能感觉到。EPC可为首发表现，也可在其他癫痫发作类型后出现。肌阵挛抽搐可累及任意肌群，但以头部、面部（口角）和上肢（拇指或其他手指）为主，躯干、下肢或一侧肢体也较常见。

（3）脑电图表现：与其他癫痫脑电图相比无特殊性。但要注意观察视频脑电图上发作期的发作性动作（肌电图）与脑电图上放电的相关性。如果二者有明显的锁时关系（至少80%肌阵挛抽搐的肌电爆发与脑电图上的放电对应），可以明确诊断，二者没有明显的锁时关系（肌阵挛抽搐时脑电图无明显放电或仅为局限性不规则慢波），也不能排除此诊断。可进一步利用电脑软件做抽动锁定逆向平均技术（jerk-locked back-average，JLA）分析来寻找二者的相关性。JLA是通过特定的软件分析发作期脑电图与同步肌电图相关性的一种技术，特别是对于癫痫发作时没有明显脑电图改变的情况会有很大帮助。即以自发抽动所致的肌电爆发为触发点，对其前面一段时间的背景脑电图进行叠加平均后，可显示出与肌肉抽动呈锁时关系的原来不清楚的棘（尖）波。虽然大多数EPC患者的发作存在责任病灶，但因为有的病灶深埋在皮质内部或脑沟内、电压较低的放电在显著的背景活动中难以突出、累及的皮质区域太小（小于10cm²）、癫痫放电非单一起源或偶极子方向与表面记录电极角度不同等因素，头部表面电极无法处理这些情况，头皮EEG可能记录不到EPC相关的皮质局灶性节律性重复癫痫样放电，此时的头皮EEG的波谱可能没有明显的变化。

（4）头部影像学：大多数EPC患者的发作存在责任病灶，因此，MRI和CT多可发现局限性病灶，尤其MRI对EPC的起源定位有较大的价值。

（5）诱发电位：巨大皮质反应电位提示局部皮质兴奋性增高，可为寻找EPC的起源提供间接证据。

（6）脑磁图：EPC病灶在脑磁图中表现为极度活跃，同脑电图相比，它能更好地体现出与肌阵挛抽搐间的相关性。

（7）其他如功能磁共振、PET、SPECT等都能够对肌阵挛抽搐的皮质定位有很大帮助。

（8）诊断与鉴别诊断：诊断主要依靠临床

表现、视频脑电图（需要有肌电图等多导同步记录）、头部影像学检查及相关神经电生理检测。EPC起源于初级皮质，其本质上是连续的局灶性肌阵挛，因此需要和皮质下等不同部位起源的非癫痫性肌阵挛及全面性肌阵挛鉴别。

（9）治疗：首先是针对基础病因进行治疗。应积极查找原因，针对病因治疗。其次是抗癫痫治疗。EPC起源于初级皮质，应该优先选用治疗皮质肌阵挛的药物，如丙戊酸、氯硝西泮、左乙拉西坦、唑尼沙胺、托吡酯等。常需要多种药物联合使用。但疗效多不理想。必要时可手术治疗。如局灶性病灶切除术、大脑半球切除术或迷走神经刺激术等。

（10）预后：主要取决于基础病因、起病年龄、癫痫发作持续的时间等。药物引起的EPC，在停药后可消失，高血糖（非酮症性）导致的EPC，在纠正后也是可逆的，继发于脑肿瘤、脑卒中的成人EPC预后常较好，但起病年龄小的EPC患者多伴随有进行性的精神及神经发育障碍或损害。总体而言，EPC一般预后不良，少部分患者通过治疗可能缓解，极少数可能在数月或数年后自然缓解。

6.抽搐已经停止但患者仍然不清醒的可能原因

（1）发作后状态：癫痫发作后患者感到头痛、疲乏、或遗留有肢体无力、失语、腱反射减弱、出现病理反射等，持续数小时或长达数天。在完全清醒前患者可进入意识模糊状态或出现自动行为。

（2）非惊厥性癫痫持续状态：惊厥性癫痫持续状态控制后患者可表现为无抽搐或肢体小的动作。脑电图表现为持续或间断发作性放电。此时需继续抗惊厥治疗，预防复发或惊厥性脑损伤。

（3）脑部原发性病变：如在急性卒中、颅内感染的抽搐控制后患者仍然不清醒。脑电图表现为持续性弥漫性大漫波，缺乏睡眠纺锤波、K综合波和正常的睡眠周期。静脉给予安定类或其他抗惊厥药物后脑电图及临床表现均无改善。此时，除了继续给予抗惊厥药物维持治疗外，应治疗原发病变或继发性脑损伤。

（4）抗惊厥药物引起的深睡眠状态：患者可在药物的作用下持续睡眠数小时甚至数天。脑电图可见睡眠纺锤波、K综合波和一定的睡眠周期等睡眠期脑电图表现。这种脑电图表现有助于和昏迷、发作后状态及亚临床发作相鉴别。

第十一章　脑电图在癫痫诊断和治疗中的作用

第一节　脑电图在癫痫领域中的应用

脑电图（electroencephalogram，EEG）是一种采用电生理指标描述大脑电活动的方法，反映的是大脑在活动时，大量神经元同步发生的突触后电位总和。脑电波来源于锥体细胞顶端树突的突触后电位，体现了不同部位神经元电活动差，通常为 $10 \sim 100\mu V$，可用精密仪器放大百万倍后通过放置在头皮的记录电极记录。可根据各种不同需求，显示各种参数形成一定的可视化图形，如脑电图、脑地形图，常用参数包括波形、波幅、时限和时相等。

癫痫是以反复发作为特征的慢性神经系统疾病或综合征，癫痫发作是大脑神经元共同异常放电引起的，是大脑神经元异常阵发性电活动的临床表现，这种异常电活动可通过头皮盘状电极或颅内针电极记录，称为癫痫样放电。癫痫样放电是癫痫发作的病理生理学基础，EEG能如实地反映大脑在既定时刻的功能状态，对于癫痫的诊断和癫痫灶的定位具有不可替代的价值。随着科学技术的发展，脑电图已经从最初的普通脑电图发展到长程视频脑电图及立体定向脑电图等。

一、脑电图对癫痫诊断的敏感性和特异性

脑电图异常包括非特异性背景活动异常和阵发性异常，其中阵发性异常即癫痫样放电，与癫痫发作有密切关系，但由于脑电图检测方法不同，癫痫样放电的出现率有很大差别。睡眠脑电图及长程视频脑电图可以提高癫痫患者异常放电的出现率，而癫痫的类型、病因，患者的年龄、检测时的状态对脑电图的阳性率也产生明显影响。此外，受脑电图阅图者个人经验的影响、对癫痫样放电波形的主观辨认标准不同也影响脑电图的阳性率，经验不足者可出现假阳性或假阴性结果，影响最终的诊断和用药指导。

此外，在正常人群中，10%可出现非特异性脑电图异常，1%可出现癫痫样放电。在有神经系统异常而无癫痫发作的儿童中，癫痫样放电的发生率更高。在非癫痫人群，尤其是儿童中，常见的癫痫样放电类型有中央-颞区放电、广泛性棘慢波发放及光阵发性反应。儿童中60%的中央-颞区异常放电和50%枕区异常放电都不伴有癫痫临床发作。有的仅闪光刺激下出现癫痫发作。不能仅依靠脑电图改变来诊断癫痫，应结合患者的临床表现。脑电图记录到癫痫样放电表明脑内存在异常兴奋区或癫痫性刺激区。虽然癫痫样放电与癫痫发作有密切关系，但并非高度特异，也可见于非癫痫人群，包括健康人群和非癫痫性患者群。尽管在各种情况下与发生癫痫样放电的神经电生理学机制相似，但由于癫痫是一种临床诊断，所以仅有临床下的癫痫样放电不能作为癫痫的诊断依据，仅可作为癫痫发作风险增加的一个指标。

二、发作间期EEG对确定癫痫类型的价值

发作间期癫痫样放电具有阵发性特点，能够清楚地从背景活动中区分出来，多数表现为棘波、尖波、棘慢复合波、尖慢复合波和多棘慢复合波，少数可表现为阵发性慢波。头皮脑电图记录到的棘波或尖波多数为负相，正相棘波或尖波很少有定位意义。

癫痫样放电中包含了很多与癫痫诊断分型有关的信息，在临床特征的基础上，间期EEG的癫痫样放电对部分癫痫类型具有提示性的意义（表11-1），脑电图判图时应结合各种癫痫类型特点综合分析，包括放电的频率、时间和空间分布、波形特点，与生物周期、环境和状态的关系等。

1.频率　3Hz是一个具有重要意义的脑电图诊断参考指标，不典型失神、LGS常可见1.5～2.5Hz棘慢波的发放；3Hz广泛性棘慢波提示失神；高于3Hz左右棘慢波常见于肌阵挛、仅有全面性强直阵挛发作的特发性全面性癫痫等。

2.时间分布　癫痫样放电的时间分布及其与觉醒-睡眠周期的关系对诊断有重要提示意义。睡眠期癫痫样放电增多常见于多数癫痫综合征，如伴有中央颞区棘波的儿童良性癫痫、儿童良性枕叶癫痫、获得性癫痫性失语、癫痫伴慢波睡眠期持续棘慢波等。有些癫痫样放电和癫痫发作更常出现在觉醒后，如青少年肌阵挛癫痫、青少年失神癫痫等。

3.空间分布　部位固定的癫痫样放电的空间分布对局灶性癫痫起源的定位具有重要意义，如伴有中央颞区棘波的儿童良性癫痫、儿童良性枕叶癫痫等。但在癫痫外科中，头皮脑电图的定位常不够精确，且容易漏掉深部起源的局灶性放电。在难治性部分性癫痫的外科术前定位时，常需要进行颅内电极记录。

4.环境影响和诱发因素　某些患者的癫痫样放电出现在特定的环境中，或能够被特殊的刺激诱发，如过度换气、闪烁光刺激、图形刺激、触觉刺激、惊吓刺激等，一定条件刺激下诱发癫痫发作是癫痫诊断及癫痫发作的重要依据。

表11-1　常见的癫痫综合征发作间期特征性表现

癫痫综合征	特征性脑电图表现
婴儿早期肌阵挛脑病	暴发-抑制
大田原综合征	暴发-抑制
West综合征	高度失律
伴中央颞区棘波的儿童良性癫痫	睡眠期Rolandic区棘慢波
儿童或青少年失神癫痫	过度换气诱发广泛性3Hz棘慢波
青少年肌阵挛癫痫	广泛性棘慢波，唤醒后多见
光敏性癫痫	间断闪光刺激或环境闪烁光诱发

三、脑电图在癫痫诊疗过程中的作用及局限性

EEG在癫痫的诊断中，起到不可或缺的作用，但同时也存在一定的局限性。

（一）优势性

1.有助于确定发作性事件是否为癫痫发作，根据EEG背景活动有无异常，推测是否合并有脑部器质性病变。痫性发作时的EEG可作为癫痫诊断的重要依据，对于其治疗分类及预后判断也很有用。而发作间期癫痫样放电（IED）的出现可能与临床痫性发作没有关系，因此IED时的EEG仅能够提供癫痫临床诊断的支持证据。

2.有助于癫痫发作类型判断及癫痫综合征的分类，进而帮助抗癫痫发作药物的选择。

3.有助于发现癫痫发作的诱发因素及评估单次无诱因癫痫发作后再次发作的风险。

4.辅助评估抗癫痫药治疗的疗效及撤药后复发风险。

5.癫痫外科术前评估。

6.排除癫痫样放电所致的认知障碍。

（二）局限性

EEG可提供对癫痫诊断的支持，有助于癫痫综合征分类，但单凭EEG不能确定或否定一个特定癫痫的诊断。记录到癫痫样放电不一定都诊断为癫痫，未记录到放电，亦不能否定癫痫，它可以是因为放电部位隐蔽，头皮EEG记录不到，亦可能是异常放电稀少，在有限的记录时间内未能捕捉到。发作间期癫痫样放电的频度与临床发作的严重程度不完全一致，有些发作频繁而间期放电稀少，如某些额叶癫痫，而有些间期大量放电而发作不频繁，如儿童良性局灶性癫痫。大多数EEG图形可由各种不同的神经系统疾病导致，许多疾病可导致多种类型的EEG图形，间断的EEG变化，包括发作间期癫痫性放电，由于不频繁，可能在短暂的常规EEG记录中不会记录到，在一些没有疾病证据的人群中EEG可有异常，并非所有患脑部疾病的病例均有EEG异常，特别是当病理变化小、慢性或位于大脑深部时。

四、脑电图的类型

1.常规脑电图　由于癫痫样放电具有随机性，常规头皮脑电图（scalp electroencephalogram, sEEG）一般记录时间为30～60分钟，监测时间短，缺乏睡眠状态下记录，阳性率较低，常难以捕捉到癫痫样放电，发作期常因肌干扰不能提供有用的定位信息；有时提供错误信息；间期或发作期显示放电传导后的区域。因此，多不能根据这种常规脑电图来确定癫痫。目前使用率呈逐年下降趋势。

2.动态脑电图（ambulatory EEG monitoring, AEEG）　可由患者日常随身携带，实现24小时

无间断记录，记录完成后对数据进行处理。其优势在于：患者活动不受限，但由于其缺少视频监测及受试者日常生活产生大量动作伪差，在后期脑电分析中对伪差辨别及发作类型的鉴别存在很大的干扰，目前临床应用较少。主要在发作频率相对稀少，短程脑电图记录不易捕捉到发作或癫痫发作已经控制，在减停抗癫痫发作药物前或完全减停药后进行脑电图检查中使用。

3.视频脑电图（video EEG monitoring，VEEG）是在常规脑电图基础上增加了同步视频监测，可观察癫痫发作与脑电图变化间的实时关系，能完整记录清醒—睡眠—觉醒过程，结合多种诱发试验，如过度换气、闪光刺激、睡眠剥夺等，或

通过增加一些特殊电极，至少可在80%患者中发现异常的癫痫样放电，是目前诊断癫痫最可靠的检测方法。监测时间可以根据设备条件和病情需要灵活掌握。在癫痫诊断和药物治疗中，一般监测数小时或数天且记录到一个较为完整的清醒—睡眠觉醒过程就能满足临床需要，在设计癫痫外科手术定位中，则可通过延长记录时间来增加记录癫痫临床发作的概率。

4.颅内电极脑电图 根据需要，有些外科手术治疗前应记录颅内电极脑电图（intracranial EEG，invasive EEG），根据颅内电极植入技术的不同，颅内电极脑电图分为术前脑电图（硬膜下电极脑电图、立体定向脑电图）和术中脑电图两种。

第二节 脑电图基础知识

一、脑电图基本操作要求

根据国际脑电图学会的建议，头皮脑电图记录常规使用10%～20%系统确定电极的安放位置，简称国际10-20系统。常规脑电图描记应至少记录20分钟清醒状态下的无干扰图形，并进行数次睁闭眼试验。闪光刺激和过度换气应作为常规诱发试验并额外增加记录时间。

（一）临床EEG的设备要求

1.EEG记录电极数量：8、16、19、32、64、128导。美国临床神经生理学会推荐：至少21个电极。我国一般最低采用19导同步记录，新生儿至少应包括8导同步记录。

2.交流电源应达到电生理室专用电源的要求。

3.EEG检查室内所有设备均采用同一公共点接地。

4.避免串联接地，接地点的对地阻抗应<4Ω。

5.EEG仪应该配备必要的辅助设备如闪光刺激器。

（二）EEG实际操作要求

EEG的记录质量和稳定性要具有较高的水准，故需要做到以下要求：

1.经常检查电路、插座等确保机器的稳定性。

2.有地线的要求做到接触良好畅通。

3.经常实时测量导联线的阻抗以保证其导通性能。

4.每次安装电极和导联编组后，都要复查一次，以免有误。

5.若出现不对称时，要及时核对电极位置和导联编组，是否对称无误。

6.电极表面要经常清理或氯化，包裹电极的脱脂棉要经常更换，以减少电阻。

7.电极帽子松紧大小要适度，过松时电极容易活动而出现伪差，过紧时易影响血液循环，使受检者感到头晕不适，引起脑波的异常变化。

8.脑电图机一旦出现故障或可疑故障时，要及时维修确保设备正常，以免出现脑电图失真而误判。

9.不经常使用的脑电图机，最好1周或2周通电一次，尤其是阴雨季节或湿气较重地区，以便保持机器内干燥。

10.EEG检查室内温度要适宜，避免室温过高或过低，温度过高患者流汗可出现脑电基线漂移或电极短路，或温度过低影响患儿睡眠，影响脑电图信号，影响检查，导致脑电图发生改变；检查时患者周围应安静，不要有人走动，更不能谈论与患者有关的病情及治疗事宜，以免引起受检者情绪波动，影响脑电图的采集。

（三）EEG描记过程中的要求

1.EEG仪器应保证记录信号真实可靠，并应按照EEG记录的最低要求进行正规的EEG描记，保证记录时间不少于30分钟，只有足够时间的描记和规范的脑电图操作，才能保证一定的阳性率。

2.描记包括各种状态、导联方式和诱导试验，提高常规EEG的阳性率；其次是保证描记

的导联不仅有单极导联，同时还应有双极导联及各种必要的导联组合，有助于病灶的定位。

3.要结合不同病例选用不同的诱导方法，闭眼描记可较易发现痫样放电，过度换气可诱发3Hz棘慢波出现的失神发作，觉醒与睡眠的完整周期描记可提高颞额叶癫痫及睡眠发作的癫痫的阳性率。

4.急性脑卒中、近期颅内出血、大血管严重狭窄和伴有短暂性脑缺血发作（TIA）、确诊的Moyamoya病（烟雾病）、颅内压增高、严重心肺疾病、镰状细胞病及临床情况危重的患者不应进行过度换气试验。

5.癫痫及其他患者，如果脑电图出现明显的病理波，做诱发试验时要慎重，否则容易引起癫痫大发作。

6.EEG监测过程中应实时调试脑电信号，尽量避免外界干扰，减少伪差，避免假阳性。此外要结合不同年龄组对生理波出现做正确判断，切勿将过度换气时出现的慢波化、睡眠时的顶尖波、纺锤波误当病理波。

电极种类：盘状电极、柱状电极、针电极、特殊电极。

（四）儿童EEG记录

设备和方法与成人基本相同，但基于儿童的特点，需注意以下几方面。

1.国际10-20系统也适用于儿童。因为儿童在记录过程中容易活动，最好用电极膏或火棉胶固定。

2.幼儿脑电活动的电压较高，因此要适当调整灵敏度（10～20μV/mm），但对低波幅快波仍应使用7～10μV/mm的灵敏度。

3.记录要尽可能包括静闭眼状态。3个月以上的婴儿常可通过被动闭眼（即家长或技术人员用手遮盖其眼睛）记录到后头部的优势节律。能合作的小儿可通过吹纸条或吹风车完成过度换气试验。有适应证的小儿应进行节律性闪光刺激。

4.要尽可能记录睡眠期脑电图。困倦期、入睡过程及觉醒过程的脑电图非常重要，应尽量记录自然睡眠状态或剥夺睡眠－睡眠状态，必要时也可使用镇静药帮助睡眠，但睡眠脑电图不能取代清醒期脑电图。

5.随时观察并注明记录过程中小儿的状态。对年龄较小的幼儿，仔细观察和记录清醒、困倦或睡眠状态的变化尤为重要。

（五）EEG导联组合

将电极按照一定的顺序有目的组合起来进行排列就称为导联组合。最常用的两种导联组合，一种是参考导联，就是测量头皮电位和耳朵电位的差值；另一种是双极导联，测量头皮上两个电极之间的电位差。

（六）EEG的基本特征

EEG波形由电极对之间的电位差变化形成，主要由周期（频率）、波幅、位相、空间分布等基本要素所组成。

1.周期　指一个波从开始到结束的时间，或是相邻2个波峰或波谷之间的时间间隔，单位为毫秒（ms）。

2.频率　相同周期的脑波在1秒内重复出现的次数，单位用Hz（或周期/秒）表示，通用标准纸速：30mm/s＝3cm/s，在脑电图图纸上每屏为8秒或10秒，一般定标每一格为1秒，1秒几个波就是几Hz（图11-1，表11-2，图11-2）。

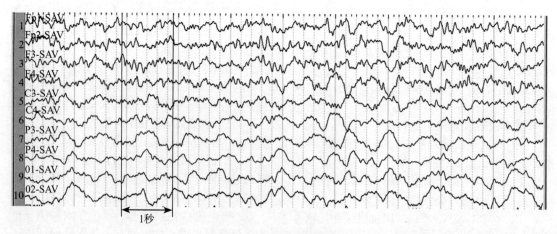

图 11-1　脑电图的频率

表11-2　脑波频率的分类

频段	频率范围（Hz）
低频信号	<0.3
δ	0.3～3.5
θ	4～7.5
α	8～13
β	14～40
γ	40～80
Ripple	80～200（250）
快涟波	200～500
高频振荡	500～800
超高频振荡	>800

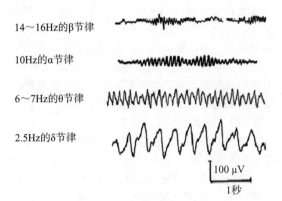

图11-2　各种脑电波节律

3.波幅（amplitude）　波幅就是电压（voltage），指2个电极之间的电位差，单位用微伏μV表示（图11-3）。判读EEG时，一般根据判读需求可调整7μV/mm或10μV mm。根据EEG波幅可分为4种类型（表11-3）。

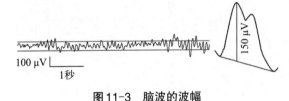

图11-3　脑波的波幅

表11-3　波幅的类型

成人	儿童
低波幅：<25μV	低波幅：<50μV
中波幅：25～75μV	中波幅：50～150μV
高波幅：75～150μV	高波幅：150～300μV
极高波幅：>150μV	极高波幅：>300μV

4.调幅（modulation）　指脑波的波幅变化规律，反映活动的稳定性，呈现渐高-渐低的梭形串，持续约1秒，串间伴有少量低幅β活动。

5.位相（phase）　是指EEG波幅与时间的对应关系。以脑电图基线为标准，波峰向上为负相波，波峰向下为正相波。

脑波的空间分布特点如下。

（1）广泛性（generalization）：脑波活动出现在双侧半球的各个脑区，左右半球相应区域频率及波幅基本对称，但前后脑区的波幅可有差别。

（2）弥漫性（diffuse）：脑波活动出现在双侧半球的各个脑区，但波形、波幅或频率有不固定、非持续性的不对称及不同步现象。

（3）局灶性（location or focus）：局限在某一局部的特殊脑电活动，可涉及不同的范围。

（4）一侧性（unilateral）：出现于一侧半球或以一侧半球为主的异常电活动。

（5）对称性（symmetry）：双侧大脑半球各对应区域脑电活动的波形、波幅、位相和频率基本相同（反之为非对称性）。

（七）EEG的基本参数

1.滤波器

（1）一种使有用信号顺利通过，而使无用信号被消除或衰减的电子电路。

（2）高频滤波器：又称低通滤波器，影响高频活动。

（3）低频滤波器：又称高通滤波器，确定低频的限制区域。

（4）带通滤波：指只允许通过一个频带中的信号成分，在这个频带之外的信号成分则被衰减。其电路由高通滤波和低通滤波共同组合而成。

2.滤波

（1）设定的滤波点衰减20%～30%。

（2）高频：60～70Hz，去除高频干扰、过低使快波和棘波失真。

（3）低频：0.3～0.5Hz，去除缓慢基线漂移、过高使慢波失真。

（4）去除直流信号和50Hz交流电干扰（50Hz陷阱）。

3.纸速

（1）通用标准纸速：30mm/s＝3cm/s，每屏为8秒或10秒。

（2）快纸速：60mm/s或更快，波形展宽。分析快波；测量棘慢波与EMG的关系。

（3）慢纸速：15mm/s或更慢，波形压缩。显示周期性特征（周期性波、暴发-抑制、成串痉挛发作）；睡眠监测（观察快速眼动、胸腹运动、血氧）。

4.灵敏度

（1）输入电压与描记笔偏转的比（产生一个既定数量的垂直偏转所需要的输入电压）：μV/mm。

（2）数字化EEG不同灵敏度表现在波幅的不同。

（3）常用灵敏度；儿童为10 μV/mm或更高；成人为7 μV/mm。

二、正常脑电图

与其他各种生理指标的正常值一样，正常脑电图是一个统计学的概念，即在健康人群中脑电的各项指标在95%的可信限范围之内属于正常脑电图，偏离此范围则为异常脑电图。但无论从统计学角度还是在临床实践中，都有少数正常人的脑电图在95%的可信限范围之外，也有部分中枢神经系统异常的患者呈现为正常脑电图。

正常脑电图是基于特定年龄、精神状态、部位和出现方式等要素而做出判断的，同样的图形偏离了这些要素，则可能成为异常图形。如成年人在清醒闭眼状态下，枕区出现10Hz的α节律为正常图形，但同样的图形如出现在睡眠期，或出现在额区，或出现在婴幼儿期，则可能为不正常图形，所以在判断脑电图时要时刻考虑到这些因素。

1.脑电图的背景节律 背景活动（background activity）指的是在一份脑电图记录中持续存在或占优势的脑电活动。背景活动特征与年龄、状态（清醒或不同睡眠阶段）及部位有关。通常以清醒安静闭目状态下记录的脑电图作为判断背景活动的主要依据。但在特殊情况如睡眠、昏迷状态下，或不能合作配合闭眼状态下描记的小儿，则应根据具体状态来判断背景活动。以下介绍不同状态及不同部位常见的背景脑波特点。

对于3岁以上儿童及成人来说，α节律是脑电图中具有标志性的节律。α节律必须符合以下标准：即清醒状态下出现在后头部的8～13Hz的节律，一般在枕区电压最高，波幅可变动，闭眼且精神放松状态下容易出现（图11-4），注意力集中及睁眼，特别是视觉注意和积极的精神活动可使其阻滞。出现在其他部位或其他状态下的α频带的节律不是严格意义上的α节律。

对于3岁以下正常儿童及幼儿来说，背景活动节律跟随年龄变化而发展，2～3月龄是从新生儿型向婴儿型转变的时期，3月龄起后头部出现4Hz左右的节律性活动，5月龄时枕区活动的频率在5Hz左右，1岁枕区活动可达6～7Hz，偶尔达到8Hz，3岁时达到8Hz。

不同年龄组脑电图的改变（脑电图的成熟

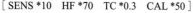

[SENS *10   HF *70   TC *0.3   CAL *50]

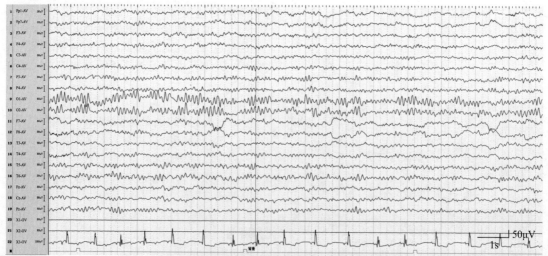

图11-4　α节律：正常脑电图。受检者在清醒安静闭目状态下，背景脑电为（20～50μV）9～10Hz α节律，中长程出现，调节、调幅较好，双侧对称，枕区优势明显

发育到衰退）显示了脑功能经历了不成熟→成熟→衰退的过程。在生物成熟的上升阶段，是生理的自然的过程，而老化尽管完全无病理改变的可能性不能除外，但主要是由病理决定的。随年龄的增长，脑萎缩，脑室扩大。神经元数目选择性改变在不同脑区改变不同（额颞明显）。老化（aging）是以普遍的感觉运动减慢为特征，影响传入、传出及中枢的加工过程的所有方面，但所有活动不是以同样速度衰退。

2.β活动　β活动是指频率超过13Hz的快波活动，是正常成人清醒脑电图的主要成分，分布广泛，波幅通常较低，成人多在30μV以下。当α节律因生理性反应而抑制时，常代之以β活动。巴比妥类、安定类及水合氯醛等镇静催眠药可引起大量β活动，频率在18～25Hz，波幅为30～100μV，前头部明显，常呈纺锤样节律，是脑电活动对药物的正常反应（图11-5）。当脑内有病变时，病变区域的药物性快波反应常减弱或消失。哌甲酯、安非他明等中枢兴奋剂也可引起广泛性β活动增多。在确定近期未用任何影响中枢神经系统药物的情况下，清醒放松状态下出现大量明显的β节律发放，应属异常现象，但多数缺乏特异性。

3.θ波　θ波在正常人的数量与年龄及状态密切相关。婴儿期后头部主要以θ节律为主，相当于儿童及成年人的枕区α节律。幼儿至儿童期亦可有较多的θ活动。青少年和成年人思睡时也

可出现θ活动。正常成年人清醒状态时仅有少量（约10%）散在的低波幅θ波，主要分布在额、中央区，一般不形成节律。儿童及青少年清醒期可出现5～7Hz的额中线θ节律（frontal midline theta rhythm，Fm），与情绪和思维活动有关，在注意力高度集中如心算或思考等智力活动时出现，有学者认为与脑的成熟度有关。

与年龄不相适应的θ波增多属于非特异性背景异常，可能为发育性异常，也可能与脑内弥漫性病变有关，需结合临床做出判断。中央区θ节律是一种异常脑电图现象，表明有感觉运动皮质区兴奋性的异常增高，常见于某些年龄相关性癫痫，如Dravet综合征、Rett综合征等。

4.δ波　δ波的数量也与年龄和状态有关。婴幼儿清醒期有较多散发δ波，但不形成节律。随着年龄的增长，δ波减少，正常成年人仅有极少量的低波幅θ波。慢波睡眠期正常有较多高波幅δ活动。

正常小儿后头部可有数量不等的3～4Hz慢波活动，散发或呈短节律出现，以枕区最突出，称为儿童后头部慢波（posterior slow waves in children），属正常发育现象，进入青春期后消失。临床应根据慢波的出现年龄、部位及对睁-闭眼的反应与异常慢波鉴别，鉴别要点：正常儿童的后头部慢波具有和α节律一样的反应性，闭眼时随α节律一同出现，睁眼时则随α节律一同被阻滞，不出现在其他状态或其他部位。

5.λ波　λ波是清醒期出现在枕区的双相或

[SENS *10　HF *70　TC *0.3　CAL *50]

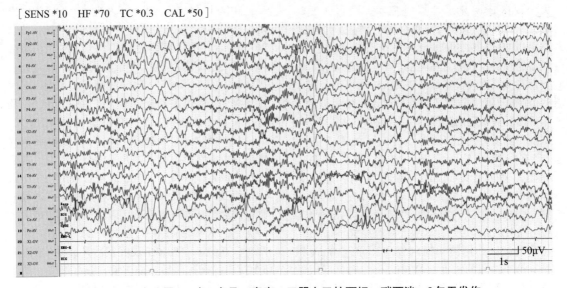

图11-5　患儿男，8岁7个月，癫痫，口服左乙拉西坦、硝西泮，2年无发作

三相尖波，正相成分最突出，波幅一般在50μV左右，少数可达70～80μV，波底较宽，为200～300毫秒，呈倒三角形或锯齿状，散发或连续出现，一般双侧同步，可扩散到顶区和后颞区。λ波在注视活动的物体、眼球扫视运动或节律性闪光刺激时容易出现，有学者认为其属于视觉诱发电位波形。

6.思睡期慢活动　在思睡期向浅睡眠期过渡时，可反复出现阵发性同步化的慢波活动，称为思睡期慢波活动。成人为5～7Hz的低-中波幅θ活动，以中央、顶区为著，可扩散到全头部，每次持续0.5～2秒，也可散发出现。儿童思睡期可见4～5Hz中-高波幅θ活动，婴儿期则可为3～4Hz慢波活动。小儿思睡期的慢波活动可表现为两种形式：θ持续性超同步化慢波，表现为思睡期3～5Hz的广泛而持续的慢波活动，后头部突出，最早出现于3个月左右，1岁前表现最明显，可持续到10岁以后。阵发性超同步化慢波，为短阵出现的3～5Hz高波幅慢波，中央、顶、枕区波幅最高，持续1～2秒，在4～9岁最明显。当某些背景快活动插入在超同步化的θ节律中时，易被误认为是棘慢复合波，区别点为此种慢活动仅出现在思睡期，类棘（尖）波成分，波幅很低（表11-4，表11-5）。

7.顶尖波　是浅睡期（睡眠NREM Ⅰ期）的一个标志，并可延续到睡眠纺锤期即睡眠NREM Ⅱ期的早期。顶尖波最大波幅出现在颅顶区（Cz），在缺少中线记录时以双侧中央、顶区最明显，可扩展至额、颞区，波幅100～300μV。顶尖波可单个出现，或成对出现，亦可以1Hz左右的间隔连续数个假节律性出现。典型的顶尖波双侧对称同步。小儿的顶尖波可以非常高或非常尖，酷似异常尖波，也可波及更大的范围或左右不同、不对称地出现。30岁以后随年龄增长波幅逐渐降低。在有些病理情况下，可出现一侧顶尖波被抑制。

8.睡眠纺锤　是进入NREM睡眠Ⅱ期的标志，并可延续到NREM睡眠Ⅲ期。睡眠纺锤的出现部位在颅顶区最大，并可波及两侧的额、中央、顶区，有时可扩展至颞区。波形为12～14Hz的梭形节律。成人一般在50～75μV，儿童的睡眠纺锤波幅通常较高，可达100pV以上。每串纺锤的长度一般在0.5～2秒，睡眠纺锤可左右不同步或不对称出现，但只要不是恒定

地在一侧消失，即应视为正常。顶尖波、睡眠纺锤在一侧恒定减弱或消失为异常，常提示该侧有结构性病变。睡眠期顶尖波、纺锤波是区分睡眠周期的重要标志（表11-4）。

表11-4　睡眠EEG与睡眠周期

睡眠阶段	主要特征
NREM睡眠	
Ⅰ期（思睡期）	从α波解体到出现顶尖波
Ⅱ期（浅睡期）	出现纺锤波、K复合波，仍有顶尖波
Ⅲ期（中度睡眠）	2Hz以下、波幅75μV以上慢波占记录页20%～50%、K复合波、一些纺锤波
Ⅳ期（深睡眠）	2Hz以下、波幅75μV以上慢波占记录页50%以上、一些K复合波
REM睡眠 时相性 紧张性	与Ⅰ期睡眠相似，锯齿状、去同步化相对快频率波：快速眼动

9.K复合波　出现于NREM睡眠Ⅱ期并可延续到Ⅲ期，主要分布在顶区或额区，但常扩展至脑电图的各个导联。一个完整的K复合波由两个部分组成，首先是一个高波幅复合双相或多相慢波，类似顶尖波，但常比顶尖更宽，分布更广泛，其后跟随一串12～14Hz的纺锤波。K复合波可单个出现，亦可连续重复出。K复合波常由声音、触觉等外界刺激诱发，即使看似是自发出现，也是由某种形式的传入刺激所致，因此具有诱发电位的性质，实际上是一种轻微的脑电觉醒反应，但不伴有行为的觉醒。

10.睡眠期枕区一过性正相尖波　为睡眠中出现于枕区的单个或连续的4～5Hz正相尖波，波幅20～80μV，可双侧同步或不同步，在枕区波幅最高。单极导联时最明显，呈散发或非节律性连续出现（图11-6）。可见于NREM睡眠Ⅱ、Ⅲ期，多于Ⅰ、Ⅳ期，REM期偶见或消失。多见于青少年及成年人（15～35岁），但亦可早至4岁即出现。

11.觉醒反应　青少年和成年人从睡眠到觉醒的过程非常迅速，中间几乎没有过渡期，常是在一个或连续几个顶尖波或K复合波后，立即出现节律良好的后头部α节律。小儿在觉醒过程中脑电图会出现明显的觉醒反应，又称觉醒过度同步化。在从NREM睡眠Ⅰ期以外的任一睡眠期觉醒时，在额、中央区出现阵发性高波幅θ节律或δ节律，并迅速向后头部扩散，频率渐快，波幅渐低，持续3～10秒，常伴有较多肌电活动。

[SENS *10　HF *60　TC *0.3　CAL *50]

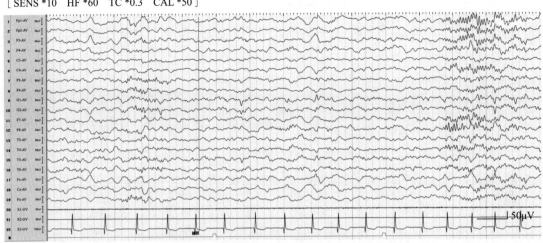

图 11-6　睡眠期枕区一过性正相尖波

12. 中央区（Rolandic 区）μ节律　又称梳状节律（comb rhythm），在清醒状态下出现于一侧或双侧中央区（C3，C4），在颅顶区（Cz）最突出，频率在 9～11Hz，波幅在 30～80μV，其中常混有 201Hz 左右的快波活动（图 11-7，表 11-5）。成人低于 8Hz 的 μ节律可能为异常。μ节律的波形为负相尖而正相圆钝，常以短串形式出现，可左右交替或同时出现，或从一侧游走至另一侧，有时扩散到顶区。节律的频率和波幅与 α节律相似，但出现部位、反应性和生理意义均与 α节律不同，其不受睁闭眼的影响，但可被对侧肢体运动抑制。

在某些癫痫儿童如伴有中央颞区棘波的儿童良性癫痫（BECT）可出现异常增高的 μ节律，提示有感觉运动皮质区兴奋性增高，但节律本身不属于癫痫样放电。

三、异常脑电图

异常脑电图波形的产生机制与神经元离子通道异常、局部神经环路异常或更复杂的脑结构或功能异常有关，这些波形无论出现在任何年龄（新生儿除外）、任何状态或任何部位均为异常现象。但出现异常波形并不一定引起临床症状，特别是儿童期某些与发育有关的异常脑波，有些是良性的、无症状的一过性图形。此外，有些异常脑波与特定条件下出现的生理性脑波在形态上非常相似，但形成的病理生理学基础和临床意义均

[SENS *10　HF *70　TC *0.3　CAL *50]

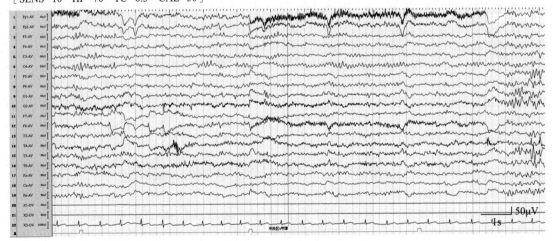

图 11-7　中央区 μ节律

表11-5 正常清醒期及睡眠期主要脑波分类及特征

状态	脑波分类	频率（Hz）	波幅	波形	分布	反应性	出现状态	出现年龄
清醒期	α节律	8～13	低～中	弦样波	后头部	睁眼抑制	闭眼	3岁以上
	β活动	>13	低	弦样波	广泛分布，额区明显	—	多种状态	任何年龄
	μ节律	9～11	低～中	μ形状	中央区	肢体运动抑制	清醒，不受睁闭眼影响	人群出现率2%～10%
	λ波	>30	低	双相或三相尖波	枕区著	—	清醒期亮光线下扫视	3～12岁多见
	后头部慢波	2～4	中～高	慢波，单个或节律出现	后头部	睁眼	闭眼或眨眼后	儿童
睡眠期	思睡期慢活动	4～7	中～高	慢波	中央、顶区著或广泛性	—	清醒到入睡时	儿童多见
	睡眠枕区一过性正相尖波（POSTs）	4～5	低	正相尖波	枕区	—	NREM睡眠Ⅰ期及Ⅱ期	儿童及成人
	顶尖波	—	高	尖波	颅中央顶区著	—	NREM睡Ⅰ期后期	儿童及成人
	睡眠纺锤	12～14	低	纺锤形	颅中央顶区著	—	NREM睡眠Ⅱ期	儿童及成人
	K复合波		高	尖形负相波-正相波	颅中央顶区著	刺激可诱发	NREM睡眠Ⅱ期	儿童及成人
	δ波	0.5～3.5	高	慢波	广泛性	—	NREM睡眠Ⅱ期及Ⅳ期	儿童及成人
	锯齿样波	4～7	中	拱形有正相切迹的θ节律波	颅中央顶区著	—	REM睡眠	儿童及成人
	觉醒反应	各种频段	低～高	节律性	额、中央区著	—	觉醒期	儿童及成人

引自中国抗癫痫协会.临床诊疗指南·癫痫病分册（2015年修订版）.北京：人民卫生出版社，2015

不相同，在分析异常脑电图波形时应特别注意。

脑电图异常分为背景活动异常和阵发性异常，根据临床应用，也可分为癫痫性异常和非癫痫性异常。

1.癫痫性异常　临床上常将棘波、尖波、棘慢复合波、尖慢复合波、多棘慢复合波等阵发性异常称为癫痫样放电（epileptiform discharges），是由兴奋性突触后电位形成，通过一组神经元快速超同步去极化产生，是癫痫发作的病理生理学基础，但并不是所有的癫痫样放电都伴有癫痫发作，任何器质性或功能性脑病变导致神经元膜电位不稳定的情况都可能出现癫痫样放电，有些神经发育性异常也可产生与年龄相关的癫痫样放电。

发作间期癫痫样放电（interictal epileptic discharge，IED）：

（1）符合IED必须满足以下标准：必须为暴发性的、且突出于患者的正常背景活动；必须有几毫秒突然的极性变化；每个瞬态的持续时间小于200毫秒，棘波持续时间小于70毫秒，尖波持续时间为70～200毫秒；符合生理性区域分布；必须不是已知的良性变异型或正常图形（图11-8，图11-9）。

（2）IED检出的敏感性受许多影响因素影响

1）脑电图监测的数量：在第一次常规脑电图中20%～55%癫痫患者可检出IED，当4次或更多次脑电图重复记录，发现IED可提高到80%～90%。

2）脑电图监测时间：常规脑电图为30～45分钟，脑电图监测数小时到数天也增加阳性率。

3）近期癫痫发作的时间：IED更常在癫痫发作24小时内。

4）抗癫痫发作药物治疗：丙戊酸、左乙拉西坦及乙琥胺可降低广泛性IED检出率；地西泮和苯巴比妥可迅速抑制IED。

5）IED几乎不可避免地出现在未经治疗的婴儿痉挛、Landau-Kleffner综合征和良性Rolandic癫痫，内侧颞叶癫痫常有发作间期脑电图异常，额叶癫痫发作间期脑电图可能为正常。

[SENS *10　HF *60　TC *0.3　CAL *50]

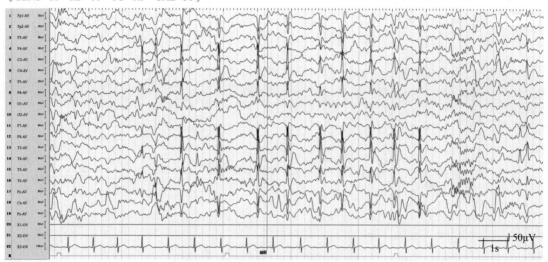

图11-8　儿童良性中央颞区癫痫

[SENS *10　HF *70　TC *0.3　CAL *50]

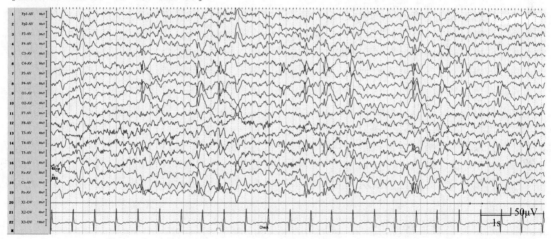

图11-9　儿童良性枕叶癫痫

2.快波性异常　β频段的快波活动（fast active）在正常情况下以低波幅去同步化的形式散在或间断出现背景活动中。少数正常人的基本背景活动以低波幅快波活动为主。在使用巴比妥类、安定类镇静药的情况下可出现快波活动增多，以上情况下的快波活动均不属于异常现象。快波性异常主要有非药物影响的快波异常增多（图11-10）和药物作用下的正常快波反应消失两类。

（1）精神疾病，如精神分裂症、抑郁症等。

（2）脑发育异常，如巨脑回、多小脑回畸形等皮质发育异常。

（3）"缺口节律"，本身为正常，多伴有异常慢波。

（4）局部β活动衰减，提示局部病变，或局部阻抗增加。

（5）全身性疾病的影响，如甲状腺功能亢进、垂体功能异常、发热等。

（6）β昏迷和α昏迷。

3.慢波性异常

（1）持续弥漫性慢波活动：表现为广泛而持续的中-高波幅慢波活动，在做脑电图描述时，应指明慢波是以θ还是δ频段为主。慢波可为单

［SENS *10　HF *60　TC *0.3　CAL *50］

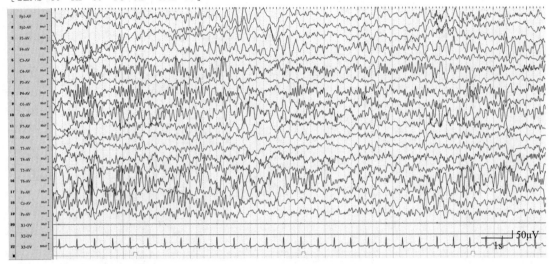

图11-10 患儿，男，9个月，癫痫。MRI：部分脑沟脑裂稍宽，双侧侧脑室稍扩大，右侧稍明显，右侧侧脑室壁似见小结节影

一节律或波形不规则的多形性慢波，也可在慢波上复合一些棘波成分，对外界刺激没有反应。这种背景特征提示有弥漫性脑损伤，常同时累及皮质及皮质下白质，见于各种化脓性或病毒性脑炎的急性期，严重缺氧、外伤、脑水肿等各种原因脑损伤所致的昏迷患者及严重进行性脑病等。慢波的程度和数量反映了弥漫性脑病的严重程度：δ频带为主的持续高波幅慢波提示损伤更严重，并常伴有意识障碍（图11-11）。

（2）间断节律性δ活动（IRDA）：是一种广泛起源的非特异性异常，无病因特异性，可见于多种中枢神经系统病变，包括深部中线或一侧半球的病变，如肿瘤、脑血管病、局限性脑炎、脑积水、狼疮性脑病、代谢性脑病、癫痫、中毒、感染、外伤等。患者除IRDA外，常伴有背景活动变慢，有些伴有意识障碍，特别是在代谢性脑病时。IRDA也可在正常人过度通气时出现，在这种情况下，IRDA是中枢神经系统对血液二氧化碳分压改变的正常反应，不应解释为异常现象。由于IRDA既可出现在全身性病变，也可见

［SENS *10　HF *70　TC *0.3　CAL *50］

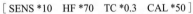

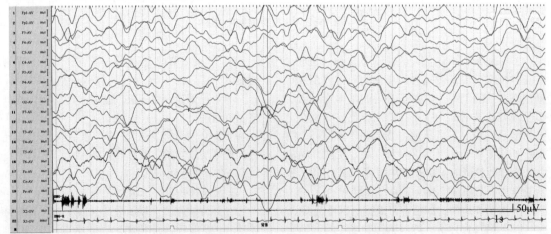

图11-11 患儿，女，5岁10个月，病毒性脑炎

于脑内广泛性或局限性病变，故其突出部位无论在额区或枕区均没有明确的定位意义。即使脑内有局灶性病变，IRDA的出现部位也主要是受年龄影响，而不一定位于局部病灶区。认识到这一点可避免将FIRDA或OIRDA错误解释为病灶区。颞区的IRDA（tmeporal IRDA，TIRDA）与癫痫有密切关系，与FIRDA和OIRDA有明显不同，具有高度的病因特异性，因此不属于非特异性异常。总而言之，对这种异常脑电图现象应结合临床具体情况进行解释。

额区间断节律性δ活动（FIRDA）：无病因及部位特异性，成人多见。

枕区间断节律性δ活动（OIRDA）：无病因及部位特异性，儿童多见（图11-12）。

TIRDA：高度提示颞叶病变和（或）颞叶癫痫。

（3）局部的多位相或复形慢波：提示局部结构性病变。

为局部或一侧半球出现的δ或θ频段的慢波，可呈散发或节律性发放，波形常为高波幅的多形性慢波。持续的局灶性多形性δ活动（focal polymorphic delta activity），多提示在大脑皮质、皮质下或丘脑核团有局部结构性脑损伤，如肿瘤、卒中、脓肿、脑实质血肿或脑挫裂伤等（图11-13）；在生理状态改变（如从清醒转为睡眠）时，多形性慢波活动常持续存在。

（4）广泛性非同步性慢波：慢波出现于两侧半球的不同区域，双侧不同步，频率亦不尽相同，且不成节律；慢波通常在睁眼及警觉时减少，放松及过度换气时增多，在某些区域如枕区、额区或颞区可能更突出；慢波的波幅多为中-高波幅，少数为低波幅。广泛性非同步性慢波是最常见，但最缺乏特异性的异常，可见于各种病因引起的双侧半球弥漫性病变，可能是功能性病变，也可见于各种严重的、进行性病变。慢波的数量可反映脑功能损伤的程度。

4. 其他

（1）三相波（triphasic waves）：为频率1.5～2.5Hz的中-高波幅慢波（正常成年人清醒时的脑电图波形一般频率＞8Hz），多出现在弥漫性低波幅慢波背景之上，多对称出现在双侧额部。其最主要的特征就是有三个相，脑波沿着基线上下有3次偏转，形成负-正-负三相尖波或尖慢复合波（即多为上-下-上），其第一相为波幅较低的负相波；第二相为一个突出的正相波，波幅高，时限0.25～0.5秒，双侧对称，前额部为主；第三相为时限长于第二相的负向慢波。特异性不强。最常见于代谢性脑病，其中以肝性脑病为首，也可见于肾性脑病、肺性脑病、低钠血症、低血糖、酗酒等代谢性脑病。其他可见三相波的疾病包括克-雅病（CJD）、脑炎、脑干丘脑病变、阿尔茨海默病、药物中毒性脑病（如锂剂、左旋多巴、抗生素）等。

（2）周期性波：为某种突出于背景的脑波或波群以相似的间隔反复出现。周期性波的波形重复而刻板（图11-14），可为尖波、棘波、慢波

[SENS *10　HF *60　TC *0.3　CAL *50]

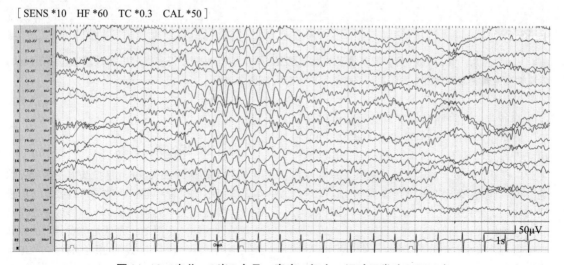

图11-12　患儿，3岁9个月，癫痫，智力、运动正常（OIRDA）

〔SENS *10　HF *70　TC *0.3　CAL *50〕

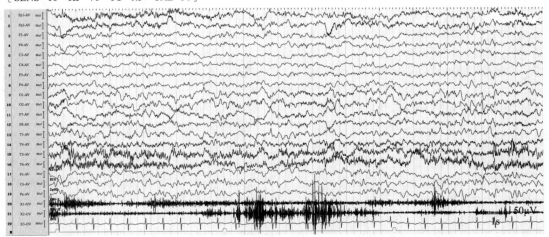

图11-13　患儿，男，7岁，间断抽搐6年余，脑电图提示右侧前颞区多型性慢波，术后病理提示右额皮质发育不良

〔SENS *20　HF *70　TC *0.3　CAL *50〕

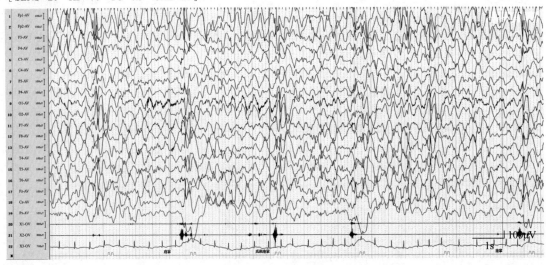

图11-14　患儿，女，5岁7月，亚急性硬化性全脑炎，背景弥漫性慢波伴多灶、广泛性放电，痉挛发作，广泛性高波幅尖波和慢波，间隔4～8秒周期性发放（周期性放电）

或三相波等，间隔期多表现为低波幅的慢波活动。周期性波的持续时间及间隔时间在不同的疾病或病程的不同阶段有不同的特征。周期性发放可为广泛性，亦可为局限性或一侧性。周期性波是一种严重的异常脑电图现象，是脑功能严重受损的表现，常提示有急性或亚急性弥漫性脑病，如亚急性硬化性全脑炎、克-雅病、单纯疱疹病毒脑炎及某些小儿癫痫性脑病。不同病因脑病的周期性复合波的重复频率和波形具有一定的特征

（表11-6）。

四、脑电图的诱发试验

诱发试验（activation）是指脑电图医生在给患者做脑电图过程中通过一些特殊的技术方法来改变被检测者大脑的功能状态，增强或诱发正常或者异常的脑电图活动，尤其是诱发异常的癫痫样脑电图活动，使脑部原有的潜在的癫痫放电暴露出来的试验。不同的诱发方式，机制不同，激

表11-6 周期样异常脑电图波形的特征及与临床相关性

图形	波形	分布	暴发间期时间	与状态关系	暴发间期	临床相关性
周期样广泛性尖波	双相或三相尖波或棘波	广泛性、早期可能为一侧性	<2.5秒，随疾病进展缩短，通常<1秒	清醒期和（或）睡眠期	无特征性	克-雅病
周期样双侧同步性慢尖波放电	不规则高波幅慢波或尖慢波	弥漫性、双侧同步性	5～10秒，在单侧记录中非常规律	过度换气或睡眠早期阶段可诱发	弥漫性、低波幅δ活动	亚急性硬化性全脑炎，除疾病早期或晚期阶段一直存在
周期样一侧性癫痫样放电（PLEDs）	双相或三相的尖波、棘波、或多棘波	一侧半球侧别间可有移转	1～2秒	意识损伤，特别是儿童，睡眠可持续存在	弥漫性异常慢波活动，可一侧显著	早期急性严重性的一侧性脑病，与局灶性发作相关，在成人短暂存在，儿童可持续存在
周期样慢复合波，额、颞区显著	尖波或三相波并混合暴发性慢波活动，类似PLEDs	一侧颞区显著	1～4秒	意识损伤	一侧或弥漫性慢波活动	单纯疱疹病毒性脑炎，可在CT扫描出现异常前发现
暴发-抑制	棘波、慢波和尖波混合短暂暴发，与持续较长相对扁平段间隔	双侧性可同步/不对称	变化性	昏迷，图形对刺激无反应，无睡眠周期	弥漫性相对低平	严重弥漫性脑病、缺氧与新生儿安静睡眠期不同
三相波	高波幅偏转，典型为负相-正相-负相	双侧同步、前头不明显，双极导联上前后头部延迟25～140毫秒	1.5～2.5Hz簇发或游走性	意识损害	背景节律变慢	中毒或代谢性脑病，尤其是肝性脑病

活的脑区也不同，这种检查方式有助于癫痫的诊断及癫痫综合征的分类，利于治疗用药及预后的判断。

一般将睁-闭眼试验、过度换气和间断闪光刺激作为脑电图的常规诱发试验。对有些诊断非常困难的癫痫患者，可采取联合诱发试验，以提高脑电图的阳性率。

（一）睁-闭眼试验

方法是在清醒状态下的脑电图描记中令患者闭眼放松，每间隔10秒左右令患者睁眼3～5秒，如此反复2～3次。正常在睁眼后经过<1秒的潜伏期，枕区节律受到抑制，称为α阻滞或枕区节律抑制。闭眼1～1.5秒枕区节律恢复。

小儿的枕区节律抑制现象在5～6个月时开始出现，随年龄的增长而变得明显，3岁时出现部分抑制，6～10岁抑制完全。α阻滞不完全或完全不抑制见于视力障碍或枕叶病变，一侧性改变更有意义。

有些患者在闭眼时出现棘波、棘慢复合波等癫痫样放电，特别是在刚闭眼时容易出现，睁眼时则明显或少或完全消失，见于某些特发性或症状性全面性癫痫及枕叶癫痫。少数患者睁眼后即刻出现癫痫样放电，闭眼则减少或消失，多属于

光敏性反应。可通过闪光刺激试验进一步证实。

合眼及闭眼敏感：合眼敏感为异常放电出现在合眼的1～3秒，通常伴有光敏感出现，闭眼失对焦为异常波出现在合眼后并且只要在闭目状态会持续出现，可见于特发性枕叶癫痫及部分特发性全面性癫痫。

（二）过度换气

过度换气引起脑电图改变的最直接原因是低碳酸血症。正常人在持续过度换气时，由于肺内二氧化碳排出增加，出现低碳酸血症和轻度呼吸性碱中毒。低碳酸血症可引起反射性血管收缩，导致脑内血流量减少，以保证脑内二氧化碳浓度。但脑血流减低使脑组织处于缺血缺氧状态，糖原供应减少，神经细胞功能下降，在脑电图上表现为慢波活动增多。此外，低碳酸血症使血浆游离钙浓度降低，神经元在缺氧、低钙等因素的影响下兴奋性增高，惊厥阈值降低，在癫痫患者容易引起癫痫样放电甚至癫痫发作。

检查时令患者在闭目状态下连续做3分钟的深呼吸，呼吸频率在20～25次/分，换气量为正常的5～6倍。小儿不合作时可逗引其吹纸条或吹纸风车，但3岁以下幼儿及严重智力低下的儿童一般难以合作。有急性脑卒中、近期颅内出

血、大血管严重狭窄和伴有TIA、Moyamoya病、颅内压升高、严重心肺疾病、颅骨手术、孕妇、镰状细胞贫血及临床情况危重的患者慎做或不做过度换气试验。

过度换气的正常反应为引起双侧同步的高波幅慢波反应，包括θ波和δ波，同时可能引起慢波延缓或慢波重建，过度换气开始后30秒之内出现慢波反应称为早期出现，过度换气停止1分钟后仍有明显慢波活动称为延缓反应或延迟消失。这两种情况均属于非特异性表现，反映脑血管调节功能不良。明显不对称的慢波反应（波幅差超过50%）见于一侧或局部脑损伤或脑功能障碍。

过度换气对诱发双侧对称同步3Hz棘慢复合波节律暴发最敏感，常伴有典型失神发作（图11-15）。在失神性癫痫且未经治疗的儿童，80%以上都能诱发出放电和发作。其他全导棘慢复合波图形50%可经过度换气诱发出来，有时伴有相应的临床发作，如不典型失神发作、肌阵挛发作或某些青少年全面强直阵挛发作等。

（三）间断闪光刺激

间断闪光刺激（intermittent photic stimulation, IPS）测试应在较暗的环境下进行，并应在过度换气结束后至少3分钟后开始。被检查者取坐位，闪光刺激器置于眼前，患者鼻根至闪光灯的距离为30cm，令眼睛注视刺激器中心。刺激频率在1～60Hz可调。每串IPS持续10秒，前5秒为睁眼状态，后5秒为闭眼状态。两串之间至少间隔7秒。选择不同刺激频率，刺激频率的变换可采用递增式或递减式进行。推荐刺激程序为1，2，3，4，6，8，10，12，14，16，18，20Hz递增，然后60，50，40，30，25Hz递减。刺激脉冲同步显示在脑电图记录中。

1. IPS的正常反应

（1）α节律阻滞：类似于正常睁眼时的α阻滞。

（2）节律同化：即枕区节律与刺激频率同步，又称光驱动反应。在刺激频率与被试者枕区基本节律接近时最容易引起节律同化。正常成人最易引起节律同化的闪光频率为5～30Hz。

（3）光肌源性反应：也称光肌阵挛反应，由闪光刺激引起面部、头部或四肢出现与刺激有锁时关系的阵挛性抽动，常伴眼睑震颤和精神紧张，但无意识障碍。脑电图表现为类似多棘慢复合波样的肌电伪差，以额区为著，停止刺激后即消失。光肌阵挛反应是一种非癫痫性的肌肉抽动。

2. IPS的异常反应及临床意义

（1）光阵发性反应（photoparoxysmal responses, PPR），为IPS诱发出棘慢复合波或多棘慢复合波等癫痫样放电（图11-16）。通常从刺激开始到出现棘波发放之间有一定潜伏期，某些患者在光刺激停止后棘波发放仍可维持一段时间。光敏性反应多数为广泛性棘慢复合波、多棘慢复合波发放，前头部突出，常见于青少年，和遗传有密切关系，70%有癫痫发作。少数为局限在一侧或双

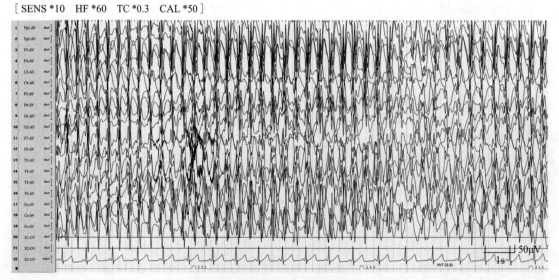

图11-15　过度换气诱发失神发作

[SENS *10　HF *70　TC *0.3　CAL *50]

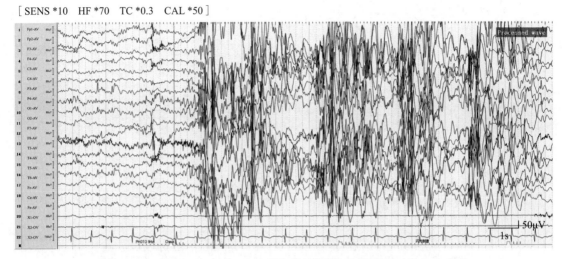

图 11-16　患儿，女，5 岁。6 个月内发热抽搐 2 次，图为 IPS 10Hz 状态

侧枕区的放电（图 11-17），和光敏性枕叶癫痫有关，或伴有一侧枕叶病变。

（2）光惊厥反应（PCR）：为节律性闪光刺激诱发出广泛性不规则棘波、棘慢复合波或多棘慢复合波，并伴有癫痫发作，多见于光敏性癫痫或儿童及青少年特发性全面性癫痫。发作类型多数为全面强直 - 阵挛发作，也可表现为肌阵挛发作或失神发作。容易诱发光惊厥发作的刺激频率为 10 ～ 20Hz，有些人睁眼容易发作，而有些人则闭眼更易引起发作。光刺激也可诱发部分性发作，但较少见（图 11-18）。

（四）睡眠诱发

睡眠对很多癫痫样放电和癫痫发作有激活作用。临床可采用夜间自然睡眠记录、药物诱导睡眠或剥夺睡眠的方法。诱导睡眠的药物常用口服 10% 水合氯醛或速效巴比妥类药物。剥夺睡眠比自然睡眠出现癫痫样和癫痫发作的概率更高，应根据患者的年龄和睡眠习惯决定剥夺睡眠的时间。

（五）减停抗癫痫发作药物

其目的是通过减停抗癫痫发作药物，诱发放电或癫痫发作，以确定需要手术的部位。此方法可能引起癫痫发作甚至癫痫持续状态，有一定的危险性，临床多不采用。主要用于难治性癫痫手术前做定位诊断。

（六）蝶骨电极

因位置较深，普通头皮电极不能准确地反映颞叶部位的电位变化。蝶骨电极是为记录颞叶前下方电位而设计的一种特殊电极，电极插入后距离颞叶前部较近，对颞叶癫痫特别是前颞叶病变的诊断有非常重要的意义。经典蝶骨电极用一顶端不绝缘的银丝导线，通过套管针由颧骨弓的下颌切迹处垂直刺入 4 ～ 5cm。然后拔出套管针而将银丝导线留于组织中，其位置在卵圆孔附近，可留置数日作为长时间监测用。因这种蝶骨电极不能作为常规使用，现普遍使用国产 3 寸毫针作为蝶骨电极记录，简便易行，可作为癫痫患者脑电图检查常规使用。

五、常见的异常新生儿脑电图

如同正常新生儿脑电图背景可以用连续性、对称性、波形和波幅等术语描述一样，异常脑电图也可以从这些方面进行判断。异常脑电图常表现为多种病理特征重叠，如低电压、过度不连续及波形和节律发育不良等。

（一）过度不连续

不连续脑电图在早产儿是种适龄的表现。随着受孕龄（CA）的增加，不连续脑电图仅局限在安静睡眠期，到 CA44 ～ 46 周时安静睡眠期完全由 CSWs 组成，残余的 TA 消失。非适龄的 IBI 延长或不连续图形的过度出现属于相对于 CA 的过度不连续（excessive discontinuity），非连续图形（TD）和交替图形（TA）在健康新生儿是年龄特异性的正常脑电图图形，而过度不连续则是因脑病或其他新生儿疾病引起的非适龄的异常不连续图形。

[SENS *10　HF *70　TC *0.3　CAL *50]

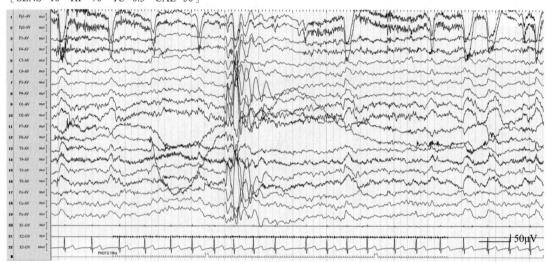

图11-17　患儿，男，9岁。3岁起病，阵发视物模糊，伴头痛头晕，图为IPS 15Hz状态

[SENS *10　HF *60　TC *0.3　CAL *50]

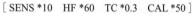
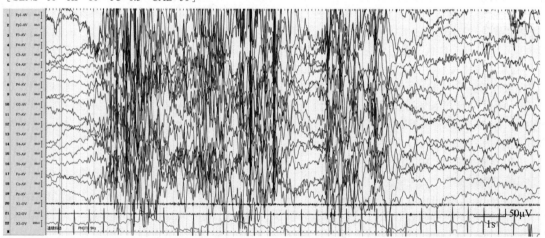

图11-18　患儿，女，9岁，间断抽搐3年余，图为IPS 9Hz状态下诱发出肌阵挛发作

（二）暴发-抑制

　　暴发-抑制（burst-suppression）是最严重的不连续波形（图11-19），以恒定的过度不连续背景为特征，短暂的（1～10秒）高波幅0、6和其他频率暴发被长时间的非常低电压（＜5μV）的暴发间期（IBI）打断。这些同步或不同步的暴发可混有尖波。各种行为状态的差别消失。暴发-抑制表现为过度不连续且恒定不变，不应与安静睡眠期不成熟的TD和TA波形IBI混淆，这种不连续波形对大脑的伤害持续时间可长达30秒以上，对外界刺激完全无反应，没有自发的周期性状态改变出现。能够明确识别暴发-抑制非常重要，因为其常见于严重脑病，且不论在早产儿还是足月儿预后均较差。仅有少数在清醒期暴发-抑制的病例有幸获得正常预后。但只有经过系列脑电图证实为持续的暴发-抑制波形才能确定预后不良。

（三）异常电压

　　正常新生儿脑电图的电压或波幅随着CA和行为状态而有规则地变化。例如，早产儿安静睡眠期脑电图暴发的电压相当高，而足月儿安静睡眠期之后的活动睡眠期波幅则低得多。由低电压

[SENS *10　HF *70　TC *0.3　CAL *50]

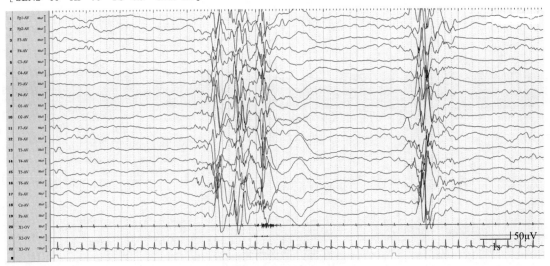

图 11-19　暴发 - 抑制波形

引起的背景异常有些特别的描述，但不像等电位记录的定义那样被普遍接受。

在持续低电压记录中，背景活动衰减，清醒期常为 5～15μV 的活动（图 11-20），活动睡眠和安静睡眠期为 10～25μV 活动。较快的频率可能"抑制"更明显或电压更低，但在其他方面有相对于 CA 正常的状态、波形和频率。这种波形在某些足月新生儿已被描述，但仅在持续至出生后第 3 周时才有预后意义。

在抑制和无差别图形中，术语抑制（depressed）和无差（undifferentiated）用于描述背景脑电图的丰富性、复杂性和较快的"多频率性"减少，但并不直接含有电压抑制的意思，虽然许多这种变异性的记录中具有非常低的电压（＜10μV）。这种脑电图也可有过度不连续且没有状态和刺激引起的变化，或可记录到"抑制脑型"（depressed brain type）的低波幅而结构不良的电发作。这是一种非特异性图形，可出现于许多严重情况，包括窒息、脑出血、明显发育不良、中枢神经系统感染、大剂量药物及明显的酸碱平衡异常等，均可引起短暂的类似脑电图波形。因此在判断预后时应排除这些问题。

对可疑脑死亡病例在确定脑电静息（electro-cerebral silence，ECS）时，按照规定的技术标准进行新生儿脑电图记录，没有任何超过 2μV 的脑电活动称为等电位记录（图 11-20）。确定等电位的挑战是在新生儿重症监护（NICU）病房大量电子仪器的环境中，如何从无处不在的伪迹中区别真正的脑电活动。

（四）单一节律

阵发性单一节律发放一般来说，除早产儿枕区可出现节律性 δ 发放外，任何波形和任何频率的脑波长时间持续节律性发放在新生儿都是异常现象 单一节律发放多为局灶性，可为 α 样节律、θ 节律、δ 节律或尖波节律，波幅为 50～200μV（图 11-21），在长时间发放过程中频率和波幅可有变化。临床伴或不伴发作症状。

（五）半球间不对称

两侧半球之间的电压在各种状态下恒定不对称，波幅差超过 50%，或伴有频率的明显不对称为重度异常。局灶性不对称或波幅差小于 50% 为轻度异常。判断不对称时应首先排除因头皮血肿、头皮水肿或电极位置不对称、出汗、局部接触不良等技术因素造成的假性不对称。在无法排除技术原因时，应进行复查随访。

一过性或轻度的不对称一般无病理意义，常见于正常新生儿睡眠进入 QS 期的最初几分钟，颞区明显。持续明显的半球间不对称（interhemispheric asymmetry）常提示抑制的一侧有脑结构性异常，如脑穿通畸形、一侧脑血管病变、脑实质内出血或其他大的解剖异常。可同时伴有慢波或阵发性异常。局部性发作后受累部位的一过性抑制也可导致不对称图形。

［SENS *5　HF *30　TC *0.3　CAL *50］

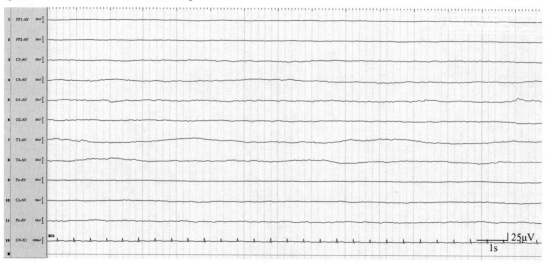

图11-20　CA＝38W＋3睡眠期，灵敏度2μV，持续低电压

［SENS *10　HF *70　TC *0.3　CAL *50］

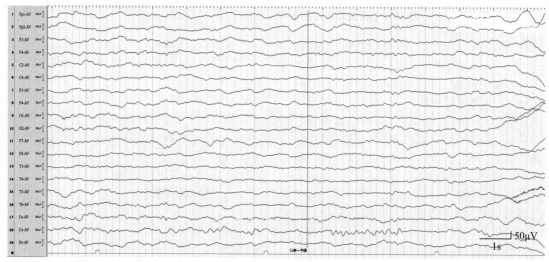

图11-21　CA＝39W＋6中央中线区单一节律

（六）半球间不同步

新生儿半球间不同步（interhemispheric asynchrony）为波形相似的暴发在时间上相差超过1.5秒。足月儿明显的半球间不同步是异常现象，见于胼胝体损伤、胼胝体发育不良、白质损伤、脑室周围-脑室内出血和其他病因的一侧半球病变等（图11-22）。但目前尚缺乏不同CA早产儿半球间不同步的正常标准。

六、新生儿惊厥发作

新生儿惊厥（neonatal convulsion），可由各种影响新生儿脑功能的因素引起。多数新生儿发作是各种急性病变合并的一过性症状，只有少数新生儿发作属于癫痫综合征。目前列入国际分类的新生儿期癫痫综合征只有家族性良性新生儿发作。由于脑发育的不成熟，新生儿发作的特征与儿童及成人发作有很大不同，如新生儿发作中无全身强直-阵挛发作和失神发作，但常有各种形式的微小发作（表11-7）。而且新生儿发作的电-临床相关性较差，一方面很多新生儿发作不伴有脑电图改变，因而临床可能对有些新生儿发作估计过高；另一方面约50%以上的电发作不伴临床

[SENS *10　HF *70　TC *0.3　CAL *50]

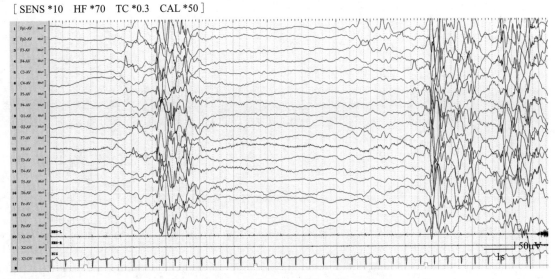

图 11-22　半球间不对称，左侧导联大量多灶尖波、棘波

表 11-7　新生儿发作的临床特征及推测的病理生理性质

发作类型		临床特征	推测的病理生理学机制
Volpe（1989）	Mizrahi（1997）		
阵挛（局灶性和多灶性）	局部阵挛	肢体、面部或躯干一组肌肉重复而节律性收缩，可为单灶或多灶，身体各部位可同步或不同步出现	癫痫性
强直（局灶性和全身性）	局部强直	单个肢体维持某一姿势，躯干维持不对称姿势，或眼持续向一侧偏斜，不能由刺激诱发或抑制	癫痫性
	全身性强直	肢体、躯干和颈部维持对称姿势，可为屈曲、伸展或混合，可由刺激诱发，可由安抚或重放体位而抑制	非癫痫性
肌阵挛（局灶性、多灶性和全身性）	肌阵挛	肢体、面部或躯干无节律地收缩，一般不重复，或以较慢的频率重复，可为全身民生、局灶性或节段性，可由刺激诱发	癫痫性或非癫痫性
微小发作	眼部运动	随意或漂浮性眼球运动或眼震，与强直性眼偏斜明显不同	非癫痫性
	口-颊-舌运动	吸吮、咀嚼或伸舌，可由刺激诱发	非癫痫性
	行进运动	上肢划船或游泳样运动，下肢踏板或蹬车样运动，可由刺激诱发，可由安抚或重放体位而抑制	非癫痫性
电发作		脑电图为发作期图形但没有临床发作表现	癫痫性
癫痫性痉挛		点头伴四肢屈曲、伸展或混合运动，有时伴强直成分，间隔数秒反复成串出现，可不对称或仅累及一侧肢体	癫痫性

发作，从而导致临床对发作情况估计过低。脑电图在确定新生儿发作的性质和类型，发现亚临床的电发作及早期评价新生儿发作的远期预后方面可提供重要的依据。

新生儿发作可突然、重复、演变、有刻板的发作期模式和清楚的开始、过程和结束，同期脑电图波幅至少 2μV，但新生儿发作往往更多（可大于7次/小时），每次发作可以仅局限一个电极（中央区多见），并经常是多灶性起始的（能同时均发作是90秒左右。2次发作间隔需要 ≥10秒才认为是独立的发作，多数情况下会影响背景活动（图 11-23 ～图 11-25）。

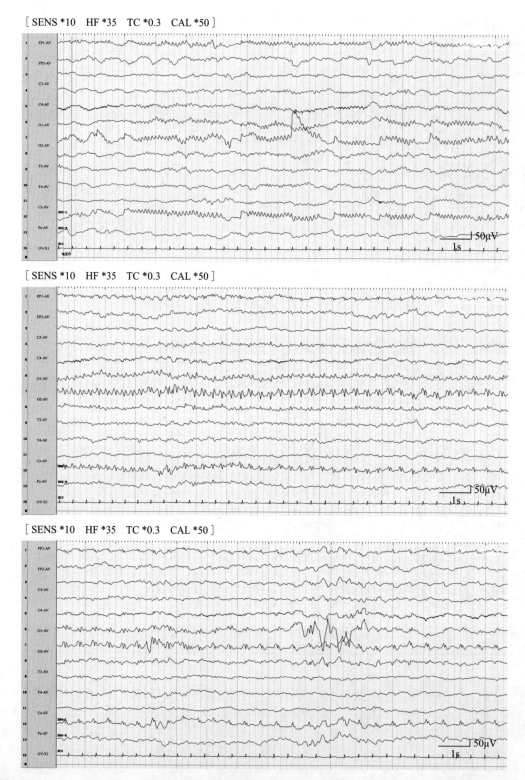

图11-23　CA＝43W＋4，出生后26天。肢体颜面抽动1周。四肢抖动、面部及双上眼睑抽动约5秒，每日约10余次。头颅MRI：新生儿缺氧缺血性脑病。图为1次临床下电发作记录

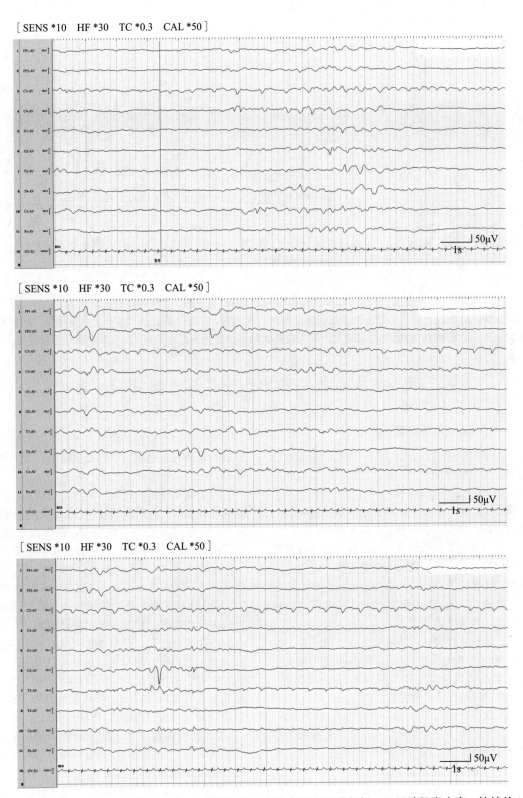

图11-24 CA＝42W＋5，出生后26天开始抽搐。发作表现为双眼凝视，双下肢肌张力高，持续约1分钟缓解。头部MRI正常。图为发作期脑电图（局部阵挛发作）

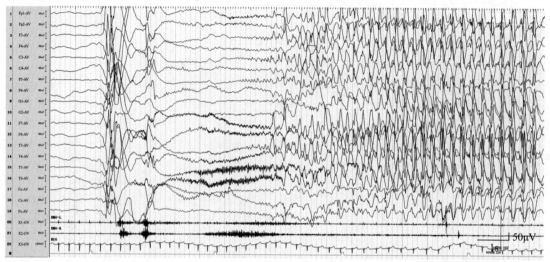

图 11-25 CA＝43W＋3，27天。患儿9天前无明显诱因出现抽搐，表现为口唇发绀，四肢抖动，不足一分钟缓解，后出现上肢及头部呈抱团状，面色发绀，伴流涎，双眼上翻，持续1～2分钟缓解，缓解后入睡。一天次数不等（5次以内），MRI可见患儿左侧大脑半球发育不良。图为1次成串痉挛→部分发作

第三节   重症监护病房中的连续脑电图监测的意义

一、连续脑电图监测的意义

癫痫持续状态是癫痫发作时间长，不能自行缓解，需要紧急治疗的一种急危状况。脑电图是癫痫患者的常规检测技术。

1. 提供诊断依据 便携式或移动式视频脑电图的使用，使癫痫持续状态的诊断与治疗更加精准。可以准确识别非惊厥性癫痫发作及非惊厥性癫痫持续状态、临床症状不明显而仅有脑电图发作期图形的电发作、微小节律性抽搐而脑电图显示广泛性痫样放电的癫痫持续状态等非经典或难以识别的癫痫持续状态。

2. 区分非癫痫性运动症状 如有的姿势、肢体阵挛、震颤或不常见的运动障碍可能是由某些深反射所诱发的，需要带视频的cEEG来区分，以避免抗癫痫发作药物使用不当。

3. 指导药物治疗 对惊厥性癫痫持续状态，特别是顽固性全面性惊厥性癫痫持续状态的治疗强度和时间。脑电图监测技术的应用，使临床医生在治疗癫痫持续状态时能够做到：

（1）初始抗癫痫发作药物治疗不满意时，根据脑电图监测结果，调整抗癫痫发作药或麻醉药物。

（2）难治性癫痫持续状态（RSE）麻醉药物疗效不理想时，根据脑电图监测结果，增加其他治疗方法（如低温疗法、手术等）

（3）癫痫持续状态或难治性癫痫持续状态得到有效控制时，为过渡治疗（静脉给药过渡到口服用药）提供依据。因此建议，根据cEEG监测结果指导癫痫持续状态治疗应成为医疗常规。

4. 提出医疗决策 对于因抗癫痫发作药物或麻醉药物过量而出现深昏迷或脑电静息（<10μV）的患者，停止静脉给药或减少药物剂量成为合理选择，根据脑电图监测结果，可为下一步治疗调整方案。对于排除药物影响而脑电持续静息（≤2μV）的患者，虽然临床抽搐停止、脑电图痫样放电消失，但须结合诱发电位（EP）、经颅多普勒超声（TCD）和脑血管造影等技术，判断神经功能是否逆转，并决定是否撤退治疗（比如，脑电图监测中，患者如果没有睡眠纺锤波，预后差，几乎醒不过来）。因此强调，cEEG监测应成为神经功能评价不可或缺的方法。

5. 评价脑功能 脑电图背景广泛异常，提示可能存在弥散性或多灶性影响灰质和（或）白质

的大脑功能不全，这些异常可见于各种中毒性、代谢性及脑结构性损伤的病理过程中。连续脑电图监测背景活动变化对潜在病因的严重程度提供客观证据，对预后进行预测。如当脑电图出现广泛慢波，包括低频率的δ、θ活动等提示严重性的指标，变化差，反应性差，低波幅及周期性衰减等情况时，表明了脑功能缺损的程度，且预后依赖于原发疾病的可逆程度。电静息及暴发-抑制图形提示临床预后极差（注意苯巴比妥和异丙酚等镇静药导致的镇静状态），低电压则提示预后差（表11-8）。

表11-8　脑电图在评估弥漫性脑病预后中的应用

级别	脑电图表现	对应脑病程度
1级	头后部为主，主要为α波，间断有θ波，波形规律及反应性好	轻度
2级	头后部为主，主要为θ活动，通常反应性好，伴随有α波和（或）少量δ活动	轻度到中度
3级	背景活动主要是δ活动。在这个病例中，反应性※的存在和一个较高的振幅支持一个更好的预后，而反应性的缺乏、低振幅，以及不连续的衰减周期则不良或纺锤波昏迷※存在	中度和中到重度
4级	暴发-抑制或α昏迷或β昏迷或θ昏迷或弥散衰减（全部或大部分活动在一个标准的纵向双极电极中峰峰间测量低于20μV）	重度
5级	无脑电活动	

※ 患者无反应性持续广泛δ活动或纺锤样通常是昏迷的（如有重度脑病），但他们的预后趋势会比4级EEG的患者好。

注：据Synek VM, 1988.Prognostically important EEG coma patterns in diffuse anoxic and traumatic encephalopathies in adults.J Clin Neurophysil, 5（2）: 161-174.

二、相关概念释义

1.低电压　指电压持续低于20μV，且不受状态变化的影响，对外界刺激很少有反应，在低电压背景上可有少量低波幅异常电活动，表明大脑皮质和皮质下广泛损伤或抑制。

2.暴发-抑制　高波幅的暴发性活动与低电压或电抑制状态交替出现。暴发成分主要为高波幅的θ波或δ波，有时复合棘波、尖波及快波，

持续0.5～1秒；暴发之间为持续5～20秒或以上的低电压或电抑制期，波幅低于5～10μV。暴发-抑制是大脑皮质和皮质下广泛损伤或抑制的表现，多见于严重缺氧性脑损伤、婴儿癫痫性脑病、麻醉状态、大剂量中枢抑制性药物的使用、临终状态等，死亡率在65%。

3.电静息（electrocerebral silence, ESC）又称无脑电活动，是指在头皮所有部位记录不到可确认的脑源性的自发或诱发性电活动，无脑电活动表明大脑皮质功能丧失。在诊断时需要排除一些可逆性病因，如明显的代谢功能不全、低体温、大量使用镇静药物等。

4.α昏迷（alpha coma）是指患者在深昏迷状态下，脑电图记录中持续出现广泛分布的α频率范围内的节律性活动，前头部额叶占优势，可混杂θ波和δ波，对刺激无反应或显示微小反应，无光驱动现象。α昏迷时的脑电图表现的α节律，并不是正常α节律的泛化或前移，而是一种在病理状态下产生的异常活动。主要见于缺氧性或中毒代谢性脑病及脑干上部到中部（中脑-脑桥交界区）损伤。常出现在昏迷后数小时至1周内，是患者预后的一个独立的预测值，一般预后不良，死亡率在65%。

5.β昏迷（belt coma）脑电图记录显示以持续广泛性β活动为主、双侧对称、波幅在30μV以上，前头部占优势，对刺激无反应；多提示脑干网状结构上行激活系统被阻断，病变多位于低位脑干，而皮质受损相对较轻。

6.纺锤波昏迷（spindle coma）是指昏迷患者脑电图显示以纺锤型图形为主，表现为中央-顶区为主的12～14Hz纺锤型节律，常伴有顶尖波出现，对刺激无反应；此种昏迷多见于昏迷较浅、时间较短或后脑损伤的患者，死亡率在23%。

三、监测时的注意事项

1.脑电图监测需要经过专业训练的医生进行规范化操作和正确判读，脑电图仪的使用和养护也需要掌握仪器设备性能的专人负责。

2.脑电图设备需要专用电源并尽量减少其他设备对脑电记录的影响。

3.监测时间：癫痫持续状态患者的脑电图监测时间至少6小时，难治性癫痫持续状态患者至少24～48小时，甚至更长。其他患者根据临床

具体需要决定。

4.防止护理致电极脱落和视频监测目标移位，护理患者时，应将翻身、拍背、吸痰、采血、注射药物等在相对较短时间内集中完成，随后即刻检查监测效果并调试视频监测目标。

第四节 癫痫外科治疗中颅内脑电应用的概况

在难治性癫痫中，可通过颅内电极记录或颅外多导联脑电图记录确定发作起源部位，并通过外科手术切除或阻断致痫区，达到控制发作的目的。手术成功的关键在于术前和术中对发作起源部位的准确定位。其中脑电图在癫痫外科定位中发挥着不可取代的作用，发作期的临床症状也是癫痫定位的重要依据之一。如果手术切除某一脑区后可使癫痫发作的症状消除，则表明发作是从该区域产生的。

一、颅内电极脑电图

根据需要，有些外科手术治疗前应记录颅内电极脑电图（intracranial EEG，invasive EEG），根据颅内电极植入技术的不同，颅内电极脑电图分为术前脑电图（硬膜下电极脑电图、立体定向脑电图）和术中脑电图两种，具体如下：

1.分类

（1）硬膜下和深部电极脑电图（subdural and depth electrode EEG）：也就是脑皮质电图（electrocorticography，ECoG）。根据临床发作时的症状及头皮脑电图提供的线索确定范围，通过开颅或钻孔的方法将条状、栅状电极或深部电极植入颅内硬膜下脑表面或脑深部，并应用视频脑电图仪记录大脑皮质表面或深部皮质结构发作间期和发作期的脑电图，对致痫灶进行精确定位；可以反映皮质的放电情况及通过它来探测功能区的位置。深部电极常对称性放置，更多地用于定侧，其关注的是脑深部结构的异常放电，而不能完成对皮质、白质和中线结构的同时监测。需要开颅，创伤大。

（2）立体定向脑电图（SEEG）：通过影像学定位、术中导航等技术，将不同规格的电极精确置入颅内深部靶向部位，直接记录特定区域的电活动。具有定位精确、手术创伤小等优点。

（3）术中脑电图（intra-operation EEG）：当术前检查确定致痫区后，为进一步确定切除范围，可在手术中大脑皮质暴露后，应用条形、栅格状或深部电极短程记录局部皮质或深部结构的脑电图。

2.颅内脑电图的作用及颅内电板的特征 可帮助定位癫痫发作的起源，寻找致痫灶，除此之外，颅内电极有以下特征。

（1）颅内电极脑电图的信号强度高。

（2）干扰少：几乎不受肌电及其他外界干扰。

（3）分辨率高：远隔部位的脑电活动几乎不被记录到，能够显示非常局限的发作起源。

（4）颅内监测无禁区：特别是定位深部致痫灶价值更大。

（5）通过床边皮质电刺激，确定各区域的惊厥阈值，诱发临床发作（惯常发作）。

（6）借助深部及皮质电极的电刺激或诱发电位，确定脑皮质的各功能区，如运动、语言、感觉功能区等。

3.颅内电极置入术的适应证

（1）经术前初期评估非侵袭方法检查高度怀疑而又不能明确的致痫灶，最好已确定侧别。是MRI阴性癫痫的最主要的定位方法。

（2）致痫区位于脑功能区或附近。

（3）致痫灶位于脑深部，并确定切除范围。

（4）需要确定侧别的颞叶内侧型癫痫。

4.颅内电极形式 条状电极；片状电极（栅状电极）；深部电极。

5.颅内电极脑电图的禁忌证

（1）无创性检查无法给出致痫灶、扩散区域（癫痫网络）或切除范围的相关假设（比如多个癫痫起源灶、全面性放电或虽为局灶性但无法初步定位）。

（2）相关部位切除手术风险过高而获益相对少，患者或治疗团队无法接受（致痫灶及扩散区域性质和部位手术风险高、术后出现认知行为障碍风险高、生活质量无法提高甚至变差）。

6.颅内电极的局限性 颅内脑电图记录的主要缺点是记录范围局限。无论是颅内埋藏电极还是术中皮质脑电图记录，在有限范围内记录到的棘波都有可能是从其他部位传导而来的继发性棘波。能否记录到原棘波灶的前提是首先进行充分的无创性检查，包括视频脑电图、MRI、SPECT或PET等，对发作起源有一个合理的推测判断，以确定颅内电极的目标和范围。而术中皮质脑电图只是在已知的病变范围内进行更精确的定位以确定适当的切除范围。

此外，术中电刺激诱发的习惯性发作不一定代表自发性发作的起源部位。术中皮质脑电图显示的发作间期棘波范围常超过为控制发作必须切除的范围，不能作为确定切除范围的依据。

二、立体定向脑电图技术（stereotactic electroencephalography，SEEG）

早期癫痫病灶定位主要依赖于头皮脑电图，但脑电信号经过头皮和颅骨时衰减严重，再加上癫痫发作时的肌电活动影响，近40%的患者仍不能定位癫痫灶。如果致痫灶位于大脑深部，则常规的皮质电极可能无法定位病灶，需要进行立体定向电极植入术，就是在立体定向下将深部电极植入MRI上病灶及周围皮质，进行SEEG监测，记录癫痫发作起源的放电及放电的传导情况，描绘出致痫灶的轮廓（图11-26）。

1.在定位致痫灶的过程中，SEEG遵循的方法

（1）对癫痫发作期的整个临床表现过程进行分析分类。

（2）将每次发作与已知的典型的临床发作形式进行比较。

（3）将每次发作与涉及的解剖结构进行联系（如自主神经系统、情感系统和感觉系统等）。

（4）研究癫痫发作表现与最早发生的脑内癫痫样放电之间的相同与不同点。

（5）鉴别颞叶癫痫还是颞叶以外起源的癫痫。

（6）研究癫痫症候群与脑电释放之间的不同点。

2.SEEG适应证

（1）MRI阴性患者，发作间期或发作期脑电图与临床症状部分或完全不吻合时。

（2）MRI阳性患者，发作间期或发作期脑电图、临床症状和致痫灶范围波及病灶以外的区域。

（3）MRI阴性或阳性，癫痫发作表现与发作期脑电图的放电侧别不符，或发作期脑电图显示迅速波及对侧半球时。

（4）MRI、发作期脑电图和发作期表现证实致痫灶涉及功能区时，为制订手术方案、定位功能区部位和评估手术风险时。

（5）MRI显示病变范围广泛、涉及一侧或双侧半球时，发作期脑电图和临床表现存在多个潜在的致痫灶可能或涉及双侧半球时。

3.立体定向电极五大优势

（1）定位精确，SEEG可对癫痫发作期和发作间期的临床症状学、电生理及其传播途径的关系进行细致的分析，即解剖上点对点的分析、症状学上秒对秒的观察。可长时间放置，有利于神经电生理监测。这样可使每个患者都有个体化的手术路径，电极的每个触点对应不同的解剖

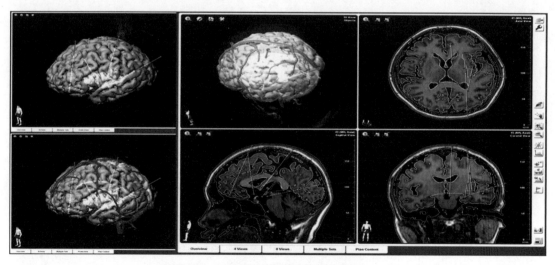

图11-26　立体定向电极（见附页彩图11-26）

部位。

（2）手术创伤小，仅需在局部麻醉下在颅骨上钻一5mm小孔即可完成，而常规硬膜下皮质脑电图需要在全身麻醉下进行大骨瓣开颅手术。

（3）监测范围广，可监测双侧、多个脑叶，有助于散在脑区的鉴别诊断。

（4）功能全面，除查证癫痫病灶外，还可以进行大脑皮质功能定位和诱发试验等。

（5）热凝损毁功能，对于小范围的病灶，可以利用电极的热凝功能进行损毁，避免开颅手术。患者术后并发症明显小于常规颅内电极植入术，手术效果良好。

4.SEEG的判读　与头皮脑电图相比，深部电极记录排除了头皮伪迹的干扰。需要特别仔细分析发作间期电活动，包括痫样电活动出现的区域，即"刺激区"和慢波出现的区域，慢波出现往往代表放电由其他部位传导而来；尤其要注意

有无背景活动的持续消失或背景活动的改变，即"致痫区"。另外 SEEG分析始终必须要与解剖结构保持高度一致，因而应考虑空间和时间的三维关系。

三、高频振荡

脑电的高频振荡（high frequency oscillations，HFO）是指脑电图记录中频率在80～500Hz的高频脑电活动，其与脑功能联系紧密（图11-27）；通常分为生理性高频振荡和病理性高频振荡，二者不易区分。脑电的高频振荡部分在癫痫发作中起了关键性作用，它主要反映癫痫病理生理的本质，与癫痫的病因、严重程度、影响到的神经网络以及致痫灶的部位与范围都有一定的相关性，可以在选择癫痫治疗的方法与时机时提供重要信息。因此，脑电的高频振荡在确定癫痫病灶，以及癫痫认知功能缺陷的研究和临床应用中

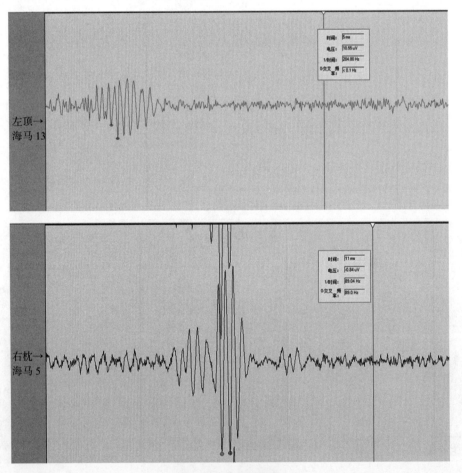

图11-27　高频振荡

具有重要意义。

手术清除致痫区是当前治疗难治性局灶性癫痫的主要手段，术前/中准确定位致痫区是取得术后良好结果的关键所在，术后结果评价亦是外科癫痫手术的重点，高频振荡可在术前和术中定位致痫区、术后效果评价中起重要作用。高频振荡对癫痫发生区（SOZ）的指向作用比病理损害改变更紧密。采用常规脑电图定位、MRI定位与极高频振荡定位SOZ进行比较，极高频振荡在定位SOZ方面优势明显。高频振荡在癫痫发作间期、发作前和发作时的不同表现，可在癫痫发作的预测、癫痫药物控制的评价、癫痫易感性的评价等方面有重要的指导作用。

脑电高频振荡与癫痫联系密切，可作为一个良好的癫痫标志（HFO是一种反映痫性脑组织或癫痫产生过程的相对可靠的生物标志物，是可靠的癫痫发生的标志物，是根据病灶类型独立存在的。有时看似全面性发作，在高频脑电图上可能找到局灶性起源的异常放电）应用于临床，在癫痫诊治和疗效评价中可有重要的指导作用。另外，在脑部手术或外伤后是否会继发癫痫的预测方面也具有重要意义（若有高频信号，以后发生癫痫的可能性就大）。

癫痫发作是一个广泛解剖范围内、广泛频谱范围内脑电的复杂变化、交互影响和共同作用的净结果。HFO和常规脑电图并不矛盾，是后者的重要补充。HFO在时间上参与癫痫发生，可能应用于预测癫痫发生及首次发作后，辅助判断是否需用抗癫痫发作药物治疗，在空间上提示致痫灶位置，间期或发作期颅内HFO可能比IED的提示性更强，可用于致痫灶定位，确定切除范围。发作间期在慢波睡眠期HFO数量最多，反映组织致痫性，提示易感性，切除发作间期的HFO与好的手术预后相关，可节省脑电监测时间和花费，可应用于术中监测，而用于发作前期及发作期发作起始时，区域更局限，特异性更高，但需监测到临床发作，监测时间长，存储空间需求大。

第五节　常见癫痫发作期脑电图特征

一、常见全面性发作的脑电图特征

（一）强直-阵挛发作

强直-阵挛发作涉及多种可能的神经生理学机制：皮质兴奋性的普遍异常增高，导致对正常丘脑输入的反应异常；皮质下结构或功能异常，成为全面性发作的"触发器"；皮质下结构与皮质的相互反馈作用。一般来说，强直-阵挛发作需要以脑结构和功能发育相对成熟为基础，以实现发作初期快速募集和同步化，因而在生命早期发育不成熟的脑难以形成典型的强直-阵挛发作。强直-阵挛发作分为三个时相：强直期、阵挛期、发作后抑制期。有些强直-阵挛发作以连续不规则的肌阵挛发作开始，或开始为短暂的阵挛性发作，继而出现强直-阵挛发作，称为肌阵挛（或阵挛）-强直-阵挛发作。

在少数情况下，全面强直-阵挛发作在一侧表现得更为突出，或发作开始时表现有不对称的强直，在临床上这种情况与部分性起源的发作不易鉴别，但是一般来讲，这种不对称在不同的发作中并不恒定出现，而脑电图证实为双侧性放电，支持全面性发作的诊断。典型的强直-阵挛发作在婴幼儿期很少见到。小儿癫痫的强直-阵挛常不如上述发作典型和完整，如强直期短暂或轻微，阵挛期可有左右交替的不对称阵挛，发作后抑制过程不明显等。有些患儿的强直-阵挛发作可找到诱发因素，常见诱因有饮酒、睡眠缺乏、紧张、压力、闪光或图形刺激及撤药等。

脑电图特征：单纯强直-阵挛发作的患者脑电图背景活动正常或轻度异常，多见于单纯型热性惊厥患儿。发作间期可记录到少量散发棘波或3～5Hz棘慢复合波，广泛分布或以额区为主。不少患者即使进行24小时长程脑电图监测，也难以捕捉到发作间期放电，特别是在成年人发作病例稀少。

发作时的强直期以突然而广泛的低电压去同步化开始，持续1～3秒，而后逐渐演变为10～20Hz低波幅快节律，并形成募集反应，使波幅逐渐增高，频率逐渐减慢（图11-28）。但在该期由于全身肌肉持续强烈收缩，脑电活动中常夹杂大量肌电伪差，有时完全掩盖脑电活动。如强直期之前有短暂的阵挛或肌阵挛发作，脑电图可见广泛性多棘慢复合波暴发。

阵挛期棘波频率进一步减慢，并有不规则

[SENS *10　HF *70　TC *0.3　CAL *50]

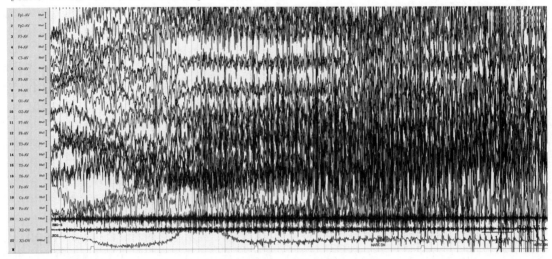

图11-28　强直期（为1次强直阵挛发作。1岁11个月，女，临床初诊热性惊厥）

的慢波插入，逐渐转为棘波或多棘波与慢波交替出现，棘波或多棘波对应于收缩相，慢波对应于松弛相，但并不形成真正的棘慢复合波（图11-29）。随着发作的进展，上述交替出现的图型变得比较规律并逐渐减慢，当周期性交替的电活动减慢至1～0.5Hz或更慢时，阵挛期突然结束，进入发作后期。

发作后期可出现数秒的低电压或等电位图型（图11-30），并可伴有强度不等的持续肌电活动，为发作后的一过性去皮质强直所致。随后出现弥漫性0.5～1Hz的低波幅不规则慢波，波幅逐渐增高，频率逐渐变快，持续数十秒至数分钟后，逐渐出现睡眠纺锤波，患者进入深度睡眠状态。

（二）典型失神发作

失神发作的基本机制与丘脑-皮质环路的异常振荡节律有关。对失神发作3Hz棘慢复合波的起源已进行了数十年的研究。近年来更多证据表明，在丘脑-皮质环路中任何一点的放电都可能激活整个环路系统引起节律性振荡，其中丘脑的活动模式控制棘慢波的节律。

[SENS *10　HF *70　TC *0.3　CAL *50]

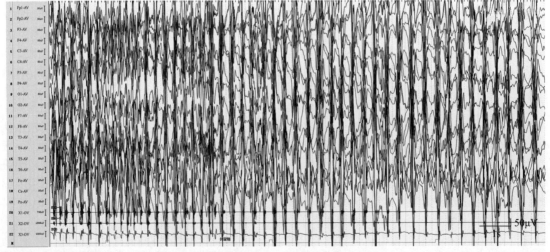

图11-29　阵挛期

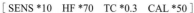

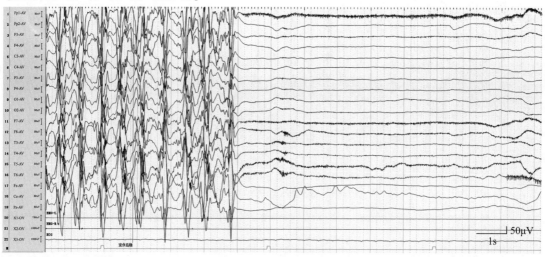

图 11-30　发作后抑制期

失神发作是一种非惊厥性的癫痫发作，临床表现为突然的意识障碍，正在进行的自主性活动及语言停止，双眼茫然凝视，表情呆滞，对外界刺激无反应，一般不跌倒或掉物。失神发作可自发出现或由某些因素诱发，同一患者的诱发因素往往比较恒定。可能的诱发因素包括情绪因素、注意力涣散、缺乏智力活动、醒觉水平降低、思睡、从睡眠中觉醒的过程、低血糖或其他代谢异常等。当患儿智力活动增强、醒觉水平提高、保持注意时一般不出现发作。过度换气对诱发失神发作非常敏感。

简单性失神发作时仅表现为单纯的失神，无其他伴随症状。在对一大组失神发作的分析中，简单性失神并不常见，仅占10%左右。复杂性失神发作有失神伴节律性肌阵挛、失神伴失张力成分、失神伴强直成分、失神伴主动症、失神伴自主神经症状。

脑电图特征：典型失神是少数几种与脑电图特征高度相关的发作类型之一，特征性的发作期脑电图表现是典型失神发作诊断必不可少的条件，表现为双侧对称同步3Hz棘慢复合波节律性暴发（图11-31），少数可有多棘慢复合波。暴发起止突然，持续数秒至数十秒不等，容易被过度换气诱发。一般在一段暴发的开始部分频率略快于3Hz，结束前则稍慢于3Hz。棘慢复合波的最大波幅位于额-中央区。有时枕区棘波成分很低甚至不出现，仅有节律性慢波成分。放电结束后很快恢复背景活动，没有发作后抑制或慢波活动。偶有发作结束后双侧额区3～4Hz慢波活动持续1～2秒。

对失神发作期放电的仔细分析测量可发现，双侧半球的棘慢复合波波幅可有轻度不对称。最初的1～2个棘波波幅较低，常随机出现在任何一侧，多数在前头部明显，少数后头部明显。采用高时间分辨率分析方法显示3Hz棘慢复合波发放在双侧半球并非绝对同步，可随机在任何一侧提前开始数毫秒，这些现象表明皮质的某些部位可能被首先激活，但不能将这种随机一侧性或仅有微小时间差的广泛性棘慢复合波解释为继发双侧同步化。发作间期清醒期可见少量散发或持续3秒以内的广泛性3Hz棘慢复合波发放，偶可见局限在一侧或双侧额区的单发棘波或棘慢复合波。NREM睡眠期棘慢复合波发放常更频繁，但多呈2～4Hz的不规则片段性发放，时程0.5～3秒，有些仅限于额区（图11-32）。睡眠REM期3Hz棘慢复合波节律暴发类似于清醒期，但持续时间较短。15%～38%的患者发作间期可出现枕区间断节律性δ活动（OIRDA）（图11-33），但其出现具有明显的年龄依赖性，6～10岁时出现率为70%，15岁以后罕见。因此在典型失神发作患者出现OIRDA时更提示为儿童失神癫痫，在青少年失神癫痫中少见。50%～80%的儿童失神癫痫过度换气可诱发3Hz棘慢复合波暴发，特别是在具有OIRDA的患者。18%的患者闪光

[SENS 10　HF 60　TC 0.3　CAL 50]

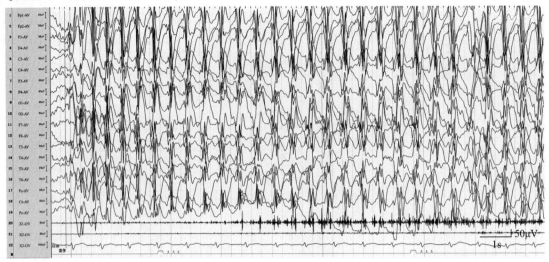

图 11-31　失神发作

[SENS *10　HF *70　TC *0.3　CAL *50]

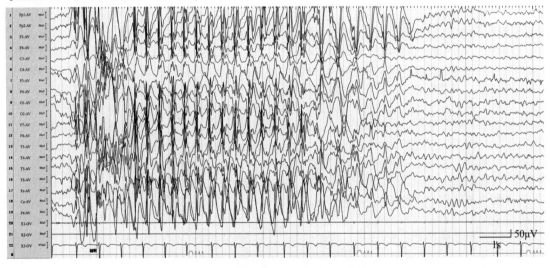

图 11-32　睡眠期广泛性棘慢波阵发

刺激可诱发。

　　失神发作时的棘慢复合波可因治疗或年龄增加而变得不典型。丙戊酸或乙琥胺治疗后，1/3～1/2 的患者棘慢复合波减少或消失。经过治疗的患者发作期及发作间期的棘慢复合波可有一过性的不对称或不规则。青少年及成人失神的棘慢复合波频率可快至 4～4.5Hz。临床上应当定期（1～2 次/年）进行长程脑电图监测，如脑电图仍有持续 3 秒以上的棘慢复合波暴发，应认为发作尚未完全控制。

（三）不典型失神发作

　　一般认为不典型失神发作产生机制可能与典型失神发作相似，涉及丘脑-皮质投射系统的振荡，但不典型失神发作多数不如典型失神发作的放电节律好，因而可能还有脑干网状结构的参与。慢的或不规则的棘慢复合波在一定程度上反映了脑功能损伤的程度。与典型失神发作相比，不典型失神发作的起始与终止均缓慢，尤其是发作终止时有较长的朦胧期，因而发作后常不能继续发作前的动作或谈话，临床观察以凝视为主要

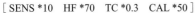

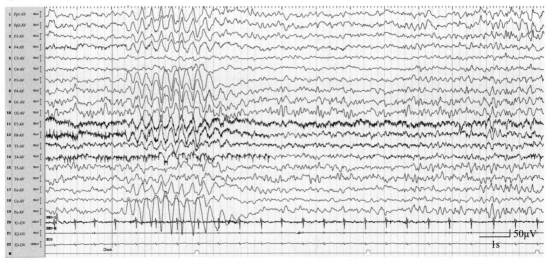

图11-33 枕区间断节律性δ活动

表现，伴有不同程度的反应减低，动作减少或停止。如意识损伤较轻，临床可能不容易确定，特别是在原本就有智力低下的患儿，很难观察到阵发性的轻度意识减低。此时诊断高度依赖于VEEG监测，在出现持续的广泛阵发性慢棘慢复合波暴发时，仔细观察可发现患儿有动作减少、反应减低等表现。如发作时间较长，可伴有轻微的强直、不规则的眼睑或面部肌阵挛，或伴有失张力成分，表现为缓慢低头或流涎。不典型失神在清醒及思睡时均可出现。但入睡后一般没有发作。不典型失神是LGS的主要发作类型之一，患儿常伴其他类型的全面性发作，或合并局灶性发作，也可见于癫痫伴肌阵挛-失张力发作等其他儿童癫痫性脑病。

脑电图特征：发作期常见广泛性高波幅1.5～2.5Hz慢棘慢复合波发放（图11-34），亦可有不规则棘慢复合波、多棘慢复合波或弥漫性高波幅慢波，持续数秒至数十秒不等。棘波成分常在前头部波幅最高，后头部有时只有慢波成分。上述阵发性放电可突然暴发性出现，也可从较慢的背景活动逐渐演变而来。睡眠期广泛性棘慢复合波的频率更慢，可在1～1.5Hz，常见大量长程发放甚至在睡眠期出现持续状态，但一般不伴有发作。

（四）强直发作

强直发作主要累及颈部、躯干及肢体近端（轴性强直），是一种原始的运动形式，目前推测

强直发作起源于脑干，同时有丘脑-皮质系统的参与。以肌肉持续而强力的收缩为特征，使躯干或肢体维持固定在某种姿势。发作可持续5～20秒。颈部和面部肌肉的强直性收缩引起颈部屈曲或后仰，眼睑上提，眼球上视；呼吸肌受累时导致呼吸暂停引起发绀；发作累及上肢近端肌群（斜方肌、三角肌等），引起肩部抬高；累及躯干及四肢时表现为上肢外展上举、呈半屈曲位，躯干和下肢伸展，站立时常引起向前跌倒。轴性强直发作多见于儿童癫痫，发作时头、颈和躯干伸展性强直。发作过程中常伴有自主神经症状，包括呼吸深度和频率的改变、心动过速或过缓、瞳孔扩大、面色潮红等。强直性发作的程度可有很大变化，严重时躯干及四肢强直，可跌倒致伤，轻时仅有颈部伸展、肩部抬高或双眼上视，常出现于睡眠中，临床很容易被忽视。发作程度较重或持续时间较长的强直发作后可有嗜睡，轻微的发作无明显发作后症状。

脑电图特征：发作期脑电图为广泛性10～25Hz棘波节律，或称快活动，波幅逐渐增高，额区最突出，没有慢波插入，持续数秒，很少超过10秒。多导图显示在肌肉收缩的最初数秒内肌电活动也表现为逐渐募集过程，电压逐渐增强，然后维持于整个发作过程中。一般棘波节律持续5秒以上即可伴有双眼的强直性上视，如放电继续维持，可出现颈部强直继而躯干强直（图11-35）。发作间期的棘波节律暴发在清醒期脑电

［SENS *10   HF *70   TC *0.3   CAL *50］

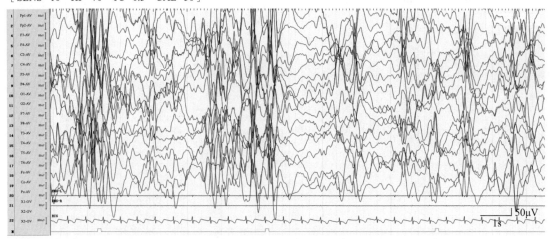

图11-34   患儿，女，1岁6个月   完善基因检测诊断热敏感相关性癫痫综合征

［SENS *10   HF *70   TC *0.3   CAL *50］

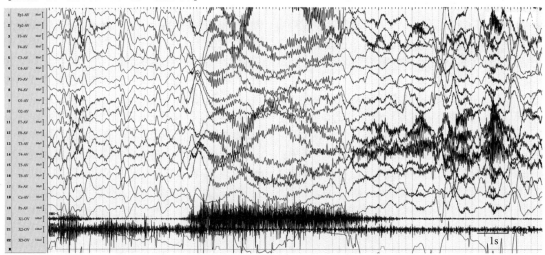

图11-35   清醒期患儿表现为低头、双上肢用力上抬伸直

图很少能记录到，多出现在NREM睡眠期（图11-36）。全面性强直发作和广泛性棘波节律暴发是LGS最具特征性的电-临床表现之一，见于90%以上的患者，很少见于其他癫痫综合征，预后不好，偶见于癫痫伴肌阵挛失张力发作。有报道，极少数儿童仅有强直发作一种形式，多在学龄前起病，神经发育和神经影像学正常，脑电图背景正常，预后较好。

（五）肌阵挛发作

肌阵挛是指一组肌群或全身肌肉快速的不自主收缩，一般主动肌和拮抗肌同时收缩，但因范围和力度不同而表现为不同症状。癫痫性肌阵挛发作（myoclonic seizures）起源于中枢神经系统，脑电图放电时伴有EMG的短暂暴发或抑制电位。根据产生肌阵挛的解剖网络，主要有以下几类癫痫性肌阵挛，发生机制、电-临床特征和相关的癫痫综合征各不相同。

1.皮质性肌阵挛（cortical myoclonus）   也称皮质反射性肌阵挛，起源于感觉运动皮质区，属于局灶性发作（图11-37），如Kojevnikov持续性局灶性癫痫、癫痫性负性肌阵挛等，常伴有巨大的体感诱发电位（SEP）和运动诱发电位（MEP），表明感觉运动皮质区的兴奋性增高。在EEG-E～SEP同步记录下进行外周神经（正中神

［SENS *10　HF *15　TC *0.3　CAL *50］

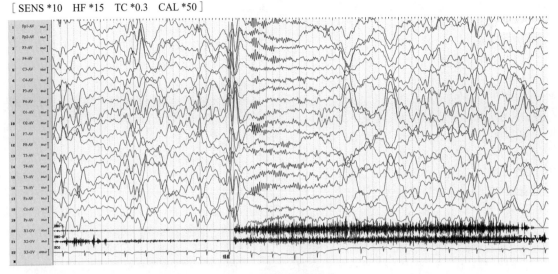

图11-36　睡眠期发作

［SENS *10　HF *70　TC *0.3　CAL *50］

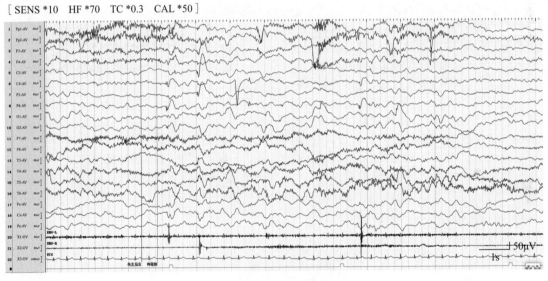

图11-37　患儿一侧肢体抖动

经或后神经）电刺激，发现在刺激引起皮质巨大SEP之后，可记录到与SEP相关的外周肌电暴发（正性肌阵挛）或肌电静息（负性肌阵挛），表面这类刺激敏感的肌阵挛是经皮质的长环路反射介导的发作，即皮质反射性肌阵挛。

2.皮质肌阵挛（thalalamo-cortical myoclonus）以前称为原发性全面性癫痫性肌阵挛，属于全面性发作，脑电图广泛性放电伴轴性或双侧节段性肌阵挛。双侧受累的异常运动表明双侧运动皮质广泛兴奋性增高，而广泛性节律性棘慢复合波

提示有丘脑-皮质环路的参与，因而推测为皮质下起源，通过丘脑-皮质投射系统上行至双侧广泛的运动皮质区，即普遍兴奋性增高的大脑皮质对来自皮质下结构的过度电活动传入产生异常反应，见于某些全面性癫痫综合征如青少年肌阵挛癫痫。

3.皮质下肌阵挛（subcortical myoclonus）或称网状-皮质肌阵挛或网状反射性肌阵挛　起源于脑干或网状结构，并可激活异常兴奋性增高的大脑皮质，表现为游走性或四肢远端及面部

的肌阵挛抽搐，多见于某些进行性肌阵挛癫痫（PME）或婴儿早期肌阵挛脑病，但这一组疾病中的肌阵挛症状不一定都是癫痫性肌阵挛。

不同病因的全面性肌阵挛癫痫发作特征不同，主要有轴性肌阵挛和游走性肌阵挛两类。轴性肌阵挛（axial myoclonus）或称粗大性阵挛（massive myoclonus）多起源于皮质下结构。在单次肌阵挛抽动时，无法确定有无瞬间的意识丧失。在出现连续的肌阵挛抽动（肌阵挛持续状态）时，患者可表现为朦胧状态或知觉减退，但也可意识完全正常，能准确描述发作感受。连续的肌阵挛发作可演变为其他发作类型，特别是全面性强直-阵挛发作。不论是症状性还是特发性肌阵挛，多在刚睡醒后或思睡时容易发作，有些在闭目时引起发作。睡觉中发作明显减少或消失。双侧粗大肌阵挛常见于青少年特发性全面性癫痫及婴儿良性肌阵挛癫痫，也可见于 Lennox-Gastaut 综合征及某些进行性肌阵挛癫痫。

游走性肌阵挛（erratic myoclonus）较少见，发作起源于皮质或皮质下结构，肌阵挛主要累及四肢远端，常不对称或不同步出现。肌肉抽动常很轻微，甚至肉眼不易察觉，需要触及患者肢体才可感觉到肌肉抽搐。临床表现为姿势性震颤或运动性肌阵挛，即在试图做精细运动时出现刻板的节律性运动或肌阵挛性抽动，四肢远端明显。EMG显示主动肌和拮抗肌同时收缩，引起9～18Hz节律性暴发，持续50毫秒左右。在

EMG暴发之前有脑电图放电，可从背景活动中发现，或通过逆向叠加平均后显示。在主动运动开始前2秒脑电图可见负向漂移。游走性肌阵挛常见于婴幼儿严重的癫痫性脑病及某些进行性肌阵挛癫痫。

脑电图特征：肌阵挛的脑电图特征取决于肌阵挛的类型和癫痫综合征类型。青少年肌阵挛癫痫多为广泛性3.5～5Hz（有时为2.5～3Hz）棘慢复合波、多棘慢复合波暴发（图11-38），肌阵挛的强度与多棘波的数量及波幅有关，睡醒后及思睡时多见，入睡后减少，可有光敏性反应。Lennox-Gastaut综合征的肌阵挛发作时脑电图为广泛同步的多棘慢复合波暴发，其后常有一个大的电位正相偏转，并继以2～3秒的广泛性电压下降，患者常伴有其他类型的异常放电和其他发作形式。PME或婴儿早期肌阵挛脑病的远端游走性肌阵挛表现为弥漫性慢波暴发抑制或类似高度失律图型，微小的肌肉抽动与异常放电可以没有明确的相关性。

（六）失张力发作和负性肌阵挛

目前对全面性失张力发作的神经起源尚不完全清楚。全面性失张力发作包括短暂失张力发作和长时间失张力发作。短暂失张力发作可表现为跌倒发作，表现为全身肌张力的突然减低或丧失，导致头下垂或突然跌倒，跌倒的姿势多为低头、弯腰、屈膝，臀部着地瘫倒在地，而后迅速起来，持续不足1秒，意识常不明显。负性肌阵

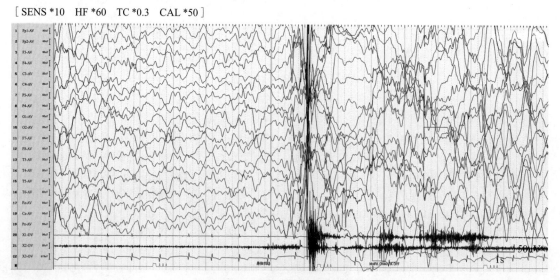

[SENS *10　HF *60　TC *0.3　CAL *50]

图11-38　患儿身体快速抖动

挛实际上是一种非常短暂的失张力发作。相对于通常意义肌阵挛发作的快速肌肉收缩（正性肌阵挛）而言，负性肌阵挛是指发作瞬间的肌张力丧失，一般仅持续50～400毫秒。与肌阵挛-失张力发作不同的是，其前没有正性肌阵挛的成分。

脑电图特征：短暂失张力发作发作期脑电图多为广泛性高波幅棘慢复合波暴发（图11-39），同步EMG可见发作期短暂电静息，出现在脑电图棘波暴发之后20～40毫秒，持续数十至数百毫秒不等。脑电图亦可表现为广泛性电抑制或低波幅去同步化，或广泛性慢波暴发，或低波幅或高波幅快活动，有时肌电静息的时间短暂但脑电暴发的持续时间更长。如没有同步EMG监测，常难与肌阵挛引起的跌倒发作相鉴别，有时跌倒的姿势可帮助鉴别。

长时间的失张力发作又称运动不能发作，患者意识丧失，全身松软，凝视或闭目，无发声亦无运动性症状，多见于小儿发热时合并的非惊厥性癫痫发作。失张力发作持续状态表现为反复连续的失张力性跌倒，头下垂或类似共济失调样运动，亦可表现为长时间的意识丧失伴全身肌张力丧失。发作期脑电图可为广泛性棘慢复合波持续发放，亦可表现为在持续弥漫性慢波活动中反复出现低波幅去同步化快波。

（七）阵挛发作

阵挛发作（clonic seizures）临床表现为双侧肢体的节律性阵挛性收缩，远端更明显，也可伴有眼睑、下颌及面肌的抽动。持续时间短暂，随着阵挛频率的减慢，抽动的幅度逐渐变小直至消失。发作后状态一般短暂。单纯全面性阵挛发作不多见，可出现在小儿热性惊厥发作。

脑电图特征：发作期脑电图为广泛同步的高波幅棘慢复合波，多棘慢复合波节律暴发或以相似的间隔反复发放，与阵挛运动同步，也可表现为不规则的棘慢复合波发放，与阵挛运动不完全同步。发作后电抑制不明显或较短暂。发作间期可有数量不等的广泛性阵发性放电，偶见局限性放电。

（八）肌阵挛失神发作

肌阵挛失神发作是一种少见的发作类型，主要见于小儿。发作首先表现为双侧肩部、上肢和下肢的节律性肌阵挛抽动伴强直成分，导致双上肢近端逐渐抬高伴低头前倾姿势。随着发作的持续，出现意识障碍。其肌阵挛抽动的症状比伴轻微阵挛成分的典型失神发作更明显，而失神的程度可能比典型失神发作轻。

脑电图特征：脑电图为双侧半球3Hz左右棘慢复合波节律暴发，持续10～60秒（图11-40），也容易被过度换气诱发，与典型失神发作相似。同步EMG显示肌阵挛抽动与棘慢复合波发放同步。14%的患者有光敏性反应。肌阵挛失神发作主要见于儿童肌阵挛失神癫痫，比儿童失神癫痫的预后略差，有些发作控制困难或伴有癫痫性脑病的表现。

[SENS *10　HF *70　TC *0.3　CAL *50]

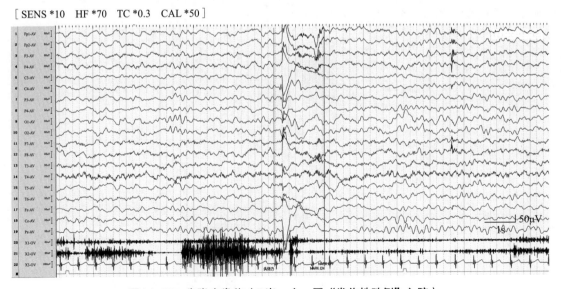

图11-39　失张力发作（5岁，女，因"发作性跌倒"入院）

[SENS *10　HF *70　TC *0.3　CAL *50]

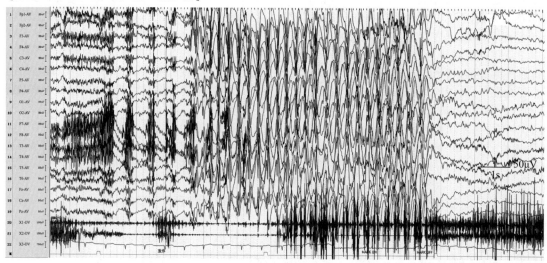

图 11-40　患儿肢体节律性抖动，伴发呆、动作减少

（九）眼睑肌阵挛

其突出症状为双侧眼睑局部的节律性肌阵挛抽搐，表现为眼睑和眼球每秒3～6次的抽动，常伴有眼球上视及头后仰，表明有轻微的强直成分。合眼敏感和光敏感是其突出特征，几乎所有患者均存在。短暂的发作一般只有单纯的眼睑肌阵挛而无意识障碍。如发作时间进一步延长，则出现轻-中度的意识障碍，即眼睑肌阵挛伴失神。在这种发作类型中眼睑肌阵挛总是最主要和首先出现的症状。失神成分是否出现则视发作持续时间的长短而异。眼睑肌阵挛常见于青少年特发性全面性癫痫，平均起病年龄在6岁左右，女孩多见，发作频繁，对药物治疗反应较差，抗癫痫发作药物治疗后其他全面性发作类型容易控制，但眼睑肌阵挛发作可长期存在。也可见于某些症状性或隐源性癫痫。在强光下闭眼特别容易诱发，少数患者有自我诱发倾向，患儿刻意朝向阳光闭眼，或分开五指在眼前晃动诱发发作并有愉悦感。

脑电图特征：发作期脑电图为广泛性3～6Hz棘慢复合波暴发，前头部波幅最高（图11-41），多在闭目后0.5～2秒出现，持续1～5秒，但在

[SENS *10　HF *70　TC *0.3　CAL *50]

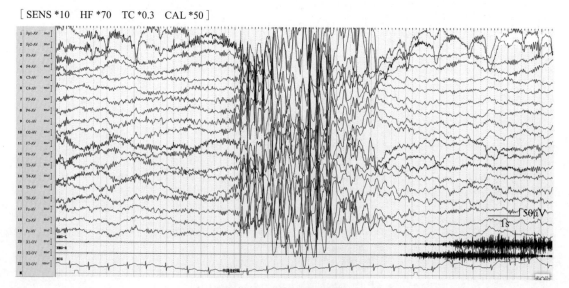

图 11-41　患儿频繁眨眼

黑暗环境下闭目时不出现，提示为合眼敏感而非失对焦敏感。所有未经治疗的儿童患者均有光敏性反应，但治疗后或年龄较大的患者光敏性反应可减弱或消失，换气也容易诱些发异常放电的出现。少数同时有失对焦敏感。有些症状性癫痫的眼睑肌阵挛发作光敏性反应不明显。睡眠期可见正常睡眠图型和睡眠周期，广泛性多棘慢复合波发放在睡眠期常增多，但持续时间缩短，偶见睡眠期放电减少。即使清醒期发作很频繁，睡眠期也观察不到临床发作，部分患者可有少量局灶性放电，VEEG对诊断这种发作类型是必不可少的。

（十）肌阵挛-失张力发作

肌阵挛-失张力发作中的失张力成分以前被称为站立不能或运动不能，其特点为失张力跌倒之前有短暂的肌阵挛抽动，为躯干和颈部的轴性肌阵挛，屈肌更明显，随即出现肌张力丧失而致跌倒。临床表现为轻微点头或身体前屈（肌阵挛），而后快速跌倒（失张力），常跌伤面部。

脑电图特征：脑电图为广泛性棘慢复合波、多棘慢复合波暴发，棘波之后常有一个非常深的正相偏转，而后跟随一个或一组非常慢的慢波。肌阵挛对应于负相或正相偏转的棘波成分，而失张力对应于慢波成分早期（图11-42，图11-43）。

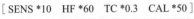

[SENS *10　HF *60　TC *0.3　CAL *50]

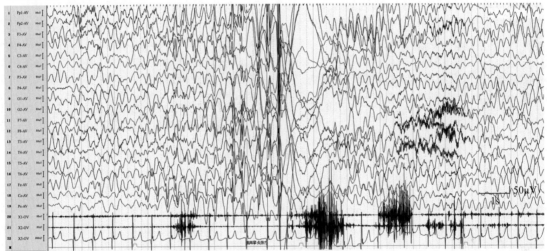

图11-42　患儿抖动伴后倒

[SENS *10　HF *70　TC *0.3　CAL *50]

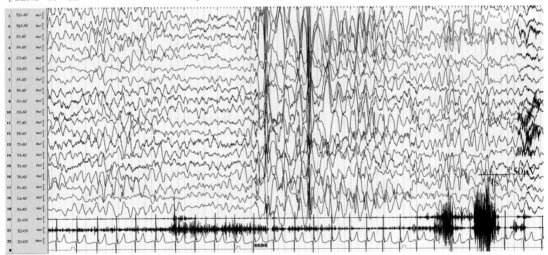

图11-43　患儿抖动伴姿势不能维持

肌阵挛-失张力发作是Doose综合征的主要发作类型，也可见于少数症状性癫痫如染色体病。

二、常见局灶性发作的脑电图特征

局灶性发作是指发作起源局限于大脑半球的网络，可能非常局限，也可能在一侧半球比较广泛。对于局灶性发作，记录发作期脑电图的目的与全面性发作有很大不同，不仅是为了明确癫痫的诊断和类型，也是难治性癫痫术前评估的需要。

1. 局灶性发作的常见脑电图模式

（1）发作间期放电突然消失，由另一种完全不同的节律性活动所取代。

（2）突然的广泛性、一侧性或脑区性的电抑制也是常见的发作起始模式，其机制可能是癫痫发作时抑制性机制的启动，一侧性或脑区性的电抑制有一定的定侧或定位价值。

（3）发作期的节律性活动可以是δ、θ、α、β和γ频段，并且有频率、波幅和范围的演变，多数表现为频率逐渐减慢、波幅逐渐增高，范围逐渐扩大，直至发作终止。而以形态相同、反复的发作间期放电为发作期模式的情况在局灶性癫痫中比较罕见，主要见于全面性发作，如失神发作、肌阵挛发作等。

（4）在发作起始阶段，如果在电抑制的背景下出现局灶性低波幅快活动（low-voltage fast activity，LF），则意味着该记录电极邻近致痫区，具有较高的定位价值，目前认为这种模式需要广泛的新皮质激活，或与潜在的癫痫病理类型有关，极少见于海马起源的发作。但由于记录条件（如滤波范围）和颅骨等介质对高频活动的特殊衰减作用，此种模式常无法在头皮脑电图记录到，颅内电极常可记录到此种发作期模式，而且与良好的手术预后相关。

（5）在头皮脑电图记录中，有一部分发作，特别是起源于大脑底部、纵裂或脑沟深部的发作，没有明显的发作期脑电图变化，尤其在局灶性感觉发作中更为常见，这也反映了头皮脑电图对于非常局限起源的发作的局限性。

（6）在头皮脑电图中，临床症状往往早于发作期脑电图的变化，而且发作期放电仅仅局限于1～2个电极的情况也比较少见，其反映的常是放电广泛传导的结果，所以需要仔细分析症状学和EEG起始的关系。

（7）一般来讲，发作期脑电图模式与发作起源部位之间缺乏必然的联系，即一种模式可见于不同部位起源、不同类型的发作，而同一起始部位、同一种发作类型也可以有不同的发作期模式。但在同一患者，二者之间的关系是比较恒定的。

（8）头皮脑电图记录中，局性发作可表现为局灶性起始、一侧半球起始和双侧半球广泛起始的异常放电模式。局灶性的发作期模式主要见于内侧颞叶癫痫、额叶背外侧癫痫和顶叶癫痫，一侧性的发作期模式主要见于新皮质颞叶癫痫，而广泛性的发作模式主要见于额叶内侧癫痫和枕叶癫痫。总体上，头皮脑电图的发作期记录对于颞叶癫痫的定位意义较颞叶外癫痫更大。

2. 局灶性发作的几个类型

（1）局部阵挛发作：所谓一侧阵挛运动起源于对侧中央前回的初级运动皮质区。由于面部和手在运动皮质的表达区最大，所以局部阵挛性发作最常由一侧面部或手开始，以Jackson方式在同侧扩散，也可经胼胝体传导至对侧皮质相应区域引起双侧阵挛性发作，但动作强度通常不一致或不同步。

脑电图特征：发作时脑电图为中央区和（或）中颞区开始的低波幅快活动持续发放，并逐渐演变为棘慢波节律，范围可逐渐扩大，也可始终局限在运动皮质区（图11-44）。发作后电抑制现象一般较轻。发作间期在一侧或双侧Rolandic区可见散发尖波、尖慢复合波或局限性慢波。

（2）局部负性肌阵挛：实际上是一种非常短促的局部失张力发作。临床上发作可以非常轻微，患者常表现为动作不稳，类似粗大震颤，手中拿的东西常不自主掉落；严重时可有快速点头或跌倒发作。脑电图记录时令患者站立，双上肢向前平伸（直立伸臂试验），可见一侧手臂的瞬间下垂。

脑电图特征：发作期脑电图为对侧Rolandic区棘慢复合波发放（图11-45）。如为双侧放电，可引起双侧手臂下垂、点头甚至跌倒。同步EMG显示维持姿势的紧张性肌张力短暂丧失与脑电图的棘波或尖波有锁时关系，一般在棘波之后15～50毫秒（或20～40毫秒）出现短暂的肌电活动消失，持续50～400毫秒，局部负性肌阵挛与棘波的电压和扩散范围有一定关系，波幅越高，范围越大，发作越明显，常见单个的高

[SENS *10 HF *30 TC *0.3 CAL *50]

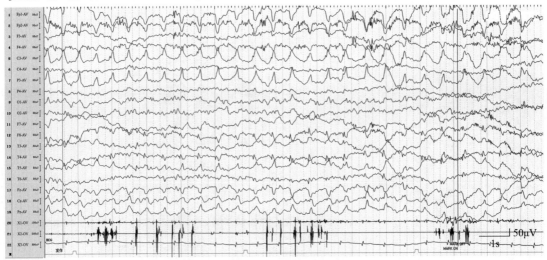

图 11-44　患儿右侧肢体节律性抖动

[SENS *10 HF *70 TC *0.3 CAL *50]

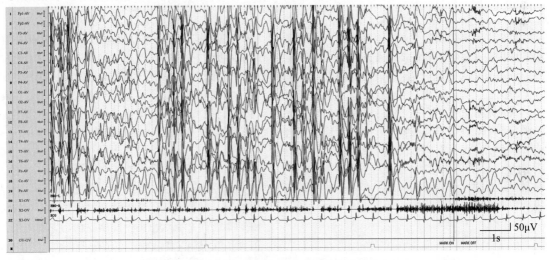

图 11-45　同期右侧肢体下垂伴频繁点头

波幅棘慢复合波即可引起一次发作，连续的棘慢复合波放电更容易引起发作。负性肌阵挛常见于儿童BECT变异型，有时可因服用卡马西平诱发局部负性肌阵挛发作。

（3）过度运动性自动症：也称为躯体运动性自动症。表现为躯干及四肢近端大幅度、不规则、快速的混乱运动，在上肢可表现为划船样或投掷样舞动，下肢可为蹬车样交替划圈或乱踢乱伸，躯干可表现为髋部前冲运动或扭动翻转等动作，发作时常伴有发声、发笑、大声喊叫。过度运动性自动症多见于额叶癫痫。

脑电图特征：发作期脑电图最初多为广泛性电压降低，如果发作起源于额叶背外侧、额极等区域，有时可记录到相应部位的低波幅快活动（图11-46）。起源于额叶底面、额叶内侧面的发作则很难在头皮记录到发作期的变化。而且由于患者剧烈运动的干扰，多数发作期脑电图无法分析。发作中后期或可见尖波节律或θ、δ频段的慢波节律，持续时间短暂。发作后无明显抑制，有时可见发作后局部慢波。发作间期可见前头部棘波、尖波、尖形慢波或慢波散发，在额极常累及双侧，也可无阳性发现。

[SENS *10 HF *70 TC *0.3 CAL *50]

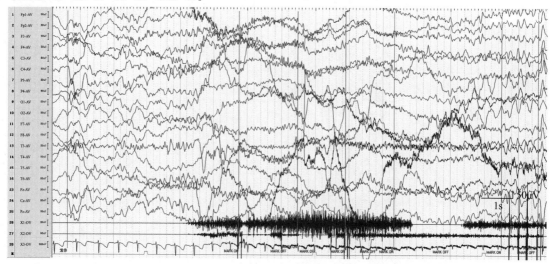

图11-46 同期患儿双手摸索、拍打，双下肢乱蹬，无目的到处寻找动作

第六节　常见癫痫综合征脑电图特征

癫痫是由各种病因引起，由不同病理生理机制临床表现和电生理特征所构成的一组疾病，有些癫痫具有相似的电-临床特征，但病因却有很大的异质性，因此使用"综合征"比"疾病"的术语来命名和分类更合理。同一类综合征在起病年龄、发作表现、脑电图特征、治疗反应、自然病程和预后方面具有相似性，可以帮助临床医生根据综合征合理选择治疗方案和早期判断预后，并且可以提供一个通用的标准，有助于根据表型进行临床和基础研究及学术交流。

一、早期肌阵挛脑病

早期肌阵挛脑病是一种少见的严重癫痫性脑病，多有先天性代谢障碍等病因。起病年龄多在1个月内，可早至出生后数小时即出现发作，甚至有报道在出生前即有宫内发作。主要表现为散发的游走性肌阵挛，累及四肢远端及面部小肌群（眉、眼、手指、口角、足趾）等，位置不固定，发作频繁而持续，常形成肌阵挛持续状态。也常有局灶性发作或全身性粗大肌阵挛。至3～4个月时可出现一过性强直痉挛发作，但肌阵挛发作一直持续存在。

脑电图特征：主要特点为暴发-抑制图形，其暴发波持续1～5秒，由高波幅慢波夹杂棘波、尖波构成，双侧同步，与持续3～10秒的低平段交替出现。暴发-抑制图形持续存在于清醒期和睡眠期，但有些病例在睡眠期特别明显，尤其在深睡眠时。在3～5月龄时，这种暴发-抑制图形有被不典型高度失律图形取代的倾向。但在多数病例，不典型高度失律仅短暂存在，随后又恢复为暴发-抑制图形并持续存在。

二、早期癫痫性脑病伴暴发-抑制

早期癫痫性脑病伴暴发-抑制又称为大田原综合征，早至出生后数天即起病。多数伴有先天性脑结构异常或严重围生期脑损伤，少数为先天性遗传代谢病。患儿有严重的精神运动发育落后，部分患儿以后可转变为West综合征或局灶性癫痫。

脑电图特征：本病的脑电图特点是周期性暴发-抑制（图11-47），清醒和睡眠状态中持续存在，但常在睡眠期更明显。暴发-抑制图形具有以下特征：高波幅的暴发段和低平段交替出现，周期基本规则。暴发段持续1～3秒，由高波幅（150～350μV）慢波，夹杂棘波或尖波构成，抑制段持续数秒。从前一个暴发段开始到下一个暴发段开始的间隔时间为5～10秒。强直-痉挛发作时表现为高波幅慢波暴发，而后低波幅去同步化或快节律数秒，类似婴儿痉挛发作的图形（图11-48）。在严重病例，暴发-抑制图形中的每一次暴发都伴有强直-痉挛发作，清醒和睡眠期持

［ SENS *10　HF *70　TC *0.3　CAL *50 ］

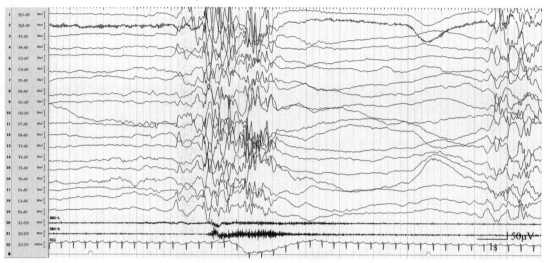

图11-47　暴发-抑制图形

［ SENS 10　HF 70　TC 0.3　CAL 50 ］

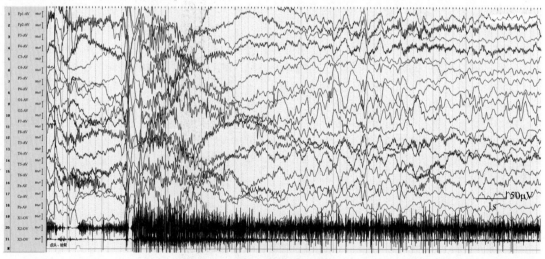

图11-48　强直-痉挛发作

续发作。部分大田原综合征患儿的暴发-抑制图形在6个月至1岁后转化为高度失律，表明病程演变为West综合征。也有一部分演变为局灶性或一侧性放电，临床演变为局灶性发作，特别是在有局部脑发育异常等结构性病变时。

三、婴儿痉挛症

多数婴儿痉挛症为症状性，病因多样，包括遗传性先天脑发育异常、遗传代谢病及各种获得性脑损伤等。婴儿痉挛可有各种不典型的电-临

床表现，常与特定病因或病程演变相关。典型的婴儿痉挛是一种与年龄及发育相关的癫痫性脑病，起病年龄在4个月至2岁，高峰年龄在4～6个月，90%在1岁前起病。23%～60%的患儿在3～4岁演变为Lennox-Gastaut综合征（LGS），也有些转变为局灶性发作。婴儿痉挛症起病早期可有一过性的局灶性发作或难以确定类型的发作表现，数周或数月后出现典型的痉挛发作，也有些从一开始就表现为典型痉挛发作。

典型的痉挛发作多数在婴儿期至幼儿早期

起病，痉挛发作常成串出现，每串痉挛的强度逐渐增加，达高峰后又逐渐减弱，往往开始的几次痉挛非常轻微，仅表现为眼的短暂偏视或上视，常被忽视，而后逐渐出现躯干和四肢的轻微收缩；直至出现典型的"折刀样""鞠躬样"或"抱球样"发作。每串发作次数不等，从数次到数十次，甚至可达150次以上。每天发作次数亦不等，多时可达60次。成串发作常出现在入睡前或睡醒后不久，每一次痉挛之间常有哭闹或躁动，有时出现凝视或微笑面容。发作时自主神经症状也很常见，如面色苍白、潮红、出汗、瞳孔散大、流泪及呼吸和心率的改变等。发作后可有烦躁、运动障碍、反应迟钝等症状，持续 1～2 分钟，也可无明显发作后症状。

临床很多研究已证实，在脑内有局部致痫性损伤的患儿，不论病变位于颞叶、枕叶或额叶，在婴儿期都可能表现为相似的成串痉挛。轻微的痉挛也不少见，但临床容易被忽视，可表现为反复短暂的眼球偏转、撇嘴、摇头、做鬼脸或瞬间凝视，症状刻板成串。这类轻微发作常出现在病程最早期，或出现在一串发作的最初几次。有些痉挛发作表现为双侧不对称，或仅累及一侧或单肢，常提示脑内有局部致痫性病变，是难治性症状性婴儿痉挛术前评估的重要定位线索。

脑电图特征：婴儿痉挛症发作间期脑电图典型表现为高度失律，也可表现为各种不典型的高度失律。发作期表现为高波幅多位相慢波阵发，常复合低波幅快节律或高频节律。

典型的高度失律主要见于婴儿痉挛症或West综合征（图11-49），特征为高波幅无节律慢波，伴大量多灶杂乱棘波、尖波发放，整个图型既没有正常结构，也没有典型的棘慢复合波、尖慢复合波、棘波节律等典型的癫痫样放电结构，故称为失结构图型。

变异型和不典型高度失律：随着长程脑电图监测技术的发展，研究发现高度失律有多种变异型。各种变异型的总和甚至比经典型高度失律更多见。同一患者的同一次记录中，典型高度失律和一种以上变异型高度失律可以并存。这些不典型特征的出现主要取决于癫痫性痉挛的病因、病程阶段和治疗干预等因素的影响，随机研究认为其对预后的实际意义并不大。

1.不对称高度失律　表现为一侧频率更慢，或一侧波幅更低，或一侧棘波出现更频。两侧差别在50%以上。不对称可以是两半球之间，或两侧的某一对应脑区之间。前者也称为一侧性高度失律。不对称高度失律常伴有一侧半球的结构性异常，多见于胼胝体缺如、脑穿通畸形、半侧巨脑、侧脑大范围囊性缺损等情况。

2.具有局灶性异常的高度失律　除高度失律典型的多灶性放电外，同时存在一个突出而部位恒定的持续局灶性棘波或尖波活动。在该部位也可出现局灶性发作期放电，但并不影响背景的高度失律图形。在应用ACTH或抗癫痫发作药物治

[SENS *10   HF *60   TC *0.3   CAL *50]

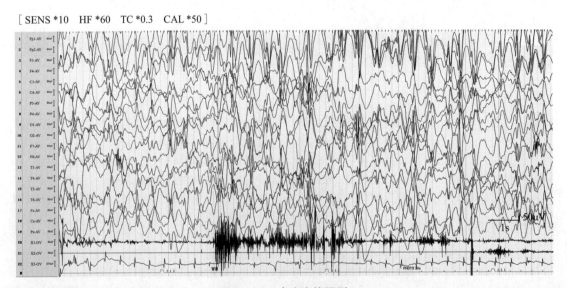

图11-49　高度失律图型

疗后，如果高度失律减弱或消失，这种局灶性异常更显突出，临床常伴有局部脑病变和局灶性发作。

3.高度失律伴暴发-抑制趋势　高度失律背景上出现一过性广泛、局部或一侧电压衰减，持续2～10秒，有时出现周期性图型，类似暴发-抑制，可见于大田原综合征向婴儿痉挛的转型期，或有胼胝体发育不良等明显脑发育异常。

4.半球间同步性增加的高度失律　50%以上的异常电活动在两侧半球同步出现，可从典型高度失律经数周至数月演变而来。常见于West综合征向LGS的转型期。

痉挛发作时的脑电图大致可分为3个时相（图11-50）：①短暂的广泛性10～20Hz低-中波幅快节律发放，持续0.2～0.5秒，这一时相的快节律有时可缺如或复合在下一时相的慢波之上；②广泛性1.5～2Hz高波幅多位相慢波，顶、中央区为主，其上可有切迹或复合快波成分，慢波的下降支常有个非常深的正相偏转，同步EMG证实其相对应于痉挛性收缩的症状，在缺少这一时相的慢波成分，或慢波没有明显的正相偏转时，发作常非常轻微甚至观察不到；③弥漫性电压降低，表现为低波幅去同步化快波，也可为14～16Hz低-中波幅快节律，持续3～6秒，这一时期临床常表现为无动性凝视或非常轻微的强直成分。

各次痉挛之间的间隔时间从5～6秒至10～30秒不等。间隔时期的背景仍可为高度失律，但多数高度失律消失，表现为低-中波幅的快慢混合波，没有或很少棘波、尖波发放，貌似"正常"背景活动（图11-51），直至一串发作结束后才重新出现高度失律图形。

四、Lennox-Gastaut综合征（LGS）

LGS也属于癫痫性脑病的范畴，起病年龄多在3～5岁，病因包括多种先天性或获得性脑病变，少数为隐源性病因。主要临床表现为多种形式的癫痫发作和精神运动发育迟滞或倒退。主要发作形式有强直发作、不典型失神和失张力发作，也可有肌阵挛发作、强直阵挛发作和局部性发作。其中强直发作是LGS最具特征性的发作形式，很少见于其他癫痫综合征。

脑电图特征：LGS的脑电图异常包括背景异常、间期癫痫样放电和与发作类型相关的多种发作期异常，一种以上的发作类型可在一次发作事件中序贯或混合出现。

1.背景活动异常：多有基本频率变慢，节律差，或呈弥漫性θ频段的慢波。这种改变可以是持久的，也可仅于病情加重的一段时期内出现。持久性的改变常提示预后不良。

2.广泛性棘波节律暴发是LGS最具特征性的脑电图改变（图11-52），见于97%的LGS患儿，而很少见于其他癫痫综合征。常出现在NREM睡眠期，为广泛性10～20Hz的低-中波幅快节

[SENS *10　HF *70　TC *0.3　CAL *50]

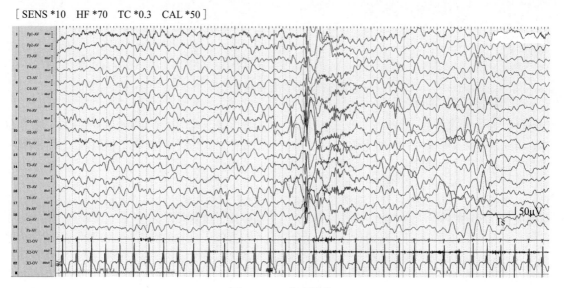

图11-50　痉挛发作

[SENS 10　HF 70　TC 0.3　CAL 50]

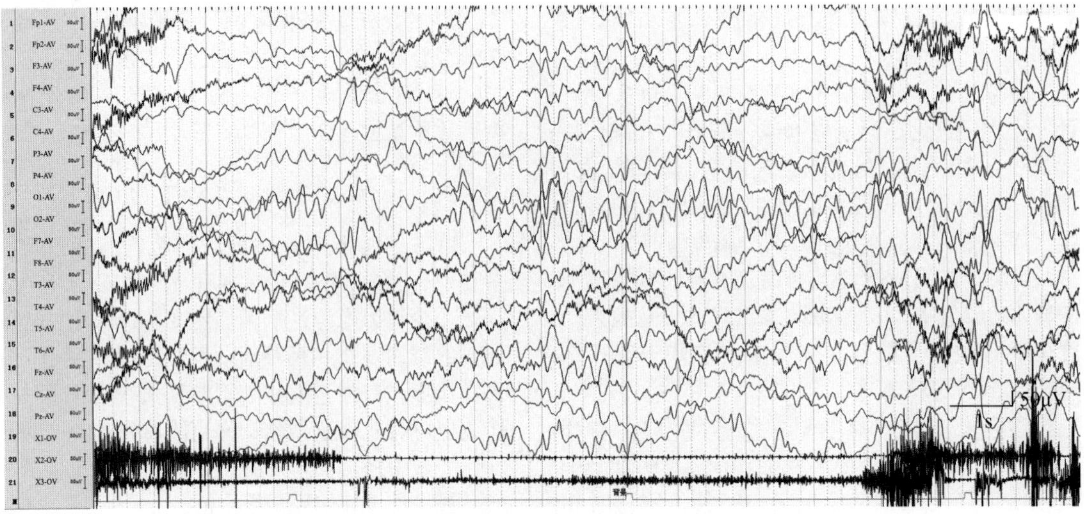

图11-51　背景假性正常化，同期可见痉挛发作

[SENS *10　HF *70　TC *0.3　CAL *50]

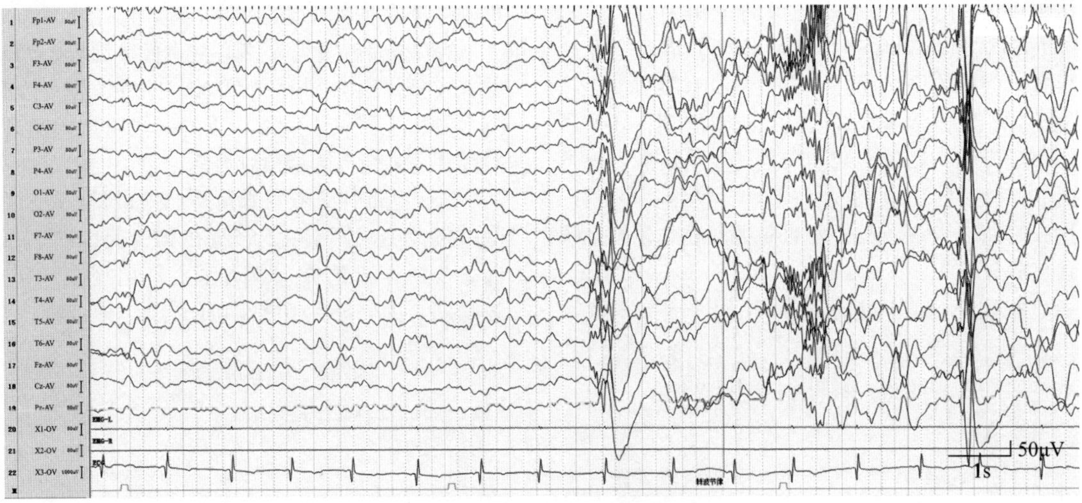

图11-52　广泛性棘波节律

律暴发，最初电压较低，波幅逐渐增高而后稳定，有时发作期放电以一个高波幅的尖慢复合波开始，或棘波节律全程波幅稳定，持续0.5～10秒，结束突然，发作后可有短暂电压抑制或慢波。一般持续5～6秒以上的快节律暴发多伴有强直发作，严重时四肢强直伸展，双上肢上举或前伸，躯干前屈或颈部后仰。轻微的强直可仅为躯干、肩部或颈部轴肌稍用力而没有肢体远端的姿势，或表现为短暂面肌强直引起的紧张表情、口轮匝肌受累引起噘嘴并双侧口角向下的表情及双侧眼球上视。有些快节律暴发虽然不伴有明显的发作症状，但可引起患儿的觉醒反应，使睡眠进程中断。

3.弥漫性1.5～2.5Hz慢棘慢复合波（图11-53）：棘波和慢波之间的关系不如典型失神发作有规律，频率常有变化，最大波幅的位置也可变化，常位于额区或颞区。散发或短程暴发的放电一般无明显临床发作，如清醒状态下持续时间较长，多有不同程度的意识障碍，即不典型失神发作，但有时临床不容易观察到或不容易与基线状

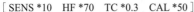

[SENS *10　HF *70　TC *0.3　CAL *50]

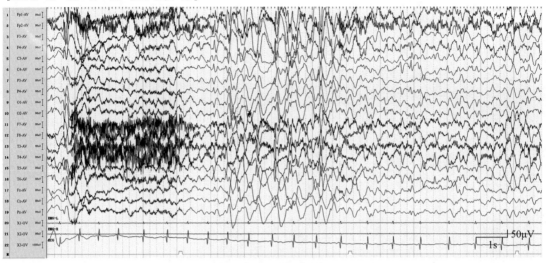

图11-53　慢棘慢复合波

态区别开。长时间的不典型失神发作中常夹杂数量不等的轻微肌阵挛、失张力或强直成分，有时多种类型混合出现。

五、Dravet综合征

Dravet综合征又称为婴儿严重肌阵挛癫痫，起病年龄在1岁以内，起病前发育正常。首次发作常在6～8个月，多伴有发热，表现为长时间的热性惊厥伴阵挛发作，常为一侧性阵挛，也可有全面强直-阵挛发作（GTCS）。起病约1年后逐渐出现无热惊厥，表现为多种形式的发作，包括肌阵挛、阵挛、不典型失神及局部性发作等，但热敏感性发作持续存在，有些在洗热水浴后或疫苗接种后的一过性反应性发热也引起发作，常有一侧或双侧阵挛持续状态，可有肌阵挛持续状态或不典型失神持续状态。不典型的Dravet综合征没有明显的肌阵挛发作。患儿起病早期智力正常，以后出现进行性智力运动倒退和锥体束征等异常神经体征。部分患者有癫痫或热性惊厥家族史。近年来大量研究证实，多数Dravet综合征与编码钠通道的基因突变有关，约80%为*SCN1A*基因突变，使用钠通道阻滞剂如卡马西平、拉莫三嗪或苯妥英钠治疗可加重发作。*PCDH19*基因突变主要累及女性，也称为限于女性的癫痫伴智力低下，临床也表现为婴儿期起病的发热伴局灶性或全面性发作。与*SCN1A*基因突变所致的Dravet综合征相比，起病年龄较晚，癫痫发作相对不严重，但智力障碍更突出，许多女童有孤独症特征。

脑电图特征：Dravet综合征病程早期脑电图与临床发作呈现不平行的进展过程。1岁以内76%的脑电图正常。随着病情进展，背景活动逐渐恶化，慢波活动增多，额、中央、顶区可有4～5Hz阵发性θ节律。2岁期间尽管发作频繁且难以控制，但癫痫样放电出现率仅在50%左右。这种早期电-临床表现不平行现象可以作为考虑Dravet综合征的佐证之一。3岁以后脑电图背景异常率和癫痫样放电出现率均在90%以上。癫痫样放电表现为广泛性棘慢复合波、多棘慢复合波，单发或阵发性出现，常在一侧半球更突出，可伴有不典型失神或肌阵挛发作（图11-54，图11-55）。也有局限性棘波、棘慢复合波，常为多灶性发放。阵发性放电清醒时很少，睡眠期明显增多。闪光刺激和思睡期特别容易诱发阵发性放电。20%～30%的患儿有光敏性反应，常伴肌阵挛发作，但光敏性可能仅在病程的某一阶段出现，并非每次脑电图检测都能记录到，有些患儿在系列脑电图检查中仅1次记录到光敏性。局灶性或一侧性发作在低龄儿童更常见，VEEG显示多数从一侧后头部起始。全面性肌阵挛发作时可记录到广泛性棘慢复合波或多棘慢复合波暴发，散发性肌阵挛、阵挛或局灶性发作时脑电图可无持续的棘慢复合波，仅为节律性慢波或与肌阵挛无关的散发棘波、棘慢复合波。EEG广泛性异常

［SENS *10　HF *70　TC *0.3　CAL *50］

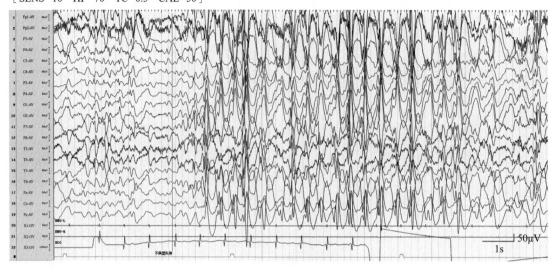

图11-54　不典型失神

［SENS *10　HF *70　TC *0.3　CAL *50］

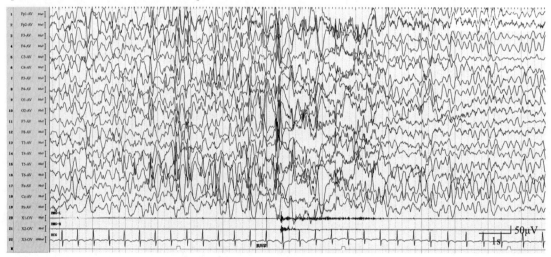

图11-55　肌阵挛发作

减少时，肌阵挛、不典型失神发作也随之减少，但局灶性发作、继发强直-阵挛发作及癫痫持续状态仍可存在。

六、癫痫伴肌阵挛-失张力发作

癫痫伴肌阵挛-失张力发作又称为Doose综合征。起病年龄在7个月至6岁，高峰年龄在2～4岁，男童多见。起病前智力、运动发育正常。起病早期多为热性惊厥或无热性GTCS，而后所有患儿都出现频繁的肌阵挛发作、失张力发作和肌阵挛-失张力发作，60%～90%也有不典型失神发作，但没有局灶性发作，少数在病程后期有少量强直发作。肌阵挛发作为上肢和肩部为主的对称性抽动，常伴有点头。也可见不规律的面部肌阵挛颤搐。失张力发作常导致站立不能突然跌倒，轻者仅有短暂点头或屈膝。肌阵挛-失张力发作是Dooe综合征特征性的发作类型。由于肌阵挛-失张力发作的过程非常短暂，仅有数百毫秒，临床目测观察多数仅能发现失张力跌倒，而很难确定其前有无肌阵挛抽搐，故VEEG和同步四肢EMG记录对准确判断发作类型非常有帮助，而确定肌阵挛-失张力发作则是诊断本综合征的最重要依据。Doose综合征属于特发性或遗传性癫痫，1/3有癫痫或热性惊厥家族史，也是GEFS谱系之一，但目前尚未确定致病基因。预后不确定，早期起病、脑电图有局灶性放电是预后不好的因素，反复长时间的持续状态可产生严重智力损伤。

脑电图特征：

1. 背景活动发作间期　背景活动早期正常，以后可见中央、顶区为主的弥漫性阵发性4～7Hzθ活动。枕区可见4Hz左右的慢波节律，睁眼抑制。在出现频繁发作时，间期背景可呈持续弥漫性θ和δ混合的不规则中-高波幅慢波，类似癫痫性脑病所见，但临床状态相对较好。

2. 间期放电病程　早期没有明显的癫痫样放电。随着病程进展，出现广泛性2～4Hz高波幅不规则棘慢复合波、多棘慢复合波短阵或长程发放，睡眠期增多，并可见少量不规则且部位不固定的棘慢复合波发放，可从一侧移行到另一侧或左右交替出现。恒定的局限性放电或多灶性放电少见，如存在，常提示预后不好。清醒期广泛阵发性放电常伴有轻微的发作，虽然不一定都能被观察到。

3. 发作期放电　肌阵挛-失张力发作是特征性的发作类型，但并非在每次脑电图记录中都能记录到，有时在一次记录中仅能发现肌阵挛和（或）失张力发作。

肌阵挛发作表现为广泛性不规则棘慢复合波、多棘慢复合波短暂暴发，双侧同步。EMG显示上肢受累为主，肌电暴发时间非常短暂，多在50～200毫秒。脑电图负相棘波与EMG暴发起始点之间的平均潜伏期约为30毫秒，提示发作涉及丘脑-皮质网络。

肌阵挛-失张力发作也表现为广泛性不规则的棘慢复合波或多棘慢复合波，通常极高波幅的慢波成分比单纯肌阵挛发作时更慢（0.5～1Hz）。同步EMG显示肌阵挛对应于棘波或多棘波成分，持续时间非常短（50～100毫秒）；而失张力发作则对应于慢波成分，EMG显示四肢肌电（包括主动肌和拮抗肌）均受累，电压衰减或静息持续200～500毫秒，少数可长达1～2秒。失张力发作也表现为广泛性棘慢复合波暴发，但如果EMG显示在失张力跌倒之前没有肌阵挛电位，则为单纯的失张力发作。失神发作见于多数Doose综合征患儿，表现为广泛性2～3Hz棘慢复合波阵发，通常比典型失神发作的频率慢且节律性差。在持续状态时表现为2～3Hz棘慢复合波，间以不规则的超同步化慢波活动，有时类似于高度失律。强直发作仅出现在少数病例的病程晚期，脑电图为10～15Hz棘波节律阵发，EMG显示四肢近端及躯干（轴性）肌电活动逐渐增强。

第七节　做脑电图时的注意事项

一、脑电图监测时机的选择

1. 首次痫性发作后应做脑电图监测。

（1）脑电图有助于诊断及预后。

（2）获取治疗前的脑电图基本资料。

（3）有助于确定某些特殊的癫痫综合征。

（4）脑电图可监测到临床上难以发现的发作，如非惊厥性癫痫发作、肌阵挛发作等。

（5）脑电图可能发现一些诱发因素。

（6）预测癫痫发作再发率。首次癫痫发作后脑电图有癫痫样放电的患者其再发率是脑电图正常者的2～3倍。

2. 任何发作性的临床症状在确诊困难时均应做脑电图监测。

3. 癫痫治疗过程中应该定期复查脑电图。

（1）癫痫发作已经控制的，如脑电图异常，每6～12个月复查一次脑电图。

（2）癫痫发作已经控制的，如脑电图正常，可以适当延长脑电图复查间隔时间。

（3）癫痫发作未控制的，可根据临床需要不定期或随时复查脑电图。

4. 减停抗癫痫发作药物前应进行脑电图监测。脑电图是判断停药时机的重要辅助指标，当临床上考虑减停抗癫痫发作药物时，在结合年龄、病因、癫痫发作类型及癫痫综合征、治疗过程等情况下，应该进行脑电图检查来评估癫痫复发的风险。

（1）脑电图正常，可以作为减停抗癫痫发作药物的参考指标，具体病例具体分析。

（2）脑电图正常仍不能完全排除复发的

风险。

（3）脑电图不正常复发的风险较脑电图正常的患者要大。

（4）如果脑电图放电明显，应暂缓减药1～2年。

5.重症监护室中连续脑电图监测。

二、应重视和观察癫痫患者的心电图

心律失常可引起患者全身缺血，缺血缺氧能造成意识丧失、晕厥、惊厥、抽搐发作等。如QT间期延长综合征、窦性心动过缓、窦性停搏、房室传导阻滞、室性心动过速、室上性心动过速等。因此，所有伴意识改变的患者应进行心电图检查，特别是在老年人，心律失常可以与癫痫有类似表现，如有必要，可以进行长程心电图记录。

癫痫发作时合并心律失常：癫痫放电起源于或扩散到海马、岛叶、杏仁核额叶眶回等自主神经中枢结构时，导致心脏交感神经系统和副交感神经系统功能紊乱，可引起心率加快、心动过缓、窦性停搏等心律失常。如左侧颞叶癫痫发作时的心动过缓或心脏停搏，就是最严重的。约82%的癫痫发作期患者心率增快。非惊厥性部分性发作，心率改变有定位和定侧意义。

抗癫痫发作药物引起心律失常：作用于离子通道的抗癫痫发作药物，可能使心肌细胞K^+电流减少、QT间期延长诱发致死性心律失常。主要见于卡马西平、苯妥英钠、苯巴比妥。卡马西平引起致死性心律失常常发生于药物过量、多药治疗、卡马西平浓度超高、剂量变化太频繁、突然停药导致交感神经系统兴奋性增加。

因此，患者在做视频脑电图时应做心电图和脑电图同步监测，以便及时记录、发现或处理严重的心律失常（或称为心电警报，对可能发生的SUDEP报警）。准备服药治疗的患者做心电图以便及时发现本身患有心律失常的患者，避免因选药不当加重患者心律失常，造成不必要的损失。服用卡马西平、苯妥英钠、苯巴比妥的患者一旦出现心慌、头晕、晕厥或发作加重，要及时做心电图检查，甚至做长时间的心电监测，以排除药物所致的心律失常。

三、脑电图检查注意事项

做脑电图前应做好的准备：

1.检查前一天应洗净头发，禁用发胶、啫喱等护发美发用品。减少头皮油脂造成的皮肤电阻增加，若为女性患者，则最好嘱其将头发剪短，便于电极更好地接触头皮，做出来的效果更好。如无特殊需要，原则上不必剃光头发。

2.检查前避免服用镇静催眠药物和中枢兴奋药物，以避免检查时出现假阳性或假阴性，影响检查结果的判断；如果不能停用，则需注明所使用的药物作用机制、名称、剂量及服药时间等，以便医生及检查者参考；若癫痫患者正服用抗癫痫发作药物，除非医生特殊交代，一般不需要停药（停抗癫痫发作药物可能诱发癫痫大发作或持续状态，危及患者生命）。术前评估需要监测临床发作者，可根据医嘱适当减停抗癫痫发作药物，并签署术前评估脑电图监测抗癫痫发作药物调整知情同意书。

3.需要在限定时间内监测到睡眠者，监测前一天适当剥夺睡眠（减少睡眠时间）。

4.监测时间不超过半天者，尽量在检查前完成吃饭，解好大小便。

5.若是做长程视频脑电图监测，因时间较长且患者活动不便，最好有家属陪护，做好记录工作，携带便盆方便患者解大小便。清醒脑电图检查时前一天应充分睡眠，避免检查中困倦，而对于小儿，则最好嘱家长检查前夜适当让患儿少睡，以便能坚持完成长程脑电图监测。对有高热惊厥患者，最好在症状停止10天后进行脑电图检查。对于入睡困难的患者或不配合检查的儿童可在检查前酌情应用水合氯醛等药物诱导睡眠。常规脑电图一般在进餐内3小时进行，做长程监测者应正常饮食，避免因饥饿造成低血糖，使脑电图出现慢波，影响检查结果。

6.检查之前应向患者及其家人说明检查目的，说明安放于头皮上的电极是接收电极，不会通电，并解释此项检查无痛苦、无任何伤害，减少患者的恐惧心理，检查时嘱患者放松情绪，避免紧张焦虑，婴幼儿可在家长怀中接受检查，脑电图室应安静，光线柔和，温度适宜。

7.做检查前，医生会详细询问患者的病史、发作情况、用药史及家族史、头外伤史等既往史，患者应尽量配合回答，有助于医生对病情的诊断。

8.检查当天不要穿化纤衣服，以免产生静电干扰，尽量穿纯棉且宽松的衣服。擦干头部的汗水或雨水。

9.做脑电图过程中，交代好注意事项，患者应关闭手机、电脑、电子游戏机等电子设备，确保在视频图像采集区域内活动，不要对身体部位过度遮盖。陪护者在拨打及接听手机时要远离患者及脑电图设备。陪护者避免在检测室内来回走动、高声喧哗。注意爱护脑电图设备，勿接触仪器设备及拉扯导联线，避免碰撞及损坏放大器、闪光灯、摄像头等；嘱其家属在患者发作时做好记录工作，以方便与脑电图的监测进行对比，患者最好安静地躺在床上闭目休息，以达到最佳检查效果。如患者为孩子时，注意保护好孩子安全，避免坠床；安抚孩子保持安静，入睡时，不要频繁或习惯性做拍打、摇晃等动作。精神异常或不合作者，应做睡眠脑电图。

10.若患者在检查过程中有发作，应立即掀开被子、充分暴露，记录发作时间，调整摄像头位置，使患者全身充分显示，观察患者的意识和反应，活动其肢体观察肌张力及抽搐情况，观察眼神、瞳孔等，发作结束后询问患者对发作的记忆和感受，这些对诊断结果都具有非常重要的辅助作用，患者及其家属对脑电图检查的配合度越高，检查结果越具有诊断价值。

11.做视频脑电图时，应确保患者身边始终有陪同人员，确实只有一名陪同人员。当他（她）需要外出时必须汇报护士，同意后方可外出。患者出现发作时，必须汇报医生处理。

12.检查时须安静合作，关闭手机、传呼器等通信设备，按医生要求，睁眼、闭目或过度呼吸。用力呼吸（过度换气）：患者听到医生指令后，用力吸气呼气3分钟，这个过程中，口唇轻微麻木是正常的，不要紧张；闪光试验：在眼前30cm的地方放一个很亮的闪光灯，以不同频率闪光，根据情况选择睁眼、闭眼、合眼状态下的刺激试验。

13.检查时头皮上须安放接收电极，不必紧张，以免脑电波受到干扰。

14.检查当天如有发热，不宜进行检查。

15.危重患者、不合作的精神病患者及儿童，检查时要有医护人员及家属陪同，思想有顾虑者，要先做好解释工作，再进行检查，检查时精神要放松，体位要舒适。

癫痫患者的脑电图检查分为发作期和发作间歇期检查。发作期脑电图检查对癫痫的诊断、鉴别诊断、癫痫分型、手术治疗、预后判断有重要意义。但多数患者发作不是很频繁，其脑电图检查是在发作间歇期进行的，此期的脑电图可以反映癫痫的自身特点。

第十二章 神经影像学技术在癫痫诊断及治疗中的应用

神经影像技术是明确癫痫病因、了解脑功能状态、进行术前评估、探索癫痫的疾病过程的重要工具。根据其成像原理分为结构影像学和功能影像学，其中CT、MRI可以提供脑结构信息，称为结构性神经影像学，可显示致痫病变，如海马硬化、脑发育不良、血管畸形、脑肿瘤及其继发皮质损害等。实际上，不少癫痫患者并没有大脑器质性或结构上的异常，头部CT或MRI检查是正常的，但有可能存在脑部生理功能障碍。而血氧水平依赖的磁共振成像（blood oxygenation level dependent-fMRI，BOLD-fMRI）、PET、SPECT、MEG等能够对脑的功能状态或代谢情况进行描绘，则称为功能性神经影像学，用于检查与癫痫发作有关的脑功能和代谢变化。

影像结构异常与癫痫的关系分为2种，一种是可能相关的异常：如皮质发育畸形、大脑皮质软化灶、累及皮质的血管畸形、累及皮质的肿瘤、沟回间局限非进行性占位、大脑凸面颅骨或硬膜局限异常。另一种可能无关的异常：透明隔囊肿、大枕大池、脑白质变性、深部钙化灶。脑囊肿，包括脑实质囊肿、蛛网膜囊肿、脉络膜囊肿等这些囊肿本身不含有异常神经元，不可能产生异常放电从而导致癫痫，因此不能作为癫痫的病因。但如果囊肿周围的脑实质发生了结构或功能改变，则可能产生异常放电导致癫痫。

第一节 结构性神经影像学

一、头颅CT

下列情况使用：①颅内出血或有钙化的病变（CT对出血及钙化比MRI敏感），如脑出血、蛛网膜下腔出血、结节性硬化、Sturge-Weber综合征、囊虫结节等。②不能做MRI的患者，如体内有心脏起搏器、金属牙、金属置入物的患者，有幽闭恐惧症的患者。特别强调孕产期妇女禁止做CT。CT虽然检查方便，价格便宜，但其整体敏感性及特异性均不如MRI。对于癫痫患者现在最常用的影像学检查是MRI。

二、头颅MRI

能够提供多方位、多层面的大脑立体解剖信息，可多序列成像，分辨率强，图像清晰，无放射线伤害，无骨质干扰。与CT相比，对识别较小的病灶，敏感性和特异性更强，是癫痫患者影像学检查的首选项目。在发现致痫性脑损害区方面MRI优于CT，特别是高场强MRI（1.5T以上，尤其是3.0T）更佳，利用FLAIR成像方法可以发现很多轻微的脑损害病变，如海马硬化和灰质异位等。检查时，至少含T_1WI、T_2WI及T_2-FLAIR等序列，做覆盖整个大脑、同时进行矢状位、冠状位和轴位的扫描，并且扫描层面尽可能薄，不提倡常规使用钆进行对比增强。此外，近年来随着MRI影像学后处理技术的推广，还应该进行$3D$-T_1WI和（或）$3D$-FLAIR等序列的扫描。如MCD是一组局灶性或者弥漫性皮质结构异常病变的总称，其中的很多病例既往认为是隐源性癫痫的患者，由于高场强MRI的应用，最终病因就是皮质发育畸形。对怀疑皮质发育畸形的患者，应观察脑沟的形态、灰质、灰白质交界、白质及脑室是否异常。对于年龄小于2岁的幼儿，因髓鞘形成不完全，白质与灰质对比度差，确定皮质异常十分困难，这些病例应在1～2年后行MRI复查。

现在ILAE推荐每一位癫痫患者至少应做一次MRI以获取脑部结构影像学资料。对于第一次发作的患者、病史或脑电图提示为部分发作的患者、发作类型分类不明的患者、有神经系统定位体征的患者、癫痫治疗效果不好的患者、发作形式有变化或开始治疗效果好之后又发作的患者等均需及时做MRI检查。当然，头颅MRI并不能发现所有癫痫患者的颅内结构性病变，对于MRI阴性的难治性癫痫患者，可以结合发作症状学、头皮多导视频脑电图、多模态神经影像学（如PET、SPECT、fMRI、MEG等），可以对致痫灶提出假设，然后进行有创的评估（硬膜下电极或立体定向脑电图），从而确定颅内是否存在导致癫痫发作的起源区和范围，以及致痫灶与功能区的关系等。

第二节　功能性神经影像学

一、单光子发射计算机断层扫描

SPECT是一种测定脑血流灌注的技术。可以反映异常的起源图像和传导图像。interictal SPECT：指在癫痫发作间期静息状态下的低血流灌注区域（发作间期SPECT）；ictal SPECT：在癫痫发作期增加的高血流灌注区域（发作期SPECT）。

SPECT的原理是静脉注入含放射性核素的示踪剂后，示踪剂通过血脑屏障进入脑组织，由于脑代谢的改变和血流灌注的改变往往是同时发生的，可以比较敏感地反映局部脑组织的血流灌注情况。SPECT显像的优势在于可以观察发作期及发作间期的血流灌注变化，发作期致痫区的脑血流量增加呈现放射性浓聚区域，表现为高灌注，发作间期呈现放射性减低区域，表现为低灌注。但SPECT显示的异常灌注范围常比致痫灶大。由于SPECT显像的空间分辨率较低，目前提倡发作期应用SPECT减影与MRI融合成像技术（subtraction ictal SPECT co-registered to MRI，SISCOM），是将发作期与发作间期SPECT图像相减后得到的图像，再与MRI图像进行融合，实现了SPECT功能代谢图像和MRI解剖结构图像的同机融合，一次显像既可得到结构图像，又可获得功能图像，实现优势互补，在致痫灶和功能区定位，以及预测术后效果等方面发挥巨大作用。SPECT对于大多数癫痫患者并不适用，但对于要准备进行手术治疗的患者则有很重要的作用。它与非侵入及侵入性脑电图定位结果有良好的相关性，对颞叶癫痫和颞叶外癫痫的手术预后有预测作用，也可用于评估癫痫二次手术的必要性。

二、正电子发射断层扫描

PET主要用于研究脑部生化代谢过程。具体是通过不同的示踪剂从脑组织葡萄糖代谢、氧代谢、脑血流灌注、神经受体分布、生化和蛋白质合成等方面的改变对致痫区进行定位及定量分析，还能对癫痫的发生机制进行深入研究。目前，最常用于癫痫代谢显像的示踪剂为氟标记脱氧葡萄糖（^{18}F-FDG），其含量反映了局部脑组织的糖代谢情况。致痫区在发作期，神经元兴奋性异常增高，致痫灶局部能量的消耗明显增加，局部血流和糖代谢明显增加，^{18}F-FDG摄取增高，PET表现为局部高代谢；发作间期，致痫区可能存在大脑皮质萎缩、神经细胞数量减少及神经元的活性下降等，导致葡萄糖代谢减低、血流灌注减少，^{18}F-FDG摄取减低，PET表现为低代谢，且病程越长，发作越频繁者，代谢减低程度越严重，提示代谢减低的程度与发作次数具有一定的相关性。与发作期SPECT显像相比，由于示踪剂合成复杂、耗时且药物半衰期较短，发作期的PET显像较难捕捉。FDG-PET这种改变可标示致痫灶。如在LGS中PET可以显示各种不同的代谢表现，代表此综合征的不同成分；大脑半球巨脑畸形的患者，PET显示半球性大脑代谢异常；Sturge-Weber综合征的患者，PET可以敏感地测量大脑受累的范围，尤其是1岁以内的患儿。但PET显示的异常代谢的范围常常比致痫灶大。癫痫的影像学诊断采用图像融合技术，将PET图像与CT或MRI融合在一起，尤其是PET-MRI的融合，MRI具有良好的结构分辨率，而PET具有高度的代谢敏感性，二者融合可以分辨出脑内细微结构的代谢异常，在致痫灶的辨别方面发挥越来越重要的作用。

三、脑磁图

MEG是目前最先进的磁源性成像技术，采用低温超导技术实时地测量大脑磁场信号变化，将获得的电磁信号转换成等磁线图，并与MRI解剖影像信息叠加整合，形成具有功能信息的解剖学定位图像，具有极高的时间和空间分辨率。与只能间接测量大脑功能的fMRI、PET、SPECT不同，MEG可以以毫秒级速度直接测量整个大脑的生物电活动。是一种无创伤的检查方法，它能动态跟踪大脑神经活动的起源和传导，主要用于癫痫外科手术前对致痫灶的定位诊断。MEG目前最常见的临床应用是难治性癫痫术前评估、术前皮质功能区定位及替代Wada测试定位语言功能区。

四、磁源成像（magnetic source imaging，MSI）

1.MSI是将MEG与MRI融合的一种功能成像技术，记录神经元内的电流所产生的磁场，将MEG磁源定位与结构解剖影像（在大多数情况下是MRI）融合在一起。在癫痫的检查中，MEG用于对癫痫样放电的部位进行定位。MEG通常和EEG同时进行，MEG记录的不是电信号而是头皮的磁场，这种磁场是由神经元群组内的电流产生的，与EEG所测得的电位不同。由于头皮表面和大脑之间存在的组织，其信号强度急剧地衰减，空间定位也变得模糊，磁场则不受这些间隔的组织的明显影响（图12-1）。

2.MSI适应证是癫痫外科术前定位，其次是刺激所激发的正常神经元功能定位（类似于诱发电位）。MEG的另一用途主要在肿瘤和其他病变外科手术前，制订手术方案时绘制躯体感觉和运动功能定位图，而语言和其他认知功能的定位图尚在研究之中。

3.MEG不仅对癫痫定位和定性是一种新工具，对于确定在解剖结构和功能影像上所显示的异常，在临床上也有重要的作用。

五、磁共振波谱成像

MRS的原理是通过外加磁场激发活体组织内部的原子核，产生磁共振信号，再转换成波谱。是一种可以反映活体脑组织生化代谢的无创性检查方法。有多种原子核可用于MRS检查，以质子MRS（^{1}H-MRS）最为常用。癫痫患者的主要病理学改变为神经元细胞数减少伴功能紊乱和神经胶

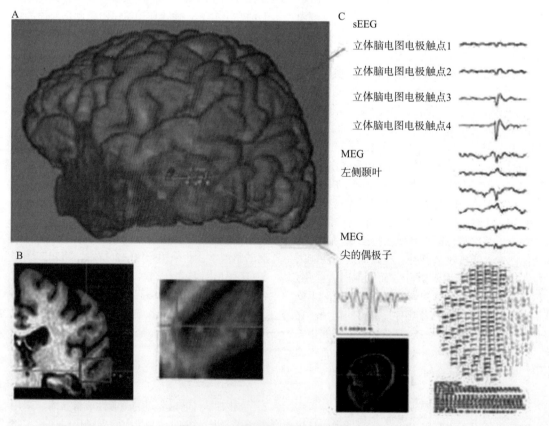

图12-1　磁源成像（见附页彩图12-1）

质细胞的增生，¹H-MRS表现与病理学改变相关，典型病例的MRS表现为N-乙酰天冬氨酸（NAA）减少，胆碱（Cho）、肌酸（Cr）和肌醇增加，NAA/（Cr＋Cho）值降低，后者被认为是定量诊断癫痫的最敏感指标之一（如在评价颞叶、海马硬化时）。随着MRS检测技术的发展，可以检测到细胞内的GABA、谷氨酸以及其他一些代谢产物等，可敏感地反映出神经元的缺失，为癫痫手术提供有价值的术前定位信息。但MRS也存在测定时间长，区域定位选择方法不确定，数据处理复杂，波谱变化解释不明确等不足。

六、BOLD-fMRI和fMRI

BOLD-fMRI、fMRI是指用MRI检测到的某些变化，来推测大脑神经活动的方法，但MRI无法直接测量神经活动，只能通过一些间接的测量来推测神经活动，其中BOLD（血氧水平依赖）是应用得最广泛的功能成像。原理是：当神经活动时需要大量能量，这些能量就需要大量的氧，相应地，其局部需要更多的血液供给。所造成的结果是局部大量血流涌入，新增的氧化血红蛋白远大于被细胞吸收的量，使得细胞周围血氧浓度上升；血氧浓度上升，导致血液呈现逆磁效应，T_2发生变化，收到的信号强度升高；这样神经活动就可以通过BOLD间接测量了。该技术利用局部脑组织的血流动力学变化可以间接反映脑组织局部的灌注改变情况。BOLD-fMRI的研究设计根据扫描时所处的状态分为刺激或任务相关（task-related）和静息状态（resting-state）的fMRI。任务相关的fMRI是在特定的任务下进行脑功能成像分析，可以用来检测与任务相关的局部脑区活动；静息状态下的fMRI是指受试者在扫描时不需要施予任务或者接受外来的刺激，可反映基础状态大脑功能的病理生理改变，具有良好的稳定性、准确性和患者依从性（图12-2）。与其他功能影像学检查相比，BOLD-fMRI具有不可比拟的优势：完全无创性、图像采集速度快、图像的空间分辨率极佳（可提供癫痫灶更为精确的三维空间位置）、对常规影像学无结构性变化的难治性癫痫灶进行精确的功能定位。但在癫痫发作期，因伴有明显的运动症状，将导致大量伪影，不适于此项检查。目前在癫痫领域，fMRI主要用于运动、语言皮质功能区的识别定位。是目前进行脑功能研究的一个重要手段。

七、弥散张量成像（diffusion tensor imaging，DTI）

原理是水分子在脑神经的扩散运动主要沿着神经纤维走向行进，通过采集多个弥散方向的信息，形成水分子在组织三维空间中的弥散特性成像。由于白质扩散的不等向性比灰质或是脑室更为明显，因此DTI可以直接反映白质纤维束的完整性，能较传统的MRI更敏感地发现白质异常。一方面可以通过平均弥散系数（average diffusion coefficient，ADC）及各向异性分数（fraction anisotropy，FA）的改变，对致痫区的定位具有潜在的应用价值。另一方面，通过纤维束示踪技术能够清楚显示语言传导束、锥体束、视辐射等功能性传导束的形态、走行、移位及与邻近病灶的空间毗邻。另外DTI图像经过后处理可以产生纤维示踪图。该方法是目前唯一能在活体、无创的提供大脑白质纤维结构位置和走行特征的影像学技术，可以弥补PET图像确实空间结构信息的不足，直观地显示癫痫病灶与其周围的大脑白质纤维之间的关系，从而可以更好地指导手术，以

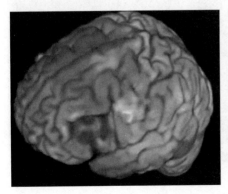
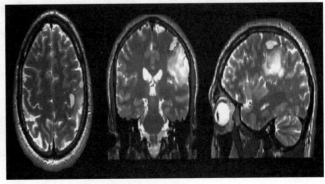

图12-2　头部功能磁共振成像（见附页彩图12-2）

求能够在最大限度地切除病灶的同时保留正常脑组织（图12-3）。现在认为，FDG-PET、MRI、DTI三者融合显像对难治性癫痫术前精准定位

的敏感性高于任何一种单独扫描，阳性预测值100%，准确率高达95%。

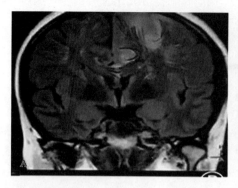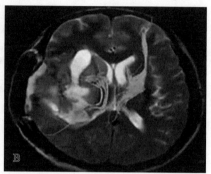

图12-3　A.急性期脑梗死患者的DTI；B.右基底节区出血术后患者DTI显示右基底节区纤维束破坏中断（见附页彩图12-3）

第三节　多模态神经影像技术

多模态神经影像技术（multimodal neuroimaging）又称多模态图像融合技术，是指把不同模态的神经影像融合在一起的技术。如通过来自CT或MRI的图像与PET图像融合在一起的结合影像。融合的图像和原始图像一样拥有相同的高精度。这样的图像使脑部的解剖结构和代谢变化清晰可见，并能加强来自不同影像的最佳特性。充分显示形态成像方法的分辨率高、定位准确的优势，克服功能成像中空间分辨率和组织对比分辨率低的缺点，从结构与功能角度最大限度地挖掘神经影像学信息，从而为准确的诊断或合适的

治疗方案提供可靠依据。现在这种技术种类更加丰富多彩。如把MRI（包括结构、功能、代谢、网络）、CT、EEG、PET、MEG、近红外线等多种影像学数据、电生理数据通过计算机软件实施融合、重建，不仅提高了诊断的准确性，还增加了靶点定位的精确性。可指导制订手术计划、评估手术风险与预后、指导手术等。

PET-MRI融合技术：以PET为源图像，MRI为参考图像，将PET和MRI融合以提高PET定位的敏感性（图12-4～图12-7）。

SISCOM将发作间期及发作期SPECT图像

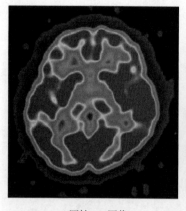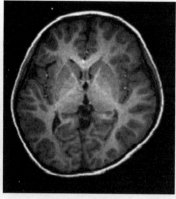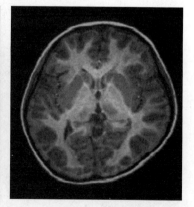

A.原始PET图像　　　　　B.原始MRI图像　　　　　C. PET-MRI融合图像

图12-4　PET-MRI融合图像（见附页彩图12-4）

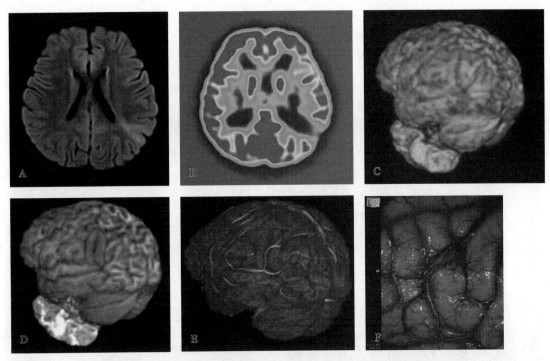

图12-5 影像后处理－多模态影像融合技术（见附页彩图12-5）

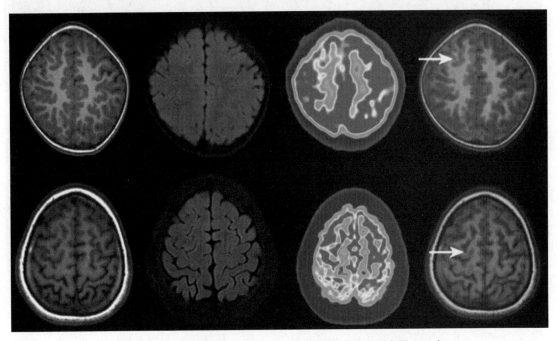

图12-6 MRI阴性时，MRI-PET融合图像（见附页彩图12-6）

相减，然后与结构MRI影像融合的技术，称为SISCOM技术（subtraction ictal SPECT co-registered to MRI）（图12-8）。

MEG-DTI融合：指导手术切除范围及功能保护（图12-9）。

总之，癫痫灶的定位需要发作期临床症状

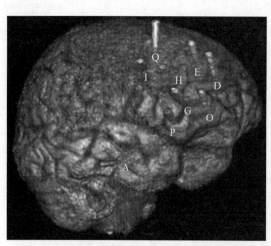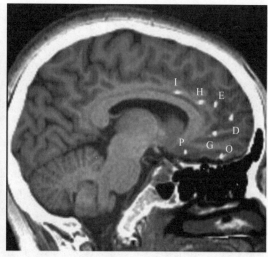

图12-7 电极埋藏后MRI-CT图像融合（见附页彩图12-7）

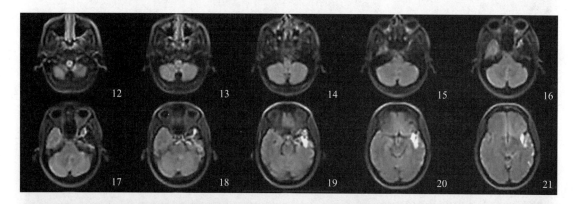

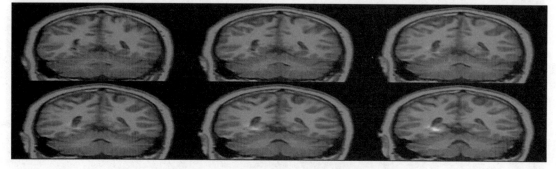

图12-8 SISCOM技术（见附页彩图12-8）

学、视频脑电图和神经影像的综合分析。视频脑电图可以采用头皮脑电图、颅内电极脑电图或立体定向脑电图监测；高场强MRI及其后处理是癫痫诊断的结构影像基础；功能影像FDG-PET、SPECT和SISCOM越来越多应用于癫痫灶的发现。现在通过把多种影像学数据、电生理数据通过计算机软件实施融合、重建，即所谓多模态神经影像技术，总体上提高了癫痫灶检出的敏感性和特异性，能更清晰地描绘癫痫的发作网络，追踪癫痫放电的起源与传导。不同的影像后处理技术意义不同，其中PET-MRI影像融合技术应用价值最高。脑内电极的置入为更好地揭示癫痫发

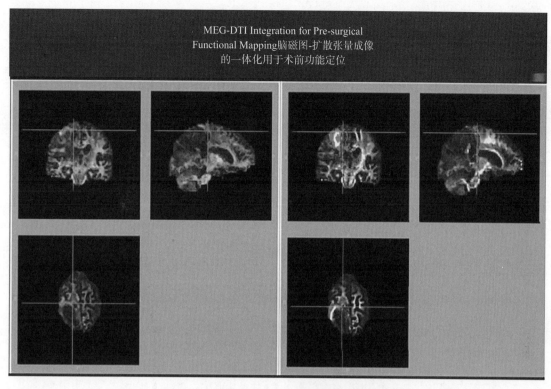

图12-9　MEG-DTI融合（见附页彩图12-9）

作时复杂的大脑活动提供了方法。应用微电极人们可以更好地描记高频振荡用以揭示癫痫起源，对高危人群如脑外伤与卒中患者更是起到了预警发作的作用。还可指导制订手术计划、评估手术风险与预后、指导手术等。

提醒：目前应用于癫痫领域的影像学检查越来越多。很多检查仅仅针对特殊目的，如查找病因、术前评估等，而并非常规检查，如SPECT、PET、MRS、fMRI、MEG及多模态神经影像技术等。在临床工作中，应熟悉每一种检查工具的特点及使用范围，根据不同的临床要求和现实条件选择相应检查。

第十三章 常见癫痫共患病的诊断与处理

第一节 概　　述

共患病（comorbidity）系指同一个体同时患有两种或多种相互难分主次、缺乏必然因果关联关系的疾病，分别达到各自疾病的诊断标准且疾病之间相互影响。共病可能存在共同的病因和病理机制。其中基因层面的机制可能为根本原因。癫痫患者共患其他疾病常见，包括神经系统疾病、精神疾病及躯体疾病。共病增加了癫痫诊断和治疗的难度，严重影响癫痫患者生活质量，增加患者的死亡率。对癫痫患者的共病状态进行早期筛查，深入了解癫痫共患病可以更好地识别可防范的危险因素，更全面准确地进行疾病的诊断和治疗，更有效地改善癫痫患者和照料者的生活质量。

第二节　癫痫与偏头痛

一、概述

癫痫患者的头痛主要包括紧张性头痛、偏头痛及癫痫发作引起的相关头痛。头痛可能出现在癫痫发作前（可能由偏头痛先兆诱发）、发作中（诊断困难，可能是由岛叶、扣带回等致痫灶引起的单独的癫痫发作）或发作后（尤其见于全面性强直阵挛发作）。其中偏头痛比较常见，危害也最大。癫痫与偏头痛在临床上均是以发作性、短暂性脑功能改变为特征，发作间歇期回到基线状态的慢性神经系统疾病。临床表现有重叠，有时临床上区分二者有一定的困难。二者可在一例患者中独立共存，一个症状可以导致另一个症状或相似于另一个症状。

二、癫痫共患偏头痛的发病机制

（一）神经生物学因素

多种神经生物学因素可能参与癫痫共患偏头痛的发病。

1.神经递质功能异常

（1）神经递质的改变在癫痫和偏头痛中均常见。

（2）癫痫的发作与谷氨酸（兴奋性）和GABA（抑制性）等神经递质间的相互作用有关，兴奋和抑制失衡导致神经元过度兴奋和异常放电。

（3）偏头痛发作的病理机制中同样存在神经递质介导的神经元过度兴奋与发作阈值降低，尤其是先兆偏头痛。

2.皮质扩步性抑制　皮质扩布性抑制（cortical spreading depression，CSD）是一种伴有细胞膜去极化短暂而可逆的电活动抑制，即神经元兴奋性过度增高后导致皮质电活动的持续抑制，并由神经元兴奋性过度增高的起始部位向周围组织扩展的一种脑电生理现象。

（1）CSD是癫痫与偏头痛的共同发病机制之一。

（2）癫痫发作是由局部持续性神经元超同步放电所致。

（3）偏头痛可通过CSD波激活三叉神经血管系统所诱发，CSD诱发的炎性介质释放导致疼痛。

3.内分泌因素　部分癫痫共患偏头痛的女性患者偏头痛发作与月经周期和激素水平相关，雌激素水平突然降低可能诱导偏头痛发作。

（二）遗传学因素

癫痫与偏头痛均有一定的遗传基础，并且可能存在共同的易感基因。

（三）环境因素

癫痫与偏头痛均与环境因素相关，如劳累、压力、睡眠剥夺、光刺激、酒精或饮食因素等对二者的发作都有诱发作用。一些脑部病变，如颅脑外伤、脑膜炎、脑卒中等也可能导致二者共病（图13-1）。

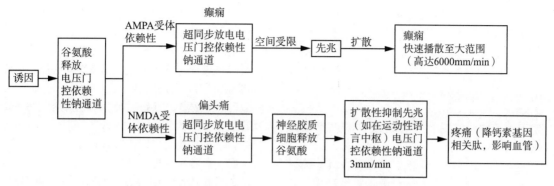

图 13-1 癫痫惊厥和偏头痛发作中细胞事件可能的演化过程

三、偏头痛与癫痫临床表现的异同

偏头痛与癫痫临床表现的异同见表13-1和表13-2。

表13-1 先兆：偏头痛与癫痫比较

	偏头痛	癫痫
特征	偏头痛发作前、发作时和发作期间的复杂症状	简单部分性发作，无意识改变
机制	皮质扩布性抑制	神经元同步放电，有限扩散
功能影像	脑血流降低的波动	脑血流和代谢增加
持续时间	15～60分钟，缓慢进展	短暂，多在1分钟左右
是否单独出现?	脑病性偏头痛，无头痛先兆	是。简单部分性癫痫
常见症状	视觉症状：最常见 感觉症状：麻痹 运动症状：单侧无力	边缘系统：腹部感觉、害怕 感觉症状：麻痹 运动症状：扭转

表13-2 视觉症状：偏头痛与癫痫比较

	偏头痛	癫痫
颜色	黑白（可能是彩色的）	彩色
阳性症状	线状或闪光、折线	圆形、球形
偏侧	中央开始，扩展到半侧视野	半侧视野
盲点	常见，通常随视觉症状之后	不常见，发作后Todd麻痹可能出现
闪光暗点	常见	不常见
成形的视幻觉	罕见，仅见于家族偏瘫性偏头痛	多见于额叶癫痫，尤其是额叶外侧新皮质癫痫
发作频率	很少有每天发作	每天或频繁发作
发病过程	逐渐显现	突发突止
持续时间	持续	短暂

四、偏头痛的诊断和筛查手段

1.偏头痛的诊断采用国际头痛疾病分类诊断标准。

2.偏头痛筛查问卷——ID Migraine，国际上推荐的一种偏头痛简易筛查量表，适用于门诊或非专科医生对偏头痛的筛查（表13-3）。

表13-3 偏头痛筛查量表

你头痛时有如下症状吗？（≥2个回答"是"者为偏头痛筛查阳性，问卷的诊断预期值为93%，诊断的敏感度为81%，特异度为75%）	
（1）近3个月内是否有1天因头痛导致社会、职业、学习或日常活动受影响？	是/否
（2）头痛时有恶心或胃部不适吗？	是/否
（3）头痛时怕光吗？	是/否

3.可用的辅助检查，如血液检查、脑电图、TCD发泡试验、脑脊液检测、CT及MRI等。

五、治疗

对于癫痫共患偏头痛，临床可在规范的抗癫痫发作药物治疗基础上，根据偏头痛的发作情况，进行急性期治疗和预防性治疗。

（一）急性期治疗

其目的是快速、持续止痛，减少头痛再发生，恢复患者功能，减少医疗资源浪费。常用的治疗药物包括非处方药和处方药（表13-4）。

表13-4　偏头痛急性期治疗药物

药物	推荐剂量（mg）	每日最大剂量（mg）	推荐强度
对乙酰氨基酚	1000	4000	A
布洛芬	200～800	1200	A
阿司匹林	300～1000	4000	A
萘普生	250～1000	1000	A
双氯芬酸	50～100	150	A
甲氧氯普胺	10～20（口服） 20（直肠） 10（肌内注射或静脉注射）	不超过0.5mg/kg 不超过0.5mg/kg	B
多潘立酮	20～30（口服）	80	B
舒马曲普坦	25、50、100（口服包括速释剂）；25（栓剂）；10、20（鼻腔喷剂）；6（皮下注射）	300（口服）、40（鼻腔）、12（皮下注射）	A
佐米曲普坦	2.5、5（口服、包括崩解剂）；10（鼻腔喷剂）	10	A
那拉曲坦	2.5（口服）	5	A
利扎曲坦	5、10（口服）	20	A
依来曲坦	20、40（口服）	80	A
酒石酸麦角胺	2（口服）		B

提示： 急性期治疗推荐以NSAIDs类药物为主，并注意与抗癫痫发作药物间的相互作用；曲坦类药物可能加重癫痫发作，应谨慎使用；应禁止肌内注射或静脉注射途径给予甲氧氯普胺。

（二）发作间歇期的治疗

1.癫痫　几乎每例患者都要保持发作间歇期治疗。

2.偏头痛　以下情况需要预防性治疗。

（1）生活质量、工作或学习严重受损。

（2）每月发作频率在2次以上。

（3）急性期药物治疗无效或无法耐受。

（4）极度不适的先兆、偏瘫性偏头痛、基底动脉型偏头痛、合并脑梗死。

（5）连续3个月每月使用急性期治疗6～8次以上。

（6）偏头痛发作持续72小时以上。

（7）患者愿意。

3.药物选择　癫痫患者偏头痛的发生率高，其中先兆性偏头痛患者合并月经性癫痫的可能性更高。与癫痫共患的偏头痛往往症状更严重，发生视觉先兆和畏光、畏声现象更频繁。其治疗的关键是控制癫痫发作，可以减少偏头痛发生。因为二者有共同的发病机制，现在认为偏头痛合并癫痫的预防性治疗最好使用一个有双重治疗作用的药物，目前首选抗癫痫发作药物（明确优选第二代），如托吡酯、丙戊酸盐和左乙拉西坦已被证实是具有抗偏头痛作用的抗癫痫发作药物，可用于偏头痛的预防。三环类抗抑郁药和精神类药物可能降低癫痫阈值，在癫痫合并的偏头痛患者中不建议使用（表13-5）。

表13-5　偏头痛预防性治疗的首选推荐药物

药物	每日剂量（mg）	推荐等级
β受体阻滞剂		
美托洛尔	50～200	A
普萘洛尔	40～240	A
钙通道阻滞剂		
氟桂利嗪	5～10	A
抗癫痫发作药物		
丙戊酸	500～1800	A
托吡酯	25～100	A

第三节　癫痫与自闭症

自闭症又称为孤独症，是一组广泛发育障碍性疾病，多起病于婴幼儿期，以交流障碍、社会交往异常、语言沟通障碍、反复刻板行为和局限的兴趣狭窄为核心特征。自闭症患儿癫痫首发的两个高峰期是在5岁前和青春期至成人。

在一些特殊类型的癫痫，如结节性硬化、Dravet综合征中，自闭症很普遍。其共同病因可能是在解剖、分子代谢及基因方面的相似性，其中基因层面的机制可能为根本原因。

自闭症的刻板行为容易误诊为是癫痫发作。早期诊断早期干预可以改善自闭症的预后。自闭症目前没有特效药物治疗。自闭症合并癫痫的患者其治疗按照传统的癫痫治疗原则，抗癫痫发作药物和苯二氮䓬类治疗有效。需要3种及以上抗癫痫发作药物联合使用，但对控制共患自闭症谱系障碍患儿的癫痫发作疗效甚微。抗癫痫发作药物可以改善共病患儿的情绪不稳、攻击、冲动、自残、刻板重复行为等精神行为症状。如果出现

难治性并对生活造成严重影响的精神行为问题也可以手术治疗。癫痫伴自闭症的最大危险因素是智力障碍。

第四节　癫痫与注意缺陷多动障碍

一、概述

注意缺陷多动障碍（attention deficit-hyperactivity disorder，ADHD）为一种影响功能或发育的持续性注意力不集中和（或）多动-冲动模式。ADHD是儿童期最常见的一种行为障碍，其核心症状是与发育水平不相称的注意缺陷、冲动及多动，可合并品行障碍、情绪障碍、对立违抗障碍及学习障碍等。

二、ADHD诊断

ADHD诊断缺乏特异性的检查与测验，主要依赖于临床访谈和行为观察，以及对影响儿童正常生活的异常行为的判断。尽可能全面地获得儿童发育过程与行为特点、生长与教育的环境及疾病史和家族史等。行为量表与神经心理评估可以帮助筛查和诊断。目前国际上较通用的诊断标准有世界卫生组织的《国际疾病分类》（international classification of diseases，ICD）和美国精神病学会的《精神障碍诊断和统计手册》（DSM）两大系统。

三、鉴别诊断（表13-6）

1.认真的病史询问。
2.应由精神心理医生进行评估。

3.长程EEG监测以排除频繁的微小癫痫发作。

4.抗癫痫发作药物血药浓度、血生化检查排除由于抗癫痫发作药物过量或其他生化代谢异常（如低血糖、低钠血症）对认知及行为的影响。

5.排除其他可能导致ADHD的行为改变，如是否存在睡眠障碍等。

四、治疗

癫痫控制和ADHD治疗同时进行。频繁发作期共病患儿的治疗以癫痫控制为优先，定期评估和调整治疗方案及目标。中枢兴奋剂哌甲酯是目前ADHD最主要的治疗药物，对于无癫痫的ADHD患儿核心症状的控制率大于75%。虽然哌甲酯可能降低惊厥发生的阈值引起癫痫发作，但对于发作控制相对良好的患者可以应用哌甲酯控制ADHD症状，对于发作频繁的患儿需个体化处理。盐酸托莫西汀等对于癫痫共患ADHD的治疗目前缺乏临床研究数据。在兴奋剂治疗前，应该记录基础癫痫发作情况及抗癫痫发作药物血药浓度，并在药物治疗后密切监测上述指标变化，与家长充分沟通。除药物治疗外，强调综合治疗，包括环境、心理社会治疗，识别有无共患其他心理问题（如焦虑、双相情感障碍等），也应给予相应干预（表13-7）。

表13-6　单纯ADHD与癫痫共患ADHD的鉴别要点

	单纯ADHD	癫痫共患ADHD
ADHD起病年龄	7岁前；可能在学龄前	可能在癫痫发作之前，不确定
性别分布	男童多见	无明显性别差异
病因	不明；可能与遗传有关	不明；可能是多因素共同作用结果
症状特点	核心症状是多动冲动	注意缺陷比多动冲动更常见，也更明显
ADHD亚型	混合型多于注意障碍为主型	混合型和注意障碍为主型相似，甚至注意障碍为主型更为常见
智力	正常或略低于正常	低于正常
随着年龄增长症状的改变	有所减轻	多动冲动减轻
兴奋剂的作用	混合型效果好，注意障碍为主型有一定效果	有一定效果，研究有限

表13-7 ADHD的常用治疗药物

药物	作用机制	起始剂量	每日剂量范围	不良反应	潜在的药物滥用	癫痫患者使用的安全性
哌甲酯	DA和NA再摄取抑制剂	18mg	18～36mg；每日1次	食欲缺乏、情绪不稳、悲伤、失眠、精神障碍	中度	治疗剂量安全；超过54mg/d可能增加癫痫发作
托莫西汀	抑制NA的突触前转运，增强NA	0.5mg/kg	1～1.4mg/kg；每日1～2次	镇静、食欲缺乏、恶心、困倦、肝损伤、皮肤瘙痒等	低度	治疗剂量安全

ADHD.注意缺陷多动障碍；DA.多巴胺；NA.去甲肾上腺素

第五节 癫痫与情绪障碍

一、情绪障碍

情绪障碍是最常见的癫痫共病，近1/3的癫痫患者伴抑郁或焦虑。癫痫与情绪障碍互为危险因素，可能共享发病机制，癫痫患者更易产生情绪障碍，情绪障碍者也更易患上癫痫。

1.情绪障碍贯穿于癫痫发作的全过程

（1）发作前：易怒、烦躁不安、情绪波动、抑郁、具有攻击性。

（2）发作期：极度恐惧、偏执、似曾相识、发作性语言、不恰当笑声、焦虑。

（3）发作后：嗜睡、轻度躁狂、昏睡、意识模糊、激越。

（4）发作间期：重度抑郁、焦虑、心境恶劣。

2.下列情况提示可能有情绪障碍

（1）在低龄癫痫患者中，有下列7个方面的行为与精神障碍提示可能共患情绪障碍：①喜欢缠着大人或过分依赖他人；②虐待、欺侮别人或吝啬；③要求自己必须十全十美；④动作紧张或带有抽动性；⑤功课差；⑥精神不能集中，注意力不能持久；⑦常常生气。

（2）年长的癫痫患者中则有3个方面的行为与精神障碍有较高的共患病诊断符合率：①在学校不听话；②喜欢孤独；③撒谎或欺骗。

3.抗癫痫发作药物可能改善精神共病（表13-8）

因5-HT在癫痫及抑郁障碍患者中的亲和力均下降。某些抗癫痫发作药物（如卡马西平、拉莫

表13-8 抗癫痫发作药物对精神共病的正性和负性作用

药物	对精神症状的益处	医源性精神症状	镇痛价值
巴比妥类	抗焦虑	抑郁、行为障碍和（或）ADHD	否
苯二氮䓬类	抗焦虑	抑郁、行为障碍和（或）ADHD	否
卡马西平	心境稳定、抗躁狂	无报道	神经痛
奥卡西平	心境稳定、抗躁狂	无报道	神经痛
乙琥胺	无	行为障碍、精神症状	否
替加宾	抗焦虑	抑郁	否
左乙拉西坦	无	抑郁、焦虑、行为障碍	否
托吡酯	无	抑郁、行为障碍、焦虑	（偏）头痛、神经痛
唑尼沙胺	无	抑郁	否
非尔氨酯	无	抑郁	否
氨己烯酸	无	抑郁、行为障碍和（或）ADHD精神障碍	否
吡仑帕奈	无	行为障碍、精神障碍、抑郁	否
拉莫三嗪	心境稳定、抗抑郁	焦虑、认知功能受损、患者出现行为障碍	否
丙戊酸	心境稳定、抗躁狂、抗惊恐	儿童大剂量服用可出现行为障碍	头痛和偏头痛
加巴喷丁	抗焦虑（社交恐惧）	无报道	头痛、神经痛
普瑞巴林	抗焦虑（广泛性焦虑障碍）	无报道	纤维肌痛、神经痛

三嗪等）可增加突触间隙5-HT及去甲肾上腺素的含量，具有抗抑郁障碍、稳定情绪等作用；而另一些抗癫痫发作药物如苯巴比妥、扑米酮、氯硝西泮等，应用这些药物的患者较应用其他抗癫痫发作药物的患者更易出现抑郁障碍。所以在选择抗癫痫发作药物时应该考虑共患病，如伴广泛性焦虑障碍的局灶性癫痫患者服用普瑞巴林可同时改善两种症状，而且普瑞巴林可作为社交恐惧症患者的潜在选择药物。如拉莫三嗪可使伴有重度抑郁发作的癫痫患者不必使用抗抑郁药治疗。一旦患者情绪平稳后，即使停用抗抑郁药物，有心境稳定特性的抗癫痫发作药物仍可使抑郁症持续缓解。先前有心境障碍病史的癫痫患者如果停用这种类型的抗癫痫发作药物可能导致抑郁症状复发。

4.癫痫共病情感障碍的抗癫痫发作药物选择原则

（1）单药治疗时，抗癫痫发作药物对精神症状的可能影响。

（2）联合用药时，药物间相互作用（药物浓度、不良反应叠加）。

（3）抗抑郁和抗精神病药的潜在致痫作用。

（4）共病抑郁时，应考虑治疗间的影响，包括抗抑郁药诱发癫痫发作，抗癫痫药诱发抑郁。癫痫患者添加抗抑郁药治疗时要注意与抗抑郁药间的相互作用，应尽量选用药物相互作用小的抗抑郁药。

（5）共病焦虑时，选用具有抗焦虑的抗癫痫发作药物是合理的，应注意抗癫痫发作药物加重焦虑症状的可能性。选择5-羟色胺再摄取抑制剂（SSRI）或5-羟色胺-去甲肾上腺素再摄取抑制剂（SNRI）治疗癫痫患者的焦虑症状时，需要考虑抗癫痫发作药物潜在的细胞色素P450相互作用。

（6）值得注意的是，正规抗癫痫发作药物治疗在控制癫痫发作的同时能明显改善患者的抑郁症状。

二、癫痫与抑郁障碍

（一）概述

抑郁在癫痫患者中总体患病率为20%～55%，局灶性癫痫（尤其累及颞叶时）更易伴发抑郁，癫痫发作控制不佳者更易出现抑郁。抑郁可引起脑内神经递质失调，使脑神经细胞结构和功能受损，形成固定兴奋灶，导致癫痫发作。海马硬化、下丘脑-垂体-肾上腺轴（HPA轴）功能缺陷、神经递质合成、释放及传递异常以及细胞内转导通路异常均可致癫痫共患抑郁障碍。癫痫与抑郁共病和神经质、既往健康状况、社会支持情况、既往物质使用障碍史、生活压力事件、遗传、社会心理等因素有明显的相关性，发生机制涉及神经生化、神经解剖结构异常。

（二）癫痫与抑郁存在共同的病理基础（图13-2）

1.脑结构异常　如海马体积缩小，脑区功能连接异常。

2.单胺神经递质通路异常　包括5-HT、NE

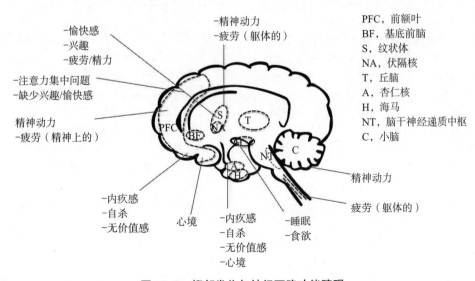

图13-2　抑郁发作与神经环路功能障碍

和DA通路异常。

3.脑糖代谢下降　有研究证实抑郁和癫痫存在脑糖代谢不足。

4.HPA轴和白介素-1b（IL-1b）的变化。

（三）癫痫发作不同阶段抑郁的特点

根据与癫痫发作的时间关系，癫痫患者的抑郁等精神症状分为两类：发作间期和发作期。发作期又分为发作前、发作时、发作后。明确抑郁发作的类型非常重要，因为发作间期和发作期的抑郁需要不同的治疗。发作期抑郁以控制癫痫发作为主，而发作间期抑郁发作需要精神药物疗法或心理治疗。

1.发作前　癫痫发作前3天内即可开始出现异常烦躁，发作前24小时内逐渐以情绪变化为主。

2.发作时　抑郁症状可能是简单部分性发作症状之一，有时能与癫痫发作鉴别：1/4的先兆表现为精神症状，1/5与情绪变化有关；情绪抑郁症状随后可出现意识改变，癫痫发作从简单发作进展为复杂部分性发作；发作时抑郁多见于颞叶癫痫患者。

3.发作后　自主神经功能症状62%；焦虑45%；抑郁43%；精神病样症状7%；大多数患者有多种症状，可持续几分钟到几天；癫痫发作后出现抑郁的患者认知异常表现更严重；发作后抑郁多见于额颞叶癫痫。

4.发作间期抑郁　发作间期出现的抑郁症状与癫痫发作无关。临床表现多样，可以是抑郁不同症状的组合在不同的时间间隔出现，并往往持续数小时至数天，甚至不能自行缓解。

（四）造成癫痫患者抑郁的4方面可能因素

1.心理因素　癫痫发作引起的心理压力；癫痫造成的病耻感；心理应对机制不良；对自身能力预期较低。

2.生物学因素　海马萎缩；杏仁核增大；头部创伤；神经递质功能异常。

3.患者性格基础　既往有人格特质和性格特征；性别差异。

4.抗癫痫药　抑郁发作也可能与某些抗癫痫药的服用和停药有关，或者是癫痫手术引起的并发症。抑郁的发作原因可能有以下几种情况。

（1）易患精神病患者（有精神病史或家族精神病史）服用了具有不良精神事件的抗癫痫药。

（2）情绪障碍达到缓解的患者停用了抗癫痫发作药物，而这些抗癫痫发作药物具有稳定情绪、抗抑郁或抗焦虑的作用。

（3）服用抗抑郁药的患者添加了酶诱导抗癫痫药（例如苯巴比妥、扑米酮、苯妥英钠、卡马西平、高剂量的托吡酯和奥卡西平），抗抑郁药清除率的增大导致了较低的血药浓度和潜在的疗效损失。

（五）癫痫患者抑郁共患的危险因素（表13-9）

表13-9　癫痫患者抑郁共患的危险因素

社会人口学特征	性别：女性
	年龄：大于35～40岁
	文化程度：受过教育
	婚姻：未婚未育
社会心理学特征	职业状态：失业
	经济状况：差
	对生活和用药的自我控制能力：差
	对疾病的病耻感：明显
	社会支持：差
	服药依从性：差
癫痫及其他疾病情况	部分性发作（尤其是复杂部分性发作）
	多种发作类型
	癫痫持续状态史：起病晚、频发、病程长、服用托吡酯
	药物难治性癫痫
	病情重
	有过癫痫手术
	患有其他慢性疾病

（六）抑郁对癫痫患者造成的不良影响

1.生活质量差。

2.预后差。

3.服用抗癫痫发作药物时出现的副作用多。

4.更易产生耐药性。

5.药物及癫痫术后治疗效果差。

6.更显著的自杀倾向。

7.个人及公共健康负担沉重。

（七）癫痫合并抑郁障碍的诊断

癫痫共患抑郁障碍的诊断依据以下量表。

1.美国精神病协会《精神障碍诊断统计手册》（DSM）第五版。

2.《中国精神障碍分类与诊断标准》（第三版）（CCMD-3）。

3.《简明国际精神神经访谈》（MINI）中文版。

4.《神经系统疾病伴抑郁量表-供癫痫患者

使用》（NDDI-E）中文版。

目前国际上通用简便易行的NDDI-E评估量表用于癫痫患者的抑郁筛查（表13-10）。

表13-10　癫痫患者的抑郁筛查量表（NDDI-E中文版）

在过去的2周内，有多少时候您受到以下任何问题困扰？（在您的选择下打"√"）			
	总是或经常有	有时候	很少	没有
每件事都很困难	4	3	2	1
我什么事情都做不好	4	3	2	1
有负罪感	4	3	2	1
我倒不如死了的好	4	3	2	1
感到灰心丧气	4	3	2	1
很难找到快乐	4	3	2	1

英文版以 > 15分为截断分值。中文版 ≥ 14分，提示抑郁可能。其敏感度为85.4%，特异度为89.9%。但NDDI-E是筛查量表，如提示抑郁，尤其是抑郁症状严重的患者如有自杀倾向的，可能需要精神科医生进一步诊断及治疗。

（八）癫痫共病抑郁的治疗

1.心理支持干预　心理治疗可改善患者的抑郁状态，减少癫痫发作频率，CBT（认知行为疗法）可有效治疗癫痫患者的抑郁，具体的心理治疗方法应由精神科医生做出决策，并尽可能让患者家属理解和参与。当患者出现自杀风险增高、抑郁为双相情感障碍的一部分、两种不同抗抑郁药足量治疗失败后应向精神科转诊。

2.药物治疗　按照癫痫发作类型，选择对情绪有正性影响作用的抗癫痫发作药物，包括丙戊酸、卡马西平、拉莫三嗪、奥卡西平；对于用上述抗癫痫发作药物抑郁控制不理想的患者可抗抑郁治疗，选择性5-HT再摄取抑制剂不良反应少，镇静作用小，不易诱发癫痫发作，可首选；若患者已有抑郁症状，则应避免选用可加重患者不良情绪的抗癫痫发作药物，如苯巴比妥、氨己烯酸、唑尼沙胺、托吡酯及左乙拉西坦。

3.癫痫共患抑郁时抗抑郁治疗药物选择

（1）5-羟色胺再摄取抑制剂（SSRIs）是治疗癫痫患者抑郁的一线药物，首选舍曲林、西酞普兰；去甲肾上腺素再摄取抑制剂（SNRIs）也可用于癫痫合并抑郁患者的抗抑郁治疗，如文拉法辛。

（2）第一次抑郁发作控制后维持6个月，第二次抑郁复发再次控制后维持2年。

（3）合并焦虑患者，加用短程苯二氮䓬类药物。

（4）当没有SSRIs和SNRIs，可用三环类抗抑郁药替代，但需要注意副作用。

（5）需要注意抗抑郁药物与抗癫痫发作药物二者副作用的叠加作用。

（6）需要注意抗抑郁药物与抗癫痫发作药物二者的相互作用。

（7）某些具有情绪稳定作用的抗癫痫发作药物如丙戊酸、卡马西平、奥卡西平、拉莫三嗪，可在不违背治疗原则的前提下使用。

（8）某些具有情绪负面影响作用的抗癫痫发作药物如托吡酯、左乙拉西坦，可在不违背治疗原则的前提下避免使用。

4.电休克治疗　是治疗急性重度难治性抑郁症的首选方法，现已证明在癫痫患者中是安全有效的，且药物治疗无效的癫痫患者电休克治疗常有效。

5.迷走神经刺激术　对难治性抑郁症和药物难治性癫痫均有效。

6.经颅磁刺激　虽然有效性不能肯定，但对癫痫患者抑郁的治疗是安全的。

7.手术治疗。

（九）癫痫患者抑郁诊断和（或）治疗不足的主要原因

1.患者、家属或临床医生认为抑郁是癫痫发作、社会功能受损、学业和职业受困、经济状况差的正常反应。

2.癫痫患者共患的抑郁可能临床表现不典型。

3.癫痫患者已习惯于情绪低落状态，甚至不承认自己情绪低落。

4.癫痫患者及其家属可能误认为抑郁症状是癫痫发作的表现，不需要治疗。

5.接诊医生对精神疾病不熟悉，常常不问诊患者的情绪问题，而患者及其家人也不主动提及自己的情绪问题。

6.治疗方法不确切。

（十）抑郁发作的预防

医源性抑郁发作的预防或最小化方法包括以下几点。

1.具有精神疾病风险的患者（比如具有精神疾病史或家族精神病史的患者）要避免使用具有不良精神事件的抗癫痫药（如左乙拉西坦、托吡酯）。

2.对于有精神病史或家族病史的患者，在其停止使用具有稳定情绪的抗癫痫药后要监测患者的情绪变化或抑郁症状的发展，因为抗癫痫发作药物可能会潜在地缓解心境障碍。停药有可能导致抑郁复发。

3.服用具有酶诱导作用的抗癫痫药时，要调整抗抑郁药使用剂量，以免降低精神药物的血药浓度。

4.约30%接受癫痫手术的患者，在手术后前6个月出现了抑郁发作。这些患者中的多数人具有心境障碍术前病史。因此，这些共病的术前识别和管理，可能会避免术后的抑郁发作或减轻抑郁发作严重程度。

三、癫痫与焦虑障碍

（一）概况

焦虑障碍（anxiety disorders）是以焦虑症状为核心表现的一组疾病。成人癫痫患者伴焦虑的患病率在10%～40%，儿童及青少年占17%～48.5%。癫痫与焦虑共病的可能机制有：与杏仁核和海马的惊恐环路活化、GABA/5-HT受体减少、钙通道的调控改变和社会心理影响有关。

（二）临床表现

常见癫痫共患焦虑障碍类型有以下几种类型。

1.广泛性焦虑障碍　表现为无明确对象或固定内容的紧张不安，过分担心、烦躁等，与现实很不相称，无法忍受，但又不能摆脱，常伴失眠、肌肉紧张、疼痛、震颤、心慌、尿频、多汗等各种自主神经功能紊乱症状。

2.惊恐障碍　表现为惊恐发作，患者突然感到心慌、胸闷、胸痛、呼吸困难、喉头堵塞感、强烈的恐惧感、濒死感，发作时间短暂，伴显著的自主神经功能紊乱症状和回避行为，夜间发作者常需要紧急就诊以排除急性心肌梗死等。

3.社交焦虑障碍　常表现为显著而持续地害怕在公众面前可能出现羞辱和尴尬的社交行为，担心别人会嘲笑自己，而不愿或回避参与社交活动，可伴有出汗、脸红和口干等自主神经症状。

按照焦虑症状与癫痫发作的时间关系可以分为癫痫发作间期的焦虑和围发作期焦虑（特异性出现在癫痫发作之前、之中和之后的焦虑）。发作间期焦虑与癫痫发作无关，症状最易被发现，其临床表现多样。发作前焦虑多表现为广泛性焦虑障碍，焦虑症状常出现于癫痫发作前的数小时至数天，随着发作逐渐临近，焦虑的程度越来越重。发作中的焦虑实际为癫痫的发作期症状，可表现为惊恐发作或复杂部分性发作的先兆。发作后焦虑在癫痫发作之后即出现，并可以延续到癫痫发作后7天左右（表13-11）。精神症状的筛查工具通常不能区别发作间期和围发作期症状。

表13-11　焦虑症状按照与癫痫发作的时间关系进行分类

围发作期焦虑	发作前焦虑
	在癫痫发作前数小时至数天出现
	有时可预测癫痫发作
	发作时焦虑
	如颞叶癫痫先兆
	发作后焦虑
	多为发作时焦虑症状的恶化或延续
癫痫发作间期的焦虑	直接与癫痫相关
	担心下次癫痫发作
	对癫痫误解或缺乏了解
	抗癫痫发作药物治疗引起的焦虑
	将抗癫痫药物改为抗焦虑作用较弱的抗癫痫发作药物
	其他
	广泛性焦虑障碍
	社交焦虑障碍
	强迫症
	创伤后应急障碍等

注：具有抗焦虑成分的抗癫痫发作药物包括加巴喷丁、普瑞巴林、丙戊酸、苯二氮䓬类、巴比妥类、替加宾、拉莫三嗪

（三）诊断

癫痫伴焦虑的诊断应该各自符合癫痫和焦虑（包括焦虑障碍和焦虑状态）的诊断标准。癫痫伴焦虑的筛查可采用广泛性焦虑量表（7-item generalized anxiety disorder scale，GAD-7）中文版，该量表由7个症状条目组成，评估最近2周内7种焦虑症状的严重程度和功能影响，每个症状条目按0（没有）～3（几乎每天）四级评分，总分值范围0～21分。原版筛查分界值取＞9分。中文版GAD-7建议采用＞6分为广泛性焦虑障碍筛查的分界值。0～4分：无焦虑；5～9分：轻度焦虑；10～14分：中度焦虑；15～21分：重度焦虑（表13-12）。

表13-12　广泛性焦虑量表（GAD-7）中文版

在过去的2周内，有多少时候您受到以下任何问题困扰？（在您的选择下打"√"）	完全不会	好几天	超过1周	几乎每天
1.感到紧张、担心及烦躁	0	1	2	3
2.不能停止或无法控制担忧	0	1	2	3
3.对各种各样的事情担忧过多	0	1	2	3
4.很紧张，很难放松下来	0	1	2	3
5.由于不安而无法静坐	0	1	2	3
6.变得容易恼怒或易被激惹	0	1	2	3
7.感到好像有什么可怕的事会发生	0	1	2	3

GAD-7的优点是不包含躯体症状的选项，可避免与抗癫痫发作药物不良反应产生混淆。筛选出的焦虑患者再使用常用的焦虑评估量表如汉密尔顿焦虑量表等进行评估。对于焦虑症状严重的患者应由精神心理专业医生进行评估。

癫痫共患焦虑和抑郁需要同时应用NDDI-E和GAD-7评估。二者的各条目间具有互补性。

焦虑、抑郁、睡眠障碍比癫痫本身更影响患者的生活质量，且是癫痫患者生活质量最重要的独立危险因素。焦虑也增加了患者对抗癫痫发作药物不良反应的主观感受，降低认知功能。标准的神经心理学评估已经成为癫痫临床管理中诊断和效果控制的关键性工具。因此，一旦确立癫痫患者存在焦虑后应及早进行治疗。应注意癫痫患者可能出现非典型的抑郁症状，需排除抗癫痫发作药物引起的类似焦虑抑郁的副作用。

（四）治疗

癫痫共病焦虑障碍的患者应在抗癫痫治疗的同时积极进行抗焦虑药物治疗。

但应针对不同病因施行个体化治疗：

1.围癫痫发作期焦虑的治疗主要是控制癫痫。

2.癫痫发作间期焦虑的治疗同焦虑障碍的治疗。

3.对癫痫误解造成的焦虑可通过癫痫知识宣教、加强医患沟通等缓解患者焦虑情绪。

4.抗癫痫发作药物所致的焦虑需及时调整抗癫痫发作药物。

5.减停某些具有稳定情绪作用的抗癫痫发作药物（丙戊酸、卡马西平、奥卡西平等）可能导致焦虑，减药过程中应关注患者情绪变化。

6.抗焦虑药物治疗急性期疗程为6～8周，巩固期应该维持有效药物剂量，酌情持续4～6个月。

7.停药时应缓慢减量，减停药时间与药物种类和使用时间长短有关，应酌情处理，防止撤药反应。

抗癫痫发作药物的选择上同癫痫共患抑郁患者，在不违背治疗原则的前提下使用具有情绪稳定作用的抗癫痫发作药物如丙戊酸、卡马西平、奥卡西平、拉莫三嗪，避免使用具有情绪负面影响作用的抗癫痫发作药物如托吡酯、左乙拉西坦。抗焦虑选择包括应用抗抑郁药、苯二氮䓬类药物和心理疗法治疗，药物合并心理治疗是共患焦虑障碍的最优选择。选择性5-HT再摄取抑制剂类抗抑郁药对共病惊恐障碍、社交焦虑、创伤后应激障碍、强迫障碍及广泛性焦虑障碍均显示疗效，苯二氮䓬类药物对共患广泛性焦虑障碍、三环类抗抑郁药中的氯丙咪嗪对共患强迫症疗效较好。认知行为治疗可以用于所有共患焦虑障碍的治疗，特别是慢性焦虑。其他心理治疗方法包括行为调整、短程的针对症状的治疗和健康教育尚在探索中。抗抑郁药可能诱发癫痫，不稳定的癫痫患者应避免使用，抗抑郁药使用中出现癫痫发作需停用抗抑郁药。抗抑郁药使用建议由神经科医生与精神科医生共同参与进行（表13-13，表13-14）。

表13-13　癫痫伴焦虑的药物治疗

焦虑障碍的类型	急性期治疗	长期治疗
惊恐障碍	首选：SSRIs（任一种）＋CBT 次选：TCAs（任一种）＋CBT	SSRIs（任一种）＋CBT 单独用CBT
广泛性焦虑障碍	首选：普瑞巴林； 次选：帕罗西汀、文拉法辛、丙米嗪	同急性期治疗
社交焦虑障碍	首选SSRIs（舍曲林、依他普伦、帕罗西汀）（CBT存在争议）	同急性期治疗
创伤后应激障碍	首选SSRIs（舍曲林、帕罗西汀）（CBT存在争议）	同急性期治疗
强迫障碍	首选CBT；次选：CBT＋舍曲林；三选：CBT＋氯米帕明	同急性期治疗

注：SSRIs.选择性5-HT再摄取抑制剂；TCAs.三环类抗抑郁药；CBT.认知行为疗法

Marco Mula. Treatment of anxiety disorders in epilepsy: An evidence-based approach. Epilepsia，2013，54：13-18

（五）抗抑郁药与癫痫

在治疗剂量下，SSRIs及SNRIs用于治疗癫痫患者抑郁及焦虑障碍时是安全的（表13-14）。抗抑郁药物达到中毒剂量时可引起癫痫发作，在治疗剂量下有致痫作用的抗抑郁药只有四种：氯米帕明、安非他酮、阿莫沙平、马普替林。焦虑、抑郁及潜在的精神障碍，是癫痫发作的危险因素。癫痫与精神疾病之间存在双向关联，原发心境及焦虑障碍患者患癫痫的风险可升高2～7倍。因此，正在接受抗抑郁药治疗者出现癫痫发作可能是疾病潜在的自然过程，而非医源性。

表13-14　SSRIs和SNRIs治疗原发性抑郁和焦虑障碍的效果

抗抑郁药	抑郁	惊恐发作	广泛性焦虑障碍	起始剂量（mg/d）	最大剂量（mg/d）
帕罗西汀*	++	++	++	10	60
舍曲林*	++	++	+	25	200
氟西汀*	++	++	-	10	80
西酞普兰*	++	+	++	10	60
艾司西酞普兰*	++	+	+	5	30
氟伏沙明	+	+		50	300
文拉法辛#	++	+	+	37.5	300
度洛西汀#	++	+		20	120

＋代表该药物适用于这种情况；＋＋代表该药物获FDA批准适用于这种情况；－代表该药物不适合用于这种情况。*SSRI；#SNRI

针对癫痫患者开始任何精神科药物治疗前，必须明确：①患者的精神症状是否是抗癫痫发作药物本身（如巴比妥类、苯二氮䓬类、托吡酯、左乙拉西坦、唑尼沙胺、氨己烯酸、替加宾、吡仑帕奈）所导致的；②抗癫痫发作药物潜在的抗焦虑作用（如普瑞巴林及加巴喷丁）和（或）心境稳定作用（如丙戊酸、卡马西平、奥卡西平、拉莫三嗪）可暂时缓解潜在的焦虑/抑郁症状，停药后可能再次出现；③与癫痫发作密切相关的、癫痫发作前/中/后的精神症状，此类症状对抗抑郁药物治疗无应答；④特定抗抑郁药物潜在的副作用可能会加剧癫痫或其他潜在的共患病，如体重增加和性功能障碍。SSRIs类药物中，导致抑制相互作用最少的药物是西酞普兰和艾司西酞普兰，其次是舍曲林，帕罗西汀、氟西汀具有

中度的抑制作用，氟伏沙明的抑制影响最大。已经证明，文拉法辛和度洛西汀不会与目前的抗癫痫药发生显著的相互作用。

四、双相情感障碍

双相情感障碍（bipolar disorder）以心境显著而持久的高涨或低落为基本特征，发作时表现为心境高涨、精力和活动增加，或表现为心境低落、精力降低和活动减少，发作间期通常以完全缓解为特征。可依据精神疾病诊断标准做出诊断。癫痫患者约10%可以出现双相情感障碍的症状，是正常人群的7倍。共病患者双相情感障碍症状较突出的表现为易激惹、愤怒、欣快和夸张。情绪稳定性不良和激惹性增高表现突出，可以在没有明显外界刺激和没有明显意识障碍的情况下出现暴发性的激情发作和攻击行为。可有典型的双相情感障碍发作性病程特点，也可自行缓解或慢性化。共病患者在选择对情绪有正面作用的适宜的抗癫痫药治疗基础上选择情感稳定剂治疗。药物加减量宜缓慢，并检测抗癫痫药的血药浓度。共病双相抑郁的患者可在情感稳定剂充分治疗的基础上合并抗抑郁药改善抑郁症状。

癫痫共病双相情感障碍中锂盐使用应慎重。锂盐对癫痫阈值有潜在影响，锂盐合并卡马西平或抗抑郁剂也有不良反应发生，使用中要定期监测血锂浓度。精神药物使用建议征询精神专科医生的意见。

丙戊酸、卡马西平、拉莫三嗪（不推荐用于急性躁狂）是被证实对双相情感障碍疗效确切的心境稳定剂。

双相情感障碍患者抗癫痫发作药物的选择：

躁狂发作急性期：丙戊酸盐、卡马西平、奥卡西平。

抑郁发作急性期：拉莫三嗪、丙戊酸盐。

维持期：拉莫三嗪、双丙戊酸盐。

> **切记：**癫痫抑郁/焦虑共病显著影响患者的生活质量和抗癫痫治疗效果。对癫痫患者共患抑郁/焦虑的早期筛查，早期诊治很重要！这关系到治疗成功与否！

第六节 癫痫与人格障碍

人格或称个性，是一个人固定的行为模式及日常活动中处事待人的习惯方式。人格障碍是指患者的人格特征明显偏离正常且根深蒂固的行为方式，使患者形成异常内心体验和行为模式，表现出认知、情感、人际关系和冲动控制障碍，损害患者社交、职业等生活功能。

癫痫患者人格障碍与脑再次损伤、社会歧视和长期抗癫痫发作药物的使用有关。人格障碍与边缘叶功能损害有关，额叶癫痫更容易发生人格障碍，而颞叶癫痫患者常表现为缺乏幽默感、依赖性强、强迫观念等。双侧颞叶病变导致的癫痫患者可有沉闷、视觉失认和性行为改变。

癫痫患者的人格障碍有时难以识别，需要家属确认病史及精神科医生参与诊治。需及时评估患者有无合并精神或情绪障碍。

有人格障碍的癫痫患者抗癫痫治疗可选用丙戊酸、卡马西平、奥卡西平、拉莫三嗪等具有正面情绪作用的药物，避免使用托吡酯和左乙拉西坦等具有负面情绪作用的药物。必要时可用锂盐或抗精神病药物。

第七节 癫痫与精神障碍

精神和行为障碍带来的社会负担及负面影响远大于患者本身的癫痫发作情况。精神障碍诊断必须包括幻觉或妄想2个核心症状之一。可以包括精神、行为或语言的异常。精神共患病产生的相关因素/机制多种多样，包括（与癫痫的）双向关系、脑网络环路的改变、神经递质作用异常、病耻感等。根据癫痫与精神障碍之间的相互关系，可以分为癫痫共患精神障碍、癫痫特有的精神障碍及抗癫痫发作药物诱导的精神障碍。这三种类别的精神障碍临床表现、病程、治疗原则及预后都不相同，需要在临床诊疗过程中进行鉴别。

一、癫痫共患精神病性障碍

癫痫共患精神病性障碍（psychotic disorders）是指癫痫患者同时患有以精神病性症状为主要临床表现的精神疾病或综合征。二者都达到了各自疾病的诊断标准。但精神障碍的发生与癫痫无关。以精神病性症状为表现形式的癫痫发作不属于癫痫共病。癫痫患者共患精神病性障碍可达4%～30%。家族精神病史阳性、伴有神经发育异常的患者共病多见。

共病患者抗精神病药物使用时间与精神症状的发作和持续时间有关，一般认为症状完全缓解6个月以上可以考虑缓慢减量，若为多次发作用药时间更长。共病治疗决策还取决于精神症状的严重程度及对生活的影响。若患者的精神症状并未影响正常生活，社会心理功能依然保持，可以暂不用精神药物；若患者完全沉浸其中并会因此造成对自己和他人的伤害，则有必要使用抗精神病药物。抗精神病药物使用建议由神经科医生与精神科医生共同参与制订。接受抗精神症状治疗的患者癫痫发作频率增加，这可能与一些抗精神药物的作用相关，其中风险最高的是氯氮平，中度风险的是奥氮平和喹硫平，风险最低的是利培酮、阿立哌唑和齐拉西酮。

二、癫痫特有的精神障碍

癫痫特有的精神障碍是指癫痫患者的精神障碍与癫痫有密切的关系，具有固有的临床和电生理特点。这跟癫痫与精神障碍共病中的二者关系不相干完全不同。临床可分为癫痫发作间期精神障碍（interictal psychosis of epilepsy，IPE）、癫痫发作期精神障碍和癫痫发作后精神障碍（postictal psychosis of epilepsy，PIPE）。因此，癫痫患者一旦出现精神症状，无论原来是何种癫痫发作类型，均需要尽快进行脑电监测，与既往脑电背景对比，若是出现显著的脑电背景改变，需要警惕表现为发作期精神障碍的癫痫持续状态，按照持续状态的原则给予苯二氮䓬类药物控制发作，同时调整抗癫痫发作药物治疗方案，并且排查持续状态的发生原因。这种类型的精神障碍，不建议给予抗精神病药物治疗。适宜的抗癫痫发作药物仍应继续使用。癫痫后精神障碍短期使用抗精神病药可以减少并发症和病死率，癫痫发作间期精神障碍可能需要在精神专科医生的参与下进行较长时间的抗精神病药治疗。一般情况下，控制癫痫患者精神症状所需的药物剂量比控制精神分裂症所需的剂量要小。

三、抗癫痫发作药物诱导的精神障碍

1.抗癫痫发作药物诱导的精神障碍 一般预后良好，在去除诱发因素之后多可自行缓解。如果未考虑到精神障碍为药物诱导而持续用药，精神症状将持续存在。如果因此加用抗精神病药物治疗，患者将面临双重损害：抗精神病药物可能诱发癫痫发作加重；抗癫痫发作药物持续诱发精神障碍（表13-15）。抗癫痫发作药物诱发的精神障碍目前尚无明确的诊断标准。建议在临床诊疗过程中，癫痫患者一旦出现精神症状，首要排除抗癫痫发作药物诱导所致。

表13-15 抗癫痫发作药物对精神和情绪的影响

药物名称	情绪	精神障碍
苯巴比妥	负面影响	无影响
卡马西平	明显正面影响/无影响	无影响
苯妥英钠	负面影响/无影响	负面影响/有关毒性
丙戊酸钠	明显正面影响/无影响	无影响
氨己烯酸	负面影响	负面影响
奥卡西平	明显正面影响/无影响	无影响
加巴喷丁	无影响	无影响
拉莫三嗪	明显正面影响/无影响	无影响
左乙拉西坦	负面影响	负面影响
普瑞巴林	明显正面影响/无影响	无影响
托吡酯	负面影响	负面影响
替加宾	负面影响	负面影响
唑尼沙胺	负面影响	负面影响

2.抗癫痫发作药物精神/行为副作用 如托吡酯、左乙拉西坦、唑尼沙胺、吡仑帕奈等可以引起或加重焦虑、抑郁、精神病、冲动、激越、敌对等。有精神疾病的患者尽量避免使用这些药物。

3.对某些特殊患者使用抗癫痫发作药物时应更注意规避负面情绪风险

（1）具有个人或家族精神疾病史的精神障碍高风险的患者。

（2）已使用了具有对情绪或精神有负面影响的抗癫痫发作药物的患者。

（3）停用具有抗焦虑或情绪稳定特性的抗癫痫发作药物（可能会使潜在的焦虑或情绪障碍无法控制）。

四、癫痫患者的精神障碍与精神病的精神障碍的区别

精神病表现出来的精神障碍多数是指精神分裂症和其他精神科疾病。但癫痫患者的精神障碍与精神病分裂症是不同的。

1.癫痫患者的精神障碍多是发作性的，与癫痫发作有明显时间上的关联性，患者表现的妄想、幻觉的内容与精神病分裂症相比较为现实、缺少荒谬性，常常没有阴性症状，不会导致精神衰退。

2.癫痫患者每次发作时的精神症状相对刻板和类似。

3.癫痫患者发生精神障碍时，脑电图可发现痫性放电，抗癫痫发作药物治疗有效。

> **提示：** 当面对一个伴有行为或精神问题的癫痫患者时，医生必须首先理清摆在面前的复杂问题，包括社会的、心理的、大脑及抗癫痫发作药物的问题。一旦成功地厘清了这些情况，确定了问题的本质，就可以开始着手制订计划，解决问题。

五、选择抗癫痫发作药物时应考虑与精神类药物的相互作用

1.具有肝药酶诱导作用的抗癫痫发作药物可降低其他精神类药物（如镇静药物、三环类抗抑郁药、SSRIs等）的血药浓度，进而阻碍精神症状的控制。三环类抗抑郁药和某些SSRIs可抑制抗癫痫发作药物的代谢，从而诱发毒性症状；大多数抗精神药物也可不同程度地干扰抗癫痫发作药物的肝脏代谢。

2.丙戊酸可与许多抗抑郁药和抗精神药物安全使用。

3.新型抗癫痫发作药物具有较好的药动学特性，可安全用于联合使用中。

4.药物间相互作用可导致不良反应的叠加效应。如SSRIs可引起低钠血症，应谨慎与卡马西平或奥卡西平联用。

第八节　癫痫与睡眠障碍

癫痫和睡眠的关系非常密切，因为睡眠不足也是癫痫发作的一个诱发因素。但癫痫本身、夜间癫痫发作、阻塞性睡眠呼吸暂停、服用的抗癫痫发作药物、焦虑、抑郁等多种因素均会影响患者睡眠，且可能会引起癫痫发作频率增加，导致睡眠困难和癫痫控制不良成为恶性循环，其实睡眠障碍是易于治疗更易忽视的癫痫耐药病因。因此，对于癫痫患者应注意及时了解其睡眠情况，查找失眠可能的原因并及时处理。

一、癫痫患者的睡眠障碍

癫痫患者的睡眠障碍包括阻塞性睡眠呼吸暂停（OSA）、失眠、下肢不宁综合征（RLS）/周期性肢体运动障碍（PLMD）、嗜睡、中枢性睡眠呼吸暂停综合征（CSA）、睡眠异态等。

二、癫痫共患睡眠障碍的原因

二者的关系共存且相互影响，甚至恶性循环。

1.睡眠障碍容易诱发癫痫放电与发作　脑干上行网状激活系统控制着大脑皮质，睡眠的时候，尤其在深睡眠期（此时脑电图上显示觉醒波形，有眼球运动），网状激活系统被深度抑制，脑电波趋于慢化和同步化，大脑皮质中的癫痫病灶可能脱离了控制而显得异常兴奋，易引起细胞间点燃，有利于癫痫波的发放和传导。例如，睡眠剥夺是一种强有力的痫性发作激活剂，80%的痫性放电多出现在NREMI-Ⅱ期，此期IEDS具有极高的定位价值。而在REM睡眠期，发作率最低。

2.痫性发作引起睡眠结构紊乱、入睡潜伏期延长、睡眠效率下降、REM期缺失或缩短。

3.抗癫痫发作药物影响睡眠　抗癫痫发作药物影响睡眠结构和白天的觉醒程度，如苯二氮䓬类、苯巴比妥引起白天嗜睡、警觉性下降、入睡潜伏期延长或维持睡眠困难。但多数情况是指抗癫痫发作药物会引起嗜睡，而不是失眠。传统抗癫痫发作药物对癫痫患者睡眠结构的影响相对较大，如苯巴比妥、卡马西平、丙戊酸钠会有嗜睡或者困倦的副作用，唑尼沙胺或苯妥英钠，可加重下肢不宁综合征和睡眠周期性肢体运动等；而新一代抗癫痫发作药物对睡眠结构的影响则相对较小（表13-16）。

表13-16　抗癫痫发作药物对睡眠的影响

抗癫痫发作药物名称	对睡眠的影响
卡马西平	增加睡眠时间、慢波睡眠、减少REM睡眠密度
丙戊酸	增加Ⅰ期睡眠，减少Ⅲ、Ⅳ期睡眠，增加第一个REM睡眠，嗜睡
托吡酯	日间疲劳
奥卡西平	动物模型显示可增加慢波睡眠，增加REM睡眠
普瑞巴林	增加慢波睡眠，减少微觉醒（一次醒转时间小于15分钟）
唑尼沙胺	失眠
加巴喷丁	增加睡眠效率、慢波睡眠及REM睡眠，减少觉醒，偶有嗜睡
左乙拉西坦	增加Ⅱ、Ⅳ期睡眠，减少REM睡眠时间和百分比，嗜睡
拉莫三嗪	剂量依赖性失眠，对睡眠结构影响小，增加REM睡眠。改善睡眠的稳定性，减少睡眠转换

三、癫痫患者睡眠障碍时的处理方法

1.每天睡觉和起床的时间固定，周末与平时差异不超过1小时。

2.小憩时间应该根据年龄和发育而定（5～6岁以后不需要）。

3.儿童和青少年应自己睡在自己的床上。

4.限制在床上活动，只能睡觉（不能看电视、阅读、玩游戏、玩手机等）。

5.在睡眠前和睡眠期间避免接触明亮的灯光。

6.睡前1～2小时应避免剧烈活动。

7.睡前至少6～8小时不要喝含咖啡因的饮料和食物（咖啡、苏打水、巧克力、茶和某些药物）和香烟。

四、癫痫共患阻塞性睡眠呼吸暂停

1.二者的关系　相互影响，恶性循环。

（1）癫痫可加重OSA

1）癫痫发作导致睡眠结构紊乱，导致交感神经激活、缺氧、高碳酸血症，可加重OSA。

2）大脑异常放电影响呼吸系统功能。

3）抗癫痫发作药物的副作用：苯二氮䓬类、苯巴比妥减少呼吸中枢的反应性，降低上气道张力，丙戊酸、氨己烯酸和加巴喷丁可引起体重增加，从而加重OSA。

（2）OSA可加重癫痫：OSA增加NREM期唤醒，引起睡眠破碎、睡眠剥夺，导致白天警觉性不稳定、癫痫频繁发作，甚至难治性癫痫。

（3）癫痫共患OSA的后果：①癫痫发作频率更高；②抗癫痫发作药物治疗反应更差，甚至形成耐药性癫痫；③生活质量和认知功能更差。

2.OSA与癫痫猝死（SUDEP）可能存在癫痫发作时呼吸抑制。

3.癫痫与OSA的鉴别诊断　OSA导致的发绀、憋气、肢体运动等容易被误诊为癫痫发作，额叶/颞叶癫痫发作等睡眠期癫痫容易误诊为OSA。二者需要做多导睡眠监测（PSG）和视频脑电图（V-EEG）鉴别。

4.PSG筛查的适应证

（1）耐药性癫痫患者。

（2）打鼾严重，尤其是有肥胖、下颌小、颈短等患者，一定要注意有无OSA。

5.OSA诊断标准　判断OSA严重程度的指标：AHI（每小时睡眠呼吸暂停次数）。

（1）重度：AHI > 30。

（2）中度：AHI15 ～ 30。

（3）轻度：AHI5 ～ 15。

6.治疗方法

（1）抗癫痫发作药物治疗避免用苯二氮䓬类、苯巴比妥、丙戊酸。

（2）OSA治疗持续气道正压通气（CPAP）是首选。

（3）辅助方法：适量运动、减轻体重、侧卧位睡眠。

7.抗癫痫发作药物或有益于OSA的治疗　唑尼沙胺对OSA患者具有2个潜在的益处是减轻体重和增加气道通气量；托吡酯、唑尼沙胺、乙酰唑胺是一种碳酸酐酶抑制剂，可抑制酶将二氧化碳和水转变为碳酸氢盐。

五、睡眠相关性癫痫

睡眠相关性癫痫是指癫痫发作或癫痫样放电与睡眠 – 觉醒周期有密切关系的癫痫或综合征。常见的类型有：

1.常染色体显性遗传夜间额叶癫痫（ADNFLE）。

2.癫痫性脑病伴慢波睡眠期持续棘慢波（CSWS）。

3.儿童良性癫痫伴中央颞区棘波（BECTs）。

4.获得性癫痫性失语综合征（LKS）。

5.儿童良性枕叶癫痫（BCOE）。

6.婴儿痉挛症（West）。

7.青少年肌阵挛（JME）。

8.觉醒期全身强直 – 阵挛癫痫。

六、睡眠期癫痫性电持续状态（ESES）

1.NREM持续出现广泛性或局灶性的1.5 ～ 2.5Hz尖/棘慢波发放。放电指数≥80%。

2.发生机制与皮质 – 丘脑 – 网状结构系统的激活有关。

3.特殊的放电现象，但临床与多种癫痫类型有关：CSWS　LKS　LGS。

4.睡眠或剥夺睡眠对癫痫临床发作和异常放电有明显的易化作用，提示临床V-EEG检查要求至少2个完整睡眠周期监测。

5.鉴别诊断

（1）夜惊、梦魇、睡行症、睡眠肌阵挛。

（2）发作性睡病、快速动眼睡眠期行为障碍（RBD）、夜间发作性张力障碍。

1）共同点：均发生于睡眠期，表现也多为发作性，可伴发精神或行为异常等。

2）不同点：绝大多数癫痫发生于NREMI-Ⅱ期，同步有癫痫波放电。

二者需要做PSG和V-EEG鉴别。

第九节　癫痫与认知功能障碍

癫痫患者中认知功能障碍的发生率为30%，以儿童患者更明显。其中以记忆力、注意力和精神运动等损害为主，包括数字推理能力、抽象概括能力、计划判断能力、词汇表达能力的减退，以及言语记忆、情景记忆、视觉空间结构记忆、词语学习能力、注意力、抗干扰能力、精神运动及言语命名功能等的下降。对癫痫患者个体而言，记忆和情绪问题比癫痫发作本身更加影响生活能力。

一、认知功能

认知功能是人脑准确获取信息，对其进行加工并做出适当反应和行为的能力，涉及解决问题、交流、计算、记忆信息、注意力的集中、判断事物的相似性及差别等方面的能力。是人类高级神经活动中最为重要的过程。

癫痫是一种神经系统疾病，它和其他大脑疾病一样，通常伴有不同程度认知功能的损害。国际抗癫痫协会对癫痫的定义是：癫痫是一种以持久诱发癫痫发作为特征的疾病，可产生一系列神经生物学的、认知的、心理的和社会的不良结果。可见，其中包含对认知部分的解释。

二、对认知功能的影响

癫痫及抗癫痫发作药物治疗会影响认知功能的各个方面。

1.对智力的影响

（1）很广泛，约30%有学习困难的人同时患有癫痫；约30%的首诊癫痫儿童有认知功能低下或智力低下，学习成绩不佳。

（2）越是难治性癫痫对智力的影响越大。

（3）特殊综合征对智力影响更大。

2.对注意力的影响

（1）对事情疏忽或对事情持续关注。

（2）反应时间延长：约30%的患者伴有注意力缺失。

3.对记忆的影响　学习能力下降，快速遗忘，工作记忆、短时及长时记忆受损，日常记忆能力受损。

4.对语言影响　表达速度、口头及书写表达的组织、用词、学习和记忆新单词、理解多步命令、工作记忆能力受损。

5.对执行能力影响　组织能力、计划、监督、决策能力、时间管理能力受损。

三、影响因素

影响癫痫患者认知功能的主要因素有以下几种。

1.癫痫首发年龄　是影响认知功能障碍的高危因素之一。首发年龄的大小与认知功能障碍的程度呈负相关。

2.癫痫发作频率　发作越频繁，认知功能的损害就越严重。癫痫反复发作时脑组织大量的神经细胞膜发生快速、反复的去极化，消耗大量的能量。发作时间越长，能量消耗越多，最终可导致神经元代偿功能衰竭，造成不可逆的脑损伤。

3.癫痫发作持续时间　痫性发作持续时间长

或反复发作，使患者出现缺氧、神经递质异常兴奋及乳酸酸中毒等相关不良应急反应，进而损伤其神经元结构及代谢活动，引发认知功能障碍。

4.癫痫发作类型　癫痫发作类型是引起认知功能障碍的重要危险因素。与局灶性癫痫发作相比，全面强直-阵挛发作的患者，无论是症状性或是特发性，都更容易出现认知障碍，损害更明显。复杂部分性发作和简单部分性发作也会影响认知障碍。其中全面强直-阵挛发作对患者认知的损害最大，简单部分性发作的影响最小，复杂部分性发作的影响介于二者之间。

四、癫痫对认知功能影响的可能机制

癫痫患者认知障碍的发病机制非常复杂，且不同的发病机制并不是孤立存在的，它们共同作用导致了癫痫患者认知障碍的发生。

1.脑组织结构异常　脑神经元间突触连接强度的改变可对记忆和学习产生了一定的负面影响。癫痫发作可能引起神经元的损伤及缺失，相邻神经元间的突触联系减弱或中断，导致患者记忆、判断等认知功能下降。

2.神经递质系统异常　癫痫发作可降低患者大脑中GABA受体和5-HT受体的结合力，从而对认知功能造成不可逆性损害。

3.信号传导通路异常　癫痫发作使环磷酸腺苷/蛋白激酶A信号转导功能受损，导致癫痫患者认知功能下降。

4.癫痫发作、痫样放电导致神经代谢活动异常　痫样放电除了阻止神经元的正常活动外，还可能改变正常的突触连接，诱导神经回路异常生长，从而引起患者发生神经元紊乱，对患者的脑组织产生持续性损害，导致不可逆性认知功能损害。

5.抗癫痫发作药物对认知的伤害　抗癫痫发作药物可能抑制正常神经元细胞而导致认知功能损伤。

五、癫痫发作对于认知功能的影响

1.发病年龄　学龄前期和学龄期是大脑发育的关键时期，癫痫发病越早，损伤智力的危险性越高，认知受损越严重。原因：一是延迟了患者大脑发育最重要的最佳时刻，二是年龄小者发病更可能伴有潜在的脑病。通常在抗癫痫治疗开始

前就已经有认知功能的损害。年龄大的患者，更易患脑卒中、脑肿瘤、脑退行性病变及脑外伤等疾病，这些疾病是老年人患继发性癫痫的重要原因。当癫痫首先攻击已经患病的大脑时，这些患病的大脑遭受"二次伤害"，其认知退化的进程可能因为大脑可塑性的丧失和认知储备能力的下降而加剧，可能出现全面性认知退化。因此，发病年龄是预测认知功能的最重要因素。

2.发作类型

（1）局灶性发作对于认知功能的影响较大。

（2）失神发作会影响认知功能，特别是在信息处理、记忆力、注意力和运动速度等方面，应及早处理。

（3）IGE，即使智力正常发作控制良好，也可能存在长期学习能力受损的风险。

（4）TLE发病于青少年、难治且病程长，认知功能严重受影响。

（5）婴儿痉挛症、LGS、精神运动型癫痫等癫痫脑病，其临床特征表现为癫痫持续发作，导致认知能力急剧恶化。其认知功能和行为能力的减退被认为是癫痫活动引起的。

（6）癫痫持续状态是导致认知功能恶化的重要因素。

3.发作次数　癫痫异常放电导致的神经元功能和代谢紊乱，以及长时间的痫性发作导致低氧血症、乳酸性酸中毒或兴奋性神经递质的过度释放等都会对患儿认知功能造成损害。癫痫发作能持续影响认知功能，这种负面影响会随时间推移而不断积累。缓解或控制发作可以使认知功能的衰退停止甚至可以改善衰退的情况。对成人癫痫，发作次数增加，认知受损严重；同时当早发癫痫、病程长且发作频繁这三个因素同时存在时，对认知功能影响最大。

4.病程长短　认知损害会随着癫痫病程的持续而逐渐加重。长期的疾病会导致如记忆力、命名能力、语言流畅度、注意力和执行力等某些特殊认知功能的衰退，同时记忆力也会有整体下降。由于慢性难治型癫痫患者无法有效控制发作，由此带来的潜在病理改变、抗癫痫发作药物的持久副作用等因素都会对认知产生损害。

5.癫痫病因　症状性癫痫对认知功能影响要大于特发性癫痫，尽管有时候全面性发作次数更频繁。脑卒中、老年痴呆和其他神经退行性变、脑外伤等是所有老年癫痫患者的重要病因。这些病变本身会造成患者认知损害，如果癫痫发作频繁则会加剧智力减退。

6.某些特殊类型癫痫或综合征　IQ和癫痫综合征的严重程度（如发作次数）有关，但认知功能的短暂受损和痫样放电有关，长久后会对患儿认知功能造成影响。

7.抗癫痫发作药物通过调节神经兴奋和抑制神经递质释放来控制癫痫发作，抗癫痫发作药物在降低神经元兴奋性的同时，可能抑制正常神经元细胞而导致认知功能损伤。包括精神活动迟缓、警觉性降低、中枢信息处理速度减慢。大部分抗癫痫发作药物通常会导致轻到中度损害。

总之，有充分证据表明癫痫不仅会引起局部放电或放电传导所经过的脑组织功能损害，还会导致患者整体认知功能减退。癫痫通常伴随两种形式的整体认知功能减退：一种是由于慢性持久的癫痫发作、抗癫痫治疗和其他相关因素所致的副作用而导致的缓慢而持续的认知减退；另一种可使用为"二次伤害模式"解释，即认知老化加速，此种认知衰退表现为瀑布式恶化，具有典型临床特征。因此辨别认知减退的危险因素和异常认知轨迹的特征有助于解决上述问题。

六、发作间期癫痫样放电（IED）对认知的影响

1.损害认知的不是整体IED发生率而是IED在正确的时间出现在正确的部位。

2.外侧/下颞叶皮质的IED主要影响编码。

3.海马的IED影响回忆。

4.左侧的IED与语言任务的影响更为相关。

七、抗癫痫发作药物中枢神经系统主要不良反应

神经细胞正常电生理活动与抗癫痫发作药物抗癫痫功能均通过相似分子作用机制（钠通道/钾通道/氯通道/钙通道），抗癫痫发作药物通过降低神经元的兴奋性、增强抑制性神经递质的作用而影响认知功能。因而，几乎所有抗癫痫发作药物都可能引起各种不同的中枢神经系统不良反应，整体上抗癫痫发作药物的使用会使警觉度降低、中央处理速度减慢，但大多数抗癫痫发作药物的这种认知功能损害比较轻微。通常情况下用药品种越多，认知损害越明显，尤其在记忆、注意力及精神运动能力方面（表13-17）。

表 13-17 不同抗癫痫发作药物影响认知功能的可能机制

药物名称	对认知的影响	影响认知功能的可能机制
苯巴比妥类	有害	与 $GABA_A$/苯二氮䓬类受体复合物直接结合，宫内暴露可导致广泛的神经退行性疾病和细胞凋亡，与 GABA/氯通道复合物直接结合，为强效 GABA 激动剂，宫内暴露可导致广泛的神经退行性疾病和细胞凋亡
苯妥英钠	轻度有害	钠通道阻滞剂，控制兴奋性突触传递，宫内暴露可导致广泛的神经退行性疾病和细胞凋亡
卡马西平	轻度有害	钠通道阻滞剂，控制兴奋性突触传递，未检测到宫内暴露的影响
奥卡西平	轻度有害	过度激活离子型谷氨酸受体，引起神经退行性疾病
丙戊酸	中度有害	①间接调节 GABA 神经传递；②受体介导的超极化反应的增强会抑制 NMDA 受体的激活并导致长时程增强作用和长时程抑制的损害；③可阻断钠通道活性。宫内暴露导致受损的神经元迁移
加巴喷丁	很少或极少	间接调节 GABA 神经传递。可提高脑中 GABA 水平并降低脑谷氨酸浓度，包括 GABA 酶调节，谷氨酸脱羧酶和谷氨酸合成酶、氨基酸转移酶支链的调节
托吡酯	严重有害	①增加脑中 GABA 活性的抑制；②对碳酸酐酶同工酶 II 和 IV 的抑制效应，导致 Mg^{2+} 依赖性 NMDA 受体的抑制和细胞凋亡；③对谷氨酸受体 AMPA 和 KA 亚型的负调节作用；④钠通道阻滞活性。宫内暴露未观察到负面影响
拉莫三嗪	极少负面影响	未知。宫内暴露未观察到负面影响
左乙拉西坦	极少负面影响	未知

注：药物所导致的认知损害，撤药后可逐渐恢复，但这对于学龄期的青少年来说依然有无可挽回的损失

1. 主要不良反应

（1）急性中枢神经系统受损。

（2）对认知功能不良影响，集中在精神运动速度、注意力受损。

（3）知觉和记忆力受损。

（4）精神行为异常。

（5）致未成熟脑损伤可能性。

（6）降低精神活动反应速度（如反应迟钝）。

（7）降低持续注意力（如安全警觉性）。

（8）降低学习能力。

2. 处理认知副作用

（1）认知副作用通常发生在：快速滴定；高剂量；多药联合；老年患者。

（2）应考虑：尽可能避免应用有认知副作用风险的抗癫痫发作药物；缓慢加量；减少剂量；避免多药联用；出现认知副作用时换药；可使用问卷早期发现 CAE。

3. 抗癫痫发作药物对认知功能影响的特点

（1）很多传统抗癫痫发作药物对于认知功能影响是很常见的（35% 以上接受苯妥英钠和卡马西平治疗的患者有影响），丙戊酸也没有想象中的安全。

（2）几乎所有抗癫痫发作药物对认知功能都或多或少有影响，但因人而异，药物对认知功能的影响是剂量依赖型。

（3）抗癫痫发作药物影响认知功能有时较难发现，但对于某些特殊人群来说，如学习期的儿童、老年人的记忆影响都是很重要的。

（4）减少药物剂量或者考虑换用对认知功能没有影响的药物无疑对提高患者生活质量是有帮助的。

（5）抗癫痫发作药物对认知功能的影响在停药 6～12 个月后可以解除，智力可恢复到用药前的水平。

八、筛查癫痫患者的认知功能的时机

1. 约 70% 的新诊断癫痫患者在治疗前筛查，通常在发病时和治疗前已经存在认知伤害。主要累及执行功能、记忆力及注意力。治疗前知晓认知功能的损害可阻止未来错误的解释和不恰当的归因。建议新诊断癫痫患者进行常规认知功能检查，包括成人患者。

2. 发作控制不满意时筛查。

3. 无论是第一种药物，添加药物，还是更换药物的时候都可以进行认知功能筛查。尤其是在高剂量和多种药物联合使用的时候。例如，2 个在单独使用时对认知功能影响轻微的抗癫痫发作药物，合并使用时也可能出现严重的认知损害。

4. 发作控制满意但有不良反应时进行筛查。不良反应通过推断、患者主诉、患者监护人汇报或医生亲自观察得到。

5. 需要在 2 次不同时间进行客观评定。

第十四章 特殊人群的癫痫

第一节 儿童癫痫相关问题

一、起病年龄特点

婴幼儿和儿童期是脑部兴奋-抑制功能发育的关键时期。目前癫痫患者人群中，其中2/3为儿童及青少年。起病与年龄密切相关，多数癫痫综合征有年龄依赖性。

二、儿童癫痫发病率高的原因

1.儿童的大脑发育不成熟（新生儿已有主要脑沟，3岁时细胞分化基本成熟，8岁时接近成人大脑），其脑部神经元数目不稳定，神经网络不健全。脑网络是出生后开始形成的，尤其3岁前是非常关键的时期，会有大量的突触形成，从青春期开始一直到老年期开始逐渐减少。神经网络的形成在出生后的一段特定时期，易受脑内电活动影响，不正常的电活动会造成异常的神经网络长期存在。

2.儿童大脑神经递质释放不平衡，神经兴奋性较高，导致不成熟的大脑容易受到损伤。遭受到各种刺激或伤害时易发生癫痫，此时在大脑皮质内形成的兴奋灶易于泛化。随着年龄增长和大脑不断发育成熟，癫痫的患病率也有所下降。

三、癫痫发作特点

1.新生儿发作表现特殊：由于婴幼儿脑发育尚不成熟，同步化机制差，这一年龄段缺少典型失神发作及典型的全面强直-阵挛发作。婴幼儿常呈年龄依赖性起病及出现特殊类型的临床综合征如婴儿痉挛症、大田原综合征、LGS，痉挛发作主要见于2岁以内的婴儿。

2.婴幼儿期缺乏很好的表达能力和反应能力，局灶性发作时缺乏先兆和感觉性发作的主诉，意识状态有时不易判断。婴幼儿癫痫发作常与良性夜间肌阵挛、发作性凝视、手足搐搦症等非癫痫性发作，甚至拥抱反射、睡眠期肌阵挛等生理行为发生混淆。这些具有发作特点的行为，家长往往不能正确描述甚至夸大发作情况，使临床诊断和鉴别困难。另外一些婴儿的局灶性发作，缺少局灶性的症状和体征，视频脑电图监测，可精确观察分析临床发作与脑电之间的关系，有助于婴儿癫痫的诊断和鉴别。

3.典型失神发作主要见于学龄期儿童和青少年。光敏性反应和光敏性癫痫主要见于学龄期至青少年期。幼儿发病的癫痫综合征，青春期消失的有Rolandic癫痫、儿童失神癫痫、婴儿良性肌阵挛；发作持续的有LGS，Dravet综合征甚至持续到成年（症状性或隐源性局灶性癫痫）。青少年肌阵挛性癫痫在青春期发病。不典型失神发作，很少是癫痫综合征的唯一发作表现。

四、对智力的影响

癫痫患儿智力低下的发生率较正常儿童高，可能与原发病变的脑损伤、临床发作、发作类型、应用的抗癫痫发作药物等相关。小儿良性癫痫、青少年肌阵挛、儿童失神发作对智力的影响小；而婴儿痉挛症、大田原综合征、LGS、Dravet综合征常伴有严重的智力低下。起病年龄越小，发育迟滞和存在潜在的脑病变，智力障碍会越显著。

五、癫痫发作及抗癫痫发作药物对儿童生长发育的影响

癫痫发作和抗癫痫发作药物，都可能对儿童生长发育造成一定的影响。因为癫痫发作会影响生长激素的分泌；影响性激素、肾上腺皮质激素、甲状腺激素的释放；干扰骨代谢，促进骨质疏松形成。长期使用抗癫痫发作药物，尤其是具

有肝药酶诱导作用的抗癫痫发作药物都会影响患者的骨代谢，使骨密度下降、骨形成减少或骨吸收增加，从而影响患者的骨发育，影响身高，增加骨折风险。

六、治疗特点

1.总的原则　儿童患者选用抗癫痫发作药物总体原则上跟成人基本相同，但要注意以下特点。

（1）选择抗癫痫发作药物时，应充分考虑到对患者认知功能的影响。

（2）新生儿和小婴儿肝肾功能发育不成熟，对药物分解代谢能力弱，药物容易蓄积中毒；婴幼儿至学龄前期体内药物代谢速率快，要注意剂量不够。应按千克体重计算每日给药量，并结合临床疗效和血药浓度调整给药剂量。

（3）注意药物的不良反应，定期查肝肾功能及血常规等。尤其应注意丙戊酸在年龄小于2岁或有遗传代谢病的儿童，发生肝损害和加重神经功能损害的危险性。

（4）不能分类的发作，应尽量避免使用会加重发作的抗癫痫发作药物。

（5）多种发作类型，尤其是肌阵挛发作、失张力发作、不典型失神发作，服药时间应较长；癫痫患者伴脑性瘫痪、智力低下等神经系统残疾和（或）神经影像学异常表现，属于症状性癫痫，应当坚持长时间服药。

（6）有些儿童期特殊的癫痫性脑病，除抗癫痫发作药物治疗外，可选用肾上腺皮质激素、生酮饮食等。

（7）热性惊厥、儿童良性癫痫等应加以辨别可能存在热性惊厥附加症或非良性癫痫。

（8）小儿难治性癫痫的外科治疗适应证与成人期基本相同，但应注意儿童期脑发育的特点。如Rasmussen综合征确诊后，早期考虑手术治疗，可帮助患者尽早回归其正常生长发育轨道。

（9）某些类型的癫痫，其发作不是孤立的，如失神癫痫、肌阵挛癫痫、强直性癫痫和失张力癫痫总是频繁发作。一旦这些发作类型得以确定，应即刻开始治疗。

（10）儿童癫痫综合征延误治疗影响巨大，减少良性控制的机会；临床及临床下癫痫发作，会中断性地干扰认知发育。

（11）Rolandic癫痫，现在认为2/3需要抗癫痫治疗。许多癫痫在早期无法分类，对这样的患者，应使用广谱、不易加重癫痫发作的药物。对于有多种发作类型的癫痫及癫痫综合征，因有潜在的加重或促发某种类型癫痫反复发作的风险（如加重肌阵挛），这类抗癫痫发作药物最好不用。一些良性的儿童癫痫综合征可自发缓解，不应过度治疗。

（12）某些抗癫痫发作药物对5岁以下小儿的神经抑制太强，可能不利于其大脑的发育。许多癫痫综合征或癫痫性脑病，不论是否存在可检测的脑结构异常，脑电痫性活动均可能导致或加重认知损伤，则应提倡早期干预或手术治疗。

（13）对于具有致痫性明确的脑结构异常，药物治疗无效的癫痫综合征，有时手术治疗能获益更大，在控制发作的同时改善患者的认知功能。

总之，儿童时期的癫痫发作，有的仅仅是大脑病变的临床表现之一。除了控制癫痫外，还应针对病因和合并疾病进行治疗，儿童癫痫的特殊性决定了其治疗不同于成人癫痫。由于儿童正处于生长发育期，一些对成年人癫痫比较有效的方法，也不一定适用于儿童癫痫患者。

2.对不同年龄阶段的儿童癫痫治疗要有特殊的考虑

（1）加强癫痫综合征的识别。

（2）关注病因。

（3）婴幼儿期：脏器发育不完善，抗癫痫发作药物的选择更应考虑其安全性。

（4）儿童时期：是学习、认知和社会心理发展的关键时期，抗癫痫发作药物的选择应充分考虑其对认知功能的影响。抗癫痫发作药物对认知功能的影响多属于可逆的，有时也会造成持久的认知损伤。抗癫痫发作药物对认知功能的损害主要包括注意力、记忆力及语言等方面。

（5）生长发育期：儿童癫痫的药物治疗，要考虑长期用药对生长发育各个环节的影响。

（6）小儿难治性癫痫，用丙戊酸前要注意排除代谢性疾病。

（7）癫痫的治疗以药物治疗，必要时考虑手术治疗。

（8）约4/5的癫痫儿童伴有至少一种其他的健康问题。有必要对这些儿童进行全面的管理，不仅要关注癫痫发作，还应该全面评估各种健康问题，包括发育、精神症状、营养和睡眠。

（9）如果用药后癫痫发作得到控制，建议在医生指导下按现有的剂量继续规律服药。因为儿童处于生长发育期，即使他们的癫痫发作控制得很好，仍然需要注意用药情况并定期检查。适时复查脑电图，及时调整用药剂量，并对药物的不良反应进行监控。

3.做好随访监测

（1）对小儿抽搐，要有足够长的观察时间，不要急着下结论。

（2）密切监测药物不良反应。

（3）定期随访肝肾功能、血常规及骨代谢相关指标（如钙、磷、碱性磷酸酶、骨密度）等。

（4）肝损伤或超敏反应综合征（丙戊酸在小婴儿或有遗传代谢病的婴儿中，具有发生肝损害的高风险）。

（5）监测血药浓度。

（6）根据患者的发病情况与身体状况，个体化选用抗癫痫发作药物及用药剂量。

（7）脑电图背景慢、精神智力倒退的患者，应注意是否存在基因异常。

（8）面对儿童认知功能损害，应积极预防和处理。

第二节　儿童期-成人过渡阶段的癫痫患者相关问题

多数癫痫患者在儿童期起病，约50%癫痫患者的病情会持续至成人阶段。其疾病的管理可能需要伴随终身。疾病、生理、心理、社会角色等方面的巨大变化，可能会使这一过渡阶段的患者在癫痫诊断、治疗及预后判断等多方面有某些特殊性。

一、角色的转变

随着年龄的增长，患者要逐渐参与到癫痫诊疗及管理工作中来。如果智力正常，患者及其家庭应逐渐学会管理患者的疾病与日常生活，并最终实现患者能够自我管理。例如，要让患者逐渐明白自己所患疾病，疾病可能会给自己的身体、学习、工作、生活、婚育及后代等方面造成的影响。

二、精神心理问题

随着年龄的增长，疾病和服药可能给患者带来不安或羞耻感，继而产生明显的精神心理问题，产生抑郁焦虑，带来治疗困难。

三、就医模式和环境的变化

从儿童就医模式转变至成人医疗环境中，患者及其家庭可能会面临着一些新的问题。需要儿科医生与成人癫痫医生相互协作，对患者的诊断、病因及治疗等进行评估和调整。为患者准备过渡转移包，包括病情小结、既往诊断、疾病治疗情况、用药情况、目前癫痫控制所应用的药物等。

1.重新评估癫痫及其病因，进而优化治疗。儿童癫痫发作类型、病因等与成人癫痫有很大的不同。如癫痫性脑病、皮质发育异常造成的癫痫及与遗传代谢相关的癫痫在成人不常见。

2.注意排除非癫痫性心因性发作。婴幼儿期或儿童期患者的心因性发作可能延续到青春期。

3.对严重智力障碍的青年癫痫患者进行突发性事件的重新评估。此类患者癫痫发作形式多样，且随疾病进展经常出现新的发作形式，难以与异常行为、怪癖习惯及面色潮红，瞳孔扩张等自主神经异常相区分。

4.常规进行脑电图或视频脑电图监测。若患者仍有癫痫发作，其发作特征有所改变，或仍无法鉴别癫痫与怪癖习惯、异常行为（尤其对智力正常或有轻度认知功能障碍的癫痫患者）或PNES，应常规做视频脑电图监测。

5.头部影像学检查　以下情况应行MRI检查。

（1）患者从未做过MRI检查，同时仍有癫痫发作。

（2）患者既往MRI显示有脑部进展性或潜在改变的病灶。

（3）患者的临床发作有所改变。如出现新症状、出现新的发作、发作的频率或严重程度发生改变等。

（4）患者无明确的病因学诊断，也未被明确诊断为癫痫综合征。

（5）患者既往MRI分辨率低或没有按照癫痫检查标准程序进行。

6.基因检查　对于青春期发病的癫痫患者，在转换期补做基因检查有助于明确癫痫病因，试用针对性的疗法改善症状及预后。

第三节 女性癫痫相关问题

一、概述

女性癫痫患者要经历月经、生殖、妊娠、分娩、哺乳等生理过程。因此，在女性癫痫患者开始制订治疗方案的同时，应充分考虑到癫痫反复发作的特点以及长程抗癫痫发作药物治疗可能对女性患者（包括子女）造成的影响，继而在整个治疗过程中加强对女性癫痫患者的长程多学科协作管理，以达到理想的远期治疗目标（图14-1）。

二、癫痫对女性内分泌功能的影响

癫痫发作影响下丘脑和肾上腺皮质激素的短暂性分泌，而癫痫发作间歇期癫痫波的发放，可通过下丘脑-垂体系统长时间地影响性激素的释放，造成癫痫患者性激素水平的异常。引起闭经、月经紊乱、多囊卵巢综合征、生殖功能低下、过早绝经等。不过，女性患者的生殖内分泌功能紊乱的病因，除了癫痫外，社会心理因素、共患病、抗癫痫发作药物等多因素也参与其中，临床上很难区分。

三、抗癫痫发作药物治疗与性激素的关系

抗癫痫发作药物可通过影响女性癫痫患者的性激素及其结合蛋白的代谢，进而引起并发症。酶诱导型的抗癫痫发作药物，如苯巴比妥、苯妥英钠、卡马西平、丙戊酸、扑米酮等均可能干扰下丘脑-垂体-卵巢轴，从而导致卵巢雌、孕激素分泌功能失调。患者可出现月经周期紊乱、闭经、不育、性功能障碍、多囊卵巢综合征等并发症。其中服用丙戊酸体重增加的患者更易出现上述异常症状。

四、多囊卵巢综合征

多囊卵巢综合征（PCOS）与普通人群相比，女性癫痫患者PCOS更为常见。PCOS是以胰岛素抵抗和高雄激素血症为核心的生殖内分泌疾病，早期可表现为月经紊乱、排卵功能紊乱或丧失、不孕、多毛和（或）痤疮等。随着年龄的增长，机体代谢异常逐步表现明显，出现肥胖、血糖升高、脂代谢异常、高血压等，到绝经后心脑血管疾病风险明显增加。

五、抗癫痫发作药物与肥胖

很多种抗癫痫发作药物，包括丙戊酸、卡马西平、苯妥英钠、加巴喷丁、氨己烯酸等都可能导致体重增加。其中丙戊酸导致的PCOS是青春期癫痫女性肥胖的重要原因。肥胖作为独立的危险因素，可影响全身多个脏器的生理功能，还与乳腺癌、子宫癌、结肠癌、脂肪肝、肝硬化、激素失衡等疾病密切相关。体重增加也常使癫痫患者的服药依从性下降或中断治疗。因此，选择抗癫痫发作药物需根据药效和药物不良反应综合考虑。用药期间还应定期监测患者身高、体重、体重指数、血脂、血糖等指标，以指导癫痫患者体重的控制。

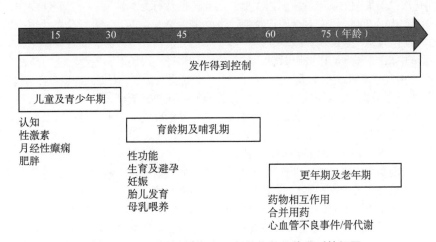

图14-1 女性癫痫患者不同年龄阶段可能遇到的问题

六、月经与癫痫

1.月经初潮与癫痫　除非癫痫性脑病或癫痫发作影响到垂体–下丘脑功能，否则一般情况下女性癫痫患者的初潮来临时间不受癫痫疾病的影响。但有一部分女性癫痫患者在初潮后的一段时间内，因为体内激素的变化使癫痫发作次数增多或出现新的发作形式。因此，对于处于这一时期的女性癫痫患者需要增加抗癫痫发作药物的剂量，控制稳定的患者需要推迟减停药物的时间。

2.月经周期与癫痫　某些女性癫痫患者仅在月经期发作或在月经期发作明显增多，称为月经性癫痫，患者在月经来潮的当天和月经期的中间（排卵前期）发作频率明显增加。这可能与月经周期中雌激素水平升高和孕激素水平降低（现在认为，雌激素可能增加对发作的敏感性，引起月经期癫痫发作，而孕激素水平可能增加抑制性神经递质的活性，起到抑制癫痫发作的作用），以及此时期患者体内水钠潴留导致抗癫痫发作药物血药浓度变化等有关（月经期时血药浓度低）。月经与癫痫发作之间的联系可见于局灶性或全面性发作，不同的发作类型和月经周期的不同时期有关。月经加重发作在症状性癫痫中更为突出，尤其是有经前紧张或发作频繁者。临床上抗癫痫发作药物对月经期癫痫的疗效并不理想。可以在每月癫痫发作加重前的2～3天临时增加每日的抗癫痫发作药物剂量（增加1/4～1/3，但苯妥英钠除外）或加用氯硝西泮（月经前3天开始至月经干净后3天），度过发作频率增加期以后再恢复常规量。现在黄体酮也可用于月经性癫痫的治疗，方法是在每次月经周期的后半阶段肌内注射醋酸甲羟孕酮（MPA）200mg，每隔2周连续肌内注射3次时，发作频率一般会明显减少，而胃肠外用药后血清中MPA含量虽比口服时低，效果却更明显（肌内注射效果好，口服无明显疗效），口服用乙酰唑胺效果差，副作用大。

3.月经紊乱与癫痫　女性癫痫患者表现为月经紊乱、不育、多毛、肥胖、痤疮等雄激素增多的表现，检查证实无排卵周期、多囊卵巢、血清中雄激素升高。可能与癫痫发作或长期使用丙戊酸有关。因此，在治疗青春期女性癫痫患者时应注意观察其体重、面部特征及月经周期等方面的变化。必要时做子宫附件B超，监测激素变化，同时选用对女性性激素影响小的抗癫痫发作药物，如拉莫三嗪，避免使用丙戊酸类药物。

七、妊娠与癫痫

1.避孕　抗癫痫发作药物与激素避孕方法有相互作用，从而影响这2种治疗方法的疗效。一方面，性激素避孕药可加重癫痫发作，而且癫痫发作更不容易控制。特别是雌激素与孕激素比值较高的避孕药。另一方面，苯巴比妥、苯妥英钠、卡马西平、奥卡西平等具有细胞色素P450酶诱导作用的抗癫痫发作药物可能加速雌激素孕激素的分解代谢，降低避孕效果。如果抗癫痫发作药物是该酶的抑制剂，如丙戊酸盐类，将会减缓避孕药的分解代谢，增加后者的血药浓度，导致副作用增加。虽然拉莫三嗪对口服避孕药没有影响，但口服避孕药中的孕激素成分可增加拉莫三嗪葡糖醛酸化，使拉莫三嗪的清除加速，使其血浆浓度减少50%以上，可能会影响其抗癫痫疗效。综合考虑建议患者使用宫内节育器或避孕套等工具避孕。如果必须口服避孕药，尽量不选有肝药酶诱导作用的药物。

（1）降低激素类避孕药有效性的抗癫痫发作药物：苯巴比妥、苯妥英钠、卡马西平、奥卡西平。

（2）不影响激素类避孕药有效性的抗癫痫发作药物：丙戊酸、左乙拉西坦、加巴喷丁、普瑞巴林、拉考沙胺、唑尼沙胺、氨己烯酸、氯硝西泮。

（3）影响不确定或影响较弱的抗癫痫发作药物：托吡酯、拉莫三嗪、替加宾、卢非酰胺、氯巴占。

2.性功能　可能受到疾病、心理因素、社会因素、家庭环境、配偶、抗癫痫发作药物等的影响，约有60%以上的女性癫痫患者出现性功能障碍。但性行为本身很少引起癫痫发作，癫痫对性功能的影响也不大，大部分女性癫痫患者可过性生活并成功怀孕。因此女性癫痫患者应注意克服心理障碍，服用不影响性功能的药物。

3.生殖能力　女性癫痫患者容易出现月经周期紊乱、无排卵周期、生殖内分泌紊乱、心理障碍和性功能障碍。加上结婚率低及服用抗癫痫发作药物。因此，生育能力下降明显。应积极控制癫痫发作，选用副作用小的药物，可能提高生殖能力。如在新型抗癫痫发作药物中除有研究表明奥卡西平对雌二醇和黄体酮存在较大影响外，其他抗癫痫发作药物对内源性性激素的影响较为温和。

现在认为癫痫不是造成不孕不育的主要原因。如果癫痫患者婚后未能生育，大多数不是癫痫本身造成的，需要从其他方面找原因。除了少数存在遗传缺陷的患者，绝大多数的癫痫妇女在癫痫控制后是可以生育的。但在做了相应的遗传学检查后，确认基因有问题时，则不建议生育后代。大多数癫痫与遗传无关，无论母亲在怀孕时癫痫是否已经完全治愈，都对孩子是否会患有癫痫没有明显影响。当然，也不排除极少数类型的癫痫存在遗传的可能。癫痫患者应该在明确癫痫的类型后咨询专科医生是否有遗传可能。对于患有癫痫的女性，应该重视其生育功能的评估与保护，这是提高患者生活质量的重要措施。应当考虑：控制癫痫发作；对于尚未生育的患者应尽量避免使用可能影响生育功能的药物，特别是丙戊酸类药物；建议准备生育的患者在医生的指导下计划妊娠。

4.意外妊娠 有癫痫史的年轻女性有更高的意外妊娠风险。建议，一旦女性癫痫患者到达生育年龄，应对下列事宜进行宣教：避孕、家庭规划、抗癫痫发作药物与激素类避孕药的相互作用、叶酸补充（至少0.4mg/d）与抗癫痫发作药物的致畸性。

5.计划妊娠 与局灶性癫痫患者相比，全面性癫痫患者妊娠期无发作率显著增高，局灶性癫痫患者妊娠期有两个癫痫发作峰值，分别是第2个月到第3个月和第6个月，但分娩前后3天的整体发作率可能最高。

妊娠期癫痫发作频率的最佳预测指标是妊娠前1年的发作频率。而癫痫恶化则由多因素导致，包括但不限于用药依从性差、抗癫痫发作药物浓度降低及抗癫痫发作药物代谢改变、激素改变、睡眠减少及心理压力等。妊娠前9～12个月无癫痫发作的患者，有74%～92%的概率在妊娠期间继续保持无发作状态；而妊娠前1个月癫痫发作的患者，妊娠期发作风险可增加15倍。因此妊娠前长期无癫痫发作是备孕的关键。建议妊娠前应保证至少9个月无癫痫发作。尽量在癫痫控制稳定之后开始备孕，尤其是全面性强直-阵挛发作。所有抗癫痫发作药物调整最好在妊娠前完成。如果患者最近3～5年均无发作，且脑电图正常，参照癫痫减停抗癫痫发作药物的一般原则，可考虑逐步停药，但应事先充分告知患者癫痫可能复发及复发可能对患者和胎儿的影响。对减停药物的女性癫痫患者，建议在停用抗癫痫发作药物6个月后可考虑计划妊娠。考虑到女性生育的黄金年龄短，且大多数低剂量抗癫痫发作药物的致畸风险较低，对正在联合用药治疗的女

性，一般不建议完全停药后再妊娠，如果癫痫患者不可能停用药物而计划妊娠，癫痫医生应尽量将抗癫痫发作药物调整至单药治疗的低剂量，再建议患者妊娠，并告知如下风险：①癫痫发作本身及抗癫痫发作药物均对胎儿有负面影响（频繁的发作而引起全身缺氧，同时造成胎儿缺氧，影响胎儿发育，甚至导致流产）；②药物，如丙戊酸800mg以上的日剂量可增加胎儿致畸的风险（丙戊酸剂量不超过500mg/d，苯巴比妥剂量不超过150mg/d，避免使用托吡酯）。推荐癫痫女性从妊娠前3个月开始每天服用叶酸5mg并至少持续到孕12周（普通女性妊娠前3个月开始预防性每天服用叶酸0.4mg，服用抗癫痫发作药物的患者叶酸代谢可能受影响，国际上建议每天服用5mg的叶酸），以减少叶酸代谢相关致胎儿畸形的风险。妊娠前最好了解清楚自己癫痫发作的类型、发作频率，发作时是否出现跌倒、意识丧失、发作前有无预兆等，以判断妊娠期间是否安全，从而选择合适的生育时机。男女双方任何一方服用抗癫痫发作药物，都可能对胎儿的发育造成影响。因此，对于男性患者，在其妻子妊娠前，最好不服药（能够成功地减停药物）或服用副作用较小的抗癫痫发作药物。

6.妊娠 女性癫痫患者妊娠期间癫痫发作的频率会发生改变，约65%的患者妊娠期间癫痫未发作，17%的患者发作增加，16%的患者发作会减少。主要与激素水平、抗癫痫发作药物代谢、依从性的变化（担心抗癫痫发作药物对胎儿的影响而减量或停服）、精神紧张、担心癫痫的遗传、疲劳、缺睡等，都可以导致癫痫发作。其实除非发作引起的外伤，局灶性发作、失神发作或肌阵挛发作对妊娠、胎儿影响很小；而全面性强直-阵挛发作、癫痫持续状态能引起胎儿缺氧，危害较大。普通人群中，约3%的育龄女性可能会分娩出有健康缺陷的小孩，这个概率在使用抗癫痫发作药物治疗的女性癫痫患者中为4%～6%。因此，不能一旦出现胎儿畸形，就认为是癫痫或抗癫痫发作药物造成的。大多数主要畸形出现在妊娠早期3个月以内，常在知晓妊娠以前。畸形婴儿可能与妊娠期母亲服用的抗癫痫发作药物有关，而非母亲的遗传因素作用。发生畸形的风险跟抗癫痫发作药物的品种、剂量、药物浓度、服用方法及多药联用有关。妊娠4～5个月时需对胎儿进行详细的超声波检查，了解有无畸形发生。

（1）导致妊娠期癫痫恶化的因素：①妊娠前癫痫控制不佳；②癫痫发作频率每月超过1次；③多种癫痫发作类型；④耐药性癫痫；⑤高剂量的多种抗癫痫发作药物联合使用；⑥妊娠引起的呕吐、漏服药物、药量不足等；⑦服药依从性差；⑧妊娠期由于肾脏清除率及代谢增加导致药物血药浓度下降；⑨发作诱因控制不佳，如妊娠期的恶心呕吐（降低抗癫痫发作药物血药浓度）、情绪不稳、睡眠不足、分娩（疼痛及过度换气）（表14-1）。

表14-1　妊娠期抗癫痫发作药物药动学的变化影响患者妊娠期癫痫发作

影响患者孕期癫痫发作的可能因素（以下4项）			
抗癫痫发作药物药动学改变	患者行为因素	生理变化	癫痫发作频率自然波动
肠道吸收减少	异常情绪	疲劳	
分布量增加	缺少睡眠及社会心理因素	恶心呕吐	
药物蛋白结合改变	担心妊娠期及分娩时癫痫发作	激素水平变化	
代谢增强	担心母乳喂养安全	腿部抽动	
肾脏清除率增加	对于癫痫遗传的误解	频繁惊醒	
	担心抗癫痫发作药物影响胎儿发育		

妊娠期抗癫痫发作药物药动学改变，直接影响抗癫痫发作药物血药浓度的波动，继而可能加重妊娠期癫痫发作

（2）需要推迟或应避免妊娠的情况：①难以控制的癫痫发作，特别是GTCS；②服用高剂量的抗癫痫发作药物；③药物难治性癫痫；④服药依从性差；⑤健康状况不佳或有其他共病；⑥多种抗癫痫发作药物联合使用。

（3）妊娠子痫与癫痫发作的区别：妊娠子痫是妊娠晚期由于全身小动脉痉挛收缩引起的抽搐，治疗上以用硫酸镁解痉为主。癫痫发作是由于大脑神经元异常放电所引起，需要用抗癫痫发作药物治疗。前者持续时间短，预后较好，而癫痫需要长期服药治疗（图14-2）。

7.全面性癫痫发作对胎儿的影响　女性患者妊娠期间癫痫发作造成死亡的绝对风险较低，但应强调控制发作对母婴健康的重要性。癫痫可能通过以下机制如缺氧、意外伤害、癫痫持续状态给母亲和胎儿造成损害。癫痫发作对胎儿的影响取决于发作形式，除了全身强直-阵挛发作，其他形式的发作对胎儿的损伤不大。

8.抗癫痫发作药物对患者后代的影响

（1）胎儿宫内死亡。

（2）严重先天畸形。

（3）宫内发育迟滞（对服用抗癫痫发作药物的癫痫孕妇自妊娠28周开始连续进行超声检查监测胎儿生长）。

（4）后代认知及行为受损：抗癫痫发作药物抑制神经元的兴奋性，一方面可控制癫痫发作，

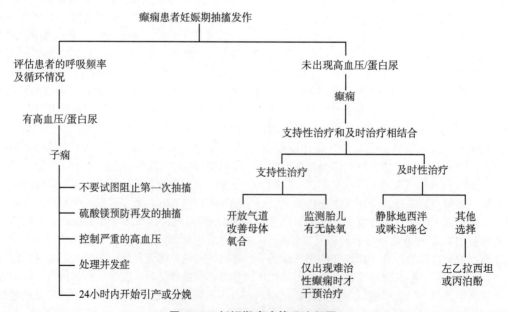

图14-2　妊娠期癫痫管理流程图

另一方面可能导致神经元兴奋性受损。胎儿时期神经元兴奋性受损，可在神经发育早期限制突触生长和突触连接的形成，反过来可能导致远期认知和行为受损。

9.妊娠期抗癫痫发作药物的合理选择（表14-2）

（1）抗癫痫发作药物对智商的影响：因为IQ（智商）值在产前无法评估，所以有妊娠计划的女性癫痫患者，应选用合适的抗癫痫发作药物。研究发现：高剂量丙戊酸（＞800mg/d）导致子代IQ明显低于对照组；低于800mg的丙戊酸不影响子代IQ，但可能损害语言能力。而拉莫三嗪、卡马西平对IQ无明显影响，但卡马西平与子代语言能力减弱可能相关。在所有抗癫痫发作药物中，只有丙戊酸和儿童的认知发育迟缓相关，而且不论单药还是联合用药，丙戊酸都与孤独症发病风险增加相关。此外，奥卡西平和拉莫三嗪也与孤独症发病风险增加相关。

（2）妊娠期血药浓度发生变化：妊娠可引起抗癫痫发作药物药物分布量增加，通过肝微粒体酶诱导的药物代谢增加，血清白蛋白浓度减小，肾脏清除率增加，抗癫痫发作药物血药浓度有下降趋势，如卡马西平、奥卡西平、拉莫三嗪和左乙拉西坦血药浓度受妊娠期影响下降明显，甚至高达50%以上，在生产后3周左右其代谢恢复正常。但其临床意义并不明确。鉴于目前对抗癫痫发作药物血药浓度监测的证据尚无定论，因此在临床实际工作中可根据癫痫症状和癫痫发作的控制情况对抗癫痫发作药物的剂量进行合理的调整，对于妊娠期代谢增加的药物如奥卡西平、拉莫三嗪和左乙拉西坦等可适当增加剂量，如果患者病情稳定、妊娠期曾增加的抗癫痫发作药物剂量在产后最初10～14天应降低到略高于妊娠前剂量，否则可出现剂量依赖性不良反应。当然，如果癫痫发作频率增加，还需要考虑呕吐、服药依从性差、药物相互作用等其他影响血药浓度的因素。

（3）器官畸形：比较多的胎儿畸形是心脏畸形、神经管缺陷、唇裂和腭裂及尿道下裂，其中心脏畸形在正常人群中也比较常见，发生率为1.5%左右，而神经管缺陷和抗癫痫发作药物的关系密切，提示妊娠期必须强调叶酸的使用。如果用某个药物治疗后出现胎儿畸形，第二胎发生畸形的概率明显增高，提示第二胎时应考虑换药；从严重先天畸形发生率和新生儿神经发育结

局来看，左乙拉西坦和拉莫三嗪是目前最安全的药物，其次为奥卡西平、卡马西平、苯妥英钠和苯巴比妥；丙戊酸风险最高；加巴喷丁和唑尼沙胺的严重先天畸形的临床数据有限；唑尼沙胺可能会增加小于胎龄儿发生率；托吡酯会增加严重先天畸形、低体重儿和神经发育问题；丙戊酸是治疗妊娠期癫痫患者的最后选择，因其可影响新生儿结局并对子代长期神经发育和智力产生不利影响，包括增加自闭症发生率等，仅在其他抗癫痫发作药物药物治疗失败后使用。但对于正在服用丙戊酸而怀孕了的患者，最好不要突然换药，否则易发生癫痫发作，甚至出现癫痫持续状态。

（4）抗癫痫发作药物的合理选择

1）拉莫三嗪、左乙拉西坦、奥卡西平等药物的畸形发生率低，优先应用于备孕的癫痫患者，但这些药物在妊娠期其清除率增加，改变妊娠期血药浓度，需要密切监测。

2）使用卡马西平、苯妥英钠、丙戊酸、苯巴比妥等传统抗癫痫发作药物的妊娠期癫痫患者血药浓度会显著降低，妊娠晚期达到最大下降值，不是妊娠期患者的理想药物。

3）妊娠期选用抗癫痫发作药物的一般原则：单药治疗总是优于多药治疗。对于妊娠期癫痫患者，左乙拉西坦和拉莫三嗪是最安全的药物。且可考虑多药治疗（联合用药方案的致畸风险不在于联合本身，而是与联合药物的类型与剂量相关），其次是奥卡西平。但应避免使用丙戊酸和托吡酯，尽管丙戊酸钠致畸性相对较高，但在妊娠期控制癫痫的疗效高于拉莫三嗪。妊娠期（而非妊娠前期）已经使用丙戊酸钠的患者，不论撤药还是换用其他抗癫痫发作药物，都将导致癫痫发作增加，给母体和胎儿造成严重伤害。因此，不推荐给妊娠期使用丙戊酸钠患者采用撤药及换药的临床决策。

10.妊娠及围生期 癫痫医生应与产科医生密切配合，共同随访和监护女性癫痫孕产妇。管理的主要目标是尽量减少妊娠期癫痫发作和抗癫痫发作药物对胎儿的影响。因妊娠期血药浓度易波动，建议癫痫孕妇每3个月根据抗癫痫发作药物血药浓度监测结果调整用药。减少抗癫痫发作药物对胎儿的影响主要从以下方面入手：①抗癫痫发作药物的致畸性：在能够控制癫痫发作的情况下，尽可能避免多药治疗。在单药治疗的患者中尽可能降低药物剂量。②妊娠期生理变化可影

响抗癫痫发作药物的代谢。比如，妊娠期拉莫三嗪、卡马西平、苯妥英钠清除率增加，血药浓度降低。因此，妊娠期需定期监测抗癫痫发作药物血药浓度，并结合临床发作情况及药物不良反应调整抗癫痫发作药物剂量，尽量控制癫痫发作。③抗癫痫发作药物对后代认知功能的影响：胎儿期暴露于丙戊酸的后代智力可能受负面影响，且与剂量相关。④妊娠期应定期进行检查，排除大的畸形，若存在畸形须终止妊娠。一般在妊娠14～16周行血清α-甲胎蛋白浓度测定（常用于神经管缺陷检测），妊娠16～20周时应进行高分辨率经阴道的超声监测，以排除先天性畸形，对于服用丙戊酸或卡马西平的孕妇，以及超声检查不能排除畸形者应进一步行羊膜腔穿刺术（不常规使用），测定α-甲胎蛋白和乙酰胆碱酯酶水平（如11～13周神经管缺陷，20周心脏畸形、兔唇等）。⑤大部分癫痫产妇都能正常分娩，但顺产过程的疼痛、压力、情绪过度紧张、睡眠不足、过度换气等因素均可增加分娩期癫痫发作的危险；而剖宫产采用局部麻醉，是在医生监测下进行的，生产过程中发生癫痫发作的可能性较顺产低。但顺产对母婴的好处更多，如锻炼小孩的呼吸系统，促进母亲子宫修复等。因此癫痫患者及其家属可以根据自身状况（发作情况、心肺功能、既往诱发因素等），最好到有条件（如有癫痫或神经科专业）的医院生产，并结合医生的建议决定生产方式。⑥抗癫痫发作药物致维生素K缺乏：服用酶诱导型抗癫痫发作药物的癫痫孕妇的产儿易出现新生儿维生素K缺乏，建议癫痫女性在妊娠最后1个月每天口服维生素K 10mg，并应在新生儿出生后立即肌内注射维生素K 0.5～1mg以避免新生儿出血。但应注意不良反应及可能涉及的风险。⑦建议患者在分娩前做好哺乳及照顾婴儿的准备，分娩后需及时调整抗癫痫发作药物剂量，尤其是妊娠中抗癫痫发作药物剂量较大的患者，产后抗癫痫发作药物的浓度上升，调整不及时将可能会导致药物中毒。⑧产时癫痫发作可使用地西泮单次剂量5～10mg静脉缓慢滴注。⑨产后药物剂量的调整：妊娠期生理的适应性变化在产后突然逆转，所以产后第一个月内应评估癫痫控制情况，可适当降低药物剂量以免药物中毒。⑩降低SUDEP风险的措施包括，提高抗癫痫发作药物的服药依从性、避免独自睡眠、家庭成员急救培训等。

表14-2　妊娠期间部分抗癫痫发作药物的药动学及血药浓度的改变

药物	清除途径	蛋白结合率	妊娠时抗癫痫发作药物血药浓度的变化
苯巴比妥	肝脏	45～50	下降50%～55%
苯妥英钠	肝脏	90	下降56%～61%
卡马西平	几乎完全代谢，形成环氧化物	65～85	下降0～42%
奥卡西平	肝脏	40	下降30%～38%
丙戊酸钠	肝脏	90～95	下降0～28%
拉莫三嗪	主要经UGT酶代谢	55	下降50%～60%
左乙拉西坦	2/3原形经尿排出，1/3在外周水解	0	下降40%～60%
唑尼沙胺	主要肝脏代谢	50	下降

UGT.尿苷二磷酸葡萄糖醛酸基转移酶

Tomson T.Antiepileptic drug treatment in pregnancy：changes in drug disposition and their clinical implications. Epilepsia，2013，54（3）：405-414

11.胎儿抗癫痫发作药物综合征（fetal ASMs syndrome）　是指一组胎儿时期暴露于抗癫痫发作药物而导致胎儿发生多种畸形的疾病，包括先天性畸形、面部畸形、发育迟缓、学习障碍和行为障碍，而暴露于不同抗癫痫发作药物的胎儿可有不同的畸形特征，并不都表现出以上所有的特征。如头面部、四肢、骨关节、心脏、神经管畸形、脊柱、泌尿生殖系统畸形等。畸形的一级预防是不使用有明显致畸作用的抗癫痫发作药物，尽量小剂量单一用药，分次用药避免药物瞬时高浓度（如原来每天服药2次，可改为3次或4次，每天的总药量不变）；二级预防是妊娠16～20周时行超声检查，确认胎儿畸形和终止妊娠。因为苯巴比妥、苯妥英钠、卡马西平等一些抗癫痫发作药物影响叶酸吸收，引起体内叶酸缺乏，易导致神经管缺损（DNA和RNA的合成需要叶酸，妊娠期间患者对叶酸的需求增加），所以在受孕及整个妊娠过程中建议每天服用叶酸5mg（不能预防神经管缺损以外的畸形，有利于提高孩子的智力）。同时这些药物可能干扰维生素K的代谢，进而导致维生素K依赖的凝血因子减少，产后3天新生儿可能发生脑内出血。因此可在妊娠最后1个月，每天补充维生素K。对于受孕前发作已经控制，3～5年无发作，或发作次数极少，可考虑停药后再妊娠；妊娠期间仍需要用抗癫痫发作药物控制发作者，应根据发作类型选用单一药物最低量，若要更改或终止抗癫痫发作药物，需在孕前至少6个月完成，妊娠后更改不但不能减少主要的致畸危险性，还可引起发作；对于每天发作的非惊厥性发作和每周均有发作的全面性强直-阵挛性发作患者，妊娠期最后3个月可将抗癫痫发作药物加量，防止分娩时发作；分娩期间发作，应立即给予苯二氮䓬类药物控制发作，并继续使用抗癫痫发作药物，以预防癫痫再发。

以下是抗癫痫发作药物宫内暴露与致畸率之间的关系，从左至右，致畸率依次上升（图14-3）。临床上应该在保证妊娠期无发作的基础上，尽量选择致畸率更小的药物。考虑到妊娠期血容量和药动学改变，建议患者每月进行抗癫痫发作药物血药浓度监测，将药量维持在无发作的最低剂量。

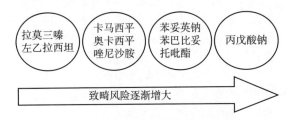

图14-3 抗癫痫发作药物致畸风险

> **提醒**：几乎所有的抗癫痫发作药物都能通过胎盘途径进入胎儿体内，胎儿暴露于较高浓度的抗癫痫发作药物中，再加上胎儿早期药物清除能力尚未健全，抗癫痫发作药物在胎儿体内不断蓄积。高浓度抗癫痫发作药物导致叶酸水平的降低和同型半胱氨酸水平升高，这是神经管缺陷的病理基础——妊娠期补充叶酸的重要性。另外，癫痫患者妊娠期补充叶酸可显著提高后代IQ（智商）值。癫痫诊治过程中需要权衡抗癫痫发作药物疗效与致畸风险。

八、癫痫患者的分娩

应当由产科医生与癫痫专科医生共同诊疗妊娠的癫痫患者。大部分癫痫产妇都能正常分娩，对于癫痫发作频繁和癫痫持续状态风险高的孕妇，可以考虑选择性剖宫产，并建议在配备有孕妇及新生儿复苏条件、有紧急处理母亲癫痫发作的专业人员和设备的产科监护室内进行；分娩时镇痛药物优先选择吗啡，而哌替啶可能降低癫痫发作阈值，应谨慎使用；分娩过程中及分娩后应按时、按量服用抗癫痫发作药物，如果不能及时口服，要通过其他途径给予足量的药物；在分娩过程中，一旦出现癫痫发作，应该尽快采取措施终止发作，可用地西泮或静脉注射；如果发作持续，按癫痫持续状态处理；同时采取措施尽快结束分娩，并做好新生儿抢救准备（表14-3）。

表14-3 女性癫痫患者妊娠及分娩方法推荐

如果排除产科问题，大多数女性癫痫患者可尝试通过阴道分娩
妇产科医生应建议癫痫女性到高质量的超声专家中心检查
监测癫痫发作并适当调整抗癫痫发作药物的剂量
服用抗癫痫发作药物，尤其是肝酶诱导性的药物能导致新生儿出血性疾病风险增加，妊娠最后1个月的孕妇以及新生儿应给予维生素K
应在具有母婴抢救条件的产科单元分娩
抗癫痫发作药物的最佳有效维持量应在产后重新评估
当患者母乳喂养时，所有目前可用的抗癫痫发作药物都能服用
应鼓励所有的女性癫痫患者母乳喂养
如母亲正在服用苯巴比妥，新生儿出现困倦，应母乳与人工喂养交替进行

九、癫痫患者的哺乳

母乳喂养对母子均有益处。对母亲的益处包括：降低患2型糖尿病、乳腺癌、卵巢癌、产后抑郁症等的风险；同时，母乳喂养是母亲母性体验的重要组成部分。对孩子来说，母乳中含有对孩子有益的重要抗体，能促进孩子的身体健康，这是奶粉所不能代替的。具体表现：降低孩子患严重的下呼吸道感染、过敏性皮炎、哮喘、肥胖症、糖尿病、急性中耳炎、非特异性胃肠炎、白血病、坏死性肠炎、婴儿猝死综合征等疾病的风险；母乳喂养过程是婴儿和母亲关系连接的纽带，通过母乳喂养，母亲和婴儿能互相感受彼此。并且对幼儿的认知能力可能有正面效应。比如服用抗癫痫发作药物的母亲，其母乳喂养的孩子智商比非母乳喂养的高，出生后6个月内持续母乳喂养，有助于改善婴儿生长发育。但是，服用抗癫痫发作药物同时进行哺乳的安全性，因为目前缺乏研究资料的支持，仍然仅仅存在于理论上。另外，虽然绝大多数抗癫痫发作药物可以通过乳汁分泌，但乳汁中抗癫痫发作药物的浓度相对比较低（一般情况下蛋白结合率高的药物如丙戊酸、苯巴比妥、卡马西平、拉莫三嗪、托吡酯等在母体乳汁中的药物浓度较低，对胎儿影响相对较小，而蛋白结合率低的药物如左乙拉西坦在母乳中浓度较高，但在婴儿体内消除较快、血药浓度较低，也是安全的）；目前研究没有发现这样低的药物浓度会对孩子造成危害。若产妇为了哺乳停用抗癫痫发作药物，癫痫发作风险将大大提高，目前不宜提倡。如果母亲在妊娠期和哺乳期的抗癫痫发作药物的治疗方案一样，婴儿从母乳摄入的药物量甚至少于其在胎儿期在母体内接触到的药量。因此，对于绝大多数服用抗癫痫发作药物的妇女来说，哺乳相对是安全的，服药期间哺乳也并不影响其下一代的认知功能。应当鼓励母乳喂养，但需密切监测婴儿的反应，如机敏性，注意婴儿的不良反应，如易激惹、睡眠不良、体重减轻或镇静、肌张力降低、吸吮无力、进食困难、过敏、生长发育缓慢等现象。但因母乳中抗癫痫发作药物浓度既受母亲血药浓度的影响，也受抗癫痫发作药物母乳通过率的影响，故母亲在哺乳期应服用可控制癫痫发作的抗癫痫发作药物最小剂量，同时应选择母乳通过率较低的药物以降低对婴儿的影响，如拉莫三嗪、氯巴占、奥卡西平等。如果使用半衰期长的苯二氮䓬类药物、左乙拉西坦、巴比妥类及母乳中分布较高的唑尼沙胺类药物，则需要密切观察新生儿的

状态。如果母亲每天只服一次抗癫痫发作药物，最好在晚上婴儿吃完奶开始睡觉时服药（或在婴儿开始最长睡眠时服药）；如果母亲每天服两次抗癫痫发作药物，最好在服药之前母乳喂养，这样母乳中的药物含量低，可最大限度地减少婴儿摄入的药量。

常见抗癫痫发作药物的哺乳风险评价见表14-4。

十、照顾小孩

产后，母亲在照看孩子期间常有睡眠不足、忘记服药、疲劳、精神过分紧张等情况，都有可能诱发或加重发作，需要特别注意。可寻求他人帮助，尽量多人轮流照看孩子，推荐亲喂和瓶喂相结合、家庭支持的方式，以保证产妇有4小时连续睡眠，以及24小时内至少6小时睡眠时间，以免睡眠剥夺诱发癫痫发作。

如果癫痫发作控制得很好，对照顾婴儿或更大的小孩都没有什么限制。但如果在癫痫发作时患者可能会失去意识或动作不受控制，那么照顾婴儿时，需要采取些特别的技巧来保护孩子的安全，比如：

1. 在给婴儿喂奶的时候坐在地板上。如果感觉到癫痫要发作要跌倒或要失去控制时，尽量朝自己方向倒避免压到孩子身上。

2. 在低处、地板上或宽大软床中央给婴儿穿衣、换衣、换尿布，而不是在站立位时进行，这样可以防止在家长犯病时孩子坠落受伤。

表14-4　常见抗癫痫发作药物的哺乳风险评价

Hale分级	药物名称	对婴儿可能发生的副作用
L2	苯妥英钠	新生儿摄入量小，除罕见的特发反应病例，通常是安全的
L2	丙戊酸	母乳喂养婴儿有肝中毒的风险；需监测新生儿异常出血和肝功能
L2	卡马西平	在母乳中含量相当高；母乳的新生儿血药浓度通常在诊疗范围以下；副作用少见，包括镇静、拒奶、停药反应、肝损害。应监测婴儿黄疸、困倦、体重增加、发育情况，特别是早产儿、完全母乳喂养或联用其他抗惊厥或精神药物时
L3	拉莫三嗪	无须停止哺乳，但需要监测呼吸暂停、皮疹、困倦、哺乳减少等不良反应，并应监测血药浓度
L3	奥卡西平	要监测婴儿困倦、哺乳减少及发育情况（特别是在出生后2个月）
L3	左乙拉西坦	应监测嗜睡、体重增加、精神运动发育
L3	托吡酯	应监测困倦、腹泻、体重增加、精神运动发育
L3	加巴喷丁	应监测困倦、体重增加、发育情况，特别是年幼、完全母乳喂养或联用其他抗惊厥或精神药物时
L4	苯巴比妥	母乳中的苯巴比妥可能减轻新生儿的戒断反应。应监测婴儿困倦、体重增加、发育情况，特别是年幼、完全母乳喂养及抗癫痫发作药物多药治疗时。测定新生儿的血药浓度可能帮助排除毒性

注：据美国国立卫生研究院的药物与哺乳安全信息库：Hale分级，共分5级。L1：高剂量时安全；L2：安全；L3：中等安全；L4：可能危险；L5：禁忌

3.当患者独自一人时，最好不要给孩子洗澡。否则，洗澡时澡盆最好放在低处（如地板上）而不是放在高处（如桌子上），在澡盆下面及周围最好垫上柔软的毛巾，万一孩子坠落则可以避免严重外伤。如果在给孩子洗澡过程中家长有犯病先兆时，则应立即将孩子放到安全地方，同时呼喊他人帮助。

4.避免独自抱着孩子四处走动，特别是上下楼梯。

5.避免抱着孩子做饭或加热饮料。

6.尽量避免母婴同床，可将孩子置于婴儿床或围栏中，不要让孩子睡在患癫痫的家长身旁，以免出现发作时，压伤孩子。

7.独自带已经会走路的孩子时，有些情况家长也应提高警惕，尽量避免意外发生。可事先用一根柔软细线将孩子和家长的手连在一起以防止在犯病时孩子离开家长，出现意外风险。单独一人在家带孩子时，要锁上卫生间、厨房的门，电源插孔及其他孩子可能触及的危险物品都要做妥善处理。关闭通往外面的大门，以防发作时孩子走失。

十一、绝经期与癫痫

绝经前频繁发作的全面性强直-阵挛发作和伴有意识受损的局灶性发作的患者，在绝经后发作可能加重；而月经期癫痫、晚发性癫痫及控制良好的女性癫痫患者，在绝经期后发作可能明显改善。这可能与性激素变化有关，一般认为雌激素可能引起癫痫发作，孕激素可能抑制癫痫发作。目前对于更年期综合征的女性癫痫患者的抗癫痫发作药物治疗并没有统一的方案或指南。但一般处理原则是：

1.需要癫痫专科医生诊疗。

2.绝经可能影响癫痫发作，但具体影响尚有争议。

3.对绝经期女性癫痫患者，应严密监测抗癫痫药的作用和不良反应，及时调整用药。

4.抗癫痫发作药物应尽量使用最低有效剂量，尽量单药治疗，并尽量避免使用酶诱导性抗癫痫发作药物。

5.对围绝经期癫痫患者，有必要进行血药浓度监测，尤其是拉莫三嗪。

6.可考虑补充钙质和维生素D以预防骨质疏松和骨折风险，并监测骨矿物质密度。

7.激素替代疗法（含雌激素和孕激素）可能影响癫痫发作，但研究相当有限，目前不推荐绝经后女性癫痫患者使用，但对于有严重绝经后综合征的患者可以考虑。

8.对使用激素替代疗法的绝经后女性癫痫患者需严密监测，并及时调整抗癫痫发作药物。

第四节　老年人癫痫相关问题

一、老年人癫痫的概念

60岁或65岁以后首次发生的癫痫称为老年人癫痫或称老年晚发性癫痫。这跟癫痫发作延续到老年的高龄癫痫不一样。

二、老年人癫痫的特点

1.发病率更高，死亡风险是年轻癫痫患者的2倍。

2.老年人发生癫痫的危险性与该年龄组人群常见病如卒中、痴呆、代谢障碍、肿瘤、酒精中毒、变性疾病、脑外伤、颅内感染等有关。其中高达30%是由卒中引起的，约15%的老年人癫痫找不到明确的原因。因此应注意查找病因，并针对病因治疗，抗癫痫治疗周期比较长。

3.诊断更困难，不易识别，容易误诊。

4.脑电图主要表现为背景不对称、弥漫性慢波和局灶性慢波。癫痫样电活动在1/3患者中出现，并且以颞叶和额叶为主。

5.局灶性和症状性癫痫更多见，不伴有意识受损的局灶性发作更为常见。无病灶性颞叶癫痫很常见，癫痫持续状态的发病率和病死率高于65岁以下人群。发作后恢复期可能更长。

6.如不治疗，易反复发作；通常对药物治疗反应良好；联合用药更多；由于生理或病理变化对药效学和药动学的影响，患者对药物副作用更加敏感，对抗癫痫发作药物的耐受性下降，需要缓慢增加药量，总用药量一般比普通成人要小。

7.治疗首选拉莫三嗪、左乙拉西坦、拉考沙胺等。

8.药动学差异大，即使在没有其他合并用药的情况下，老年人抗癫痫发作药物的血药浓度波动也较大。

9.药物分布高，脂溶性药物在低体重患者中分布减少。

10.蛋白结合率下降导致游离分数增加。

11.代谢：肝酶和血流减少。

12.排泄：肾脏清除率下降。

13.共患病多，常有脑血管病、变性病或代谢性疾病等与癫痫共存，基础病多，服用药物多（癫痫发作的老年患者平均需服用多达6种非抗癫痫发作药物），代谢慢，这些都可能增加癫痫并发症的发生概率，同时癫痫发作也会加重已有的基础疾病，增加病死率。

14.老年患者反应能力差，尽量不使用对认知能力有影响的药物。尽量不用苯二氮䓬类药物，因为这类药有肌松作用，有可能使患者肢体无力而摔倒、骨折。

三、病因

老年人癫痫主要表现为部位相关的症状性发作或隐源性的发作（多起源于额叶和顶叶）。病因包括脑血管病、神经系统变性疾病、脑部肿瘤、脑外伤、颅内感染及其他全身性内分泌代谢性疾病引起的癫痫发作。跟年轻患者的病因不相同，有可能影响到癫痫的确诊。病史是诊断关键。

四、发作类型

发作类型因病因而异。主要是局灶性发作，伴或不伴继发性全面发作，其中以伴有意识受损的局灶性发作最常见。伴有意识受损的局灶性发作后多表现为非特异性症状，如意识的改变或丧失，这种状态可持续数小时、数天、甚至1～2周，类似痴呆，而在年轻人群中常见的先兆和自动症在老年人群中都不常见，给诊断带来困难。

五、误诊漏诊率较高

老年人癫痫发作时的目击者相对较少、表现不典型、发作后精神混乱持续时间长久，加上患者本身语言、意识等障碍，不能叙述病情，因此老年人癫痫发作易误诊误治。漏诊率也较高，尤其是非惊厥性发作。长程脑电图监测，尤其是夜间睡眠脑电监测对于提高老年癫痫诊断率具有重要意义。

六、癫痫对老年人生活的影响

癫痫发作和治疗的影响：跌倒、外伤、骨折及抗癫痫发作药物的副作用；癫痫的诊断为患者带来心理上的负担：病耻感、恐惧发作、失去驾驶证不能驾车等。

七、治疗

1.抗癫痫发作药物的吸收、分布、生物转化、排出、药物间相互作用和毒理学都随着年龄的不同而有所改变。

2.老年期药物作用受体的敏感性或受体数量发生了改变，影响药物的稳态血药浓度，从而导致老年癫痫患者对不良反应的敏感性增高，也使抗癫痫治疗变得更为复杂。

3.由于老年患者体内未结合、游离的抗癫痫发作药物增多，使得老年人对抗癫痫发作药物反应更敏感，容易出现不良反应。这种不良反应经常在较低剂量和血药浓度时发生。

4.选用药物间相互作用小的抗癫痫发作药物；尽量不影响患者的认知功能；药物没有肌松作用；不影响骨代谢（苯妥英钠、苯巴比妥、卡马西平和丙戊酸，可干扰性激素或维生素D代谢，降低骨密度）；治疗时应低剂量开始，缓慢加量，使用较低的维持剂量。

5.老年人理想的抗癫痫发作药物应当具有最低的蛋白结合率、最低的氧化代谢率和最低的神经毒性。卡马西平和苯妥英钠不符合这3个标准；新型的抗癫痫发作药物拉莫三嗪、左乙拉西坦、奥卡西平、加巴喷丁符合标准。对于老年人的局灶性发作，因为神经毒性的原因，托吡酯也不是理想的药物。现在认为拉莫三嗪、加巴喷丁、左乙拉西坦、拉考沙胺可能为老年人癫痫发作，尤其是局灶性发作的初始单药治疗的最优先选择。

6.对有明确诱因的发作，应尽早避免诱发因素。如果有超过1次没有明确诱因的癫痫发作，建议应用抗癫痫发作药物；当首次发作后复发的可能性大时，如脑电图有明确癫痫样放电和（或）影像学上有明确的结构性损害，应尽早应用抗癫痫发作药物。药物治疗效果不佳时可考虑手术治疗。老年患者手术效果与年轻人相当，年龄不是手术禁忌证。

7.老年癫痫患者常见共患病及药物相互作

用。老年癫痫患者常合并其他疾病，故在药物选择时应充分考虑其他药物与抗癫痫发作药物之间的相互作用。如苯妥英钠、苯巴比妥、卡马西平这些酶诱导型抗癫痫发作药物，可降低抗凝药物、肿瘤药物、镇痛药物、抗病毒药物、糖皮质激素类药物、他汀类药物、高血压药物、口服避孕药、精神用药、免疫抑制剂、其他抗癫痫发作药物的血药浓度。例如，老年癫痫患者常患有心脑血管疾病，而脑血管病又是老年人癫痫最常见的原因。华法林在治疗老年心血管疾病中常用，而具有肝酶诱导作用的抗癫痫发作药物能加速华法林的代谢。因此应尽可能选择无或较少引起药物间相互作用的新一代抗癫痫发作药物，如拉莫三嗪、左乙拉西坦等。老年癫痫患者如合并抑郁焦虑或精神异常，可选择对精神行为影响小的药物如拉莫三嗪、奥卡西平、卡马西平、丙戊酸等。

八、老年癫痫患者的运动

（一）活动方式

1.癫痫发作未能得到良好控制的患者，运动锻炼的危险较大，需要由癫痫医生评估后确定。

2.可根据患者具体情况，选择散步、快步走、慢跑、太极拳、床上伸展肢体、翻身等舒缓身心的运动，并循序渐进是相对安全有效的。高强度的运动如俯卧撑、快跑、球类比赛等是不合适的。

3.运动出汗应缓慢补水，补水过多过快，易引起血药浓度波动诱发发作。

4.最好在有人陪护下活动，一方面增进交流，舒缓心情，更是出于对安全的保障，若发病，可以得到及时的救护。

5.随身携带带有家人联系方式以及自己病情、急救应对方法等关键信息的救护卡，以方便发病时旁人能及时与家人取得联系和施以有效救治。

（二）老年癫痫患者跌倒可能的危险因素

1.癫痫发作。

2.抗癫痫发作药物的副作用，如肢体无力、眩晕、共济失调。

3.骨质疏松。

（三）老年癫痫患者跌倒的预防

1.注意抗癫痫发作药物的副作用，如头晕、乏力、视力下降等。

2.定期进行骨密度监测。

3.预防性补充钙剂及维生素D。

4.加强家人陪伴和看护。

5.在家中坚硬的地板（如地砖）上铺上防滑垫或地毯。

6.尽量选购边角圆滑的家具，在家具及墙壁锐利的边角上要使用保护套，降低患者在癫痫发作倒地时被碰伤的风险。

7.浴室的门要易开启，方便在癫痫发作时搬运患者出浴室。洗漱用品最好放置在塑料的容器内，可以降低被撞倒后受伤的风险。使用防滑地砖来保护癫痫患者的安全。使用浴帘比使用淋浴门更方便在癫痫发作时及时施救。最好坐在凳子上洗澡，可以降低癫痫发作时跌落的损伤程度。

8.尽量选用比较大、较矮或带防护栏的床来降低癫痫发作时坠床造成的风险和伤害。

九、癫痫患者的骨健康

（一）癫痫发作对骨健康的影响

癫痫发作影响生长激素的分泌，影响性激素、肾上腺皮质激素、甲状腺激素的释放，这些因素干扰骨代谢，促进骨质疏松形成。

（二）癫痫的序贯效应对骨健康的影响

因为癫痫发作会使患者体育锻炼减少，尤其是室外的运动及活动减少，日晒减少及认知功能下降等，都影响骨密度、骨健康。

（三）抗癫痫发作药物对骨代谢的影响

1.具有肝酶诱导作用的抗癫痫发作药物如苯妥英钠、苯巴比妥、卡马西平等可活化参与药物代谢的细胞色素P450酶CYP2和CYP3，继而降低维生素D水平，维生素D_3水平降低可通过芳香酶途径影响成骨细胞活性，最终引起低血钙、低磷酸血症及继发性甲状旁腺功能亢进而致骨密度降低、骨形成减少或骨吸收增加。

2.具有肝酶诱导作用的抗癫痫发作药物和肝酶抑制剂如丙戊酸也可通过刺激破骨细胞活性降低骨矿密度（bone mineral density，BMD）。新型抗癫痫发作药物药理机制与传统药物不同，对骨的影响作用不如传统抗癫痫发作药物明显。如拉莫三嗪、托吡酯、左乙拉西坦、氨己烯酸、加巴喷丁等对成人骨代谢和BMD并无明显影响。

3.维生素K是骨钙蛋白合成的重要辅助因子，酶诱导抗癫痫发作药物能减少维生素K水平，导致骨质疏松。

（四）癫痫患者的骨折

癫痫患者跌倒及骨折的发生率是一般人群的

2～6倍，与长期使用类固醇者相似。癫痫患者跌倒仅1/3直接由发作所致。癫痫及导致癫痫的原发性疾病可引起无力、协调障碍、感觉改变和认知异常等，抗癫痫发作药物引起困倦、共济失调和震颤等副作用，都可导致跌倒和骨折的危险性增加。

（五）对高危患者的筛查及监测

对服用抗癫痫发作药物患者进行血清钙、磷酸盐、碱性磷酸酶、PTH和维生素D水平及BMD测定，特别是长期服药（尤其是肝酶诱导性抗癫痫发作药物）、女性、高龄有其他骨质疏松危险因素者。上述指标每6～12个月测定一次，正常者可一年测定一次。如果血清钙、维生素D水平异常并有骨折，需请内分泌科会诊治疗。BMD是测定骨量和骨强度的标志性指标。无骨折的BMD降低常被认作骨质减少，而骨质疏松传统上被认作非创伤性骨折。BMD测定的金标准为双能X线吸收计量法（dual-energy X-ray absorptiometry，DEXA），在所测部位精确度可达99%，结果以平均BMD峰值的标准差（SD）作为T值表示。WHO确定BMD的阈值：T分值大于-1为正常、在-1和-2.5之间为骨质减少、低于-2.5为骨质疏松。骨折危险性与BMD密切关联，BMD每降低1个SD，危险性增加2倍。

（六）对于骨密度减低或骨折的预防和治疗

1.一般项目　负重训练、有规律的体育锻炼、充足的日光浴、服用足够钙质和避免骨质疏松的危险因素如饮酒、吸烟。

2.补充钙剂　对于所有服抗癫痫发作药物特别是已有多种危险因素者或已确定有BMD降低者，应予以1～1.5g/d剂量的钙剂补充。具体可参考：青少年患者1200～1500mg/d；成人患者1000mg/d、老年人1500mg/d；绝经后雌激素替代治疗者1000mg/d、未行雌激素替代治疗者及老年人1500mg/d。骨量T值作为补充钙时所需监测指标和参照指标。

3.补充维生素D　对于所有服抗癫痫发作药物者推荐予以维生素D预防性治疗。因为维生素D分解代谢加强，需要高于正常推荐剂量（可高达4000IU/d）的维生素D才能取得理想效果，特别是对于维生素D水平降低者、高危险骨疾病者和（或）已明确BMD降低者。推荐对于服用抗癫痫发作药物者预防性治疗为800～1000IU/d。对于维生素D已缺乏者，推荐连续8周的50 000IU/周剂量治疗；且如果首次治疗后维生素D水平仍低可重复之，而后每月1次补充50 000IU，以维持维生素D水平在缺乏的阈值以上。骨量T值作为补充维生素D时所需监测指标和参照指标。

第五节　男性癫痫患者的性功能及生育健康相关问题

一、概述

癫痫发作和某些抗癫痫发作药物都可能会影响男性体内睾酮激素的变化。睾酮激素对男性性器官的发育、性特征的形成及精子的成熟都有促进作用。大部分男性癫痫患者体内的生物活性睾酮水平较低，异常过低的生物活性睾酮水平和性功能障碍密切有关。表现为性欲降低、勃起功能障碍、性冷淡。身体上也会出现一些雄性激素低下的体征，如阴毛稀少、睾丸萎缩、乳房发育、精子异常或数量减少等。

二、影响男性癫痫患者性功能的可能因素

1.癫痫发作引起的大脑的变化　痫性放电可能干扰下丘脑-垂体-性腺轴，从而影响了激素的释放，导致其体内性激素水平的异常，反复发作后可引起性腺大小的改变、精子质量下降，导致男性性功能下降。临床发现致痫灶切除后的男性癫痫患者，大部分性功能得到改善。引起癫痫发作的相关脑部病变或损伤等，可能引起性激素下降或直接抑制患者的性功能。如额叶和颞叶负责性欲等功能，伴有意识受损的局灶性发作的患者，特别是发作起源于颞叶的，似乎更容易出现性欲等问题。

2.抗癫痫发作药物的影响　抗癫痫发作药物对大脑皮质的促进或抑制作用可导致男性癫痫患者内分泌紊乱。局灶性发作的男性癫痫患者中，服用酶诱导的抗癫痫发作药物的患者在较早时间就出现了睾酮水平低，性功能更差。使用有镇静作用的抗癫痫发作药物的患者可能出现性欲减退和性唤起减退。

（1）肝酶诱导剂（卡马西平、苯妥英钠、苯巴比妥）：可能是药物诱导了肝P450酶系统，导致了性激素结合球蛋白水平升高，而组织内可利

用的游离雄激素水平呈明显下降，这也最终使得男性癫痫患者中部分出现严重的性功能障碍。同时导致男性癫痫患者的精子活力、精子的数量降低，异常形态的精子数量增加，性交困难等。

（2）肝酶抑制剂：丙戊酸可以导致男性患者的血清黄体生成素（LH）、卵泡生成激素（FSH）水平降低，脱氢表雄酮硫酸盐和雄烯二酮浓度升高。丙戊酸钠影响生殖功能的机制可能是GABA能神经元调节去甲肾上腺素能神经元对促性腺激素释放激素能神经元的输入。另外丙戊酸可能直接作用于GABA能神经传导进而改变促性腺激素的释放。

鉴于不同抗癫痫发作药物对性功能的影响，在处方抗癫痫发作药物时应考虑到患者原有的性功能障碍、抑郁和焦虑等可能促使性功能障碍进展的因素，如性生活史或婚姻生育史、抑郁与焦虑症状或量表筛查，以及患者否同时服用可能影响性功能的药物（如抗抑郁药、精神安定药、镇静药及β受体阻滞剂）、生殖系统检查和血液检查（性激素和甲状腺功能）；当怀疑患者的性功能障碍与所服用抗癫痫发作药物相关时，可考虑更换抗癫痫发作药物进行治疗，如将对性功能有负面影响的抗癫痫发作药物换为可改善性功能的奥卡西平或拉莫三嗪，加用磷酸二酯酶5(PDE5)抑制剂可能改善男性患者的勃起功能障碍。

癫痫患者的性生活质量直接关系着其整体的生活质量，甚至与其生育要求息息相关。除了应当关注抗癫痫发作药物对妇女妊娠及胎儿发育的影响之外，也要关注其对两性性功能的影响，在疾病诊治过程中充分考虑癫痫疾病本身、精神共患病、社会心理因素及抗癫痫发作药物等多方面因素的影响，尽可能保全或改善患者的性功能。

3.其他因素的影响 抑郁和焦虑等心理因素会影响性欲。癫痫患者常合并抑郁。男性癫痫患者生殖功能障碍存在着高风险，主要表现为精子活力减弱和精子异常，导致生育力降低。有研究发现，男性癫痫患者使妻子正常妊娠的可能性只有其正常同胞兄弟的1/3。男性癫痫患者，不管他们是否服用抗癫痫发作药物，其精子结构和精子功能的异常率都要高于正常男性。

三、男性癫痫患者后代患癫痫或其他相关性疾病的概率

男性癫痫患者后代患癫痫的风险比普通人稍高一点。普通人群患有癫痫的可能性约为1%，而男性癫痫患者后代患有癫痫的可能性是2.4%。如果父母两个都有癫痫，其后代得癫痫的可能性达5%～20%。所以，癫痫患者在选择配偶时，应注意不与家族中或配偶有癫痫和高热惊厥史的对象结婚。此外，对胎儿的影响主要来自母亲，而男性患者，因为不存在妊娠、生产及哺乳的问题，所以患有癫痫的父亲一般对子代的影响较小。只要不存在严重智力或精神障碍，有能力照顾家庭，男性癫痫患者基本上都是可以生育的。但男性有癫痫，其后代在以下疾病上存在高于正常的医学风险：如神经纤维瘤、结节性硬化症、具有遗传特征的癫痫如少年肌阵挛性癫痫。另外，有明确家族史的男性癫痫患者，其基因检查有明确的携带遗传易感性基因的，或已经生育了一个癫痫患儿的，则应尤其谨慎生育或不建议生育。

四、男性癫痫患者的生育时机

只要男性癫痫患者的智力和精神没有严重障碍，其配偶不是高风险者（包括癫痫患者和有高热惊厥史者），男性癫痫患者是可以生育的。至于生育时机并没有统一的标准，一般认为，只要病情稳定，基本控制发作后即可生育。

五、男性患者服用抗癫痫发作药物对胎儿的影响

癫痫发作及抗癫痫发作药物主要影响男性患者的性能力和生殖功能，继而影响其生育能力。如果患者在备孕期间做好各方面的工作，选择合适的药物、适当的剂量及服药方法、控制癫痫发作等，对胎儿健康应该是没有多大影响的。如果其配偶妊娠阶段能定期做产检，这样就能将药物对胎儿的影响降到最低。

六、男性癫痫患者需要寻求相应的帮助

临床工作中很少有男性癫痫患者和临床医生讨论性功能及生育方面的相关问题。如果遇到此类问题，可咨询癫痫专科医生、男科医生、内分泌专家，寻求解决体内的激素、癫痫疾病及抗癫痫发作药物之间复杂的相互作用的方法等。譬如调整药物，也可以引入适当的激素（睾酮）治疗，以提高男性癫痫患者的性功能和生育能力。但这些都必须在严格的定期监测下实施。

第十五章 癫痫患者就医

第一节 癫痫患者就医流程

一、癫痫患者就医方法

1.应积极面对现实，到正规的医院就医。可先在当地的基层医院就诊或咨询。

2.尽量到当地正规的大型医院的癫痫专科、神经内科、儿科或神经外科就医。

3.带齐所有资料，包括就诊病历本、各种检查结果、所用过的药物及发作时的录像或照片等。

4.按时间顺序回忆、整理好发病及就医的经历。如开始发病的年龄、每次发作形式、发作前预感、每次发作持续时间、发作时是否清醒、多长时间发作一次、发作有什么规律、发病时是什么状态、发作后有什么不适、白天还是夜间发作、家中直系亲属的近三代人中有无癫痫患者、在什么地方看过病、做过什么检查、检查的结果如何、用药后有什么反应、本次就诊想达到什么目的等。

5.可通过阅读科普书籍、专业网站（如中国抗癫痫协会官方网站）等获得癫痫疾病相关知识，就诊时可以跟癫痫专科医生充分沟通，把自己的想法、用药后感受与医生交流。

6.写癫痫日记。

7.在癫痫专科医生的指导下，长期规范服用抗癫痫发作药物。

8.跟医生建立互相信赖的医患关系，以利于后续的治疗、康复及医生对患者工作和生活等各方面的专业指导。

二、癫痫患者就医流程

癫痫患者就医流程见图15-1。

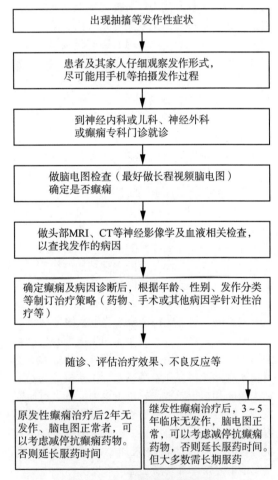

图15-1 癫痫患者就医流程

第二节 癫痫患者就医过程中的注意事项

一、癫痫患者就诊前的准备

1.观察发作过程及发作形式，在一天当中的什么时候发病，发作前有什么特殊不适或感觉，发作是从身体的哪个部位开始的，发作的具体顺序，眼睛是否凝视及凝视方向，头和躯体是否扭转及方向，脸色及嘴唇的颜色，肢体有无僵硬、抽搐、是否对称，有无受伤或大小便失禁。发作持续的时间。发作时能否被唤醒。多数情况下，目击者是在听到患者发作时的声音才去看患者的，一般看不到发作的前期表现，可能并不了解发作的完整过程。另外，患者及其家人常关注大的发作，而对小的发作不够重视。

2.观察或询问发作后有无出汗（如早上衣被的干湿情况）、呕吐、困乏、无力（两侧、上下肢体的无力感是否一样），是否讲话不清等。

3.询问、观察并记录患者发作刚开始或即将开始时的所有感受或异常的行为和动作。

4.对于患者的发作过程尽可能用手机、相机或摄像机等记录下来。录像时要光线充足、光线过暗时应该开灯，摄像画面要包括患者全身整体情况、面部及发生癫痫发作的主要部位（比如抽搐的肢体）的清晰影像。患者发作时，旁边的亲属一定要镇静，尽可能观察患者的发作情况，不要遮挡患者，患者的全身及发作的部分要暴露充分。

5.准备好脑电图资料，最好在具有脑电图医生（或技师）和癫痫专业医生的正规医院做脑电图（最好做长程视频脑电图）检查，因为阅图者的能力和经验很重要。脑电图应包括清醒时的背景、发作时、发作后脑电图、异常的脑电图或专业医生认为对诊断有帮助的图。最好是自然睡眠中的，包括清醒及至少一个完整的睡眠周期的脑电图资料。此外还应有各种诱发实验的脑电资料。图中除脑电图外最好还包括心电和肌电记录等。

6.其他相关血液方面检查，如血常规、尿常规、肝肾功能、电解质、空腹血糖、血氨、所服药物的血药浓度及可能的毒物分析等。这些检查可在患者当地或方便的地方医院提前完善。

7.尽量阅读一些癫痫方面的知识（如中国抗癫痫协会官方网站、中国抗癫痫协会病友会官方网站资料及癫痫规范化诊断治疗指南或专著等），增加就诊的效率和质量。

二、癫痫患者就诊时的注意事项

1.向医生讲清楚病情，包括目击者的描述，发作刚开始的感受或动作、行为，发作的起始部位、进展顺序。是否有其他疾病、诊疗情况、目前是否稳定。儿童的生长发育、学习情况，成人的睡眠、学习、工作等。陪同患者就诊的应包括发作时的目击者（可能是家人、邻居、同事、同学或老师等）、共同生活者（可以了解患者平时的一些情况）和患者的父母（可以了解患者的家族史及出生、生长、发育史）。

2.复诊时要详细描述自上次就诊以来的发作情况、药物副作用、有无新的情况出现等。

3.材料准备：按时间先后顺序排列好MRI、CT、脑电图、化验单、录像资料。按时间先后顺序整理好发作、用药情况的书面材料。在纸上排列好要问的问题，并做好记录。

4.初诊时必须患者本人、家长或发作时的目击者当面向医生介绍发作情况。复诊时，如果患者没有其他不适或病情变化，儿童患者可以由家属来咨询。

5.尽可能让医生充分了解患者的所有想法，同时听清且明白医生的所有医嘱，如果有不明白的地方一定要问清楚，必要时可当着医生的面复述医生的医嘱，切忌自以为是，造成治疗差错。

6.将以上所有资料，用统一的文件夹存放，妥善保管，就诊时必带。

7.最好能够获取诊治医生的出门诊的具体时间和联系方式（电话、微信或公众号等），以便复诊或咨询。

8.最好在早上空腹时就诊。因大多数患者需要抽血化验检查或做其他检查。

9.必要时需要签订知情同意书。

三、癫痫患者就诊后注意事项

1.遵医嘱　首先，要搞明白每种药物的用法和用量，因为抗癫痫药的药名多数不好记住且易混淆，用量需要逐渐递加，用法也不尽相同。其次，取药后要仔细核对药物的名称、数量、剂型是否准确。首次取药要仔细阅读说明书。如有不明白的问题，可返回诊室询问接诊医生。

2.观察疗效和不良反应　如发生不良反应应及时跟治疗医生取得联系，必要时停药就诊。

3.定期复诊　应该按照医生的要求定期复诊。癫痫控制良好，没有发作的，3～6个月复诊一次。如果刚开始或调整剂量时，还没有达到目标剂量，发作没有得到控制，但也没有加重，则应该按照医嘱继续加量、观察，一般是在调整用药后1～3个月复诊；如果按照医嘱治疗，发作不断加重、出现新的发作、出现不良反应（比如皮肤痒、皮疹、食欲下降、全身无力等）则及时复诊。如果出现快速进展或严重不良反应，应该尽快就近诊治，因为这些不良反应可以进展很快，少数甚至危及生命。有的药物副作用较大，要遵从医嘱复诊。有的需要定期复查血常规、肝肾功能、血电解质等。

4.复诊时需要准备的资料　①带齐所有既往就诊的病历资料，尤其是病历本、影像学资料、脑电图。②复查好血常规、肝肾功能、血电解质、必要的血药浓度。③脑电图复查。如果连续2年没有发作，复诊前一定要复查一次长程视频脑电图（记录24小时以上，包括清醒期和睡眠期）。如果最近发作增加，而且近期3个月内没有完善脑电图，最好复诊前复查一次长程视频脑电图（记录4小时以上，包括清醒期和睡眠期的）。

5.做好自身管理　包括按医嘱服药和控制诱因等。

6.写癫痫日记　将癫痫发作的环境、次数、持续时间、严重程度、自我感受、服药情况及不良反应等记录下来，最好能够将发作情况用手机等连续摄录，复诊时带给医生看。癫痫日记既直观，又便于医生全面了解患者的近期情况。

四、癫痫患者就诊需要做的检查

1.脑电图检查　是协助癫痫诊断的最主要的、不可替代的检查工具。帮助明确癫痫的诊断、鉴别诊断及发作类型。

2.头部影像学检查　是用于查找和明确癫痫病因的重要检查，包括CT、MRI、PET、SPECT、fMRI等。

3.实验室检查　根据患者的临床表现和诊断治疗需要，对患者选择相应的实验室检查。代谢及电解质紊乱常是惊厥发作的原因和癫痫发作的重要诱因，如高血糖、低血糖、钠镁钙离子缺乏、肝肾功能不全、呼吸循环功能障碍等。怀疑颅内感染的患者需要查血常规，做腰椎穿刺检查脑脊液生化、常规、涂片、培养等。对怀疑神经变性疾病的可做神经肌肉活检、遗传分析及酶学检查等。对于年龄小的患者需做遗传代谢物分析。青少年需要做药物滥用的筛查。对于发作后一定时间内的患者检查其肌酸激酶和催乳素，可以判断发作及其程度。服药的患者需要适当检测血药浓度判断是否有用药剂量不足、用药超量、服药依从性程度等。才开始服药的患者需要定期监测血常规、肝肾功能、凝血功能等。

五、对就诊有帮助的问卷调查

（一）发作前，有无下列问题

1.有无熬夜、缺少睡眠或精神过度紧张、疲劳？

2.最近有生病或者有什么不舒服的情况吗？

3.最近有无服用药物、饮酒、服用毒品或滋补品？

4.在发作之前是在躺着、坐着、站着、刚起床还是在进行剧烈运动？

（二）发作时，有无下列问题

1.是在一天中的什么时候发作的？是刚起床还是正准备休息的时候？

2.发作是怎么开始的？

3.发作之前有什么与平时不一样的感觉吗？有没有什么预兆？

4.有发现你的眼睛、嘴巴、脸、头、手臂和腿表现异常吗？

5.你能够说话和对别人的问题做出适当回应吗？

6.你有大小便失禁的现象吗？

7.发作时有咬过自己的舌头和脸颊内侧吗？

（三）发作后，有无下列问题

1.发作后感到困倦或者感到疲惫吗？

2.你能正常说话吗？

3.你经常头痛吗？

4.你会肌肉酸痛吗？

5.能够回忆发作过程吗？

6.早上起床有无身上汗多、被褥湿润？

（四）既往健康情况

1.出生时是否顺利？

2.6岁前发生过高热惊厥吗？

3.头部是否受到过创伤？如果有，在受伤后是否有失去知觉？失去知觉多长时间？有被送到医院吗？

4.是否患过脑膜炎或者脑炎？

5.家族中有其他成员患有癫痫、神经系统疾病或者其他意识丧失类疾病吗？

6.有无其他经常发作的身体不适？

第三节　癫痫诊疗过程中的知情同意制度

一、知情同意

知情同意（informed consent）指患者对自己的病情和医生据此作出的诊断与治疗方案明了和认可。它要求医生必须向患者提供作出诊断和治疗方案的根据，并说明这种治疗方案的益处、不良反应及可能发生的其他意外情况，使患者能自主地作出决定，接受或不接受这种诊疗。癫痫诊疗过程中的知情同意制度是指癫痫医生在作出诊断和治疗方案后，需要提供包括诊断结论、诊断依据、治疗计划、病情预后、不可预测的意外、诊治费用及可供选择的诊疗方案及其利弊等信息，使患者及其家属经深思熟虑自主作出选择，并以相应方式表达其接受或拒绝此种诊疗方案的意愿和承诺；在得到患方明确承诺后，才可最终确定和实施由其确认的诊疗方案。

知情同意的具体内容包括患者充分知情、患者理解信息、患者有充分的理解能力、患者在做决定的时候具有自主决定的自由。

二、癫痫诊疗过程中的知情同意制度的实施需要满足的条件

1.前提条件是患者及其家属应具有一定的文化基础，在自愿基础上有自主决定的能力。

2.医生提供的信息必须是充分的、真实的和可靠的。

3.知情同意的实施必须是在平等合法的基础上进行的。

三、实施知情同意制度的注意事项

1.目前癫痫诊疗过程中知情同意书的签订是非强制性的，但健全的知情同意制度有利于建立良好的医患关系，保护医患双方的合法权益。

2.医生在告知对象、告知内容、告知方式等方面应做到合理安排。一般应告知患者本人，特殊情况下可向家属或监护人告知；告知的内容应当仔细和全面。

四、常见的知情同意内容

癫痫是一个慢性疾病，其诊断和治疗过程可能涉及的问题都需要进行知情同意。例如，诊断问题、治疗问题、治疗效果、副作用、生长发育、女性患者的月经、妊娠、哺乳、减停药物、手术等。因为涉及的面广，也没有统一的记录模板或格式，需要在临床工作中根据具体情况来处理。

五、知情同意书举例

1.一名22岁男性大学生，2年内发作性倒地抽搐3次，长程视频脑电图和头部MRI均未发现异常。其诊断和治疗的知情同意书如下：

癫痫医生（手写）：

（1）关于诊断：根据患者发作的情况（手机记录的发作视频）诊断为癫痫（全面性发作）成立，癫痫是一种临床诊断，脑电图和头部MRI只是辅助工具。目前癫痫病因尚不清楚。

（2）关于治疗：发作次数虽稀少，但发作时倒地，有意识障碍，发作时受伤风险大，为安全起见，建议服药治疗。

医生：×××　　时间：×年×月×日

患者（手写）：医生已告知诊断及治疗。我自愿接受医生的建议，同意先服药治疗。

患者：×××　　时间：×年×月×日

患者父亲：×××　　时间：×年×月×日

2.一名25岁女性农民，因癫痫服用丙戊酸、奥卡西平和苯巴比妥，妊娠1个月来就诊。其治疗的知情同意书如下：

癫痫医生（手写）：患者非计划妊娠，所服

用的丙戊酸和苯巴比妥都可能引起胎儿器官发育障碍或智力障碍，建议调换抗癫痫发作药物或有计划妊娠。

医生：×××　时间：×年×月×日

患者（手写）：医生已告知服丙戊酸和苯巴比妥对我及后代可能的影响。但我经济困难，又非常想要孩子。我坚持暂不换药，自愿承担一切后果。

患者：×××　时间：×年×月×日

患者丈夫：×××　时间：×年×月×日

患者母亲：×××　时间：×年×月×日

第十六章 癫痫的预防、发作预报和预后

第一节 癫痫的预防

强化癫痫的预防和规范化诊疗，是减轻癫痫患者及社会负担的最根本途径。癫痫的预防不仅涉及医学领域，而且与全社会息息相关。应该建立完善的初级医疗保健网，培训各级癫痫医务工作者，普及癫痫知识，使患者康复，同正常人一样工作、学习。

癫痫预防分为三级。

1. 一级预防　预防各种脑部受损。最重要，也最容易被忽视。

2. 二级预防　初始事件后的早期治疗，以限制脑损伤的程度或以其他方式中断癫痫发生的过程，以阻止或减缓癫痫的发展。

3. 三级预防　通过适当的治疗和康复以减少癫痫对患者躯体、心理和社会等方面的不良影响。改善现有疾病及其预后。

第二节 癫痫发作的预报

一、癫痫发作预报的研究

痫性发作显著影响患者的生活质量。特别是频繁发作GTCS的患者易发生受伤和癫痫猝死（sudden unexpected death in epilepsy，SUDEP）及其他原因的死亡。癫痫持续状态是一种需要迅速干预的危及生命的医疗急症，它通常以GTCS开始。因此对GTCS的早期识别和干预有望降低癫痫持续状态和癫痫猝死的发病率和死亡率。

但因为发作时意识障碍、夜间发作、患者本身的认知功能差等因素，痫性发作的漏报率高，给治疗带来困难。癫痫发作预报是指对癫痫患者即将发生的癫痫发作做出预测。它是在医学、数学、生物工程技术及电子科学等多学科合作之下，设计出一种装置，用来捕捉癫痫即将发作的预警信号，可为医生和患者提供一定的时间采取预防和保护措施，继而降低癫痫发作造成的意外伤害，保护患者的生命安全并改善其生活质量，甚至可以立即采取措施阻断即将出现的发作。同时也可以揭示癫痫发作的机制、过程、定位等信息。

二、可穿戴医疗设备

癫痫猝死是癫痫患者死亡的重要原因。而癫痫猝死预防中唯一可做的是：癫痫发作的时候及时报警通知相关人员，从而减少呼吸功能障碍和低氧血症的发生，及时采取复苏措施。

癫痫患者的新型可穿戴医疗设备可用于监测癫痫发作，主要有监测发作运动和肌电活动为主的SmartWatch /EMG Brain Sentinel，监测皮肤电活动为主的Embrace以及监测心率、运动和响应能力的EpiWatch等。实际上就是穿戴在患者身上的小型传感器，用于测量和记录心电图、呼吸、运动、皮肤电活动和肌电等生理参数。通过这些数据，可以计算癫痫的发作次数以优化治疗；发展以家庭为主的癫痫监护；触发警报/通知，及时通知家属/邻居/医生以做出相应病情处理；捕获癫痫发作的特征；识别癫痫猝死（SUDEP）危险因素；获得癫痫复发的动态信息等。

在2017年底，我国某公司研发了一款癫痫发作监测设备——癫痫手环（关爱手环），并于2018年在癫痫手环的基础上成功研制出Biovital

癫痫腕表，成为继Embrace和SmartWatch后的第三款产品。此款设备内置精确的生物传感器，采用专利技术的人工智能算法，持续学习佩戴者的发作特征。Biovital腕表能够实时监测手腕的僵直、抖动和皮肤电阻抗等信号，当检测到数据异常时，腕表会自动向事先设定的监护人拨打电话和发送短信报警，告诉监护人在什么时间、什么地点患者癫痫发作（报警信息中有GPS定位数据），帮助监护人及时赶到现场或呼叫救护，减少意外伤害的发生（图16-1）。Biovital腕表还能够区分运动和休息模式，结合幅值、频率等参数，算法自动设定不同的参数值，提高报警的准确性。除了监测报警的功能以外，Biovital腕表还具备记录发作和用药提醒的功能。腕表会自动将癫痫发作事件记录、存储并智能分析，形成完整的癫痫发作日志。医生通过特定的软件能够随时查看患者的癫痫日志，可以全面、准确地了解患者病情，从而做出最有利于患者的诊断和治疗

方案。

然而，新型穿戴式癫痫发作监测设备仍有不足之处，无论是通过检测皮肤表面轻微的电活动变化来判断是否癫痫发作，还是基于手腕的动作特征来判断癫痫是否发作，目前都还无法完全准确判断癫痫发作，常把一些工作和生活中的活动当成癫痫发作而报警，仍然存在较大的监测误差。

近来癫痫腕表在这方面进行了新的探索，采用了抖动、表皮肌电、皮肤电阻抗等多维数据模型，自动学习佩戴者的发作特征，通过区分运动和休息模式，结合幅值、频率等参数，算法自动设置对应的参数组合，增强区分癫痫发作和其他正常活动的能力，提高识别的准确率，降低误报率。此外，Biovital癫痫腕表实现了脱离手机独立使用的功能，这极大地简化了使用流程，给患者带来更好的体验。当然，其监测的准确率和误报率仍需要进行进一步的检验。

三款癫痫发作监测设备介绍见表16-1。

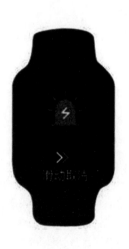 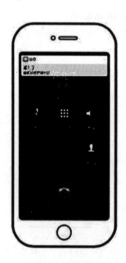 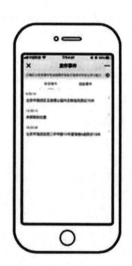

①异常事件监测　　　　②自动电话报警　　　　③自动同步事件

图16-1　EMP腕表监测报警和记录发作的过程

表16-1　三款癫痫发作监测设备介绍

设备名称	外观	介绍	存在的问题
Embrace		Embrace检测皮肤表面轻微的电活动变化，观察交感神经兴奋性的增加，结合运动参数判读癫痫发作	生活中兴奋、恐惧、惊吓、抑郁等都会引起皮肤电活动的变化，不易区分

续表

设备名称	外观	介绍	存在的问题
SmartWatch	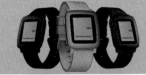	SmartWatch内置了加速度传感器，实时捕捉手腕的动作，基于动作特征判断癫痫的发作	日常生活中的很多动作（如刷牙、跑步、挠痒等）在特征上与癫痫发作类似，如果单纯通过抖动来区分，会带来大量误报
Biovital腕表	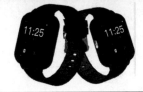	Biovital腕表内置加速度、肌电和皮肤电传感模块，通过多维数据模型持续学习并监测癫痫发作	理论上具有更高的准确度和更低的误报警率，但仍有待进一步验证和完善

第三节　癫痫的预后

以无发作的标准来看，通过规范化的诊断和治疗，癫痫的总体预后较好。世界卫生组织统计，中、低收入国家（那里的患者大多未经治疗）与高收入国家具有基本一致的癫痫患病率和缓解率。在过去30年完成的对新诊断癫痫患者的长期人群研究一致显示，约70%的癫痫患者趋向可获得较长时间的发作缓解。然而，有1/3的患者在缓解后（或没有缓解）仍有发作。

一、新诊断癫痫的预后

1.研究显示，未经治疗的第一次非诱发性发作复发的风险1年为36%～37%，2年为43%～45%。第一次非诱发性发作后，复发的可能性随时间推移而降低。约50%的复发是在初次发作后的6个月内，76%～96%发生在2年内。有记录的癫痫病因和异常脑电图是两个最一致的复发预测因素。与非痫样异常脑电图相比，发作间期痫样异常脑电图往往与癫痫复发风险较高有关。睡眠中发作和局灶性发作与复发风险较高有关。癫痫复发与癫痫家族史之间的正相关性也在首次发作（推定为）遗传性或未知病因的患者中得到证实。既往急性症状性抽搐发作的病史有时会增加复发的风险，而性别、年龄和癫痫持续状态作为危险因素仍不确定或缺乏证据。

2.经治疗的新诊断癫痫的预后　一项统计显示，在随诊观察10年和20年时，经治疗的癫痫累积5年发作缓解率分别为58%～65%和70%。在随诊10年时，经治疗的成人癫痫5年发作缓解率为61%。在随诊12～30年时，经治疗的儿童癫痫3～5年发作缓解率为74%～78%。对于儿童期发病的癫痫患者，在随诊30年时，有64%的病例可以达到5年终点无发作，其中74%的患者摆脱了药物。

3.病因是新诊断癫痫预后的主要影响因素　总体上，特发性癫痫要比症状性或隐源性癫痫更容易达到发作缓解。在儿童癫痫中，能找到明确癫痫病因的患者预后差。其他影响癫痫预后的因素有癫痫早期的发作频率、脑电图是否有局灶性慢波或癫痫样放电、是否有全面强直-阵挛发作、首次发作后6个月内出现再次发作的次数。起病年龄和性别对预后影响不大。

4.癫痫综合征的预后　根据综合征的本身性质和对治疗的反应，癫痫综合征的预后大体上可分为如下四种。

（1）预后很好：属良性癫痫，占20%～30%。通常发作稀少，可自发缓解，不一定需要抗癫痫发作药物治疗。如新生儿良性发作、良性局灶性癫痫（儿童良性癫痫伴中央颞区棘波/儿童良性枕叶癫痫等）、婴儿良性肌阵挛癫痫及某些有特殊原因促发的癫痫。

（2）预后较好：占30%～40%。癫痫发作一般是良性的、短期存在的，很容易用药控制，癫痫也有自发缓解的可能性。一旦缓解就将是持续的、永久的，可成功地减停药物。如儿童失神癫痫、觉醒时全面强直-阵挛性发作和某些局灶性癫痫等。

（3）药物依赖性预后：占10%～20%。具有长期癫痫发作的倾向，抗癫痫发作药物能控制发作，但停药易复发。有的需要终身服用抗癫痫发作药物，如青少年肌阵挛癫痫、大多数局灶性癫痫（隐源性或症状性）。后者可通过外科手术治疗，从而改善预后。

（4）预后不好：约占20%。尽管进行了积极的药物治疗，仍有明显的癫痫发作，甚至出现进行性神经精神功能衰退，如各种癫痫性脑病、进行性肌阵挛癫痫和某些症状性或隐源性部分性癫痫。

这4种预后在一定程度上是静态的、固定不变的，很少有从一种预后演变为另一种预后，除非出现了新的情况，如使用了一种新的抗癫痫发作药物、外科手术干预或损害加重等。

5.抗癫痫发作药物治疗和发作预后　抗癫痫发作药物治疗只能控制发作，一般不能阻止潜在致痫性的形成和进展。但即使经过积极治疗，新诊断的癫痫患者中有20%～30%发作最终控制不佳。

二、停药后癫痫的预后

1.在停止药物治疗后，癫痫的5年终点缓解率为60%。对于已有2年或2年以上无癫痫发作的患者而言，可尝试减停药物。在减药过程中或停药后，癫痫复发的风险为12%～66%。其中停药后1年和2年的复发风险分别为25%和29%。在停药后1年和2年时，保持无发作的患者累积比例在儿童中分别是66%～96%和61%～91%，而在成人中则分别是39%～74%和35%～57%，说明成人癫痫要比儿童癫痫的复发率高。复发比例在停药后12个月内最高（尤其是前6个月），随后逐渐下降。

2.停药后癫痫复发的预测因素

（1）高复发风险的预测因素：青少年期起病的癫痫、局灶性发作、有潜在的神经系统病变、异常脑电图（儿童）。如青少年肌阵挛癫痫、伴外伤后脑软化灶的额叶癫痫。

（2）低复发风险的预测因素：儿童期起病的癫痫、特发性全面性癫痫、正常脑电图（儿童）。如儿童良性癫痫伴中央-颞区棘波、儿童失神癫痫。

三、癫痫复发及预后判断

（一）癫痫复发

痫性发作的复发分为以前确诊目前正在治疗和以前有单次发作。

在评价复发性痫性发作时需要考虑：

1.患者服药依从性及药物的血药浓度。

2.服用了可能对抗癫痫发作药物代谢产生不利影响的其他药物。

3.正在进行中的感染。

4.代谢性和（或）电解质紊乱，如低血糖，尤其是糖尿病患者；低钙血症；低钠血症，尤其是使用卡马西平或奥卡西平的患者。

5.疾病的进展，如神经系统变性疾病或肿瘤。

6.酒精或其他成瘾性物质、药物的摄入或突然戒断时。

7.睡眠减少。

8.过度焦虑或紧张。

（二）癫痫预后判断的影响因素

1.癫痫家族史：有癫痫家族史的可增加癫痫患病率，尤其是特发性癫痫复发风险。有癫痫热性惊厥家族史的患儿，其后代各类癫痫发生率明显增高。

2.头皮脑电图：头皮脑电图是癫痫，尤其是特发性癫痫复发的重要预测因素。

（1）脑电图正常或接近正常：提示预后良好。

（2）异常脑电图：双侧同步放电预后较好，一侧大脑半球异常、局限性异常、弥漫性异常预后较差，有尖漫波或局限性棘波预后差。异常脑电图位于顶、枕和中央区预后较好，位于颞、额区预后较差，儿童中央颞区棘波预后较好。

（3）66%的患者临床好转与脑电图改变一致，30%的患者临床好转优于脑电图，4%的患者脑电图好转优于临床。脑电图异常患者临床发作可停止，但不意味着预后良好。

3.癫痫发作类型

（1）特发性癫痫自然缓解率较高，比症状性癫痫预后好。发病早、病程长、发作频繁、发作类型多样、伴有精神症状及脑电图长期异常的症状性癫痫，预后较差。

（2）绝大部分的症状性或隐源性癫痫患者需要服药治疗，有的需要终身服药。

（3）典型失神发作在各型癫痫中预后最好，儿童期失神癫痫药物治疗2年有望停止发作，青年期失神癫痫易发展为全面性发作，需更长时间的治疗。

（4）外伤性癫痫预后相对较好，器质性脑损伤或有神经系统体征的全面发作预后差。病程长、发作频繁、伴有精神症状的预后差，肌阵挛性癫痫伴脑部病变的常难以控制。全面性强直-阵挛性癫痫无定位先兆、脑电图正常或轻微改变的预后较好，大多数患者可以完全或基本控制。

（5）局灶性发作较典型失神发作和全面性强直-阵挛性癫痫预后差，非典型的局灶性发作预后差，伴有精神发育迟滞或精神运动性发作的预后更差，有额叶癫痫灶的仅20%可被控制。

（6）婴儿痉挛症预后最差，伴发精神发育迟滞的，死亡率高。

（7）几种类型混合性发作预后不良，合并额叶发作的预后尤其差。

（8）癫痫持续状态或24小时内多次癫痫发作且作为始发表现者预后差。

4.脑部病变、发病年龄、治疗时间

（1）自出生时有神经功能缺损病史的患者预后差，如精神发育迟滞或脑瘫。

（2）神经系统检查异常的患者预后差。

（3）脑肿瘤、脑卒中、脑穿通畸形、脑萎缩等伴有癫痫的患者预后差。

（4）儿童癫痫起病越早，预后越差，1岁前起病的发作很难控制，预后也差；起病晚的预后相对较好。

（5）早期治疗预后好，在发病早期就得到诊断并开始规范化治疗，可迅速控制发作，大大增加控制的机会。如果癫痫发作持续5年以上，最后缓解的机会小于40%，发病5年内得到控制的，最后缓解的机会在95%左右，可见差异巨大。另外，单一药物用常规剂量能控制的发作者预后好。发作一旦有2年以上的明显缓解，进一步发展的危险性会明显下降。缓解期时间越长，复发的风险就越低。

5.睡眠过程中出现癫痫发作者预后差。

6.青春期女性由于雌激素水平增加，减停抗癫痫发作药物后癫痫复发率较高。

> **强调：** 成人首次痫性发作后再发的危险性主要包括既往脑损伤、脑电图有痫性放电、头部影像学显示脑结构异常及首次发作在夜间。而发病年龄、性别、痫性发作家族史、发作类型、癫痫持续状态或24小时内多次发作作为首次发作等，并非成人首次痫性发作的复发危险因素。

第四节　癫痫猝死

一、概述

癫痫猝死（SUDEP）是指癫痫患者突然、意外、经目击或未经目击、非创伤性和非溺水死亡。SUDEP的确定可以有也可以没有终末癫痫发作的证据，并排除癫痫持续状态，其中包括毒理学在内的调查和尸检未发现癫痫以外的死亡原因。这些死亡通常发生在睡眠或其他正常活动时，不能用窒息或心脏疾病来解释。是导致癫痫患者死亡的直接原因。大部分SUDEP与癫痫发作有关。其机制可能涉及呼吸、心脏及自主神经功能等方面的变化。SUDEP的危险因素见表16-2。

二、发病率

发病率在0.35‰～2.5‰，在难治性癫痫、精神发育迟滞的癫痫患者中，SUDEP发病率高达9‰；在神经系统疾病中，SUDEP导致的每年死亡人数仅次于卒中；SUDEP在儿童癫痫患者中的发生率与成人相当；由于癫痫猝死的相关记录和资料不全，实际上该事件的严重程度也已远远超出人们想象，所以预防SUDEP的重要性非常明显。

表16-2　SUDEP的危险因素

确定的危险因素	频繁的全身强直-阵挛发作
	癫痫发作的时间较长、较频繁
	夜间发作
	年龄在20～40岁
潜在的危险因素	抗癫痫发作药物联合用药、手术失败
	频繁改变抗癫痫发作药物的种类/剂量；慢性癫痫；俯卧位时癫痫发作
	抗焦虑药和精神药物的使用
	某些用药：卡马西平、奥卡西平、苯妥英钠；男性；伴发的学习困难
	中枢神经系统局灶性病变

三、机制及相关因素

1.**心脏功能异常**　与心律失常有关的基因在大脑和心脏上均有表达。心脏功能障碍常常被认为是SUDEP最重要的机制。

2.呼吸功能障碍　杏仁核与延髓呼吸中枢存在网络联系，该通路可能导致呼吸抑制、暂停进而发生SUDEP。

3.中枢调节机制　在SUDEP过程中的心肺功能改变，都是在中枢神经系统的影响下出现的。发生SUDEP的患者都存在长时间发作后脑电活动广泛抑制，而大脑的广泛抑制影响了脑干的呼吸中枢，中枢性呼吸暂停和肺通气不足继而加重了癫痫发作，形成恶性循环，脑干长时间受抑制最终导致了呼吸衰竭和停止。

4.癫痫发作部位　如颞叶起源的癫痫患者在癫痫发作早期可出现心率下降；在发作时心动过缓及发作时心脏停搏的患者中，70%源于颞叶，30%源于额叶；额叶癫痫或颞叶癫痫发作时异常放电都会迅速扩散到岛叶。岛叶与边缘系统、杏仁核、基底核以及除枕叶以外的所有脑叶均有纤维联系，其功能繁多而复杂，参与多个脏器的功能活动。岛叶皮质、杏仁核、海马回有呼吸单元参与觉醒状态下的呼吸调节，岛叶皮质在健康人呼吸困难传入过程中发挥重要作用，这也是岛叶癫痫发作时出现憋闷、濒死感的原因之一。岛叶皮质是心血管活动的皮质代表区，如左侧岛叶皮质主要与副交感神经效应有关，右侧岛叶皮质与交感神经活动有关；刺激左侧岛叶出现心跳过缓、血压降低，刺激右侧岛叶出现心跳过速、血

压升高。岛叶癫痫破坏了心脏的交感-迷走神经活动的协调关系，使心脏处于不稳定状态而有致死危险（图16-2）。由此可推测，岛叶可能是癫痫发作导致SUDEP的中枢关键部位。

5.癫痫发作时的体位　70%的癫痫性猝死与俯卧体位有关。避免癫痫大发作后的俯卧位对预防SUDEP非常重要。对于出现癫痫大发作的患者，夜间的发作监测和看护，及时纠正体位是非常重要的。如果患者独居，在癫痫大发作前存在扭转运动，患者使用癫痫发作的报警装备（录像监控或者癫痫报警腕表）可能挽救生命。

6.个体易感性。

四、癫痫猝死的预防与治疗

（一）常规措施

1.癫痫发作为SUDEP发生的重要危险因素，所以控制发作是预防SUDEP最有效的办法。

2.降低GTCS次数，尤其是夜间GTCS。

3.避免溺水、外伤和窒息等意外发生。

4.不随便使用精神活性药物及某些抗抑郁药物。

5.保持健康的心态和优质的睡眠。

6.加强患者及其家属的宣传教育，与他们讨论SUDEP的危险性。

7.保持健康的生活方式。

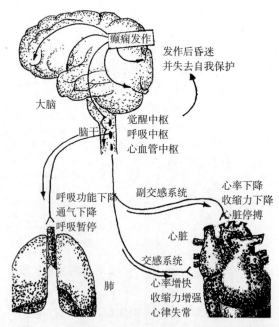

图16-2　癫痫猝死中与发作相关的死亡机制示意图

8.减轻患者心理负担。

9.对于临床上出现全面性强直-阵挛发作或偶发意识丧失的患者，如果颅脑磁共振和脑电图正常或无特异性表现，应进一步行心电图检查以排除先天性心脏病；另外发作期心脏停搏是SUDEP的潜在因素，对此类患者进行心电图监测并安装起搏器可能预防SUDEP的发生。

（二）夜间措施

1.使用安全防窒息枕头。

2.避免俯卧睡眠。

3.夜间监督和监控（通过共享卧室）。

4.在癫痫监测中心进行监测（特别是晚上）。

（三）发作时措施

1.癫痫发作时把患者置于侧卧位。

2.心肺功能问题发作时和发作后有效启动紧急流程。

3.发作后氧气支持治疗。

提醒：尽管SUDEP是由心脏停搏或呼吸停止引起的，但问题的根源在大脑。我们要去发现的不是心脏、肺或膈膜的缺陷，而是应该去找大脑自主神经系统下行控制的缺陷。脑部频繁痫样放电，引起调节心血管系统自主神经的皮质或皮质下结构受损（包括觉醒机制受损、自主神经功能紊乱、心率变异性减低、恶性心律失常等）。夜间猝死多见，可能与夜间更易发生自主神经功能紊乱有关。

第十七章　癫痫患者常见问题解答

1.癫痫是什么病?

癫痫是一种由多种因素引起的慢性脑部疾病,临床表现多种多样。但一般具有四个共同特征:①发作性,即症状突然发生,持续一段时间后迅速恢复,不发作时一切如常;②短暂性,即发作持续时间非常短,一般为数秒或数分钟,多数在2分钟以内,除癫痫持续状态外,很少超过5分钟;③重复性,即第一次发作后,经过不同的时间间隔会有第二次或更多次的发作;④刻板性,指每次发作的临床表现几乎一致。但需要注意的是有时一个患者可有多种发作形式。诊断需要至少一次无诱因的癫痫发作。人类不同种族、性别、年龄都可能患癫痫。癫痫同高血压、糖尿病、心脏病一样都是一种慢性疾病,需要长期服药治疗。通过正规及合理应用抗癫痫发作药物可使约70%的癫痫患者的发作得到控制,其中相当一部分甚至可以完全治愈,另有约30%的癫痫患者药物治疗无效,这部分患者可通过手术、神经调控、生酮饮食等获得控制或治愈。某人患癫痫跟其所具有的经济状况、道德品质、文化知识等没有关系。大家要了解癫痫,不应该歧视癫痫患者。

2.为什么有的人会得癫痫?

我们身体的一切功能都是由大脑控制的。大脑中的神经元组成网络,传递电信号,大脑中的这些电信号出现紊乱时就会引起身体的运动、感觉、思维、语言等相应功能的短暂异常,就称为癫痫发作。所以有人患癫痫,是因为其大脑的结构或功能出现了异常,引起电信号错误传递所致,如先天大脑发育异常,后天的脑外伤、卒中等都可引起癫痫发作。抗癫痫发作药物可以抑制这种错误传递的电信号,所以能治疗癫痫发作。

3.癫痫很常见吗?

癫痫是大脑神经元异常放电所引起的,而脑部神经元数量非常庞大,又容易受到伤害,所以癫痫发病率应当很高。现在我国有近1000万癫痫患者,每年新发约50万人。可见,癫痫是一种很常见的疾病。但因为每次癫痫发作持续时间短,一般只持续2～3分钟,除非全身抽搐或意识不清,很少能引起患者重视;还有的在夜间睡眠中发作而不易被发现;有的癫痫患者及其家人多有病耻感,不愿意说出来,因此就诊的癫痫患者并不多,实际患病率可能更高。另外,癫痫的专业性很强,多数需要癫痫专业医生来确诊,虽然某些患者是癫痫发作但易被非癫痫专科医生遗漏。

4.癫痫是一种可怕或严重的疾病吗?

癫痫经常不分时间、地点、场合突然发病,有的患者发作时突然失去意识、倒地抽搐、口吐白沫、大小便失控,样子非常可怕和恐怖,接受规范化治疗的患者少,有的患者伴有智力障碍等,这些因素使人们觉得癫痫是一种非常可怕或严重的疾病。其实癫痫并不可怕,它是一种发作性脑部疾病,不发作时一切如常。有些患者虽然需要长期服药,但并不妨碍其正常学习、工作或生活。只有少部分患者最终无法控制,遗留智力或身体残疾。这其中还包括那些患有脑部疾病或遗传代谢性疾病者,癫痫只是这些疾病的一种表现而已,患者的残疾是由原发疾病引起的。总之,癫痫本身可防可治,预后不差。

5.癫痫是否一定要查出病因才能治疗?

癫痫的病因非常复杂,无论国内还是国外,目前大部分癫痫是查不出明确病因的。在临床工作中医生一般先确定是否为癫痫、是哪一种发作类型、是哪一个部位的癫痫及是什么原因导致的癫痫。但对于经过必要的检查而未能明确病因的癫痫也不一定非要查出病因不可，有时临床表现及脑电图检查就能提供足够治疗的依据，所以对于已经确诊癫痫的患者应首先针对癫痫本身进行有效的抗癫痫治疗。虽然有一些患者根本找不到明确的原因，但这并不影响其癫痫的诊断和治疗。

6. 癫痫的合理检查包括哪些?

癫痫的合理检查包括两方面：癫痫是一个临床诊断，诊断癫痫最基本、最有用的检查是脑电图，特别是视频脑电图是确定癫痫及发作类型的主要工具；癫痫确定后需要做头部CT、MRI等来查找癫痫可能的病因。这两方面检查足够满足大多数癫痫患者的诊断及治疗。只有少数或者需要手术的患者才需要进一步做其他检查，如PET、脑磁图、SPECT、fMRI、SEEG等。检查要根据病情：晚发性（25岁以后发病）癫痫要做详尽的检查，怀疑症状性癫痫特别是局灶性癫痫都要做必要的检查。儿童癫痫要具体情况具体分析，根据临床症状、发病年龄、脑电图所见，不一定每个患者都要做CT、磁共振成像或基因检测，有时仅做脑电图就可以确诊。

> **强调：** 癫痫病因复杂，治疗周期长，抗癫痫发作药物有一定的副作用，诊疗过程中需要做各种各样的检查。总的来说，不同类型的检查作用不同，临床上对于癫痫患者的诊断通常需要借助多种检查来明确诊断、定位癫痫灶。做哪些检查、是否需要多次做都需要癫痫医生根据患者的病情来决定，希望患者和家属能够了解并理解，配合医生诊断、治疗，帮助患者早日康复。

7. 只有发作时做脑电图才能检查出癫痫吗?

癫痫是一个临床为主的诊断，发作间期脑电图无异常不能排除癫痫的诊断；发作间期脑电图异常也不能完全肯定是癫痫。癫痫患者首次行常规脑电图有20% ~ 55%可见癫痫样放电，也就是说有超过50%的癫痫患者首次发作间期脑电图是正常的。其他神经系统疾病也可出现癫痫样放电，甚至少部分正常人也可存在癫痫样放电。在诊断癫痫方面，当临床表现支持癫痫发作时，癫痫样放电最有价值。脑电图在明确诊断时只是起

辅助作用，临床表现（通过问病史、视频监测等）才是重中之重。

脑电图是确定癫痫发作和发作类型的最重要手段之一，临床中应注意避免出现患者短期内已有多次典型的癫痫发作，但因脑电图正常而未能诊断癫痫并延误治疗的情况。同时，也应避免临床发作不符合癫痫发作，但因脑电图异常而诊断癫痫并进行治疗的情况。

8. 脑电图上癫痫放电多就说明病情严重吗?

癫痫发病的基础是大脑皮质神经元的异常放电，那是不是说脑电图上癫痫放电越多癫痫病情就越严重？实际上临床发作和脑电图放电不是一一对应的。一部分患者，发作间期脑电图正常，而有的正常人脑电图也可能有癫痫样异常放电。比如一些儿童良性癫痫睡眠期脑电图可见到持续放电，但其预后很好，相反有的患者做长程视频脑电图也找不到放电，但发作很顽固。因此脑电图上癫痫放电的多少不一定与病情轻重成正比，需要结合多种情况来综合判断，如年龄、状态及其他疾病等。另外脑电图上异常放电的数量与预后的关系也不密切。

9. 癫痫患者疾病负担有哪些?

癫痫患者疾病负担是多方面的，包括就诊所需要的住院费、门急诊诊疗费、药品费、检查费、交通费、特殊教育费、护理费，患者及其家人陪伴就诊所造成的误工费，以及癫痫导致患者丧失劳动能力、失业、过早死亡等，这些均造成患者本人、家庭和社会的巨大负担。国际上均认为癫痫是一个成本密集性疾病，难治性癫痫患者是负担最重的，而癫痫发作缓解的患者负担最低。癫痫负担与癫痫类型、患者对治疗的反应、患者依从性及抗癫痫发作药物相关。患者使用的抗癫痫发作药物越多、对治疗的反应性及依从性越差，患者的经济负担也就越高。一般来说，年龄越小的患者直接成本越高，年龄越大直接成本越低；就医距离越远，直接成本越高；有发作患者直接成本高于无发作患者；使用新型抗癫痫发作药物患者的直接成本高于使用传统药物者。癫痫发作的负担包括增加受伤风险、承担不良反应所造成的负担、增加经济负担、增加精神心理共病的发生率、社会权利等各方面的限制、增加死亡风险（包括意外死亡、猝死）。

10.减轻癫痫患者经济负担的措施有哪些?

（1）加强癫痫的预防及规范化诊断治疗和管理：①预防癫痫产生：包括优生优育，避免头部受伤，及时诊断和治疗癫痫；②提高基层医生诊断、治疗及管理癫痫的水平；③建立各级癫痫中心；④合理化选择药物、手术及其他治疗方法。

（2）加大宣教力度，让癫痫患者、家属及社会公众了解癫痫知识。

（3）通过立法保护癫痫患者及家庭的合法权益。

（4）建立健全医保政策。可将癫痫患者门诊用药及特殊检查和治疗纳入医保，减轻患者就医负担。

（5）建立互联网医疗平台：①为患者及公众提供癫痫知识教育平台；②方便患者就医及复诊。

（6）发挥非政府部门作用，保障癫痫患者权益。如国际癫痫病友会。该组织主要处理与癫痫相关的社会问题，如癫痫患者的工作权利、教育、医疗、驾驶权限、生活质量、婚育等方面。

11.癫痫对家庭、照料者和社会造成什么影响?

癫痫是由脑部病变引起的一种慢性发作性疾病，对患者本人、家庭、照料者及社会均可造成不同程度的影响。癫痫患者的家庭成员可能因为照料患者、陪同患者就医而需要请假、辞职、失业等造成收入减少，经济困难；癫痫发作的不可预知性让患者及其家人长期处于紧张和压力之中；社会及公众对癫痫的误解也会使患者及家人遭受歧视。长此以往，家人会遭受巨大的经济和精神压力，影响家庭和睦。癫痫的发作频率、行为和睡眠障碍等共患病、随疾病产生的羞耻感、个体及家庭情况均会对其照料者及亲属的生活质量造成消极影响。此外，癫痫患者会因教育问题间接影响社会发展。照料者的直接支出和因工作受限造成的间接支出增加了个人和社会医疗健康保障系统的经济压力。

12.癫痫对患者生活质量的影响表现在哪些方面?

癫痫患者生活质量是患者对自身病情与治疗效果看法的综合体现，反映患者对身心健康、自理能力，以及社会关系的期望及与实际之间的差距。患者的生活质量可以反映出其健康水平。癫痫患者的生活质量主要包括躯体、精神心理和社会3个方面。

（1）躯体方面：频繁的癫痫发作是影响患者生活质量的独立因素，发作越频繁的患者，其生活质量就越差。癫痫的反复发作，可造成患者生理功能损害，产生头痛、头晕、乏力、胃肠不适、疲乏等躯体症状。发作时无自我保护能力，容易出现咬伤、烫伤、摔伤、溺水、高处坠落等意外伤害。

（2）精神和心理方面：精神及心理对患者生活质量的影响要远超过癫痫发作频率和疾病的严重程度；即使癫痫发作得到完全控制之后，患者的孤立感、社会隔绝感、被歧视和羞耻感等心理反应仍可长期存在。

1）焦虑和抑郁：是癫痫患者最常见的共患病。患者对发作和易于受伤的担忧，使得他们在日常生活、学习、工作及婚恋家庭等方面受到限制，社会功能受损，担心未来的生活，病耻感等也会加重患者的心理负担。长此以往患者容易产生焦虑和抑郁。即使癫痫发作得到完全控制后，这种不良心理仍可长期存在。但在临床上患者的焦虑和抑郁常被漏诊，得不到及时相应的治疗。严重影响患者的生活质量。

2）精神症状：包括幻觉、精神错乱、依赖、固执、情绪不稳、人格解体等。

3）认知功能：认知功能损害越严重，生活质量就越差。有些癫痫本来是脑部病理改变的外在表现，其智力本身就差。癫痫放电也可能对认知功能造成严重损害，一次发作可能引起数小时至数天的认知功能下降，而且这种下降的认知功能有可能不能完全恢复到原来的水平。癫痫发作频率越高，持续时间越长，发病年龄越早，对认知的损害就越大。当然有些抗癫痫发作药物对认知功能也有损害。

（3）社会方面

1）教育：癫痫患者在智力和学习上与健康儿童一般没有显著的差异，但在阅读和计算能力上落后于正常儿童。癫痫患者的文化程度普遍低于正常人群。工作技能普遍偏低。实际上，癫痫患者受教育水平越高、性格越外向，得到的客观支持越多，综合健康得分就越高。

2）就业：癫痫患者的职业技能低，无职业率高（接近70%），给患者及其家庭造成极大的负担。

（3）家庭：发作带来的影响、失业、低收入、需要照料、缺乏外界社会交往能力等使患者丧失独自生活的能力。一些家庭成员的情绪和生活质量可能受到癫痫的冲击，整个家庭功能也因疾病而改变。

（4）婚育：癫痫患者结婚率低、结婚年龄晚、生育率低。

（5）驾车：不能驾车可能会严重影响到患者的生活质量。

（6）经济状况：癫痫患者存在学习困难、就业差、婚育障碍、治病花费等因素，导致经济困难。家庭负担较重。

13.癫痫容易被误诊的原因有哪些？

（1）癫痫是一种常见的神经系统发作性疾病，其病因多样而复杂。

（2）发病机制不明。

（3）发作形式多种多样，发作无规律，发作持续时间短，发作时多伴有意识障碍，现场缺乏目击者。

（4）常规脑电图及头部影像学检查阳性率不高。

（5）诊断难度大，缺少专业医生。

（6）患者及其家人对规范化诊断治疗缺乏耐心。

14.怎么判断患者在发作癫痫？提示癫痫发作的症状和体征有哪些？

（1）癫痫患者发作症状虽然有着诸多不同，但是基于癫痫症状产生的原因是脑细胞活动异常，大多数癫痫症状表现均包括以下内容。

1）短暂的思维混乱。

2）眼神空洞，胡言乱语。

3）手臂和腿部的肌肉不自主地抽动。

4）意识丧失或神志不清醒。

5）心理精神疾病的相关症状。

（2）下列症状和体征提示癫痫发作

1）发作后疲乏和模糊状态。

2）刻板的动作。

3）对发作过程不能回忆。

4）出现外伤，尤其是口部裂伤。

5）大小便失禁。

6）全身或局部肌肉疼痛。

7）感觉扭曲，包括嗅觉、味觉、视觉、听觉和触觉。

8）阳性家族史。

9）头部外伤或其他中枢神经系统病变，如卒中、肿瘤、各种感染等。

10）其他如强迫转头、口咽部自动症、发声、流涎。

15.怎么判断癫痫患者发作时有无意识障碍？

癫痫发作时有意识障碍的患者可能面临着发生意外伤害的巨大风险，对自身危害较大。判断癫痫患者发作时有无意识障碍可通过两方面进行：患者发作时与其交流，如果患者能正确回答提问或能正确地执行口令，可认为患者无意识障碍，否则有意识障碍；另一方面可根据患者发作后对其发作过程的回忆来判断，如能回忆其发作过程，则可认为发作时无意识障碍，如不能回忆则认为其发作时存在意识障碍。一般来说，全面性癫痫发作基本都有意识障碍。对发作时存在意识障碍的患者要在其工作生活的各个方面加强看护，尽量减少发作的意外伤害，同时应配合医生采取更适合的治疗方案控制其发作。

16.什么是癫痫持续状态？发生癫痫持续状态对患者有什么危害？

癫痫发作时大脑明显缺氧，可能会引起全面性的脑电抑制，继而促进癫痫发作的终止。所以癫痫发作都有自限性的特点，一次痫性发作很少会超过5分钟。癫痫持续状态简单讲就是说，全面性惊厥性发作持续超过5分钟；或者非惊厥性发作或局灶性发作持续超过15分钟；或者5～30分钟两次发作间歇期意识没有完全恢复者（或恢复到本次发作前水平）。可能是大脑神经元的自我放电进程超过了自我抑制放电能力所导致。此期绝大多数患者不能自行缓解，需要紧急治疗以阻止其演变成更加难以控制的癫痫发作。因为发作时脑缺氧、脑水肿和代谢障碍可能引起神经元死亡，并继发全身多器官功能衰竭，严重的可引起患者死亡。

癫痫持续状态的发生常常具有明确的病因或诱因，其中突然停用抗癫痫发作药物、中枢神经系统感染是最常见的病因，其他如饥饿、饮酒、过度劳累、妊娠分娩等可能是其诱因。

17. 和癫痫患者及其家人讨论癫痫猝死的必要性

癫痫猝死（SUDEP）是指癫痫患者在良好的环境下突然发生的、意外的、难以解释的死亡，有或无目击者的，有或无癫痫发作的证据且排除癫痫持续状态的，非创伤性和非溺死性的死亡，死后尸检未发现结构性或中毒性致死因素，是癫痫患者最大的风险，特别是年轻癫痫患者相关死亡的主要原因。大部分SUDEP都发生在晚上，很多患者常是第二天早上被家人发现已经去世。SUDEP带来的损失是巨大的，但目前仍然缺乏有效的预防措施，因此，人们正在致力于确定可以改变的风险因素。频繁的全身强直-阵挛发作、癫痫发作时间较长、频繁的无节制发作是确定的SUDEP风险因素，另外，夜间发作、男性性别、年轻患者这些因素也会增加风险。

长期以来，SUDEP不为大众所知，也一直被医生、患者及照料者所低估。现在提倡尽早与患者讨论这一问题。让患者及其照料者都应该知晓SUDEP的风险，并且SUDEP相关信息和建议均应由负责医生或癫痫专科护士直接提供。尽管与患者或其家属分享有关SUDEP潜在风险的信息可能会使他们产生心理不安，但这种潜在的意识可能会促进患者接受更好的防护措施，以尽量避免意外死亡。表17-1是英国学者Shankar等通过回顾既往文献，确定了某些SUDEP的风险因素，并制作了一份清单表。虽然现在还不知道如何防止SUDEP的发生，但基于证据制作而成的清单表，可以帮助临床医生和患者尽可能地减小某些风险因素，并通过关注可改变因素来减少SUDEP发生，尽可能地保障患者的安全。另外SUDEP的风险可以通过优化抗癫痫治疗方案来控制，早期开始抗癫痫治疗可能会降低风险。医生对癫痫患者及其家人进行SUDEP相关的教育，有助于实现治疗目标，促进医患关系和谐，同时

表17-1 SUDEP危险因素清单

不可控制的因素	证据有/无
性别	性别研究中经常有体现但在对照研究中没有重现
癫痫持续时间（15～30年）	有研究证实，但有关癫痫频率的多个逻辑回归分析后未发现
不明确的治疗史	报告发现
原发性全面性癫痫（限男性）	仅样本量较小的几项研究
智力障碍	证据有限
可控制的因素	
癫痫严重程度	无定量研究
ASMs种类的数量	独立的危险因素（校正发作频率后）
并发症	1项研究的对照组中有提示
频繁变换ASMs种类	1项研究的对照组中有提示
ASMs低于治疗剂量	多项研究未发现其为危险因素
拉莫三嗪	有4例SUDEP对照研究数据？
卡马西平	少数研究将其视为独立危险因素
饮酒问题	与总的死亡率增加相关
抗抑郁治疗	与总的死亡率增加相关
抗焦虑药物	—
中度风险的不可控制的因素	
年龄较小	主要是描述性研究，但有偏倚对照研究中70%左右患者小于45岁
中度风险的可控制的因素	
夜间无监控	一些研究证实为独立危险因素
俯卧位	一些研究证实为独立危险因素
癫痫手术评估失败	如果没有成功的VNS手术，癫痫风险更高
确定风险的不可控制的因素	
癫痫发作年龄早	对照研究提示风险增加，1项研究提示发作年龄15岁以下者风险上升8倍
确定风险的可控制的因素	
发作频率高，特别是惊厥性发作	一些描述性研究和大型病例对照研究证实，但并非所有研究都确定风险

减少患者的焦虑和恐惧。

18.怎样与癫痫患者谈论意外猝死?

（1）癫痫确诊以后，医生或专科护士尽早召集患者、家人及朋友共同讨论癫痫的病情及其影响。

（2）讨论时应确保患者感到舒适，并给予足够的时间进行思考、提问和讨论。

（3）使患者了解癫痫诊断及其与他们特定的相关性，了解癫痫可诱发的危险。

（4）如果患者的家人朋友目睹过癫痫发作，询问他们的想法。

（5）仔细询问患者是否熟悉癫痫的任何直接不良后果。

（6）询问是否遇到过"癫痫猝死"这个词。

（7）询问是否有兴趣了解更多的癫痫及癫痫猝死相关知识。

（8）解释"癫痫猝死"这个词，介绍需包括这通常与严重癫痫发作后的心肺功能异常有关。

（9）告知患者，尽管风险可能存在，但在新发病例中，发生率可能为1/1000人·年，是较为罕见的事件；而在慢性癫痫中为1/1000，在控制不佳的持续惊厥患者中更高。

（10）将猝死风险与日常生活中的其他风险一同介绍。

（11）使患者及其家人系统地明确癫痫猝死的每一项重要危险因素（见表17-1：SUDEP危险因素清单）。

（12）强调其他影响发作的间接因素，根据患者情况调整讨论的侧重点。

（13）考察患者或护理人员从咨询中得到的信息，包括在适当的情况下应该采取什么样的措施以减少风险。

（14）鼓励癫痫患者反思和规划：如何认识到个人风险的变化及采取何种行动。

（15）提供相关网站，便于患者了解相关信息。

（16）记录讨论及沟通的过程，包括患者对风险的自我管理态度，并告知未来的沟通计划。

19.与癫痫患者沟通癫痫猝死的利与弊

（1）有利的方面：①患者有了解自身病情的知情权；②在风险较低的情况下，可减轻患者的担忧和焦虑；③利于患者独立自主，并使其明确应关注的主要方面；④鼓励患者自我管理，使医患有效协作，防止癫痫发作，使癫痫猝死风险最小化；⑤利于建立医患之间的信任；⑥癫痫猝死的沟通是癫痫患者全面护理的一部分。结构化的沟通可以保障护理质量，指明治疗管理方向；⑦若出现不利后果时，可降低临床医生和医疗机构面临的风险。

（2）不利的方面：①可能使患者感到沮丧和困扰，增加患者及其家人的恐惧和焦虑；②可能使低风险患者产生虚假的安全感；③基于不同文化和种族问题，有时可以被视为职业失责。

20.癫痫患者死亡的原因有哪些?

癫痫患者的病死率是健康人群的2倍以上。癫痫患者在癫痫发作过程中的死亡是极少见的，但发作过程中的心律失常和发作时的意外事故如溺水、身体外伤、车祸等，可导致患者死亡。癫痫患者的直接死亡原因是意外猝死（SUDEP）。

21.怎么预防癫痫患者意外猝死?

SUDEP是指癫痫患者在发作间期发生的突然的、意外的及不明原因的死亡。其发病机制不明确，可能是多种危险因素共同作用的结果。预防措施应从上面的各种危险因素着手。首先要提高患者的依从性，坚持规范诊断，规范治疗，按时按量服药，定期复诊。其次可进行心脏和肺部等方面的相关检查。另外，加强照护，尤其是风险较高的患者如夜间发作、发作频繁的患者。

22.癫痫患者为什么要定期复诊? 复诊的内容有哪些?

（1）癫痫确诊后，家人和患者可能比较担心，对医生的诊断也不一定能接受。及时复诊，有利于医生及时了解患方对诊断和治疗的接受程度，增加医患交流，纠正其不正确的想法或做法，指导其规范化治疗。

（2）指导患者正确用药。抗癫痫发作药物大多数都需要缓慢逐渐地加量。但每次加多少、多长时间加一次、用量加到多少为止、单药还是联合用药等都要根据患者的具体情况由医生来确定。

（3）避免购错药物。抗癫痫发作药物的药名不易辨认或区分，每种药物都有不同剂型（如片剂、缓释片或分散片）、不同规格（如丙戊酸有每片200mg、250mg、500mg），患者和其家人容易购错或用错。复诊时带上患者目前所服药物的药盒，有利于医生及时发现和纠正。

（4）发现药物不良反应。几乎所有的抗癫痫发作药物或多或少都可能产生不良反应，尤其是传统抗癫痫药，药物不良反应更多、更严重。但其严重程度在不同个体差异很大，在不良反应早期，患者自己往往不会感觉有明显的不适，容易被忽略。定期随访，进行肝、肾功能、血常规、血电解质、血氨等相关检查，能及早发现一些不良反应，及时进行治疗。如果需要，根据这些检查结果调整抗癫痫药的剂量或种类，以免酿成严重的后果。

（5）有利于进一步诊断。癫痫的诊断分为5个步骤：①确定发作事件是否为癫痫发作；②确定癫痫发作的类型；③确定癫痫及癫痫综合征的类型；④确定病因；⑤确定残障和共患病。

只有把这5个方面都诊断清楚了，才算是完成了癫痫的诊断。可见癫痫的诊断是非常复杂的，有时是不可能在短时间内都能完成的，需要在以后的复诊中反复的病史询问、脑电图检查、情绪认知心理等方面的评估才能逐步完善。

（6）有利于合理安排患者的学习、工作、社会活动、恋爱、婚育等方面。癫痫是一个慢性疾病，治疗周期可能涉及患者成长过程的各个方面。这都需要癫痫专科医生的指导和帮助。

（7）有利于确定治疗周期。在服药治疗的过程中，脑电图可以协助判断药物的疗效。另一方面，当癫痫完全不再发作一段时间后，癫痫患者都很想知道什么时候可以停药或者减药，这也需要医生结合患者的具体病情和脑电图结果做出判断，否则就容易出现癫痫的复发。

总之，患者及其家属应按照医生的医嘱，定期按时去复诊，尤其在最开始确诊服药阶段，复诊时医生可能发现患者服药是否正确、有无副作用、疗效如何等。

23.癫痫患者就诊时被医生可能会询问哪些问题？

（1）这一事件是否因睡眠不足、酗酒或其他因素而引起？

（2）发病当时的背景如何？

（3）这个事件是在站起来后不久发生的吗？

（4）发作前有预警吗？

（5）能够描述到底发生了什么事？

（6）此现象大概持续了多长时间？

（7）事件之后的人是累了还是糊涂了？

（8）有不止一次发作吗？ 如果是，每次发作的表现都一样吗？

（9）在这类发作之前，有去看过医生吗？

（10）如果看过医生，做过了什么测试？结果如何？

（11）有服用过医生开的处方药吗？有什么效果？

24.什么是全球抗癫痫运动？

1997年，WHO、ILAE和国际癫痫局共同发起了全球抗癫痫运动，目的是全球合作，通过提高全球对癫痫的诊断、治疗、预防和社会接受程度来抗击癫痫，使癫痫患者走出阴影。

分2个阶段：

第一阶段：使公众和专业人员认识到癫痫是一个普通的、可治疗的脑部疾病，并从公众的角度，将癫痫提高到一个新的可接受的水平。

第二阶段：致力于加强公众和专业人员的癫痫知识教育，把注意力放在确定区域和各国的需求上，并致力于鼓励各国政府和卫生行政部门处理、解决问题。

WHO、ILAE和国际癫痫局在开展全球抗癫痫运动的同时，在各大洲及区域选取数个国家进行示范项目工作。主要有5个方面的工作：①在社区干预的水平上，减少治疗缺口（即指在特定的时间段，活动性癫痫患者数与经过适当抗癫痫发作药物治疗的癫痫患者数量之间的差，用百分数表示，中国的癫痫治疗缺口是63%），减轻患者的身体损伤，降低社会负担；②训练和教育专业人员；③在公众中消除偏见，鼓励癫痫患者积极乐观向上的态度；④辨别和评估癫痫可能的预防措施；⑤世界范围内，为癫痫的控制制定模板，整合各参与国家的卫生系统。

我国也是该项目的主要参与国之一。"中国农村地区癫痫防治管理示范项目"是"全球抗癫痫运动"的重点内容之一，主要是应用苯巴比妥治疗惊厥性癫痫。项目从2000年启动以来，取得了满意的效果。

25.癫痫患者及其家属、看护者应如何现场处理癫痫发作（图17-1）？

（1）全面性癫痫发作现场处理：患者可有强烈的肢体抽动、意识不清，丧失自我保护能力。癫痫发作现场处置两大原则：确保气道开放和防止受伤。在现场处理时应做到以下几点。

1）陪伴患者直至清醒

a.不要着急跑出去打急救电话。

b.如果家里或附近有别人，可以呼唤过来帮忙。

c.在发作停止之前不要离开患者。

d.患者尤其是儿童醒来之后旁边有人是很大的安慰。

2）观察患者发作情况并用手机录像或文字记录

a.记录抽搐开始时间点、停止时间点和完全清醒时间点。

b.轻轻呼唤患者名字以确认是否意识不清，仔细观察发作时的症状并记住，应特别注意患者神志和瞳孔的变化、眼球凝视和转头的方向、抽搐开始的部位及持续的时间等，这些是在看医生时需要提供的重要信息。

c.抽搐结束后轻声呼唤患者的名字，问一些简单的问题以判断患者意识是否恢复。

d.把发作情况告诉患者。

e.把观察和记录到的情况告诉救护人员。

3）防止患者受伤（尤其是头部）

a.迅速移开附近可能造成患者伤害的物品或搬离至安全地带。

b.扶助患者躺下以免摔倒磕伤，在头颈部下方垫上柔软物体。

c.有自动症的患者，应防止其自伤、伤人或毁物。

4）保证呼吸道通畅

a.将患者翻转至侧卧位（恢复体位）。

b.如果有呕吐物、义齿（假牙）等异物堵塞喉部要立即清除。如果患者在床上发作，应降低床的高度，竖起床的护栏。

c.解开颈部过紧的衣扣、衣领、项链及裤带等。

d.不必做人工呼吸和胸外按压。

e.水中发作，迅速将患者头部托离水面，判断是否呼吸心搏骤停。

5）目前尚无发作时的临时措施能立即中止发作。因此不要强行约束或强行按住患者。不能采取任何措施企图弄醒患者。

a.抽搐时可轻轻地扶着患者抽搐的肢体，不要用力按压，以免骨折、脱臼等伤害。

b.意识模糊时不要过分限制患者活动。

c.也不要掐人中、虎口等穴位。

6）禁止向患者口中塞任何东西

a.不要试图撬患者嘴巴。

b.不要向患者口中塞坚硬物品。

c.不要将手指塞进患者口中。

图17-1中有显示媒体报道的非专业人员在处置癫痫发作时的不恰当操作。

d.在患者未完全恢复之前，不要试图喂水、喂药和其他食物（包括发作停止后喂食或吃药都是不必要且非常危险的动作，患者此时需要的是休息）。

7）减少患者难堪和不适感

a.不要让更多的人聚集围观，保持空气流通。

b.发作结束后尽快换上干净的内衣裤。

c.告知，安慰。

d.休息，适当止痛。

8）出现以下情况时叫救护车

a.发作持续不停超过5分钟。

b.频繁的抽搐发作并且不抽搐时也不清醒。

c.癫痫发作持续时间超过平时发作的时间。

d.第一次癫痫发作。

e.继首次发作的第2次癫痫发作出现。

f.出现呼吸困难或窒息的表现。

g.在水中发作。

h.因为癫痫发作而出现外伤。

i.患者清醒后要求就医。

j.特殊人群（孕妇心力衰竭、糖尿病、高热患者等）癫痫症状发作。

（2）局灶性癫痫发作现场处理：若患者清醒，处理措施如下。①安慰患者；②引导患者离开危险环境；③不要强行抑制患者；④如果患者情绪不稳，必须加以防范；⑤不要单独留下患者；⑥记录发作持续的时间。若患者不清醒按照全面性癫痫发作现场处理。

（3）不应该做的事：①不要强塞东西进患者的口中，以免损伤患者牙齿或被患者咬伤手指。②切勿硬压、硬拉患者以图制止抽搐。③不要给

癫痫发作的相关问题

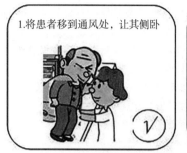

1.将患者移到通风处，让其侧卧 √

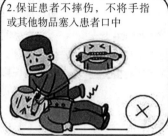

2.保证患者不摔伤，不将手指或其他物品塞入患者口中 ×

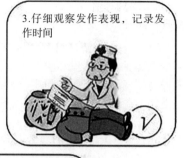

3.仔细观察发作表现，记录发作时间 √

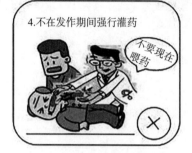

4.不在发作期间强行灌药 ×
不要现在喂药

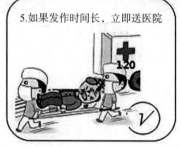

5.如果发作时间长，立即送医院 √
120

图 17-1　癫痫发作时的处理

患者进食及服用药物等。④不需要做人工呼吸和胸外按压。

（4）如有以下情况，应该立即送医院：①患者第一次发作。②持续发作超过15分钟。③一次次连续发作。④有受伤情况。⑤患者妊娠。⑥癫痫发作后，患者无法自行呼吸。

> **特别强调：** 在癫痫发作时，我们所采取的一切措施，都不是为了制止患者的抽搐（实际上这是办不到的。因为患者抽搐是由其大脑异常放电所造成的，一旦发作，不能控制，只能等到放电终止，抽搐才能停止），而是尽可能地帮助患者减少因抽搐而造成的伤害。

26.在医院外可用哪些药物终止癫痫发作？

及时终止癫痫发作可预防癫痫持续状态，减少发作伤害。一般认为苯二氮䓬类药物是院前或院外终止癫痫发作的有效药物。但静脉或肌肉给药方式患者及其家人不会操作，且耗时长，危险性大，药物也不好保管。通过鼻腔或直肠给药是最理想的方法，在一些发达国家就有如地西泮鼻喷剂/直肠凝胶、咪达唑仑鼻喷剂/口颊黏膜溶液等。这些能通过黏膜给药的制剂国内还没有。现在我国正在引进地西泮鼻喷剂，可能很快就要上市了。

27.减少癫痫发作的方法有哪些？

（1）明确诊断：这是癫痫患者取得良好预后的一个前提。有很多癫痫患者多方求医，久治不愈，可能就是癫痫的诊断不明确、癫痫的分型不正确、未查找病因等。如果没有准确的诊断，那么就谈不上正确的治疗，没有正确的治疗，就不会有良好的效果。

（2）坚持规范化的药物治疗：在所有的癫痫患者中，约70%的患者都能通过合理的、规范的药物治疗来达到无发作的目的。当然这个调药需要一个过程，不是一蹴而就的事，癫痫患者及其家人对癫痫的治疗一定要持之以恒，坚定信心。要知道，药物治疗是癫痫治疗的一个基础，它是最重要的癫痫治疗方式，也是绝大多数患者所接受的治疗方式。

（3）控制或减少诱因，保持良好健康的生活方式是良好预后的重要保障。不能把治疗的全部希望都寄托于药物治疗或外科手术等方面。良好健康的生活方式包括两方面：首先要去除诱因。很多患者的癫痫发作实际上是有明确诱因的，如生活不规律、熬夜、饮酒、情绪不好、女性的生理周期等。如去除或避开某些容易诱发的因素，对减少发作是重要的。其次，是保持良好健康的生活方式。保持充足的睡眠，戒酒，避免过于紧张和劳累。过于劳累既包括身体上的，同时也包括精神上的，就是不要思虑过度，包括脑力和体力的过于劳累。保持健康良好的生活方式对于减少发作有着重要的意义。

（4）对于药物难治性癫痫或适合外科手术的癫痫患者，要尽早接受手术治疗。手术前医生会对患者进行术前评估，确定是否可以手术及采取手术的方式。专科医生会根据评估结果来决定是切除病灶，还是做离断性手术，当然神经调控和生酮饮食也是一种可行的选择。一定要注意，是不是符合癫痫手术的适应证，要问医生，尤其是正规医院的癫痫专业的医生，和医生进行充分沟通，双方共同做决定。有很多患者，在病情的早期就适合手术治疗，这时候就及早手术；有的患者不适合手术治疗，也不能贸然、盲目地进行手术，因为有时候如果急于求成，会适得其反。还要注意，如果选择手术治疗，一定要在正规的，且有能力进行癫痫手术的医院来进行，不要在一些其他的非正规的部门，盲目地进行一些外科的治疗。

28.癫痫患者确保安全和健康的方法有哪些？

正在服药控制癫痫的患者，可以通过做以下事情来保护自己的安全和健康。

（1）遵从医嘱服用药物：不要突然停服抗癫痫发作药物或改变抗癫痫发作药物的剂量（包括增加或减少）。如果停服或漏服了一次药物，可能增加出现一次延长的发作或是癫痫持续状态，这种情况需要拨打急救电话进行紧急抢救；咨询医生确定是否可以服用不同品牌的同一种药物（有的药物必须服用同一厂家或同一品牌的）。

（2）与医生良好地沟通或合作：遵从医生的建议；坚持定期随访；及时告诉医生自己经历的任何不适，如头晕、皮肤瘙痒、困倦乏力、恶心或胃不舒服、失眠、情绪改变（如焦虑或抑郁等）；确保医生知道自己正在服用的任何其他药物、膳食补充剂或是中医治疗；向医生咨询有关癫痫猝死（SUDEP）风险及怎样做可以减轻风险。

（3）积极参与到疾病诊疗中的各个环节：要明确，要想获得好的癫痫医疗照护需要一种团队

合作，而患者是这个团队中最重要的成员；要告诉身边的家庭成员和朋友您患有癫痫，并确保他们知道癫痫的急救知识；写下所服用的抗癫痫发作药物的名称和剂量，随身携带这些信息；告知为您诊治疾病的其他医生和健康照料者，您患有癫痫及所服用的药物；坚持用癫痫日记记录经历的癫痫发作和别的症状，并和医生分享这份日记。

（4）照顾好自己：保证充足的睡眠；健康饮食并保持积极的生活态度；逐步管理您的压力，比如尝试不同的放松技巧；如果感觉抑郁或是焦虑，需向医生反映，这有可能是您服用药物的一种副作用；从事力所能及的学习和工作。

29.癫痫患者在家庭生活中应注意哪些安全问题（图17-2）？

（1）家庭环境：对家庭环境中可能存在的危险，做一个评估并进行适当改进。

1）房门尽量向外开，而不是向内开。

2）尽量让客厅、走廊等活动区域的地板干净、无水渍、杂物等。避免使用开放的火炉，避免拖在地板上的线绳或电线。最好在地面铺上防滑垫或厚的毯子，以有效减少患者在跌倒时的伤害。但地毯应避免选用粗糙纤维的织物，这可以降低在抽搐时因为过度摩擦所造成的皮肤伤害。

3）将墙壁锐利的边角、桌子和其他家具的硬边用厚衬垫包裹起来，或使用棱角不突出的家具。这样可降低患者在发作倒地时被碰伤的风险。

4）选用带扶手的座椅。避免登高。

5）患者一个人在家时最好不要使用不能自动断电的电器或电动工具（使用有安全开关的电动工具。如有情况发生，机器可以自动停止）。

6）若患者独自一人居住，要安排人每天探望，或在患者的室内安装报警装置。

7）所戴眼镜的镜片及镜框尽量结实且不易破碎，耳环及项链等饰物应边缘平滑。

8）日常生活中最好使用塑料杯或密胺杯。用塑料代替玻璃，防止在发作过程中伤到自己，玻璃门、玻璃杯子、玻璃淋浴房等碎了会造成伤害。

9）最好在家中安装安全玻璃，安全玻璃不容易被打破，即使打破时也不会有碎玻璃落下。或给落地的玻璃门或容易被砸到的玻璃窗贴上玻

璃薄膜。室内的玻璃门最好两面都贴上薄膜。在癫痫发作时能防止碎玻璃的落下而伤到患者，起到一定的防护作用。

10）给暖气片及热水管装上保护套或加装隔离装置，防止癫痫发作时被烫伤。

（2）在浴室

1）保持浴室适当通风透气。浴室的门不要锁死，最好能从外面打开，以防癫痫发作时将门堵死，不利于救助。

2）应尽量采取坐位淋浴或擦洗的方式而不用浴缸或浴盆泡澡（癫痫患者最常见的溺水场所是澡盆和游泳池）。用浴缸泡澡时最好结伴进行或有人陪同。

3）浴室铺上防滑垫。洗浴时间不要太长，水温不要太高（热水温度最高不要超过43℃），以免环境引起发作或发作时被热水烫伤。

4）洗浴前最好移走浴室内的电吹风等带电设备（任何与水有关的活动都可能是种潜在的风险，所以癫痫患者应尽量避免独自游泳，潜水，或自己洗澡）。

（3）在厨房

1）发作频繁的患者应在有人陪同时下厨。

2）尽量使用微波炉烹饪食物，而不使用烤炉或燃气灶。

3）可戴上橡胶等保护性手套，使用不易破

碎的碗、盘、碟等厨具。

4）可选用食物切碎机，而不宜使用锋利的刀、叉等，多选用能快速烹饪的熟食或半成品。

5）避免食用很烫的食物和饮料。

6）当患者必须一个人使用煤气炉灶时，应将锅手柄放置在炉灶的另一侧或后面，避免移动热锅。这样可以在癫痫发作时减少发生意外的机会。

（4）在卧室

1）床铺要远离桌子、墙面或坚硬、锐利的物体，尽量贴近地面，最好将床垫直接放在地面上，或购买带有防护栏的床，防止发作时跌下床。

2）不要在床上放置锋利的、可能伤害到患者的危险物品。

3）床铺要整洁，不要放太多枕头，以免造成床铺拥挤，妨碍患者睡眠。

4）不用电熨斗，可以利用洗衣店或干洗衣物。

5）尽量侧卧，避免趴着睡觉。不能抱着枕头或厚实的玩具睡觉。

6）选用荞麦皮或硬的谷物壳等透气性好的枕头而不是柔软的枕头。

7）与其他人睡同一个卧室，这样癫痫发作时可以及时发现，并提供帮助。

8）上学住宿的学生最好选择下铺，没有下

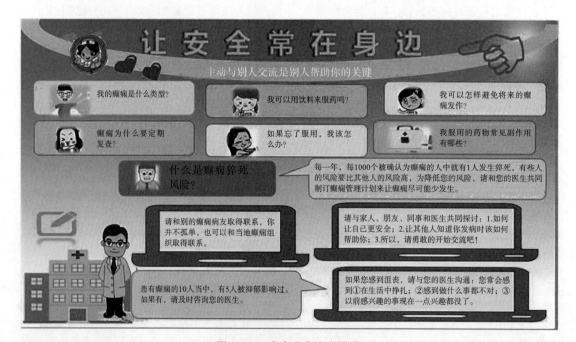

图17-2　癫痫患者安全措施

铺的应把床四周的护栏加高。

9）在房间里面安装监控或者警报设备。这样癫痫发作时能够及时发现或打电话求助。安装智能检测器能够检测癫痫发作时身体的震颤，这对强直-阵挛性发作的癫痫患者有帮助。

（5）在吃饭时：如果患者在进食尤其是食物还在嘴里时出现癫痫发作，食物、饮料有可能会误入气管从而导致窒息甚至死亡。可从以下几方面入手，以防范窒息危险。

1）尽量细嚼慢咽，每次入口的食物不能太多，尤其是不易吞咽的成团食物。

2）吃饭的时候要精力集中，不大声谈笑，尽量保持坐直的姿势。

3）不要在癫痫发作后马上让患者进食、饮水或者服药，首先要做的应该是确保他们能够正常吞咽。

4）饭桌及椅子不要太高，使用有扶手的椅子，能够有效防止跌倒。

5）在杯子或者盘子下面放防滑垫，可以避免热的食物溢出而烫伤。

6）如果动作协调性不好，可以用勺子吃饭。

7）喝热的液体（如汤、饮料）时使用带有盖子和吸管的杯子，同时注意食物不能太烫，味道不能太刺激。

8）尽量确保护理人员、家人或朋友都知道应对呼吸道窒息的急救办法。

30.癫痫患者发作时应该观察哪些内容?

见表17-2。

表17-2　癫痫患者发作时的观察项目表

观察项目	记录内容
1.开始发作的时间	日　　时　　分
2.发作前患者在干什么或你是在什么情况发现他发病的	发作前有无进食、睡眠、情绪等异常，有无发热、腹泻，发作前的姿势，有无尖叫
3.发作的发展过程	是逐渐发展还是突然开始，场面如何
4.发作是从身体哪一部分开始的	记录抽搐开始的部位及发展过程
5.发作时患者的眼球在什么位置，瞳孔是什么样的	眼球是向上还是偏向一侧，瞳孔是否散大
6.发作中有无	口吐白沫、舌咬伤、大小便失禁
7.发作中患者的呼吸情况	有无暂停，颜面及口唇有无发绀、苍白

续表

观察项目	记录内容
8.发作时头的位置	向前、向后、偏向哪一侧
9.发作时身体有无受损	受损部位及程度
10.有无知觉丧失	如有，需记录从丧失到清醒的时间
11.发作持续时间	从发作开始到发作停止的时间
12.发作前的感觉	如心慌、胃气上窜、头痛、头晕、视觉异常、肢体麻木、情绪异常等
13.发作后的感觉	头痛、疲乏、嗜睡、汗多等
14.能否回忆发作过程	发作场合等

31.什么是癫痫发作日?

有些癫痫患者，平时发作并不多，但一旦发作，会在一天内反复多次发作，这一天可称为该患者的癫痫发作日。此时需要鉴别是癫痫连续发作还是癫痫持续状态，必要时，及时到医院就诊。

32.什么是假性癫痫发作?

在临床工作中常常发现，部分患者或其家人，由于癫痫发作而长期处于焦躁或紧张状态，患者一旦感到头痛、头晕、心慌或其他不适，就认为是癫痫发作了，怀疑药物治疗效果，感到担心和恐惧，甚至丧失继续治疗的信心。其实不然，癫痫发作的特点是发作性、短暂性、重复性、刻板性，就是说每一个癫痫患者都有其固定的发作模式，而不是千变万化的，只要跟平时发作的表现不一样，就可能不是癫痫发作，而是假性发作，这在临床工作中非常多见。可通过做脑电图，尤其是视频脑电图来鉴别。对于这类患者及其家人，应做好宣教工作，让其了解更多的癫痫知识，必要时请心理科医生会诊，进行适当的干预，否则不利于疾病控制和恢复。

33.癫痫患者日常生活中应注意哪些事项?

（1）常备药物：在家中备足常用的抗癫痫发作药物，以免遇到特殊原因而断药。具备条件的还可以备足一些可以快速发挥作用又使用方便的抗癫痫发作药物。如地西泮鼻喷剂/直肠凝胶、咪达唑仑鼻喷剂/口颊黏膜溶液等（这些能通过黏膜给药的制剂国内还没有）。外出离家时，确保带足够量的抗癫痫发作药物（图17-3）。

（2）必须按时按量服药。一些患者因为担心药物的副作用、忘记服药或者认为已经没有发作就可以减停药，而不按医嘱服药造成癫痫控制不好。

（3）定期复诊。抗癫痫治疗的整个过程应在医生指导下进行。为了观察药物治疗效果及不良反应、发现药物品种或剂量、服用方法是否正确，指导患者合理用药，患者应定期复诊并进行体格检查和必要的实验室检查。抗癫痫发作药物开始治疗的第1～2个月应每周复查一次，3个月以后可每月复查一次。每次复查应携带病历和诊疗卡。跟医生进行良性沟通也有利于增加治疗信心。

（4）保护好病历资料，专业的癫痫医生在病历上所记载的诊断、治疗及各种医嘱等都非常详细，是以后复诊时非常重要的参考，也有利于治疗的连续性。

（5）详细记录病情：可写癫痫日记，包括发作情况、治疗中的自我感觉等。用手机、相机拍摄发作过程。这些都能为医生对癫痫的诊断和治疗提供非常重要的、不可多得的依据。

（6）注意劳逸结合，保证足够的睡眠，不能过度疲劳。不喝酒，不暴饮暴食。

（7）随身带好病历卡、医生证明，以防急用。外出时最好带上急救卡，内容包括姓名、所患疾病、家庭地址、就诊医院、家人联系电话、医生姓名、医生联系电话等。

（8）学会识别发作的诱发因素，改变不健康的行为（如睡眠缺乏、闪光、过度疲劳、饮酒、喝浓茶、咖啡等）。

（9）不宜做有危险的运动，如爬山、游泳等。适当的、有陪护的户外活动有利于增强体质、改善注意力、调节情绪，有利于癫痫的控制。

（10）不过度限制外出活动，提高社交能力，减少焦虑、抑郁等不良情绪的发生。

（11）了解癫痫的危害性、癫痫药物的毒副作用、癫痫发作导致的意外伤害等相关信息，学会最大限度地降低风险，提高自我管理能力。

（12）尽量向自己周围的老师、同学、同事、朋友、家人等宣传普及癫痫相关知识，如怎么识别癫痫发作、癫痫发作时如何处理、如何急救、什么情况下呼叫120急救、什么时候需要送医院等。

（13）家人和朋友应多关心患者，建立和谐的家庭及朋友关系，让患者感到温暖，消除其孤独自卑情绪。

（14）如果患者独自生活，要保证能及时与家人、亲戚、朋友或邻居取得联系。

（15）尽量避开容易诱发发作的因素，但不能过分困扰自己。

34.癫痫发作的常见诱因有哪些?

癫痫发作的常见诱因非常多，包括感染、发热、过度疲劳、睡眠不足、生活不规律、过饥过饱、饮酒、喝浓茶或咖啡、精神因素（如精神紧张、激动、恐惧、工作或学习压力大）、长时间

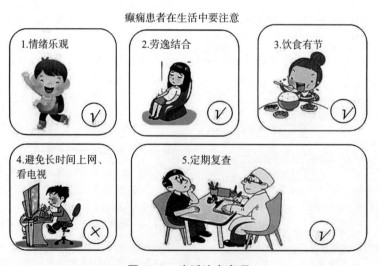

癫痫患者在生活中要注意

1.情绪乐观 √　2.劳逸结合 √　3.饮食有节 √

4.避免长时间上网、看电视 ✕　5.定期复查 √

图 17-3　生活注意事项

看电视或上网玩游戏、进食太甜或含大量咖啡因的食品、服药不规律，随意加减药物剂量或突然停药等。

35.有智力障碍的癫痫患者的护理方法

对于有轻度智力障碍但生活能够自理的癫痫患者，他们可能存在学习工作能力下降、思维迟钝等。在日常生活中要关心理解患者，不能伤害他们的自尊心，只要他们完成力所能及的工作及学习任务即可。督促他们按时按量服药，规律生活，按医嘱复诊。对于有重度智力障碍生活不能自理的癫痫患者，应该细心地照顾他们的饮食起居，搞好个人卫生，尽力把治疗方案落到实处。加强看管，以免走失。

36.精神运动性癫痫发作患者的护理方法

精神运动性癫痫发作的表现形式多种多样。如发作过程中无严重冲动行为，不会伤害到自己或他人的，一般不需要特殊护理；如发作时有夜游等无目的行为时，因患者缺乏自我保护能力，此时应对其行为加以限制或跟踪其行动，以防意外；如暴发病态情绪，如好斗、自伤、伤人等行为的，应立即采取紧急措施，严格限制其行为，以免造成严重后果。总之，精神运动性癫痫发作时患者多有意识不清，企图说服其停止不正当行为是不可能的，采用某些办法阻止其发作也不会马上奏效，只有采取适当的防范措施，才能确保患者本人及周围人、物的安全。

37.癫痫的不规范治疗可能带来哪些危害？

癫痫患者的不规范治疗的危害很大：有的癫痫患者可能根本不需要治疗，多年的服药不仅会给患者带来不必要的精神和经济负担，而且可能带来身体伤害；有的原本是一些良性的癫痫综合征，经不规范的治疗后病情可能复杂化，反而成为医源性的所谓"难治性癫痫"；临床上很多真正难治性的癫痫，经不正规治疗，病情迁延，耽误了最佳的治疗时期或延误了手术时机；患者和家属病急乱投医，不正规治疗，反而不得要领，使者或其家人丧失信心，还可能产生大量不必要的花费，造成经济损失。

38.治疗癫痫用中药好还是用西药好？

有的癫痫患者或家人总认为西药的毒副作用大，而中药无毒副作用，不仅"治标"，更是"治本"。其实，这是一种误解。目前抗癫痫发作药物仍然是治疗癫痫最重要、最常用的方法。这里所说的药物，基本上是指临床常用的西药，而中药只是起辅助作用，至少在目前中药还不能替代西药治疗癫痫。有的患者使用的是非法添加了西药的所谓的"中药"，因为所添加的西药的种类和剂量不规范、不合理，其副作用很大，价格又高。当然，随着医学科学的进步，可能会发掘一些真正有效的，能够治疗癫痫的中药。

如某"癫×片"的抗癫痫发作药物瓶子上的标签，其标明的主要成分包括缬草浸膏、苯巴比妥等。缬草为中药，苯巴比妥是最早使用的抗癫痫发作药物，因为副作用大现在已经很少使用，另外除了上述两种成分外，一个"等"字就不知道是什么药物了。

39.癫痫治疗前必须明确哪些问题？

癫痫是一种慢性脑部疾病，多数需要长期服药治疗；治疗药物可能带来一些副作用；长期治疗会带来经济负担；诊断癫痫可能影响其社会功能，给患者及家庭带来经济和心理压力。因此，在临床上医生诊断癫痫都非常慎重。在开始治疗前一定要明确：癫痫诊断是否成立、癫痫发作类型、癫痫的原因、是否有共患病及功能残疾等。在考虑治疗时，医生应与患者及家人充分沟通，解释各种治疗方法的利与弊，最终的治疗方案应该由患者及其家人与医生共同决定。当然，患者的诊断并非一成不变，有的患者当治疗效果不好时，其癫痫诊断及分型在长期随诊中有可能需要重新修正，医生寻找有效的治疗方法也需要一个过程。作为患者或家属在治疗前也需要知道癫痫的基本知识，如正确认识癫痫、接受合理的药物治疗、明确治疗目标等，积极配合医生治疗。

40.理想的抗癫痫发作药物（ASMs）应具有哪些特征？

理想的ASMs应具有以下特征：

（1）生物利用度完全且稳定。

（2）半衰期较长，每日服药次数少，服用方便。

（3）一级药动学特征，即剂量与血药浓度成比例变化。

（4）蛋白结合率低，并且呈饱和性。

（5）无肝酶诱导作用。

（6）无活性代谢产物。

（7）抗癫痫谱广。

（8）抗癫痫作用强。

（9）抗癫痫作用疗效好。

（10）毒副作用少而轻。

（11）价格低。

（12）易于购买。

如果具有以上特征，则称为理想的ASMs。遗憾的是目前国内外所有在使用的ASMs，没有一种能够全部达到上述标准。所以在使用ASMs时，需要根据患者的具体情况，尽量选择治疗效果好而副作用少的药物，也就是说适合自己的就是最好的。

41.服药中应该注意的相关问题

空腹服药：空腹是指消化道中没有食物。饭前1～2小时和饭后2～3小时都属于空腹。空腹服药最直接的好处是有利于药物的吸收和发挥作用，避免食物影响药效。一般泻药、补药及部分抗生素适合空腹服药。

饭前服药：是指在饭前15～30分钟服药。一些胃肠道不良反应小、进食后服用可能影响其吸收的药物、促胃肠动力药物、保护胃肠黏膜药物适合饭前服用。

饭后服药：不是饭后立即服药，通常是指在饭后15～30分钟服药。饭后服药可减轻药物对胃肠道的刺激，并使药物更好地发挥药效。大部分药物都可以在饭后服用。如苯妥英钠等。

随餐服药：是指在餐中或随餐服药。指的是在吃饭的同时服药。例如，将药物碾碎搅拌在食物中就属于餐中或随餐服药。目的是增强药效、充分发挥药物作用、减轻药物对胃肠道的刺激。

服药姿势：是指是在卧位、坐位或站位情况下服药。卧位或躺着服药，药物容易停留在口咽部或上消化道，溶解后局部药物浓度较高，可能灼伤黏膜。建议最好坐位或站位服药，并用适量温的白开水或凉白开水送服。长期卧床的患者可采用靠位、半靠位或头部抬高的方法服药。

服药用水：多数情况下，服药时用温的白开水或凉白开送服。服用普通的片剂或胶囊，用200ml水即可，其他特殊情况或特殊药物可按要求减少或增加用水量（服药用50ml水称为少喝水，服药后一天饮用2000～2500ml水称为多喝水）。

服药时喝水的先后顺序：大多数药物，不论是胶囊还是片剂，服药前最好先少量喝水，以润滑口腔及食管，防止药物粘在口腔或食管上而不利吸收或灼伤局部。但有些药物如止咳糖浆、保护胃黏膜的药物，应该先服药，30分钟后再喝水。

抗癫痫发作药物的服药时间：大部分抗癫痫药无论空腹还是饭后服用都是可以的，有的还可以与食物一同服用，但也有一些例外（表17-3）。因此在开始服药前需要询问医生服药的时间，也可以详细查看说明书（说明书上会有详细的服药方法）。此外，还需要注意：服用同一种药物时应该保持同样的用药习惯，即尽可能每天在相同时间服用药物。如果需要空腹服用则保持每次都空腹服用；如果饭后服用则每次都饭后服用。因为是否空腹服药可能会影响身体对一些药物的吸收速度和效率。一般情况下，食物会减缓药物的吸收速度也会减少药物的副作用。如果空腹服药的副作用太大，可以选择在饭后服用。

表17-3　常见抗癫痫发作药物的正确服用时间

抗癫痫发作药物	正确的服用时间
苯巴比妥	可在进餐时或进餐后服药
氯硝西泮	可在进餐时或进餐后服药
苯妥英钠	该药为强碱性，宜饭后服用
卡马西平	可在进餐时或进餐后服药
奥卡西平	可以空腹或与食物一起服用
丙戊酸类	可在进餐时或进餐后服药。丙戊酸钠（镁）缓释片不可碾碎服用，其中间的划痕可将药物一分为二，但不能再继续细分
托吡酯	与食物同服会延迟吸收但吸收量不减少
拉莫三嗪	可在进餐时或进餐后服药
左乙拉西坦	可以空腹或与食物一起服用
加巴喷丁	口服不受食物影响，可在进餐时或进餐后服药

42.癫痫患者服药过程中的注意事项

正在使用抗癫痫发作药物的患者，需要记住以下事项。

（1）按时按量服药：对于癫痫来说，预防发作最可靠的方法就是按时、按量服用抗癫痫发作药物。所以要记住服用药物的名称、剂量，必须按时按量服药，不能搞错。这将有助于减少由于不规律服药导致的体内抗癫痫发作药物浓度波动而对治疗不利。可利用提醒服药的装置或者用装在智能手机的应用程序发出声音来提醒患者服药时间。

（2）坚持用药：开始服用抗癫痫发作药物时会有一个剂量调整期，患者也需要逐渐适应药物，在此期间，出现不良反应的概率会高一些。有些症状如恶心或头晕会随着用药时间的延长而逐渐消失。当然，此时药物的作用也有限，癫痫仍然可能发作，也有可能会在调整用药过程中而有所加剧（如某种药物逐渐减量，而另一种药物逐渐加量的过程）。在大多数情况下，这种情况只是短暂的。但是，如果出现严重的不良反应，如过敏、癫痫发作明显恶化或其他严重情况，就不能再坚持用药了，应该及时跟医生取得联系，必要时停药并就医。

（3）最好能了解自己所服药物是如何发挥抗癫痫作用的，又有哪些潜在的副作用。患者或其家人如果能够认识到哪些反应是药物副作用，疗效如何，就可以将自己服药后的反应提供给医生，以便医生能及时判断疗效及副作用，利于调整治疗方案。

（4）写癫痫日记：详细记录服药过程、记录发生的不良反应（包括服药后的各种不适）、癫痫发作情况（包括一些小的发作、先兆、一过性黑矇等）及发作的可能诱因（如缺睡、饮酒、紧张劳累、忘记服药）等。不一定每天都记录。但这非常重要。医生可根据患者及家人提供的记录和数据，来调整用药方案。因此一个全面的治疗记录将有助于医生做出最佳的管理决策。

（5）注意潜在的药物之间的相互作用：包括抗癫痫发作药物之间和抗癫痫发作药物与其他药物之间的相互作用。有的患者除了癫痫病外，还可能服用治疗其他疾病的药物，如高血压、糖尿病、肺部感染等。服用药物越多，潜在的药物相互作用的可能性就越大。最好保持一个完整且经常更新的所服用药物的清单，这样方便医生在处方其他药物时了解你正在服用的药物，以避免潜在的药物相互作用引起的不良结果。

（6）要注意区分仿制品和品牌药、进口药和国产药或不同厂家生产的药物：仿制品和品牌药、进口药和国产药或不同厂家生产的药物一般具有相同的质量和性能。虽然它们都含有相同的活性成分，但它们的非活性成为可能不尽相同，这会导致两种药物的一些不同，如临床吸收率不

同。虽然这种差异存在是可允许存在的，而且不应该具有临床意义，但的确有些人从一个药换到另外一个药时，会出现疗效不同。

（7）要注意区分同一药物的不同剂型、不同规格及不同剂量：如丙戊酸有普通片剂、缓释片（包括丙戊酸钠缓释片和丙戊酸镁缓释片）及口服溶液，每种的规格及剂量不同，其服用方法也不同。最好使用同一种品牌和同一种剂型的抗癫痫发作药物。

（8）如有任何换药、停药或使用别的药物，均需咨询癫痫专科医生 药物在体内的作用和与其他药物作用是极复杂的，通常药物调整过程也比较复杂，所以抗癫痫发作药物的任何变动都不要自作主张，应该请你的专科医生来处理。

（9）随时记得购买和保存足够的抗癫痫发作药物：在药还剩一周的用量时就应该去购买。在配药的过程中，如果所配的药物跟原用的不一致，可以咨询医生或药师。

（10）按时复诊，加强和医生间的信息交流或沟通：这在癫痫治疗中相当重要。因为在癫痫治疗的漫长过程中，只有患者和医生共同努力，才能达到最佳治疗效果。

（11）做好提前计划以确保足够的药物，以避免忽然发现周末家里没药了，假期或旅行出发前发现没药了等情况。还有个小技巧，如能在有些你经常去的地方，如自家的汽车里、钱包里或经常去的亲戚家等都放点药，可以避免万一没有带药的窘境。

（12）随时做好改变治疗方案的思想准备：虽然目前这个方案是最适合自己的，但也可能在未来需要调整（如学习、工作、婚育或患其他疾病时的药物调整）。

（13）不要使用他人用的抗癫痫发作药物，即使他或她说这种药物能很好地控制癫痫。抗癫痫发作药物的使用是需要根据不同的年龄、性别、发作类型等因素确定个体化治疗方案。

43.能用饮料送服抗癫痫发作药物吗？

在药物说明书中，很少有提到该药用什么送服的问题。一般情况下如果没有特别说明，都指用温白开水或凉白开水送服。有的患者或照料者把药物加入饮料中服用，这是很不科学的。因为，碳酸饮料或富含维生素C和果酸的果汁饮料中含有大量的酸性物质，容易使抗癫痫发作药物

溶化，不利于药物的吸收，而影响药物的疗效。另外，药物在酸性环境中的副作用会变大。饮料中的含糖量高，饮用过多会诱发癫痫发作。像牛奶可在药物表面形成一个覆盖膜，明显地影响药物的吸收，牛奶中所含有的钙、镁等矿物质可能与药物发生化学反应，形成非水溶性物质，从而影响药效的释放及吸收。因此，应避免用这些饮料送服药物。如要饮用最好在服药1.5小时之后。当然，一些如茶叶水、可乐、咖啡、酒精和部分功能性饮料，可诱发或加重癫痫发作，本来就应该减少或避免饮用。

44. 癫痫患者用药误区有哪些？

癫痫患者用药误区有：①选药不当；②药物剂量不正确；③服药不规律；④频繁更换药物；⑤间断服药；⑥滥用中草药；⑦不合理的多药合用；⑧迷信新药或进口药；⑨过早停药。

45. 癫痫患者正确的服药剂量是多少？

WHO根据临床药效学研究，确定抗癫痫发作药物最佳疗效的日剂量的理论值，即规定日剂量（DDD）。临床医生实际处方的日剂量应该达到1/2 DDD。但由于癫痫患者的发病原因、性别、年龄、生理状况、发作类型及对药物的反应等都不一样，所以选择的抗癫痫发作药物也不一样。同样的道理，由于每一位癫痫患者各有不同，所以抗癫痫发作药物没有统一的标准剂量。对每一位患者来说，医生都需要花一定的时间来寻找适合的药物及药量，在治疗过程中又要根据各种情况（比如，小孩随着年龄的增长药量也要相应增加）做相应调整。因此，癫痫患者及其家人应与医生一道耐心细致地进行调整，以便在服药品种、类别、方式及药量等方面获得最佳效果。

46. 怎么判断抗癫痫发作药物剂量是否合适？

首先应该达到50%规定日剂量（DDD）。由于每一位癫痫患者各有不同，每个人都有个体差异。所以抗癫痫发作药物没有统一的标准剂量。临床上所谓的"最佳剂量"是指既可以控制患者癫痫发作并且副作用较小的剂量。判断患者的抗癫痫发作药物剂量是否合适主要是通过临床观察的方法进行，一般情况下从小剂量开始，逐渐加

量，加量到癫痫完全无发作为止，如果加量过程中出现不良反应，此时需要在癫痫无发作与药物引起不良反应之间找到平衡点，即发作达到最佳控制而不良反应相对可以耐受，这时的剂量应该是患者最合适剂量。影响这个"最佳剂量"的因素有很多，如：

（1）药物种类：一些药物需要使用大剂量，而另外一些需要低剂量。

（2）患者自身情况：如年龄和体重。老年人所需的用药剂量通常低于青年人。儿童不同年龄段对药物的分解代谢能力不同，因此用药剂量也有差异。

（3）服药时长：一些药物在人体内可以迅速达到最佳药效和状态，而有些则需要缓慢地调整才能达到较好的状态。

（4）其他药物的影响：药物在体内吸收或分解代谢的过程以及进入大脑的量都可能受到同时服用的其他药物的影响。

（5）其他副作用或健康问题：一些药物可能导致副作用或其他问题，如视物模糊、行走不稳。其他抗癫痫发作药物则可能有额外的治疗作用，如很多抗癫痫药可以帮助稳定情绪和缓解疼痛。

47. 抗癫痫发作药物治疗的安全性如何？

通常情况下，抗癫痫发作药物可能引起患者认知损害、药物过敏、后代畸形、肝肾功能损害、精神心理等方面的副作用，有的副作用可能还是很严重的，甚至造成患者严重伤害或死亡。但抗癫痫发作药物的副作用发生率并不高，且通常比较轻微，也容易自行消退；加上现在常用的新型抗癫痫发作药物的副作用更小。因此，对于癫痫患者来说，只要在癫痫专科医生的指导下，坚持正规诊断、规范合理地使用抗癫痫发作药物，绝大多数都是安全的，并且只要药物带来的治疗作用大于药物的副作用，都是值得的。

48. 什么是抗癫痫发作药物的个体化治疗？

癫痫药物治疗是一个非常复杂的漫长过程。不同患者之间的病因、发作表现有很大差别，大脑受损害的部位和程度也各不相同，这都可能导致患者的预后各不相同。人类具有丰富的精神心理活动，患病后的反应也千差万别，控制患者发

作所需要的药物剂量就像每个人的饭量大小不同一样，没有一个适用于所有癫痫患者的统一的用药模式。因此抗癫痫发作药物治疗应该个体化，需要根据患者的年龄、性别、病因、发作类型、治疗反应、经济状况等因素，确定个体化的治疗方案。因此，癫痫患者及其家人从治疗开始就应该积极参与到治疗过程中来。只有医生、患者及其亲属都了解治疗计划的意义并积极参与，才能取得最好的治疗效果。

49.为什么说在癫痫诊断和治疗过程中，分型诊断是非常重要的？

因为正确的分型诊断是临床治疗的基础。①癫痫患者目前最重要的选药依据是癫痫发作和癫痫综合征的类型，分型诊断可指导医生选择合适的抗癫痫发作药物进行治疗；②正确的分型诊断有助于医生充分查找潜在的病因，选择合理的治疗方案，评估患者预后；③分型诊断有利于医生判断患者是否会出现认知障碍、精神症状等常见的癫痫共患病。可见，正确的分型诊断是为患者选择合适治疗方案的重要基础。就像我们坐火车，要想快速到达目的地就必须选对车次，否则欲速则不达。

50.肝肾功能不正常时如何选择抗癫痫发作药物？

抗癫痫发作药物在体内主要经过肝脏和肾脏进行分解代谢。其中绝大多数是通过肝脏代谢。肝脏功能异常时尽量不选择经过肝脏代谢的药物，可选择经过肾脏代谢的药物如左乙拉西坦、加巴喷丁等。而当肾脏功能异常时，尽可能选用主要从肝脏代谢的抗癫痫发作药物，且一般无须调整用量。肾脏透析会过度清除水溶性、低蛋白结合率、低分布容积的抗癫痫发作药物，包括加巴喷丁、托吡酯、左乙拉西坦等需加大剂量；而高蛋白结合率药物如苯妥英钠、丙戊酸、卡马西平等则无须加量。

51.电话咨询癫痫医生时应注意哪些事项？

癫痫诊治是一个非常漫长的过程，在这一过程中患者或其家人可能会遇到各种各样的问题。不是每一个问题都要到门诊复诊，有些问题可以通过电话、微信等方式向医生咨询。这些方法简便易行、及时可靠。但在电话咨询时需要一些技巧，以便提高效率，保证质量。

（1）事先准备好各种资料，如病历本、脑电图、头部CT/MRI，要熟知患者的诊断、病程、治疗用药、药物的名称、剂量、规格、生产厂家、治疗及服药时间等。必要时可把各种资料拍照或录像，通过微信、电子邮件等先传给医生。

（2）把需要咨询和解决的问题事先整理并写在记录本上。咨询时按顺序询问。

（3）能让医生在最短时间内识别出你的身份。如接通电话后及时报出咨询者的姓名、性别、住址、诊断、用药情况等。必要时可把医生写的门诊病历记录拍照发给医生，让医生尽快知道你的身份。

（4）通电话时尽量做到条理清楚、语言清晰等，必要时最好有他人补充。要表达清楚咨询者的问题，更要听明白医生的医嘱或建议，并能够知道怎么做。不要急于打断、干扰医生的思路。

（5）如果没有明白医生的医嘱或建议，最好多次询问，直到明白为止，对不明白的问题不要想当然地去做，以免出现差错。

52.药物是如何发挥抗癫痫作用的？

抗癫痫发作药物进入体内后被吸收进入血液，再通过血液到达大脑。在大脑内药物作用于大脑的兴奋性神经元，抑制其兴奋性，消除导致癫痫发作的异常放电，控制癫痫发作。药物在血液中要到达一定的浓度才能起作用。为了保证药物的血药浓度，患者就必须在每天的同一时间服药，以补充人体所消耗的或排出体外的上一次所服药的量。所以规律服药，药物才能有效地发挥作用。如果仅在发作时或将要发作时服药是无效的。同样，漏服药物、随意加减药物都不利于保持体内稳定有效的血药浓度。临床工作中发现，癫痫治疗失败最常见的原因就是忘记服药，癫痫持续状态的很大一部分原因就是突然终止治疗。当然，药物剂量过大，其对神经元的抑制作用过强，在成人可能引起认知能力下降，在小孩还会影响其正常发育。

53.如何预测抗癫痫发作药物过敏？

人类白细胞抗原（human leukocyte antigen，HLA）基因，是一组位于第6号染色体短臂上的基因，由360万个碱基对组成。它是目前已知的人类染色体中基因密度最高、多态性最为丰富的区域，是人类最复杂的遗传多态系统。其主要作用是调节人体免疫反应和异体移植排斥。但该基因在不同的种族或同一种族不同群体中的分布有明显的种群差异。人们常常按照不同基因位点和基因亚型将目前已知的HLA基因进行分类，如HLA-B*15：01、HLA-B*15：02、HLA-A*24：02、HLA-B*15：11、HLA-A*02：01基因分型等。约16%的癫痫患者在服用抗癫痫发作药物过程中，可能出现不同程度的皮肤过敏反应。包括轻度皮疹和严重的皮肤反应。其中严重皮肤反应主要有超敏反应综合征、史－约综合征（SJS）和中毒性表皮坏死松解症（TEN）等。抗癫痫发作药物导致SJS的发生率估计为0.2%，且均发生在服用芳香族抗癫痫发作药物的患者，如具有芳香环结构的卡马西平，拉莫三嗪和苯妥英钠等。2017年，廖卫平、刘晓蓉教授医疗团队完成了一项长达十年的研究，结果发现：导致过敏性皮疹的原因与个体基因表型有关。芳香族抗癫痫发作药物导致的严重皮肤过敏反应与几个主要遗传标志物有关，其可覆盖超过80%的过敏患者。而HLA-A*24：02是不同人群中芳香族抗癫痫发作药物导致皮肤型过敏反应的通用风险基因。即HLA-A*24：02是卡马西平、拉莫三嗪、苯妥英钠导致SJS/TEN的潜在通用风险因子，且与芳香族抗癫痫发作药物导致的轻度皮疹相关。HLA-B*15：02与HLA-A*24：02存在交互作用，两者均参与芳香族抗癫痫发作药物导致SJS/TEN的发生。在中国南方地区（广东、香港、湖北、四川），服用芳香族抗癫痫发作药物前应筛查HLA-A*24：02和HLA-B*15：02。通过这种主要风险基因检测，约85%的癫痫个体可能规避抗癫痫发作药物给患者带来的风险。简而言之，当需要服用芳香族抗癫痫发作药物时，建议进行相关基因检测，或识别高风险人群，如果发现相关风险基因应避免使用，而应考虑选择非芳香族抗癫痫发作药物进行治疗。

54.什么是药物的依从性？癫痫患者依从性差的主要表现有哪些？

药物依从性是指患者按照医生的要求服用药物。未能按规定服用药物称为不依从。癫痫患者依从性差主要表现为：

（1）不按时服用，造成体内血药浓度不稳定，治疗效果差。

（2）不按量服用，如本应该服2片，只服1片（减量）或服3片（加量）。

（3）不按次数服药，如本应该服2次的，患者只服了1次（减少1次）。

（4）不按疗程服药，如癫痫不发作了，就自行停药，发作了又开始服药。

（5）随意更换药物类型，如将缓释片换成普通片剂或将普通片换成缓释片；或将品牌药物换成仿制药。

（6）频繁地更换不同的抗癫痫发作药物。

（7）服用"纯中药""祖传秘方"等。

据统计，长期抗癫痫发作药物治疗过程中，患者不依从医嘱的发生率达25%～50%，而目前发现癫痫治疗失败的最主要原因是不按医嘱服药，导致血药浓度不稳定，引起癫痫发作，甚至发生癫痫持续状态，或发展成难治性癫痫。因此，依从性在癫痫治疗中有着极其重要的意义。

55.患者服抗癫痫发作药物依从性差的原因有哪些？

（1）不了解癫痫相关知识。

（2）相信偏方、秘方根治等错误宣传。

（3）担心抗癫痫发作药物的毒副作用。

（4）经济状况不好。

（5）医患沟通不良。

（6）就诊或购药困难。

（7）缺乏癫痫专科医生。

56.患者服抗癫痫发作药物的依从性差会有哪些危害？

患者擅自少服或漏服抗癫痫发作药物，会使体内的抗癫痫发作药物的剂量不足而影响药物的疗效，长此以往，使得癫痫发作得不到控制，迁延不愈，甚至发展为药物难治性癫痫；同样，未经医生同意而自行加大药物剂量或加用其他抗癫痫发作药物，可能使患者出现药物中毒；擅自停药可能出现癫痫持续状态等；现在研究认为，癫痫猝死与患者服药依从性差癫痫发作长期控制不好有直接关系。同其他药物一样，抗癫痫发作药物具有治疗作用，也有一定的毒副作用。癫痫患者需要在专科医生的指导下坚持长期正规地服药治疗，因此，癫痫患者及其家属应知道遵医嘱服药的重要性，要正确对待疾病，不能随便更改医嘱。如果患者及家人能够接受科学的治疗和疾病管理方法，最终一定会有一个好的结局。

57.如何提高抗癫痫发作药物的依从性？

（1）加强健康教育宣传，使患者及其家人了解癫痫药物治疗的必要性、长期性、重要性及正规治疗的益处。

（2）强化癫痫相关知识的咨询服务，及时化解患者的疑惑，增强治疗信心。

（3）患者学会自我管理：可仔细阅读药物说明书，合理安排学习、工作和生活。

（4）优化治疗方案：漏服概率与每日服药频率呈一定相关性，患者应与医生多沟通，医生应严格按照癫痫治疗指南选择治疗方案，尽量采用单药、每日服药次数尽量少，尤其中午尽量不服药。尽可能服用缓释片，因为缓释片药物的高峰浓度相对较低，可减少因血药浓度较高而带来的副作用（如头痛、头晕、恶心呕吐、精神不振、行走不稳、震颤等）。尽量易购并有能力长期购买药物。对于婴幼儿、有吞咽障碍的成人等片剂服用困难时，也可以使用抗癫痫发作药物的水溶剂或口服液。

（5）正确对待药物不良反应：很多抗癫痫发作药物长期使用会出现一定程度的不良反应，服药过程中若出现不适，应经医生正规调整治疗方案，不要擅自停药或换药。

（6）不要相信虚假广告：切忌有病乱投医，到处寻找"灵药妙方""祖传秘方"。应去正规医院接受合理治疗，从正规渠道获取癫痫知识。

（7）应加强家庭监督作用：家属应给予患者更多的关心和帮助，监督其服药情况，做好服药日志或提醒日记卡。尤其是儿童患者，更应加强家庭成员协助患儿服药的意愿，增强患儿自我护理能力，提高学习效率，改善生活质量。

总之，癫痫是一种慢性疾病，需要长期坚持治疗，治疗癫痫采取的措施也是综合性的，因此要想更好地控制癫痫发作，应按照医嘱合理用药，从提高药物治疗依从性开始。

58.服用抗癫痫发作药物过程中出现副作用该怎么办？

首先核查自己所服药物的名称、剂量、剂型、服用剂量及方法是否正确，若不能确定，最好咨询所就诊的医生；其次，因为抗癫痫发作药物作用于脑部，服药过程中出现头晕等不适是非常常见的，但多数不严重，还有些是因为患者过分紧张造成的，随着服药时间的延长可逐渐好转并消失，若长时间不好转甚至加重，需要及时到自己所就诊的医生处复诊；如果出现皮疹、瘙痒、水肿、食欲下降及无力等症状，有可能是药物过敏等，需要及时停药、换药，并立即就诊。

59.怎么阅读和理解抗癫痫发作药物使用说明书？

药物使用说明书就像其他商品的使用说明书一样，包含了该产品的大部分信息。在阅读说明书时应注意以下信息。

（1）药品名称：部分抗癫痫发作药物的名称很相近，比如丙戊酸钠片和丙戊酸镁片、丙戊酸钠缓释片和丙戊酸镁缓释片、卡马西平片和奥卡西平片等。光从文字上看，如果对产品不熟悉就很容易混淆。另外，抗癫痫发作药物名称的字读起来不顺口，也不容易记住，这些因素导致患者容易买错、用错药物。

（2）用法用量

1）比如新型抗癫痫发作药物托吡酯与食物同服会延迟吸收但吸收量不减少，食物对奥卡西平吸收无影响，均提示这些新型抗癫痫发作药物可以在饭前或饭后服药。

2）丙戊酸钠缓释片提示，本品应整片吞服，可以对半掰开服用，但不能研碎或咀嚼，提示缓释片的正确使用方法。

3）单药治疗与联合治疗时用药剂量不一样，如2岁以上儿童，单用拉莫三嗪的开始剂量为每天2mg/kg，维持量为5～15mg/kg。若与丙戊酸合用，开始剂量为0.5mg/kg，维持量为1～5mg/kg。

4）成人与儿童用量用法不一样，如左乙拉西坦的半衰期为8～10小时，但在6～12岁的儿童其消除半衰期只有6小时，提示在较年幼的儿童一天需要服药3次。

（3）不良反应：药物治病的同时也可能伴随一些有害的反应。我国对药品不良反应的定义为：合格的药物在正常用法用量下出现的与用药目的无关或意外的有害反应。因此，在用药前先了解一下药品的不良反应，以及可能出现的临床表现，便于及时应对。目前药物使用说明书上列举的不良反应大多是患者使用过程中出现过的，但并不是一定会在所有使用该药品的患者身上出现，或者说出现的概率是很小的，如果所有的使用者都出现严重不良反应，估计国家也不允许生产。所以，患者及其家人在使用过程中仔细观察，必要时跟治疗医生及时联系。那种把服药过程中的任何不适都归结为药物不良反应的做法是非常荒谬的。

（4）注意事项：主要包括何时服药、吃完药后要注意哪些情况（如皮疹、皮肤瘙痒、无力等）、避免做什么事情（如开车、操作机器、随意减停药物）、监测内容（如造血功能、肝肾功能、电解质、血药浓度）等。

（5）禁忌：有房室传导阻滞的患者不要服用卡马西平、苯妥英钠等；有对本品或任一成分过敏者不能服用该药品。

（6）药物相互作用：包括抗癫痫发作药物之间和抗癫痫发作药物与其他药物之间的作用。正在服抗癫痫发作药物的患者尤其要重视所服药物与准备服用的治疗其他疾病的药物之间的相互作用。

（7）特殊人群用药：老年人、儿童、孕妇、哺乳期妇女等特殊人群，用药提醒和禁忌一般会在说明书中有专项提示。

（8）规格与包装：如苯妥英钠有50mg和100mg，左乙拉西坦有250mg和500mg，奥卡西平有150mg和300mg，在购买和使用时要看清楚，避免无意间的药物增量或减量。包装量的不同会使患者在买药时数量计算不准，造成平时药物储量错误。

（9）储藏：如奥卡西平片使用说明书提示需要置阴凉处（不超过20℃）保存。如果储藏温度过高或过低都会影响药物的正常使用。

（10）有效期：一般的口服抗癫痫发作药物的有效期在2年。不要服用过期的药物。

（11）生产企业：不同企业生产的名称相同的药品或同一企业生产的不同批次的药品，其使用的赋形剂都可能不一样。所以尽量购买同一家企业生产的药品。

60.抗癫痫发作药物中的片剂和缓释片有什么差别？

普通药片在生产时是将药物与辅料混合而压制成的片剂，又称之为素片。一般应用水吞服，普通药片一到体内会在胃肠道发生崩解并迅速而完全地释放，血液中的药物浓度波动范围比较大，有明显的波峰和谷底，波峰时患者可能感到

有头部不适、恶心呕吐等副作用，谷底时药物浓度小，达不到控制癫痫发作的有效浓度。如有的患者在夜间或凌晨发作，就可能与这一时段的药物浓度太低有关。

缓释片是在生产时加入了特殊的材料，药片内所含药物成分被分成速释和缓释两部分，然后通过特殊成分形成的隔膜控制药物的释放速度，可以延缓药物在体内的释放。服用后会持久而缓慢地释放，从而达到减少给药次数、维持药效的目的。克服了普通片剂的药物浓度较大波动而引起的副作用及低浓度控制不住发作的缺点（图17-4）。但药片被研碎或分割后（中间有划痕的除外）控释膜或控释骨架被破坏，药物会迅速释放出，就达不到缓释和速效长效的目的，有时还可以引起体内药物浓度骤然上升，造成药物中毒。一般的缓释片要求每天服用2次，减少了服药次数，早上和晚上服药，更方便患者。总之，缓释制剂吸收后的浓度峰比普通制剂要平坦，达峰时间变长，起到长效作用，减少服药次数，减少服药总量，减少药物对胃肠道局部的刺激，避免服药后的峰浓度时的副作用，给患者服药带来了方便。也能够提高患者服药的依从性，更利于控制癫痫。

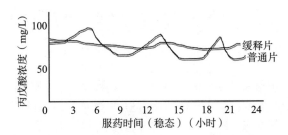

图17-4　不同剂型血药浓度稳定性不同

61.为什么要维持患者体内抗癫痫发作药物血药浓度的稳定性？

血药浓度是指药物在体内没有和其他物质结合的游离部分的浓度。实际上在体内起作用的就是游离的这部分。抗癫痫发作药物进入体内经过胃肠道消化吸收后，通过血液流动运送入大脑。要想药物有持续的控制癫痫发作的作用，血液中的药物含量必须保持适当的、相对稳定的浓度，这个浓度就称为稳态有效浓度，是提高抗癫痫发作药物疗效的关键。不同的药物、不同的个

体或同一个体的不同时期，其稳态有效浓度是不同的。一般情况下，在开始规律服药后，需要5个该药物半衰期的时间就可达到稳定状态。为了维持稳态有效浓度，就要遵从医嘱，规律服药。治疗过程中不要随意更换药物剂型、不要与不同厂家的药物混用、不要普通片剂与缓释剂交替使用。同时避免一切诱发因素。应注意的是，即使药物浓度已达到稳定状态，并不意味着血药浓度一点儿都不发生改变，实际上在一天之中还会有波动的。在波动到高位时，就容易出现毒副作用，在波动到低位时，就有可能控制不住发作。在服药后，药物逐渐吸收，最初药物在体内的浓度很高，之后逐渐被清除并排出体外，体内剩余的药物浓度降低，此时需要再次服药才能保证血药浓度不会低到控制不住癫痫发作的程度。规律服药可以避免血药浓度波动太大，使药物发挥更好的作用。当然，除了规律服药，克服诱因也是非常重要的。

62.怎么观察抗癫痫发作药物治疗的疗效？

就像人要吃饱饭才不饿，才能工作或运动一样，抗癫痫发作药物要想发挥最大的抗癫痫作用，其在患者体内的浓度必须达到并稳定在一定的数值。抗癫痫发作药物起效的时间取决于药物在患者体内达到稳态血药浓度时间的长短。只有达稳态血药浓度时药物才能发挥最好的抗癫痫作用，而从开始服用药物到达到稳态血药浓度需要一段时间。这段时间大概是该药的5个半衰期长短。药物的半衰期是指在一次应用药物后，血中药物浓度达到最大值至被排出50%所需要的时间。抗癫痫发作药物的半衰期从几小时至数十小时不等，因此达到稳态浓度所需要的时间也就不同，也就是说每种抗癫痫发作药物的起效时间都不同。如丙戊酸钠的药物半衰期10小时左右，因此达到药物稳态浓度总计需要50小时左右，即在服用药物后2～3天才能发挥最好的疗效。而苯巴比妥、苯妥英钠的药物半衰期较长，在20小时以上，因此发挥最佳疗效的时间常在5天以后。而判断一个抗癫痫发作药物是否有效，需观察3倍于过去其癫痫发作的平均间隔时间，比如患者过去平均2个月发作一次，3个癫痫发作的平均间隔时间是6个月，也就是说，若该患者服用丙戊酸治疗，在按照规范服药6个月后才能知道是否有效。临床实际服用抗癫痫发作药物

多是以小剂量开始，逐渐加量，药物的起效时间会相应延长，因此切不可用药几天后癫痫发作得不到控制就认为该药无效而更换药物或增加药物剂量。

63.怎么判断癫痫治疗效果好不好？

（1）发作频率。治疗后，原来发作多，现在发作少了，甚至于不发作了，就说明治疗是有效果的。具体讲，如果癫痫发作无改善或更多、更严重称为无效；发作减少25%～50%称为效差；发作减少50%称为效果良好；发作减少75%称为显著改善。

（2）发作程度。如果治疗后癫痫发作持续的时间缩短、程度减轻（如原来发作有意识丧失、精神异常，治疗后每次发作时意识清醒）都说明治疗有效。

（3）抗癫痫发作药物使用的剂量和种类。抗癫痫发作药物的使用都是从小剂量开始逐渐加量，直到能控制发作的最小剂量，如果一种药物加到最大剂量也不能控制发作就需要添加另一种药物。所以患者使用单药且小剂量就能控制癫痫发作，说明治疗效果好。

（4）大脑功能改善。癫痫是一种脑部疾病，无论是癫痫病因还是癫痫发作都影响大脑功能。如果治疗有效，患者脑功能可得到相应改善，表现为学习、记忆、语言、工作能力的改善。

64.抗癫痫发作药物的短期不良反应发生率有多高？最常见的不良反应是什么？

我国最新统计发现，抗癫痫发作药物的短期不良反应发生率在10%以下，皮疹和嗜睡是常见的不良反应。这就是说约90%的癫痫患者服药后不会产生副作用，可见抗癫痫发作药物还是非常安全的。但严重的皮疹虽然少见，却危害大，嗜睡可影响患者的学习、工作和生活，值得大家注意。当然也不能过分担心药物的副作用而放弃治疗。

首先，任何抗癫痫发作药物能进入临床使用，都需要经过层层试验和审批。必经的过程是动物实验、健康受试者及患者的临床试验，只有那些药效好且不良反应发生率低的药物才能通过政府各相关部门的严格审批最后上市并进入医院药房。所以在临床正规使用的药物都是用来治疗疾病的，是相对安全的，而不是专门用来伤害患

者的。药物说明书上写的不良反应只会出现在一小部分患者身上，大部分患者不会出现不良反应或仅出现轻微不良反应。有的患者或家人总是担心抗癫痫发作药物的毒副作用，认为长期吃药会把脑子吃坏或一辈子离不开药，其实这些看法都是错误的。当然，一些患者把服用过程中的一切不适都归结为癫痫药物的副作用的想法也是非常荒谬的。

65. 为什么有的患者在服用抗癫痫发作药物后发作增加？

所有的抗癫痫发作药物都有可能引起患者发作次数的增多、发作程度加重或出现新的发作情况，这是个非常复杂和棘手的问题。首先多见于开始治疗的早期，主要是因为脑电图表现不典型、对发作类型或癫痫综合征的判断不正确等导致选药不当，如选用卡马西平治疗全面性发作；其次是可能药在逐渐加量的过程中，其治疗作用还没有发挥出来，发作是疾病的自然波动；当然也可能此时正处于患者脑部疾病继续发展，是癫痫自然发展的过程（癫痫发作本身可引起新的发作）。另外，药物外的其他因素也可造成癫痫发作加重，如紧张、缺睡、疲劳、应急状态下等。若有下列情况可提示抗癫痫发作药物导致癫痫发作加重：服药后发作次数明显增加，减量或停药后发作又恢复到服药前水平；对一特定的发作类型或综合征，用某一药物后表现为一恒定的作用；新的发作类型的出现与服药或治疗方案的改变时间上有明显的时效关系。当患者服药后出现发作恶化时，要鉴别导致恶化的真正原因。如果明确是由于药物本身造成的，则需要将药物减量、观察，甚至停用。否则可继续用药观察。

66. 使用抗癫痫发作药物时，为什么要从小剂量开始并逐渐加量？

抗癫痫发作药物高敏综合征，就是指特异性过敏反应，一般出现在治疗开始的前几周，与剂量无关，可通过检测风险基因来预测。部分特异体质不良反应虽然罕见但可能危及生命。几乎所有的传统抗癫痫发作药物都有特异体质不良反应的报道。主要有皮肤损害如过敏皮疹、严重的肝损伤、血液系统损伤。新型抗癫痫发作药物中拉莫三嗪和奥卡西平也有报道，一般比较轻微，在停药后迅速缓解。部分严重不良反应需要立即停药，并积极对症处理。因此，为了避免发生这些

不良反应，当选择好合理的抗癫痫发作药物后，要从非常小的剂量开始，缓慢地逐渐加量数周。通常会选择一个适当的目标剂量，并根据患者对药物的反应做进一步临床评估。如果仍有癫痫发作，应该逐渐增加剂量，直至患者发作完全停止或出现不良反应。一些药物，如拉莫三嗪，由制药厂制订具体滴定指南或方案。只是有的药物可快速加量，用很短的时间就能达到有效治疗剂量，如丙戊酸、左乙拉西坦（在紧急情况时可直接使用治疗剂量，不需要滴定）。有的需要逐渐缓慢加量，需要8周左右的时间才能达到有效治疗剂量，如托吡酯、拉莫三嗪等。此外，从小剂量开始逐渐加量，也有利于找到每个患者的最佳治疗剂量。在加量过程中一旦出现副作用，应该及时到医院就诊，或暂时减少剂量或停药等。图17-5为拉莫三嗪的服药方法（图中的数值代表药物的剂量，单位为mg）。

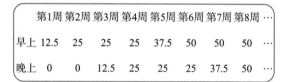

	第1周	第2周	第3周	第4周	第5周	第6周	第7周	第8周	…
早上	12.5	25	25	25	37.5	50	50	50	…
晚上	0	0	12.5	25	25	25	37.5	50	…

图17-5　拉莫三嗪的服药方法

67. 抗癫痫发作药物过量后患者会有什么样的反应？

患者服用抗癫痫发作药物后出现发音困难、走路不稳、眼球震颤等共济失调表现，往往是药物过量所引起的。将药物适当减量就可好转。

68. 为什么有的抗癫痫发作药物在使用一段时间后其作用下降？

一些抗癫痫发作药物在服用一段时间后，其疗效有所下降，严重的可能造成治疗失败。这是肝酶诱导作用所致，如卡马西平在最开始治疗时的"自我消化作用"，常需要不断地加大剂量才能达到当初的治疗效果。不仅传统的抗癫痫发作药物会发生这种现象，近年来，发现左乙拉西坦存在"蜜月期"的病例报道不断出现，医生们发现，部分患者在长期治疗过程中，左乙拉西坦作用靶点的表达有逐渐下降趋势（即药物作用靶点逃逸），其药效明显下降，不能强效持久控制发作。遇到这种情况，可适当加大左乙拉西坦的剂

量，如果无效，可调换药物。

69. 为什么癫痫患者要坚持长期规范的药物治疗？

癫痫的发作是起源于脑内神经元阵发性异常超同步化的电活动，当癫痫灶过度兴奋不能被超级化电位完全抑制时，癫痫样放电就有可能通过正常轴突通路和生理机制向邻近脑区传播并最终进入发作期。因此，如何将癫痫灶异常放电限制在局部并及时抑制，是阻止癫痫发作的关键。目前癫痫治疗的主要手段仍然是长期有规律地应用抗癫痫发作药物来控制发作。另外，只要停止用药，即使是抗癫痫发作药物带来的严重抑郁和自杀倾向也可以很快被逆转。实践证明，长期规范抗癫痫发作药物治疗可减少复发，长期控制发作可降低癫痫患者死亡风险，提高患者生存质量，保持无发作的时间越长，癫痫的预后就越好！所以，患者和其家人不应该过度担心药物的副作用，而应该在专科医生指导下科学规范地服用抗癫痫发作药物。

70. 为什么有的抗癫痫发作药物每日要服2次，而有的要服3次或1次？

药物在体内的吸收、分布、代谢和排泄的最终结果是单位时间内药物的消除量随血药浓度而变化，血药浓度越高，单位时间内消除量就越大。这一现象在医学上是用药物半衰期来描述的。药物的半衰期一般指药物在血浆中最高浓度降低一半所需的时间，也就是药物在体内发挥作用的时间，就比如说这种药物的半衰期是6小时，也就是在6小时之后药物在体内是起不到作用的。同时也是在吃药6小时之后都是可以再次吃药。为了维持恒定的有效血药浓度进而达到满意的治疗效果，按一定的间隔时间给药是必要的。临床上，可适当根据半衰期确定给药时间。但每一种药物的半衰期的长短各不一样；即使是同一种药物对于不同的个体或随着服药时间的长短不同其半衰期也不完全一样；成人与儿童、老年人、孕妇，健康人与患者，药物半衰期也会有所不同。通常所指的药物半衰期是一个平均数。肝肾功能不全的患者，药物消除速度慢，半衰期便会相对延长。如仍按原规定吃药，有引起中毒的危险，这点必须特别注意。

比如卡马西平在最开始用时的半衰期是25

小时以上，只要每天服药一次就可保障全天24小时体内有足量的药物。但因为卡马西平的自身诱导作用，在用药4周以后，其半衰期只有8～20小时了，这样每天服药2～3次才能保障全天24小时体内有足量的药物。而拉莫三嗪的半衰期是15小时以上，因此每天只需服药2次就可充分保障24小时内有足量的药物。左乙拉西坦脑脊液中的半衰期是血液中的2～3倍，所以每天服用2次就足够覆盖全天24小时。如果擅自将给药的间隔缩短或延长，就会引起药物蓄积中毒或药效减弱。所以，按药物的半衰期确定给药次数比较安全。

71. 如何确定每天服用抗癫痫发作药物的时间？

由于不同抗癫痫发作药物具有不同的药动学特点，即使同一种抗癫痫发作药物还存在是否控释剂型之分。因此，恰当安排服药时间是保证抗癫痫发作药物达到稳定血浓度并发挥稳定治疗作用的重要手段。现在我国的癫痫患者中，每日3次的服药通常会被患者自行安排在白天3次进食的12小时内（即7点-12点-19点）执行完毕，而在当天19点至第二天7点这12个小时内体内无药物补充。这就可能导致凌晨时间段血药浓度过低而发病；有些患者经常会忘记中午这一次服药，这可能导致下午时间段血药浓度过低。因此，这些患者常会描述在凌晨或下午发生癫痫发作。对此，如果临床医生能够仔细询问患者每次发作的具体时间，并且分析其与服药时间的关系，很容易发现和纠正由于服药时间不当而导致的治疗失败问题。因此合理安排服用时间非常重要，比如：

如果每天服药2次，第一次可在早上6点、7点、8点，那么第二次可相应在晚上6点、7点、8点。如果每天服药3次，第一次可在早上6点、7点、8点，第二次可相应在下午14点、15点、16点，第三次可相应在晚上22点、23点、24点。

可见这种服药方法操作起来很麻烦、也不现实。很多人不可能等到晚上12点从睡眠中专门起来服药，这样也影响患者休息，得不偿失。另外，一天服药3次，必有一次服药需要在学校、工作单位或工作期间进行，而患者常担心他人的偏见或歧视，造成精神紧张，甚至人为地漏服药物，导致治疗效果不理想。因此，必须要服3次的药，可以在早上起床后及时服第一次药，8小时以后服第二次药，睡觉时服第三次药。这种服药方法能够完全控制的话，可以保持这样服药。否则，需要认真考虑改用每天服2次的抗癫痫发作药物，或在联合用药的患者适当增加晚上的用量。

72. 年龄小的癫痫患者如何做到按时按量服药？

对于哺乳期的婴幼儿，可以选择口服溶液（如丙戊酸、左乙拉西坦都有口服溶液，有的是糖浆）、悬浮液（如卡马西平和奥卡西平都有各种口味悬浮液）或可打开胶囊（目前只有加巴喷丁和普瑞巴林有这种胶囊）。如果服用片剂，最好把药片研磨碎（抗癫痫发作药物的缓释片不能研碎），溶于少量温开水或奶水中。把婴儿放在膝盖上，让其半坐斜枕于照料者的左臂上，用右手拿奶瓶哺喂。最后，在奶瓶中加入少量温开水，以洗净奶瓶和婴儿口腔中残留的药液。如果患儿因药苦拒绝服用，可在奶中加适量的糖或蜂蜜。对有一定智力的患儿，照料者应采取措施鼓励其积极配合服药。必要时照料者不妨先试服一点，以消除患儿的顾虑。特别不合作的患儿，可将药物混合在食物或糖水中服用，并监督孩子将药物吞下，之后再喝几口水，以确保药物被送入胃中。对于服药后呕吐的患儿，可将原来一次服用的药物分成2～3小份，在1小时内服完。有些药片太小或单次服用的剂量太小不易平分时，可与钙片一起研磨碎并混匀后，再等分。稍大些的患者，尽量鼓励孩子自己用药，在大部分情况下，这样做会给患儿一种自己控制癫痫发作的感觉，增加他们服药的积极性。等到孩子的成熟程度和合作程度达到了一定水平，才可以完全由孩子自己服用药物。如果孩子拒绝服药，这时应该清楚地向孩子解释药物的作用、服药的必要性。

73. 为什么要经常检查儿童癫痫患者的用药情况？

儿童在生长发育的过程中，其身高、体重及生理都会发生改变，一个已经不再有癫痫发作的患儿可能突然又出现发作，这并不一定意味着所用的抗癫痫发作药物失效或癫痫恶化，而可能是需要改变药物的剂量或种类。青少年早期，体内化学环境从儿童期转变为成人期，这种转变可能发生在数月内。除非监测抗癫痫发作药物的血药浓度并适当调整剂量，否则刚成熟的青少年可能会发现他们的服药剂量大于机体的需要量，患者会感到精神不振、嗜睡或学习变得困难。因而使用抗癫痫发作药物的儿童在接近性成熟前时，需要定期进行检查，以防用药过量。这就像我们20岁的饭量肯定比10岁时的饭量大得多是一样的道理。

74. 什么是癫痫日记？

癫痫日记是指患者或其看护者、家属以日记的形式详细记录每次癫痫发作情况的一种症状学资料。包括文字描述、照片和录像等能够反映患者发作实况的资料。养成记录病情日记的习惯非常重要。一方面方便患者及其家人详细记录癫痫发作的时间及状况、避免遗忘，更重要的是有利于医生了解病情、进行正确诊断、及时调整治疗计划、选择合理药物、了解治疗效果及进行预后判断等。

75. 怎么写癫痫日记？

曾经有一位青年女性癫痫患者，在开始治疗的第一年内，疗效很好。可之后，虽然服药没变，但每隔一段时间总要发作一次。发作的规律跟服药前也不一样，药物加量也无效。后来在医生的鼓励下开始写癫痫日记。

（1）内容包括：

1）发作日期。

2）发作时间（上午？下午还是晚上？睡眠中？具体到几点几分）。

3）发作地点（室内还是室外）。

4）发作前在干什么（工作还是休息中发作）。

5）发作的详细情况，包括有无先兆，身体哪个部位首先出现症状，肢体抽搐的样子，发作时有无意识不清，口吐白沫，眼睛睁闭，头是否扭转及方向，有无面色改变，自伤、外伤，尿便失禁，发作后有无肢体瘫痪，无力，昏迷的时间，醒后的感觉等。

6）发作前3天的天气及气压情况。

7）发作前3天的服药情况。

8）发作前3天的饮食，包括蔬菜、水果、酒精、饮料、主食等。

9）发作前3天的身体情况，包括有无患病及服用相关药物情况。

10）发作前3天的工作、心情、睡眠情况。

在第四次发作后，医生通过其记录的癫痫日记，分析发现患者在每次发作前，都食用了一种蔬菜，这种蔬菜本地不生产。在医生的建议下患者停止食用这种蔬菜，之后未再发作。可见，医生正是通过患者的癫痫日记发现了引起发作的诱发因素，又通过去除诱发因素达到控制癫痫发作的。所以，癫痫日记不仅是医生诊断的重要依据。同时也是癫痫患者自我管理的重要手段。

（2）当然规范的癫痫日记除上述内容外，还应包括以下内容。

1）个人病史：如出生、发育、既往疾病、手术史、三代直系家属病史等。

2）用药记录：既往用药，目前用药的名称、用法、用量、用药多长时间、疗效等，以便跟踪了解药物对疾病控制的效果，寻找最合适的用药方案。

3）药物过敏情况：过敏药物的名称、服用多久开始过敏、过敏后的处理情况、过敏的严重程度、最好有用手机等拍摄的照片、过敏时有无同时服用其他药物或食用牛奶、鸡蛋等高蛋白质食物等。

4）发作记录：包括发作的日期，持续时间，发作前、中、后的表现等信息都是非常重要的诊断依据。需要患者本人及目击者及时做好记录。可用文字记录并用手机等拍摄的录像。

5）就诊情况：就诊时间、医院、医生的诊断及方案、复诊的时间和内容、就诊医生的联系方式等。

6）辅助检查资料：就诊时所做实验室检查、头部CT或MRI、脑电图等各种资料，最好将检查报告扫描或拍照保存，以便日后做检查进行对比跟踪或供医生诊断参考。

（3）模板：可自己制成小册子。包括以下内容：

患者姓名：

患者住址：

医生姓名：

医生电话：

就诊医院：

就诊医院地址及电话：

我是癫痫患者，如有紧急情况请帮我打电话：（可以多写几个。主要是家人或了解自己疾病的同事、亲戚、领导等）

如果我出现癫痫发作…

◆不要试图搬动我，以免我发生危险。

◆将我放平侧卧以防窒息。

◆不要让人围观，让我周围保持一定的空间，敞开我的衣领，并拿个东西（最好是衣物）垫在我头下。

◆不要强行限制我的动作，以免使我骨折、脱臼或受到其他伤害。

◆不要强行给我喂水、喂药，包括发作停止苏醒后，喂食或吃药都是不必要且非常危险的动作。

◆不要向我嘴里塞任何东西，因为这些东西可能会让我窒息，您伸入我嘴里的手可能会被我咬伤。

◆不要掐我的人中或虎口，因为这是无用的。

◆请守护在我身边直到我清醒。

◆在保护好我的同时，您可以对我的发作过程用手机拍摄，或观察发作过程，如发作时间、发作表现、持续时间等，作为就诊时重要的病史资料供医生诊疗参考。

◆如果我受伤或发作超过5分钟还没有停止或出现其他特殊情况，请帮我拨打120等急救电话，等待医生达到后把发作情况告知医生。

　年　　月

日期	时间	是否漏服药物	癫痫发作描述	备注
1	有/无			
2	有/无			
3	有/无			
…	…	…	…	…
31	有/无			

说明：①记录癫痫发作时是哪种发作表现，如发呆、定神、肢体僵直或抽搐（单肢、一侧肢体、四肢？）、跌倒、意识丧失等。②记录发作前有无先兆：头晕、胃气上窜、特殊气味、异常感觉等。③记录任何治疗变化和可能引起癫痫发作的一切事项，如忘记服药、减量、加量、更换药物、生病、服用别的药物、缺睡、劳累、饮酒及饮食情况，或其他你想告诉医生的任何事情。④到医院就诊时请带上病情日记，以便医生了解

您的发作情况。

76.对癫痫患者的发作过程进行拍照或录像时注意什么问题？

癫痫是一个临床诊断，癫痫发作过程，是癫痫诊断的主要依据。癫痫诊断困难的最重要原因是无论医生还是患者家人很少有目击到发作全过程的，多数患者在癫痫发作时意识不清，发作后又不能完整回忆发作时的感受和发作状态，有的目击者又不能准确描述患者发作时的主要表现。如果能把患者的发作过程完整、准确地进行录像，将有助于医生对发作进行诊断。某些类型的发作仅凭录像就可以做出明确的诊断及治疗方案。所以，癫痫患者的家属要重视对患者发作情况的记录，以便于协助医生的诊治。对癫痫患者的发作过程进行拍照或录像时注意以下几方面：

（1）发作时，首先要保护好患者，避免发生意外伤害或窒息等。在患者安全的基础上才可以录像。最好有多人同时进行，一人保护患者，其他人可从不同角度或方位进行录像（如一人摄录全身表现，另一人摄录局部表现，特别是头面部）。

（2）摄录时光线要充分，夜间摄录需要开灯，充分暴露患者面部、肢体等部位。保持环境安静，同时记录患者的发声等。

（3）尽可能摄录发作全过程，包括发作的前兆（此过程时间较短，一般很难发现和记录，但是对于发作较多的患者，家属有时也能摄录到）、发作过程及发作后的表现。可多次拍摄。不遗漏任何细小的动作或表现。

（4）既要摄录发作的全身表现，也要记录发作的局部细节。首先要摄录发作时全身的表现，把手和腿都露出来，如果在睡眠状态盖着被子，要把被子掀开，录下抽搐时的具体表现；其次，有些部位需要给到特写，比如眼球到底是往哪个方向转动？头部往哪个方向偏转？嘴角往哪里歪？如果单手抽搐，将抽搐的那只手展示出来，以观察抽动的频率、幅度、抽搐持续的时间等；所以，理想的癫痫发作录像既要全面又需要有局部的细节特写。

（5）有的患者独睡或仅在夜间发作，其发作时情况没有人能描述清楚，而到医院监测又没有发现患者发作。这种情况下，可以在患者卧室内安装摄像头以准确记录发展过程。或监测患者发

作以利于治疗。

77.抗癫痫发作药物到底是饭前服还是饭后服？

很多药物需要饭前服用，有些药物需要饭后服用，还有些药物需要与食物同服，或空腹服用。以吃饭为依据，将用药时机分为空腹、饭前、饭中、饭后，那么到底饭前多久，饭后多久呢？一般来说，饭前服用指药物在吃饭前30～60分钟口服；饭后服药指饭后30分钟左右服药；饭中服药指进餐少许后服药，服用之后可继续用餐。所谓的空腹多指餐前1～2小时或餐后2～4小时后。饭后或进食时服药，多是因为此类药物对胃肠道有刺激作用，食物可减轻药物引起的不适，或是因为食物中的脂类物质有利于药物的吸收。

要求饭前服用的药物常是以下情况：

（1）与血糖相关的降糖药。饭前服用有利于降血糖。

（2）消化科常用，用于促进胃肠动力的药物。

（3）为避免食物影响药物吸收、作用（胃内食物可能会稀释或吸附药物，或与药物结合。胃肠道内的食物可影响肠黏膜毛细血管的血流量，从而影响药物的吸收）而要求餐前服用的。

（4）对胃肠道局部有刺激的药物。

对照这些标准：如丙戊酸餐后服用吸收延缓，苯妥英钠与食物同服时吸收加快，苯妥英钠、卡马西平和食物同服可增加抗癫痫发作药物的吸收。因此丙戊酸多需要饭前服药，苯妥英钠和卡马西平需在饭中或饭后服药。但对于缓释片都建议饭后服用，有利于减缓药物进入肠道，达到缓慢释放的目的。而如左乙拉西坦、拉莫三嗪等新型抗癫痫发作药物的生物利用度不受食物的影响，所以饭前饭后任意时间服药都可以。

78.在药物治疗过程中，原研药（多数为进口药）与仿制药（国产药）能否互换或交叉使用？

仿制药一致性评价是指对已经批准上市的仿制药，按与原研药品质量和疗效一致的原则，进行质量一致性评价，就是仿制药需在质量与疗效上达到与原研药一致的水平。按照这一要求，仿制药应具有和原研药相同的质量和性能。通过一致性评价的仿制药可以替代原研药品。但不同的

生产厂家之间可能存在生产（或设计）工艺、生产设备、生产环境、辅助用材料等各方面的差异（虽含有相同的活性成分，但它们的非活性成为可能不尽相同），其结果是相同名字的药物在使用过程中的反应可能不同。如临床吸收率不同，虽然这种差异存在是很自然的，而且不应该具有临床意义，但的确有患者从一个药换到另外一个厂家生产的相同药物时，会出现疗效不同。使用抗癫痫仿制药替代新型或传统抗癫痫发作药物时可能带来的问题有：突发癫痫发作、药物治疗失败、不良反应、毒性、血药浓度升高等。因此建议：仿制药之间可以替代；但容易过敏的药物应谨慎互换；病情控制良好的癫痫患者应避免从原研药转换为仿制药；癫痫发作控制不佳的患者可考虑替换价格相对低廉的相同药名的仿制抗癫痫发作药物，最好在初始治疗时就使用这类药物，当药物进行转换时应密切监测血药浓度及患者的反应等，同时告知患者潜在的风险。

79.漏服抗癫痫发作药物有什么危害？

我们吃饭的目的是为了让人体感觉不到饥饿，保证体内的能量供应，但每吃一顿饭只能保证4～6小时不饥饿。因此，每间隔几个小时我们就要吃一顿饭，这样才能保证持续不饥饿。同样的道理，保持体内抗癫痫发作药物有效的稳态血药浓度是控制发作的根本所在。因为常用抗癫痫药一般是通过稳定血药浓度起作用的，漏服一次可使血药浓度产生波动，就有可能引起癫痫发作。临床证实，忘记吃药是导致癫痫发作的常见原因。少吃一次药通常并无大碍，但会造成体内血药浓度波动而增加癫痫发作的风险，尤其是一天只吃一次的药物（忘记一次意味着一整天你都缺乏药物的保护）。如果你连续多次忘记吃药，癫痫发作的风险就更高了。即使你平时病情控制良好，漏服药同样可能会引发癫痫发作。更可怕的是，此时的癫痫发作可能会比一般发作更频繁，更强烈，更难以控制，甚至可能发展成癫痫持续状态。癫痫持续状态如果不能及时中止，可能危及患者的生命。因此，服用抗癫痫发作药物的患者，切记不要出现漏服现象，万一由于某种原因或一时疏忽造成了漏服，则应及时采取适当措施予以补救，否则体内的抗癫痫发作药物浓度不够或出现波动，就容易导致癫痫发作，甚至出现癫痫持续状态。需要紧急抢救，有的甚至威胁

到患者的生命。

80.患者漏服或多服了抗癫痫发作药物怎么办？

如果出现漏服情况，应该立即做出补救措施，如果确信漏服药发生在2次用药隔时间的一半时间以内，则需要尽快全量重新补服，下次按照原间隔时间服药；如果不能确定自己是否漏服，则可以立即补服平时正常服用剂量的一半；如果漏服时间已超过用药间隔时间的1/2，则可以将原定的下一顿药稍微提前服用，再在后面的2次用药中间再补服一次，或者将2次的量一次服下（也可用正常每次服用量1.5倍量，尽量不2倍量服药。对于半衰期或作用较短的药物如地西泮类，最好不要两次药物同服）。如果出现漏服后能够尽快采取以上补救措施，使每日的药物剂量保持恒定，以维持稳定有效的血药浓度，也可最大限度地减少发作的机会。

偶尔一次多服用了一顿药或多服了一片药，如果患者没有特殊不适，不需要进行特殊处理，下次按照正确的方法服用就可以了。因为服用了一种抗癫痫药，血药浓度都是在一段有效的范围之内波动，多服用一顿或多服了一片不会对血药浓度产生剧烈的影响。但如果每天或长期多次、多剂量地服用抗癫痫药，那么势必会引起血药浓度急剧升高，会引起药物中毒的现象。

所以，癫痫患者在漏服药物的时候，也不要过分担心，只要及时按量补充药物即可，平时一定要按时按量服药。

81.如何做到不漏服药物？

（1）正确对待疾病，坚持科学的服药方法。用乐观积极的心态接受自己或家人患病的事实，理解规律服药的必要性。药物可以帮助患者像健康人一样地工作生活，不要因为病耻心而抗拒吃药或不正确地服药。可以经常和家人、医生及病友交流感受心得，互帮互助，共同对抗疾病。

（2）购买足够量的药物，平时需要有计划地购买药物。不要等到药快完时才去买药。患者可能工作忙、突然有急事而忘记或没时间买药；医院或药店可能断药；生产厂家的中断供应等一些无法预见的原因，都可能使患者无药可服。

（3）必要时随身携带药物或在工作地点存放一定数量的药物，以便发现漏服时及时服用或解

决紧急出差等情况下的购药困难。

（4）提前放好1周要吃的药物。

（5）治疗方案尽量简化。患者或家人经常抱怨，吃药太复杂了。具体表现是：药名难记、不同药物的服用时间不统一、剂量不同、饭前还是饭后服用记不清等都可能影响到服药。因此，服药方案要尽量简化。如尽量减少品种，选择一天一次或一天两次的药物（如缓释片或半衰期较长的药），选择不受食物影响的药物等。

（6）计算每瓶或每盒药服用的时间。比如某种药物每盒30片，每天服2片，一盒可服15天。如果从月初的1号开始服用，可用到15号。开始服用时在药盒上标注好时间就能及时查明有无漏服。

（7）设置服药提示。患者或家人可以设置手机闹铃（在您的手机上设置好闹钟，每天同一时间响起从而提醒您服药），在醒目的地方（如手机屏上、钥匙扣上、餐桌旁、卧室床头、洗浴室）写上提示性文字或图案、标记等，时刻提醒服药。

（8）患者或家人可将药物储存在专门或特殊的小药盒里，如1个小药盒里装1顿药，每天服用几顿就将几小药盒连在一起，一个大盒子可以放7天的药。这样可以帮助患者提前将药仔细排好，并提醒患者不要漏服药物，一旦漏服也能被及时发现漏服了哪一顿、哪些药物，方便医生帮您及时调整用药。这类小药盒可以很方便地在超市或网上购买到。

（9）建立按时服药的良好习惯。任何习惯都不是与生俱来的，需要慢慢地、一点一滴地培养，就像每天按时吃饭一样坚持服药。

82. 购买、储存抗癫痫发作药物时应注意什么？

（1）如果使用抗癫痫发作药物一段时间后，无明显的毒副作用，且已达到有效治疗剂量，发作得到控制，可认为药物选择恰当。这种情况下可一次购买3个月至1年用量的药物储存起来。一方面避免频繁购买可能带来的批号、生产厂家、型号等的不同，疗效波动或出现副作用；另一方面可有效避免医院断药或购药不及时带来无药可服的危险。但患者应事先与医生沟通好。

（2）储存药物前要注意看清药物名称是否正确、剂量是多少、失效期是什么时间、药品储存要求等。如果没有明确注明，一般按照防潮、防热、防污染的方式去储存保管。为了避免其他人（如小孩子或不识字的成人等）误服药物，最好能将药物锁上或者放在不容易被拿到的地方。

83. 抗癫痫发作药物必须购买同一厂家生产的吗？

不同的抗癫痫发作药物，其特征有很大的不同，不同的生产厂家之间可能存在生产（或设计）工艺、生产设备、生产环境、辅助材料等各方面的差异（虽含有相同的活性成分，但它们的非活性成分可能不尽相同），在不同厂商产品之间换用抗癫痫发作药物可能导致发生不良反应或疗效波动。因此，应根据药物类别确定是否有必要维持一种特定厂家的产品。如：①卡马西平、苯妥英钠、苯巴比妥、扑米酮，建议患者尽量坚持服用同一厂家生产的药品；②丙戊酸盐、拉莫三嗪、氯硝西泮、吡仑帕奈、瑞替加滨、卢非酰胺、氯巴占、托吡酯、奥卡西平、艾司利卡西平、唑尼沙胺，这些药物应根据临床具体情况决定是否坚持服用同一厂家生产的产品；③左乙拉西坦、替加宾、拉考沙胺、加巴喷丁、普瑞巴林、氨己烯酸，这些药物通常不需要坚持服用同一厂家生产的产品，除非有焦虑、精神错乱或用药错误的情况。

84. 患者服用药物后呕吐了怎么办？

对于服用普通片剂的患者来说，服药后1小时内呕吐的需要全量补服；服药后1～2小时呕吐的按半量补服；服药2小时以后呕吐的不需要补服（因为药物可能已经消化吸收）。对于服用缓释片的患者来说，因为药物吸收非常缓慢，虽然在服药2小时后或更长时间出现呕吐，仍然需要全量补服。

85. 腹泻时怎么服抗癫痫发作药物？

癫痫患者腹泻时并不会影响其服用的抗癫痫发作药物。实际上，越是在这种情况下，越应该保证抗癫痫发作药物的用量和服用时间，不能因为腹泻就不服药或延迟服药，而是应按其原本的服药方式和剂量服用，甚至可能要适当加大抗癫痫发作药物的量。

86. 抗癫痫发作药物与肥胖

目前临床常用的抗癫痫发作药物中，多数抗

癫痫发作药物可导致患者体重增加，丙戊酸最容易引起肥胖，卡马西平、氨己烯酸、普瑞巴林和加巴喷丁也可能引起体重增加，这些现象多发生在治疗的初期。卡马西平最高可增加15kg，加巴喷丁最高可增加27kg，平均增加3kg，有的患者在加巴喷丁治疗后6～9个月体重相对稳定。加巴喷丁增加体重可能与其对下丘脑GABG介导的抑制作用增强有关；卡马西平可能通过对去甲肾上腺素、GABG和5-HT等神经递质的影响来增加体重。其他抗癫痫发作药物引起体重增加较少，仅出现在治疗开始阶段。现在对于药物导致的体重增加还没有有效的预防办法，但可通过控制饮食、运动和行为调节来控制。

87. 为什么感冒时癫痫容易发作?

（1）感冒时躯体对病毒的入侵做出应急反应。

（2）感冒引起的不适影响进食、进水，造成体内水、电解质紊乱。

（3）身体不适影响服药。

（4）睡眠质量下降诱发发作。

（5）有些抗感冒药含有麻黄碱或咖啡因等，这些成分可以引起癫痫发作。苯海拉明，大剂量的青霉素类抗生素（包括青霉素G钠、氨苄西林、头孢噻肟钠、头孢他啶、亚胺培南/西司他丁钠），喹诺酮类抗生素（如环丙沙星、左氧氟沙星、氧氟沙星），这些药物或者含有这些成分的药物都可能诱发癫痫发作。

（6）有些抗感冒药会和抗癫痫发作药物相互作用，使其抗癫痫作用下降。如美罗培南、亚胺培南、氨曲南会使丙戊酸钠的血药浓度降低；解热镇痛药布洛芬会减少苯巴比妥的作用强度；大环内酯类抗生素（红霉素、醋竹桃霉素、交沙霉素、克拉霉素），解热镇痛药布洛芬、对乙酰氨基酚会影响卡马西平的作用。

88. 抗感冒药与癫痫发作

感冒在医学上统称为急性上呼吸道感染，是指鼻腔、咽或喉部急性炎症的概称。多为病毒感染所致，少数由细菌引起。是自限性疾病，多在7天左右好转。治疗上如无细菌感染，主要是抗病毒及对症处理。目前尚无特殊的抗病毒药物。因此，急性上呼吸道感染，主要是对症处理，常用药物主要有含有解热镇痛及减少鼻咽部充血和

分泌物的抗感冒复合剂或中成药，如对乙酰氨基酚、双酚伪麻片、银翘解毒片等。其中有的含有麻黄碱或咖啡因等，这些成分可以引起癫痫发作，因此尽量少用或不用。服用镇咳、平喘及化痰类药物时需要仔细阅读相关药物的说明书，尽量不选用可能诱发癫痫发作的药物。有细菌感染需要用抗生素时，除了喹诺酮类药物，大部分口服抗生素是安全的，但尽量不用可引起癫痫发作的药物。有的患者或家长担心抗癫痫药和别的药物同时服用会相互作用，如感冒时不敢吃感冒药，或者吃其他药物时就停服抗癫痫药，一般情况下，抗癫痫药可以和其他药物在短期内同时服用，如感冒时可以吃感冒药，不必有所顾虑。特殊情况可以向医生咨询，但不能贸然停用抗癫痫发作药物。

89. 感冒时如何减少或避免癫痫发作?

（1）尽量保证正常的饮食，适量喝水，按时按量服用抗癫痫发作药物，甚至适当加大抗癫痫发作药物剂量或加服安定类制剂3～5天，多休息，保证充足的睡眠。

（2）在药店购买非处方抗感冒药时，务必详细阅读药物使用说明书，明确该药是否有诱发癫痫的可能性、是否会与你正在服用的抗癫痫发作药物有相互作用；最好可以咨询药店里有执业资格的药师，或咨询癫痫专科医生。

（3）如果是医生开的处方药，如抗生素等，必须提醒该医生你有癫痫病史，并告诉医生你正在使用的抗癫痫发作药物，以避免药物相互作用。

（4）如果感冒期间癫痫发作了，必要时（如出现了癫痫持续状态）应立即就诊，使用紧急治疗药物控制发作。或者事后咨询医生，并告知感冒期间生活起居情况、服药情况等信息，与医生共同分析癫痫发作的原因，避免下一次感冒时癫痫再次发作。

90. 服用抗癫痫发作药物期间能否使用其他药物?

一般情况下2种或多种药物同时服用时，可能产生药物间的相互作用，这种作用表现为当新服用一种药物时会影响原药物的有效性及毒副作用。但当癫痫患者患了其他疾病时，无论这种疾病是轻是重，需要何种治疗，都不能随意停用抗癫痫发作药物。通常情况下，抗癫痫药可以和其

他药同时用，不必有所顾虑。如果有特殊的情况可以向医生（尤其是癫痫医生）咨询。如果突然停服抗癫痫发作药物有可能导致严重的癫痫持续状态而威胁到生命安全。正确做法是根据所患疾病的实际情况增减抗癫痫发作药物的剂量。比如，发热、腹泻等可能加速药物排泄的疾病，可使抗癫痫发作药物原来有效的血药浓度暂时降低，这时需暂时稍增加一些剂量。相反，催眠药、镇静药能增强抗癫痫发作药物的镇静作用，这时抗癫痫发作药物需要适当减少剂量。另外，在使用其他药物时，要注意这些药物对抗癫痫发作药物的吸收、代谢、排泄有无影响，必要时要测定抗癫痫发作药物血药浓度，或根据具体情况酌情临时增加或稍减少抗癫痫发作药物，在抗癫痫发作药物与治疗其他疾病药物同时服用时，也要注意抗癫痫发作药物对这些药物的吸收、代谢、血浆蛋白结合及排泄的影响。此外，需要注意有些药物本身可能诱发癫痫发作，如一些麻醉药物、抗组胺药物、大剂量应用β-内酰胺类抗生素和甲硝唑容易诱发癫痫，氟喹诺酮类药物静脉滴注过快可致脑组织内浓度升高过快，也会诱发癫痫等。所以癫痫患者在因其他疾病就医时，一定要告诉医生自己患有癫痫，并且讲清楚目前的治疗及服药情况，以免带来严重后果。

91. 癫痫发作使患者面临哪些风险？

（1）脑损伤：癫痫发作时，一方面异常放电直接损伤大脑，尤其对于大脑还没有发育成熟的幼小患者。另一方面发作时呼吸暂停、脑细胞缺氧、脑水肿又间接加重脑部伤害，导致患者记忆力下降、认知伤害、反应迟钝、性格改变等。

（2）发作时跌倒：发作时患者会跌倒摔伤头部，发生骨折、烫伤等。

（3）发作时溺水：对于癫痫患者，其溺水概率是正常人的15～19倍，尤其在游泳或洗浴时均有癫痫发作的可能。

（4）交通事故：癫痫发作期间会出现意识丧失，因而对于驾车者或操作机械设备人员及他人来说此类行为具有危险性，可能伤及自己或他人。

（5）妊娠期癫痫发作会对母体及胎儿造成影响：部分抗癫痫发作药物也会增加胎儿分娩的困难程度。因而对于有癫痫症状的孕妇而言，与医生做好沟通并制定分娩计划是必要的。部分癫痫

孕妇仍可以安全分娩并可以拥有健康的胎儿，当然此刻的孕妇应处于密切监护中，而且所用的抗癫痫发作药物都会被重新评估。

（6）精神健康问题：癫痫患者更容易出现心理健康问题，压抑、焦虑、部分极端病例如自杀等，此类问题多产生于患者自我处理周围环境的困难或是部分药物的副作用。

（7）癫痫持续发作状态，患者处于癫痫持续发作5分钟以上，或过程中反复出现癫痫发作，神志却没有完全恢复，这会导致大脑永久性损害甚至死亡。

（8）突发无法解释的死亡，癫痫患者也会出现低概率的突发无法解释的死亡。

（9）其他：如活动受限、失业、失学、病耻感、影响婚育等。

92. 癫痫发作及抗癫痫发作药物对胎儿的损害有哪些？怎样合理安排妊娠时间？

癫痫发作，尤其是全面性强直-阵挛发作等对胎儿的损害是巨大的。有的患者担心妊娠期间使用抗癫痫发作药物会损害胎儿而自行停药，结果癫痫发作，甚至出现癫痫持续状态，导致胎儿宫内缺氧甚至流产、早产等。抗癫痫发作药物对胎儿的影响主要表现在致畸问题上。临床数据表明，除了丙戊酸致畸风险明显增高外，其他抗癫痫发作药物致畸风险仅比未服药孕妇高1%～2%，其中新型抗癫痫发作药物致畸率更低。临床上整个孕期服用抗癫痫发作药物而生出健康宝宝的病例不在少数。因此，建议癫痫患者应该计划妊娠，最好等癫痫得到完全控制后再妊娠。对于完全控制达到2～5年的患者，可尝试减药、撤药后再妊娠。对于癫痫控制时间不足2年或减撤药失败的患者，需要在孕前评估治疗方案，调换致畸率较小的药物，尽量撤换丙戊酸等致畸率较高药物。若无法避免使用丙戊酸，应用可能的最低剂量。避免使用苯巴比妥。孕前使用叶酸，尽量单药治疗并使用最低有效剂量。对于发作频繁、控制不佳患者，应积极调整抗癫痫发作药物治疗方案，达到理想控制后再考虑妊娠。妊娠期间要监测抗癫痫发作药物浓度，纠正代谢变化和避免抽搐。

93. 癫痫会遗传给后代吗？

癫痫的六大类病因中的其中之一是遗传性。

但对于一个癫痫患者，是否由遗传因素引起，以何种方式遗传，其子女被遗传的危险性有多大，目前仍很难预判。事实上，即使各方面都正常的父母也可能生下有癫痫的孩子，只是原发性癫痫患者子女的癫痫发病率比普通人群高而已。大部分癫痫患者没有家族史，是由新发基因突变所导致的。癫痫有很多不同的类型，只有很小一部分癫痫有遗传倾向。如脑外伤、颅内感染、脑肿瘤、脑血管病、脑萎缩、脑部变性疾病等都是导致癫痫的常见后天疾病，遗传的可能性很小；而有些癫痫找不到明确病因，这种癫痫可能有遗传倾向，但子女不一定患癫痫；仅有少部分癫痫患者具有明确的致病基因，属于遗传病范畴，遗传概率较高，但也不是一定会遗传。不过一些有遗传倾向的特发性癫痫，比较容易治疗，预后也较好。

因此，癫痫虽有遗传性，但对下代的影响不是百分之百的。一般说来，癫痫患者的子女只有5%发生癫痫，对于大部分癫痫患者而言，其后代具有癫痫遗传倾向，也就是说他们的孩子比别的孩子患癫痫的机会大，这只是概率问题，并不一定会出现。因此癫痫患者是可以生育的。

对癫痫患者后代癫痫的遗传评估内容包括：

（1）患者咨询。

（2）临床评估：发病年龄，癫痫病因，热性惊厥史，癫痫发作类型及癫痫综合征，脑电图，头部影像学。

（3）完整的家族史评估：谱系结构（兄弟姐妹和子女的数量，年龄，性别，每个人的位置都很重要），每个亲属的癫痫病史（包括诱发因素、发作类型或综合征、发病年龄等）。

（4）病史与已知综合征（具有已确定的一个或多个基因）的一致性：若一致，行基因检测；若不一致，则进行经验风险评估。

其实，对于大多数患者来说，无法根据遗传模式来评估风险，因此，经验风险评估显得尤为重要。风险评估的数据来自流行病学资料和详细的家族史数据。尽管癫痫患者后代患有癫痫的风险有所增加，但许多患者的风险可能低于预期。

94.生育期女性癫痫患者在计划妊娠前需要咨询哪些问题？

（1）详细回顾病史，应该明确癫痫的诊断及发作类型，评估目前发作的频率和严重程度。

如果孕前9个月以上的时间无发作，则孕期发作的可能性很小；如持续存在全面性强直－阵挛发作，则需要尽量控制；如仅为非运动性局灶性发作，则不必为了完全控制发作而用大剂量药物；如癫痫缓解，再次发作的风险低，患方愿意承担风险，可考虑减停药物后再怀孕；了解患者的避孕措施，考虑计划妊娠前怎么撤药。

（2）详细回顾治疗的历史，评估抗癫痫发作药物的致畸性、风险同发作控制、药物疗效之间的平衡。选择合适的药物、尽量小剂量、恰当的服药方法等。

（3）叶酸的使用。叶酸可预防胎儿神经管畸形，健康女性从妊娠前3个月开始每天服用0.4mg，癫痫女性体内叶酸代谢障碍，国际上建议每天服用4～5mg。

95.生育期女性癫痫患者在妊娠期间需要咨询哪些问题？

（1）妊娠全过程中应继续服用叶酸。

（2）整个妊娠期间坚持服用抗癫痫发作药物，避免减停药物。有的患者得知怀孕后，担心抗癫痫发作药物影响胎儿而突然停药，导致癫痫发作，甚至出现癫痫持续状态。其实妊娠6周以后，抗癫痫发作药物所造成的影响已经形成，此时停药并不能减轻药物已经造成的伤害。相反癫痫发作可影响胚胎的生长发育，严重的可流产、早产。

（3）妊娠全过程中除非孕妇的发作难以控制，否则应避免更换抗癫痫发作药物。换药意味着短期内暴露于多种抗癫痫发作药物，联合用药显著提高致畸的风险。妊娠期间激素失衡、药物代谢改变及抗癫痫发作药物血药浓度下降，都可能导致癫痫发作或加重，若再加药会增加胎儿药物暴露概率。

（4）具备条件的患者，可检测抗癫痫发作药物的血药浓度，在确认怀孕及妊娠过程中定期监测。丙戊酸和卡马西平的检测频率可以略少，拉莫三嗪则需要每月检测，适当增加药量，维持孕前的治疗浓度水平。苯妥英钠和丙戊酸需检测游离浓度和总浓度。

（5）评估呕吐对抗癫痫发作药物的影响，一旦呕吐，应请产科医生会诊。产科随诊，包括超声检测的结果。建议在妊娠18周时进行三维彩超检查，详细检查胎儿各个器官的结构。如果超声发现胎儿畸形，对本次妊娠要进行更详细的评估。确诊性的检查，如胎儿头部磁共振、羊水穿刺和其他检查都需要考虑。和胎儿医学专家讨论可疑畸形对胎儿健康的潜在影响。患者夫妻需要协商，决定继续妊娠还是终止妊娠。避免将这些问题全部归因于抗癫痫发作药物的使用或者妊娠期的癫痫发作，否则可能导致严重的情绪问题或者压力。

（6）鉴别发作。并非妊娠期的所有发作都是癫痫。子痫、急性症状性发新发癫痫都可能在妊娠期出现。如果妊娠晚期出现癫痫发作，抗癫痫发作药物的血药浓度在治疗范围之内，需要考虑先兆子痫，需与产科医生讨论，必要时提前分娩。

96.生育期女性癫痫患者在孩子出生后需要咨询哪些问题？

（1）在妊娠期间增加过药量的患者，如果一般情况稳定，应于孩子出生后10天将抗癫痫发作药物剂量降低到略高于怀孕前的剂量水平。如拉莫三嗪需更快地恢复到较低的剂量，避免产后因血药浓度过高产生不良反应。

（2）保证充足睡眠，避免疲劳、紧张。出现不良情绪时，要及时复诊。

（3）提倡母乳喂养，但是注意母亲服用的抗癫痫发作药物如苯巴比妥等可能导致婴儿出现不良反应。

（4）鼓励母亲主动照顾婴儿，提供充足的营养和情绪支持，监测婴儿的生长和发育。

（5）采取适当的避孕措施，保证两次妊娠之间有充分的时间间隔。

97.哪些癫痫跟遗传因素有明确的关系？

具有明确致病基因的癫痫患者，属于遗传病范畴。下列癫痫与遗传因素有明确的关系。

（1）全面性癫痫：良性家族性新生儿惊厥、儿童失神性癫痫、青少年肌阵挛型癫痫等。

（2）部分性癫痫：常染色体显性夜发性额叶癫痫、儿童良性癫痫伴中央－颞部棘波。

（3）症状性癫痫：进行性肌阵挛癫痫、脑皮质畸形、线粒体脑病、（神经元）蜡样质脂褐质沉积症、Lofora病、安瓦瑞特－龙博病（Unverricht-Lundborg disease）等。

目前世界上已经发现多个基因与癫痫发病有关，属于癫痫基因。这些基因大部分是编码离子通道蛋白及相关调节因子、膜蛋白或参与信号转导的酶和细胞因子的。随着基因技术的发展，越来越多的癫痫被确定可能与遗传有关。这些癫痫的遗传概率较高，但也不是一定会遗传给后代。癫痫的遗传方式和致病基因的致病性非常复杂。所以对于患癫痫的高危人群，在生育前，应详细向专业医生进行遗传咨询，做产前诊断。

98.癫痫患者的遗传咨询应遵循哪些原则？

（1）尽可能确定患者是否为某种特殊癫痫综合征，这种分型应包括癫痫表型和脑电图特征。

（2）确定有无其他遗传易感性条件增加癫痫遗传的危险性，如是否为某种先天遗传性疾病合并有癫痫发作。

（3）尽可能检查患者特殊的家庭结构图，因为某个家族可能有特殊的遗传（表17-4）。

（4）区分哪些综合征是良性或相对良性，因为某些类型的良性癫痫虽然很可能遗传，但是这种病可以自愈，不会给患者及家庭带来严重的后果，如良性新生儿家族性惊厥。所以父母在决定再生育时应该考虑这方面的因素。

99.癫痫患者婚育参考

（1）禁止近亲结婚和生育。

（2）患特发性癫痫的非血缘关系的男女，特

表17-4 某些特殊癫痫综合征的遗传风险

癫痫综合征	一个同胞患病的遗传风险	父母一方患病的遗传风险	疾病预后评价
良性家族性新生儿惊厥	40%～50%	40%～50%	通常良性
青少年肌阵挛性癫痫	7%	2%～4%	中度到严重
儿童失神癫痫	8%～20%	6%	中度到严重
热性惊厥	15%～20%	15%	通常良性
获得性局灶性癫痫	小于5%	小于5%	严重

别是一方或双方有癫痫家族史者，建议婚前行遗传学检查。

（3）患特发性全身性癫痫，脑电图显示有广泛的多棘波或棘慢复合波，其同胞中也有类似脑电图异常者，可与正常人结婚，生育前建议行遗传学检查。

（4）有明确癫痫家族史，已生育过一个患癫痫的子女时，有再次生育要求时建议先行遗传学检查，并至遗传门诊咨询。

（5）无肯定癫痫家族史和家系脑电图异常的癫痫患者，如在生育年龄内，可至癫痫专科门诊咨询、考虑生育问题。

（6）有以下情况时，应该咨询癫痫病或产科医生，确定是否可以怀孕，有条件者还可以进行基因检测。

1）原发性癫痫患者。

2）双方均为原发性癫痫患者的近亲。

3）双方有癫痫家族史。

4）一方为癫痫患者，另一方仅有脑电图异常而无发作。

5）一方有家族史，已生过患癫痫的子女。

6）女性癫痫患者有明确的家族史者。

7）全身性发作患者，脑电图有广泛异常，其同胞中也有类似脑电图表现者。

100.妊娠期间能够服用抗癫痫发作药物吗？会对孕妇和胎儿有影响吗？

妊娠是一个漫长的过程，对患癫痫的女性患者来说面临着一系列的问题。癫痫患者妊娠期间药物浓度变化较大，只有确保稳定有效的血药浓度，才能保证不发作或少发作，这样才能确保母亲和胎儿安全。如果担心妊娠期间使用抗癫痫发作药物会损害胎儿而自行停药，结果癫痫发作导致宫内缺氧（胎儿缺血缺氧脑病）甚至流产、早产等，才是致畸风险最高的做法。实际上新型抗癫痫发作药物（如拉莫三嗪、左乙拉西坦、奥卡西平等）致畸率较低，仅略高于正常孕妇；致畸率最高的传统抗癫痫发作药物，畸形率在10%左右。也就是说，即使服用对怀孕最不利的药物，生下健康孩子的概率也有90%，它的损害远低于妊娠发作对胎儿的伤害。当然，对于完全控制达到2～5年的患者，可以尝试减药、停药后怀孕。对于男性患者，这方面的影响较女性小多了，只要精子检测正常，一般可以正常生育。

101.癫痫对胎儿有什么影响？

癫痫对胎儿的影响表现在两方面：其一，抗癫痫发作药物通过脐带进入胎儿体内，由于胎儿器官发育不完善，可能造成不可逆的损伤；其二，癫痫发作时的缺血缺氧造成胎儿宫内缺氧，影响其发育及智商。所以，对患癫痫的母亲来说，一方面需要服用对胎儿发育副作用较小的药物，并且采取有效的低剂量、多次服用；另一方面必须充分控制癫痫发作，尤其是妊娠早期的全面性强直-阵挛发作（也就是大发作）的危害较大，但非惊厥性癫痫发作一般危害不大。癫痫对胎儿的影响主要来自母亲，有癫痫的父亲一般对胎儿影响不大。

102.影响女性癫痫患者后代认知功能的因素有哪些？

（1）妊娠期间癫痫发作。

（2）发作类型，如全面性强直-阵挛发作5次以上可能导致后代低智商。

（3）抗癫痫发作药物，如果没有宫内暴露于抗癫痫发作药物，女性癫痫患者后代的认知功能接近正常水平。

（4）母亲患有癫痫而导致的不良社会生活环境。

（5）遗传因素。

（6）产妇的年龄和产次。

103.抗癫痫发作药物影响女性癫痫患者后代认知功能的机制是什么？

妊娠期（胎儿）或新生儿期暴露于抗癫痫发作药物可导致大脑内各种化学物质（如神经递质、受体、配体、酶类物质）改变、大脑重量减轻、神经系统发育延迟和兴奋性增强，损害行为能力、运动协调能力和记忆功能。继而造成其智力或认知功能下降。

104.能否预测胎儿出生后是否会患癫痫？

癫痫是大脑神经元异常放电引起的脑部疾病，这种放电是通过脑电图或脑磁图来判断的，而胎儿时期是无法做这种检查的，所以患癫痫的母亲怀孕后，孩子出生后是否会患癫痫，在胎儿时期是无法预测的。目前临床上使用的产前检查如B超及基因检测主要是检查是否有严重的胎儿畸形和染色体疾病。如大部分神经管缺陷可在妊娠20周时应用高分辨率经阴道超声检测，筛查羊水中的α-甲胎蛋白，监测是否存在发育异常等。

105.妊娠期间癫痫发作会有哪些改变？

通常情况下怀孕后患者体内会发生一系列的变化，比如体重明显增加、代谢加快、循环血容量增多、激素水平变化等可导致抗癫痫发作药物血药浓度变化；加上呕吐、精神紧张、睡眠差、服药依从性差等多种原因，引起癫痫发作增多或加重，但大多数患者妊娠前后癫痫发作形式变化不大，妊娠期间出现癫痫持续状态的风险也不会明显增加。但是，如果在此期间出现多次的全面性强直-阵挛发作，可造成胎儿宫内缺氧，甚至停止发育、早产、流产。因此妊娠期间要跟癫痫医生多沟通，及时调整治疗方案，确保抗癫痫发作药物血药浓度足量和稳定。一旦有癫痫发作需要马上就诊，一方面需要请癫痫医生帮助查找癫痫发作的原因并确定是否需要调整治疗方案，另一方面需要请产科医生帮助判断胎儿是否受伤。患者妊娠后应及时与产科医生、B超医生沟通，必要时需要癫痫医生、产科医生、B超医生联合会诊。所就诊的医院最好为有癫痫医生，并具备新生儿抢救及复苏条件的医院，以便顺利分娩，确保母婴平安。

106.什么是癫痫患者自我管理？包括哪些内容？

癫痫是慢性疾病，其治疗方法仍首选药物治疗。但控制或减少癫痫发作仅依赖于药物治疗是远远不够的，对于慢性疾病而言，规范的长程管理至关重要。癫痫患者自我管理是指患者为了控制或减少癫痫发作而采取的自我适应行为，包括药物依从性，疾病信息的获取及反馈，发作、安全及个人生活方式的管理。一般分为药物管理、信息管理、安全管理、发作管理及生活方式管理。具体包括多方面的内容，如积极主动去获取癫痫知识、严格按医嘱服药、不随意改变剂量或服用其他药物、认真观察药物的作用和不良反应，记录癫痫日记，定期复诊，规律生活，控制好癫痫发作的诱因（如熬夜、紧张、疲劳、饮酒、大量喝可乐及咖啡、长时间看电视或玩游戏等），安排好学习、生活和工作，多参与

力所能及的室外活动或体育锻炼，建立良好的人际关系（包括医患关系），营造良好的家庭气氛等。

107.什么是癫痫患者的综合管理模式？

癫痫是一种复杂的神经系统疾病，其治疗是一个长期而艰难的过程。很多药物都需要长期服用；抗癫痫发作药物种类繁多，各种药物各有其优缺点；要不要开始治疗？选择何种药物治疗？除了根据患者病情，患者及其家属自身的需求、患者及家属对药物治疗利弊的接受程度、患者经济条件等都是重要的参考因素。因此，在漫长的治疗过程中，不仅需要医生的专业诊治知识，还需要患者、家人、亲属及照料者的积极参与，需要各种社会组织、社区服务提供者的知识和技能。目前认为，癫痫治疗与康复的目标不再仅仅局限于发作的控制和症状的缓解，而是如何使患者的健康状况全面改善或恢复，即在最大限度控制发作与提升患者生活质量之间找到一个最佳平衡点。因此，癫痫患者的综合管理模式是以患者为中心，以抗癫痫治疗为基础，整合医生、照料者、社会各种组织等多种力量，帮助患者提高自我管理的技能，从而改善健康和提高生活质量。癫痫的自我管理包括了一些信息和资源，使得癫痫患者及其家人具有一定的技巧和行动，从而积极地参与以患者为中心的治疗。

108.节假日中癫痫患者的管理

（1）备好常用药物和急救药物。按时、足量、规律地服用抗癫痫发作药物是癫痫治疗的基本原则，因此患者要严格按照医生医嘱服药，不能自行减停药、换药或随意更改服药时间。如果外出旅行，必须带足日常服用的药物，必要时跟医生沟通，合理安排出行计划，准备一些应急的急救药物。

（2）合理饮食：不要过饱或过饥，不要一次饮用过多的水，禁食太油太咸、辛辣刺激性食物，不要饮酒。

（3）不饮用大量的可乐、咖啡和碳酸饮料。巧克力等含糖高的点心也不能多吃。

（4）保持情绪稳定：避免焦虑、烦闷、抑郁、愤怒等不良情绪的刺激及过度兴奋和悲伤等，保持心情舒畅、乐观自信、积极向上。

（5）劳逸结合，避免受凉：适量运动，适量

参加家务劳动，不要过度疲劳。及时加减衣物避风寒，如遇感冒发热应立即妥善处理。

（6）适当娱乐，保证睡眠：①只做适合自己的娱乐，避免去空气流通性差、噪声大而拥挤的娱乐场所。②儿童不能长时间玩画面刺激、耀眼的电子游戏机，不要长时间观看惊险恐怖彩色电影、电视。③要保证充足的睡眠休息时间，不熬夜（晚上11点前就寝）。④不要长时间打麻将、纸牌，娱乐活动时间不能太长。⑤不要长时间接触电脑、手机、电视等电子屏幕，尤其不能熬夜玩激烈的电子游戏。因为闪光刺激是部分癫痫发作的诱发因素，且激烈的对抗游戏会增加大脑兴奋性，诱发发作。建议短时（比如半小时）接触，不要持续接触。

（7）如遇癫痫发作或有其他突发事件，最好到所在地的正规医疗机构就诊（最好有癫痫专科或神经内外科）。

109.为什么癫痫易于在睡眠中发作？

癫痫发作是大脑皮质异常放电的结果。脑干上行网状激活系统控制着大脑皮质。当人在睡眠的时候，尤其是在深睡眠期，网状激活系统被深度抑制，大脑皮质中的癫痫病灶可能脱离了控制而显得异常兴奋，故而发作癫痫。另外还有一部分患者仅仅在睡眠中发作。在做脑电图前，有时医生会要求患者前一天尽量少睡觉，检查时睡眠较深，目的就是为了增加异常放电，利于诊断。对于只在夜间发作或夜间发作比白天多的患者，可以适当加大晚上或下午的服药量。现在认为安定类制剂、卡马西平和苯妥英钠对睡眠中的脑部异常放电具有很好的抑制作用。有的学者建议患者可在睡前加服地西泮或氯硝西泮。当然，也不能为了减少癫痫发作而不睡眠或少睡眠，因为睡眠不足可导致大脑皮质紊乱，诱发癫痫病理病灶活动而导致癫痫发作。

110.癫痫患者饮食管理

为癫痫患者提供合理的饮食与营养，也是减轻症状、促进康复的一项重要措施。对于一些发作严重的患者，可给予适当的营养补充，纠正可能的营养失调。饮食与营养应注意如下几个方面：

（1）癫痫患者的饮食与正常人没有本质的差别，但应以健康饮食为准。

（2）患者营养要充足和均衡。一般没有禁食"发物"之说。

（3）正确饮水：如果过多摄入水分会使体内水分增多，导致药物被稀释，体内抗癫痫发作药物浓度下降，也会促使癫痫发作。

（4）饮食要有规律，不要暴饮暴食，过饥过饱（易引起血糖大幅度波动），甚至一次大量地饮水或饮用含糖丰富的食物饮料都可能诱发癫痫发作。

（5）不要随便服用有兴奋作用的补脑药，如虫草、脑蛋白水解物、吡拉西坦（脑复康）、盐酸吡硫醇（脑复新）等，尽量不用虫草和人参等滋补品。

（6）茶、红牛饮料、咖啡均含有咖啡因，都可能兴奋大脑皮质诱发癫痫发作，应该少食或不食。巧克力含有可可，理论上没有神经兴奋性，可适量食用，但其含糖量高，食用过多会诱发癫痫发作，可以少量食用并加强观察，若无发作，可适量食用。

（7）戒烟酒。癫痫患者的发作和乙醇有着确切而明显的关系，乙醇对高级神经活动的抑制作用是患者癫痫发作的主要原因。饮酒后大脑皮质兴奋性增加，可以诱发或加剧癫痫发作；酒精可能干扰抗癫痫发作药物吸收利用或加速抗癫痫发作药物的代谢，使得患者体内药物浓度无法达到足以控制癫痫的浓度；饮酒同时喝大量的流体，如水、啤酒、饮料等皆有可能稀释体内抗癫痫发作药物的浓度，继而诱发癫痫发作；大量饮酒造成作息不规律、缺睡、忘记服药，这些都有可能诱发癫痫；慢性酒精中毒可引起大脑皮质结构和功能改变，从而使癫痫发作。长期饮酒成瘾者突然戒酒也可以引起癫痫发作。因此，癫痫患者应禁止饮用一切酒类和含酒精的饮料。香烟中的尼古丁可引起脑血管舒缩功能紊乱，可能诱发癫痫。

111.如何对儿童和青少年癫痫患者进行综合管理？

（1）家长应该系统学习和了解正确的癫痫知识。

（2）绝大多数癫痫患儿可以正常上学。可以边治疗边读书。后天教育、智力开发和社会心理因素等是影响智力发育的重要因素，所以癫痫患者应该接受早期教育，与正常健康儿童一样读书学习。但癫痫发作对患儿在学习能力方面有不良影响，家长应多与老师沟通，学校可根据患儿的学习能力安排学习任务，家长应配合老师，帮助患儿完成学习任务。

（3）癫痫发作频繁未得到有效控制的患儿，不宜入学或入托（需医生评估）。

（4）智力确有障碍的患儿应送入特殊学校接受训练和教育。

（5）尽量安排患儿在普通学校就读，有利于患儿各方面发展及健康人格的形成。

（6）营造良好的家庭、学校及社会氛围，培养患儿高度的自尊及独立的意识和个性。告诉孩子癫痫是一种普通疾病，只要坚持规范化治疗绝大多数预后良好，要正确面对疾病，不必对此感到担心、害怕或自卑。

（7）随着年龄的增长，医生和家长应主动向患儿介绍癫痫知识和该病对他们未来的影响。教会他们如何在日常生活、学习应对癫痫发作，保护自己的生命安全，化解由发作带来的恐惧。

（8）家长应着重训练患者自我管理疾病的技能（记癫痫日记、服药、定期看医生等）、基本独立生活技能、健康的生活方式。

（9）家长应重视患者情绪和精神方面的问题，正确应对压力和应激、及时调整情绪等，培养他们的社交能力，这样有利于消除患者的社会孤立感。

（10）不要让患儿有特殊感。要鼓励、关心和帮助，但不过分忧虑或过度保护，让患儿和其他孩子一样健康成长。如果一直生活在溺爱的环境中，会使患儿意识到他与众不同，可能导致患儿以其病作为借口而不去上学或参加集体活动。过分溺爱不仅对患儿有害，而且当癫痫痊愈不再发作的时候会留下心理障碍。

（11）让孩子体验到生活的乐趣。在有预防措施的前提下，帮助并陪伴孩子参加一些适当的游戏和体育运动，如露营、慢跑、散步等，培养兴趣爱好也有利于身心健康。

（12）不要刻意回避或否认患者在青少年期的一些特殊敏感问题，如性、爱情、异性、抽烟、饮酒等。必要时坦诚沟通，并告知与癫痫发作的关系，帮助他们作出理智的决定。

112.如何对成年癫痫患者进行综合管理？

（1）就业方面：给癫痫患者提供相应的职业技能培训，帮助他们寻找和尝试适合的工作。对雇主也要进行癫痫知识教育，消除他们对患者的偏见。

（2）婚育方面：癫痫患者可以结婚并生育，但未来孩子发生癫痫的可能性要高于普通人群。生育前应该做好遗传咨询。最好在癫痫治愈一年后，在专业医生指导下生育。

（3）关于驾驶车辆：对于癫痫未完全控制的患者应该严禁驾驶车辆。

（4）社会关注：癫痫患者多数因受教育程度低、工作技能差、长期服药等原因，需要民政部门、相关社会团体等外来的支助与照顾。

113.如何对成年女性癫痫患者进行综合管理？

（1）女性患者需要特别关注。如激素水平波动会影响癫痫发作的频率，服用的药物可能会影响到生殖功能、妊娠、哺乳和胎儿发育。

（2）对于育龄期的女性，应帮助她们了解适当的怀孕时机、其后代患癫痫的风险、怀孕对发作控制的影响、发作及治疗对胎儿的影响。

（3）女性患者可能患有严重的性功能障碍。

（4）抗癫痫发作药易导致中老年患者骨质疏松，尤其是女性患者。注意多晒太阳、适当运动和补钙。

（5）绝经可能对癫痫发作有影响。

（6）防止出现家庭暴力。

（7）现在研究证实，苯妥英钠、卡马西平、丙戊酸、苯巴比妥和地西泮类有可能引起后代发育迟滞、先天异常、畸形等。因此患癫痫的母亲尽量不用这些药物。当然，患癫痫的母亲所生后代畸形很难区分是药物所致，还是其他包括遗传因素等引起。

114.女性癫痫患者能否怀孕、生育及哺乳？

女性癫痫患者一生中要经历月经、避孕、妊娠、分娩、哺乳及绝经等生理方面的变化。尤其是妊娠和哺乳，因为牵涉到后代的健康，往往会给患者及整个家庭带来极大困惑。随着医学技术的进步，医学界对癫痫女性的避孕、妊娠、母乳喂养、绝经期治疗这些问题都已有一些明确的结论。在癫痫专科医生指导下，癫痫女性不但可以计划生育、顺利生产出健康的后代、安全地进行母乳喂养，也能够度过绝经期。

115.育龄期女性癫痫患者在就诊或复诊时需要向医生特别提供哪些信息？（表17-5）

育龄期女性癫痫患者面临着月经、避孕、妊娠、分娩、哺乳及绝经等生理过程，一些抗癫痫发作药物可能会干扰或影响这些过程，所以患者在就诊或复诊时需要向医生提供相关信息，如是否避孕、使用的避孕方法、有无怀孕打算、性功能问题等，以利于医生在选择治疗药物时参考。

116.癫痫患者是否可以进行体育运动？

癫痫患者通常不愿意或被建议不要参与体育运动与锻炼，主要是因为恐惧、过度保护，以及对与此类活动有关的具体利益和风险的无知。癫痫患者能否进行体育运动与锻炼，主要取决于癫痫发作的控制及自身情况。实际上运动引起癫痫发作是比较少见的。运动过程中的过度换气、疲劳等并不是癫痫发作的诱发因素，相反，定期从

表 17-5　癫痫女性从诊断到妊娠期间的管理

诊断：
详细的病史，包括发作类型、发作频率、危险因素、癫痫家族史、胎儿是否畸形
生育史（如初潮、月经周期）
考虑是否是其他诊断，如非癫痫性发作
行癫痫诊断的基本检查，包括MRI和脑电图
对具有非典型病史的住院患者，服用抗癫痫发作药物前进行监测
为患者选择最适合病情的、致畸风险最小的抗癫痫发作药物
在现有资料中，讨论致畸风险和抗癫痫发作药物的选择
讨论癫痫发作的风险及抗癫痫发作药物的依从性
叶酸起始剂量0.4～5mg/d，联合抗癫痫发作药物服用
严格避孕
妊娠前癫痫病史超过1年：
对抗癫痫发作药物没有效果的住院患者进行监测
准确把握手术治疗的指征
以下情况，考虑更换药物治疗：
致畸性高风险药物，如丙戊酸钠、托吡酯、苯巴比妥
致畸性不明的药物
不能有效控制癫痫发作的药物
2～4年都没有癫痫发作的患者考虑不再服用抗癫痫发作药物
癫痫发作控制好的患者适当减少抗癫痫发作药物的剂量
1年至少两次检测药物治疗浓度
讨论如何平衡抗癫痫发作药物的药物风险以及妊娠期间癫痫发作的风险
探讨妊娠前有效控制癫痫发作的最小药物剂量，妊娠期间可做调整
继续服用叶酸
严格制订怀孕计划
妊娠前癫痫病史超过1年：
对抗癫痫发作药物控制癫痫发作没有效果的住院患者进行监测
监测药物治疗浓度（理性谷值浓度），建立理想药物治疗浓度
选择合适的患者进行基因筛选或咨询
制订怀孕计划：
出现怀孕迹象时第一时间通知医生
患者应被告知，妊娠期间应更为频繁地监测抗癫痫发作药物浓度，至少每4周一次
根据妊娠不同时期，不同的癫痫发作类型，调整抗癫痫发作药物水平
开始服用产前维生素和0.4～5mg/d剂量的叶酸
围孕期和受孕后：
确认患者正在服用产前维生素/叶酸
制订怀孕计划
当治疗效果大于治疗风险时，可调整或降低药物剂量
选择合适的患者进行基因筛选：
基因咨询
20周时行靶向超声检查

事体育锻炼和运动对癫痫患者有积极的影响，包括增强自尊、融入社会化和改善长期身体健康。所以，如果发作控制良好，应鼓励患者适当参与一些非对抗性或不剧烈的运动或锻炼项目，不仅有获益甚至可以作为癫痫的辅助治疗。实际上，癫痫患者从事这些活动时，受伤的风险并不比正常人高，出现严重意外的风险也不大。当然，并不是说所有的患者，在所有时刻的运动都是绝对安全的。为了保证患者安全运动，最好与专业医生沟通，在医生作出全面评估后再决定。要听从专业医生的判断与建议。

117.癫痫患者在娱乐和体育运动时的注意事项

癫痫患者的娱乐和运动应根据患者的自身情况及癫痫控制程度来决定。如果发作没有得到完全控制，可以选择一些非接触或半接触性质的低风险运动，如太极拳、气功、步行、慢跑、跳舞、排球、网球、乒乓球、有人陪伴的游泳等。实际上，癫痫患者从事这些活动时，受伤风险并不比非癫痫患者高，出现严重意外的风险也不大。如果最近至少有3个月无发作了，可以考虑中等风险的运动，如篮球、足球、骑车、体操等。如果已有一年以上无发作，理论上可以考虑高风险的活动，如滑雪、攀岩等。但一般不建议

患者从事高风险运动和极限运动，无论发作控制得如何好。对于骑马、登山或划船等运动也应谨慎。因为从事这些活动需要注意力高度集中，稍有闪失就会导致严重伤害。建议在从事上述体育活动前咨询医生，自己权衡利弊后再做决定。

118.癫痫患者外出旅游注意事项

（1）外出旅游前应与治疗医生进行沟通，做好必要的准备工作。

（2）身体状况稳定，癫痫得到很好控制的患者，完全是可以外出旅游的。

（3）需要有了解患者病情并懂得癫痫护理或救护知识的人员陪同。

（4）尽量选择和自己长期生活居住地环境差别不大的地方，不到严寒、炎热、高原缺氧环境、温差大、远离城市的偏僻地区等地方。以免因环境、饮食、睡眠等因素变化而发生疾病继而引起癫痫发作。偏僻或偏远的地方不方便救治。

（5）根据具体情况，可以选乘汽车、火车或飞机等交通工具。

（6）尽量带上自己的病历资料、病情证明，有利于特殊发作时的救治。携带足量常服的抗癫痫发作药物（可携带2份并分开存放，以免遗失），当行程延误时保证有充足的药物，按时按量服药。并适当准备一些癫痫急救药品（如可以

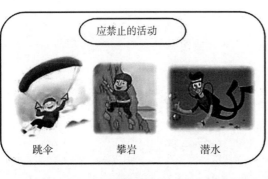

应禁止的活动

跳伞　　攀岩　　潜水

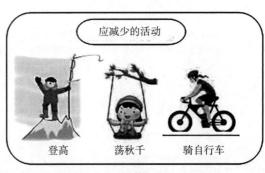

应减少的活动

登高　　荡秋千　　骑自行车

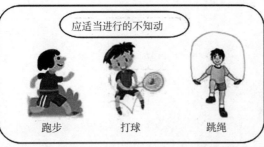

应适当进行的运动

跑步　　打球　　跳绳

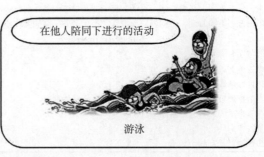

在他人陪同下进行的活动

游泳

直肠给药的水合氯醛和地西泮；可以肌内或静脉注射的地西泮、苯巴比妥、咪达唑仑等。注：这些药物仅供医护人员抢救时使用），以备万一发作之用。

（7）饮食要规律，不可过饥、过饱，少吃刺激的食物，不可过量饮水，保证良好的睡眠，切忌过度疲劳或兴奋。

（8）旅游过程中如遇发热、腹泻等疾病应及时到当地正规医院就诊。

（9）避免过山车、蹦极等容易使大脑过度兴奋的惊险刺激的游戏及娱乐项目，尽可能不去如山崖、河边等一些相对危险的地方，以免发生意外。

（10）每次旅游的时间不要太长。根据患者的自身情况，尽量控制在3天左右。

（11）可咨询医生在不同的时区该如何安排服药时间。

（12）条件允许的患者可佩戴医疗警示装置，如癫痫手环等。

119.为什么癫痫患者要少看电视或少玩电子游戏？

癫痫的本质是脑部神经元异常放电所导致的一过性脑功能异常的脑部疾病。而电视画面、电子游戏画面、电脑画面等都含有不同频率的光刺激，长时间使用容易导致大脑过度疲劳，更有可能刺激大脑的中枢神经系统，引起大脑神经元的异常兴奋，从而诱发癫痫发作。儿童和青少年是光敏性癫痫的易感人群，屏幕上的各种几何图形或闪光都能引起患儿惊厥发作。因此，对于癫痫患者，每次无论是看电视还是玩游戏的时间尽量控制在30分钟以内。每天看电视和上网玩游戏的次数也不能太多。家长、老师或看护者要加强对癫痫患者的监督、看管和引导，多做一些有益而且适当的户外活动、多看些有益于身心的书籍等，以减少癫痫发作。

120.癫痫患者如何正确使用手机？

手机在使用的过程中会发出电磁波，它们比正常空间的电磁波强，这些电磁波围绕在使用者的大脑周围，质量不好的手机产生的电磁波甚至超过空间电磁波更多，如果手机通话时间过长、次数过多，大脑周围的电磁波，可能会诱发脑部神经元异常过度放电，加上手机画面的闪动可能

引起大脑枕叶放电，二者叠加，严重的会诱发癫痫发作。因此，癫痫患者应尽量避免长时间使用手机上网玩游戏或频繁长时间使用手机通话。

121.如何正确认识癫痫与工作和生活的关系？

癫痫是一种发作性的疾病，什么时候发作并没有规律可循，预测癫痫发作就像地震预报一样困难。因此，癫痫患者或家人常常生活在担心和恐惧之中，癫痫患者的活动也受到严格控制，有的影响到他们的工作、学习及生活。其实，绝大多数癫痫患者在发作间期与正常人一样，一般不具危险性的工作都能胜任。癫痫对患者的工作、学习及生活的影响并不大。社会需要各种各样的劳动者，癫痫患者虽然不能成为飞行员、驾驶员，但他们完全可以上学，包括上大学、读研究生，也可以成为教师、工程师、医生、律师或做其他工作。癫痫患者也可以结婚，生儿育女，像其他正常人一样生活。儿童癫痫患者，可以像其他孩子一样上学、聚会、打球、旅游等，但参加有危险性的活动，如游泳、登高则应有成人在身旁监护。

122.癫痫患者不能从事哪些工作？

癫痫发作时可能有意识不清、精神障碍或跌倒等，因此癫痫患者一般不能从事以下工作，如厨师、操作机器、驾驶、高空作业、水中水上作业、夜班值班、电工、警察、飞行员、军人、外科医生、护士、助产士、监狱工作、专职照顾婴幼儿、接触高温或易燃物体、体育教练等。

123.癫痫患者和家人可以利用哪些社会资源？（表17-6）

（1）患者支持组织

1）中国抗癫痫协会（CAAE）：是国家级专业协会，是由致力于癫痫治疗、预防与控制各方面的专家学者等自愿组成的全国性的社会团体。能为患者、家属和社会有关方面提供癫痫防治专业知识和就医、康复、劳动就业、教育等方面的咨询服务，积极维护患者的合法权益。

2）CAAE的癫痫病友会（CBE）：其主要目的是为癫痫患者服务，提高癫痫患者及其家属的生活质量、减轻家庭及社会负担。

3）全国各个省市的抗癫痫协会：如北京市

表 17-6　国内外癫痫相关网站

名称	国家及地区	网站
中国抗癫痫协会（CAAE）	中国	http://www.caae.org.cn/
CBE癫痫病友会	中国	http://www.caae.org.cn/
国际癫痫病友会（IBE）	全球	http://www.ibe-epilepsy.org
国际抗癫痫联盟（ILAE）	全球	http://www.ilae-epilepsy.org
癫痫基金会	美国	http://www.epilepsyfoundation.org
癫痫在线	美国	http://www.epilepsy.com

抗癫痫协会、湖北省抗癫痫协会等。

4）国际癫痫病友会（IBE）：是国际范围的病友会组织。主要处理与癫痫相关的社会相关问题，如教育、工作、福利、驾驶权限、生活质量等。

5）国际抗癫痫联盟：为患者及家属提供包括中文在内的多种语言版本的教育资料。

（2）媒体/互联网：但要注意鉴别信息的真实性和科学性。因为有些媒体传播了癫痫发作的负面信息，加重了公众的偏见和患者的羞耻感。还有些通过媒体宣传的各种不正规的治疗手段骗取患者的钱财。

（3）其他支持项目和社区服务：现在国内一些地区开展了改善癫痫患者生活质量的支持项目和社区服务，都可以为患者及家人所利用。

（4）全国各地的大型正规医院里的癫痫中心、癫痫专科医生、神经科医生（包括一些儿科、神经外科）等都可以为患者及家人提供规范合理的帮助。

124.如何照顾小儿癫痫患者？

（1）根据患儿的智力水平制订训练计划，让其学习和掌握必要的技能，培养其独立生活能力。

（2）尽量让孩子体验到生活的乐趣：在有预防措施的前提下，要允许孩子参加一些适当的体育运动。增强其社会适应能力，帮助患儿摆脱抑郁或孤独情绪。小孩在浴盆中时，应该对其密切监控，大孩子洗澡时，浴室门不要锁闭，盆中水要浅一些。不要让患者单独一人在浴盆洗澡或洗淋浴。尽量不要去游泳或在有人陪护时在较安全的地方游泳。

（3）不要让癫痫患儿有特殊感：不过分溺爱，让孩子了解自己所患疾病，知道如何保护自己，发作时如何求得他人的帮助。让孩子明白坚持按医嘱服药治疗的重要性。纠正孩子对疾病的错误认识，不要担心因患儿发脾气会引起癫痫发作而对其过度让步。促进其健康地成长。

（4）营造良好的氛围：使孩子健康成长。

（5）搞好家庭环境，避免一切诱发癫痫发作的因素，尤其要预防各种感染引起的发热。体温超过38℃时，可诱发热性惊厥。发热腹泻或呕吐时，患儿饮食减少，水、电解质紊乱也可诱发发作。

（6）要正视现实，做好长期治疗的思想准备，保持精神愉快，树立战胜癫痫的信心。

125.癫痫患者智力低下表现在哪些方面？

癫痫患者智力低下表现在以下各个方面：注意力不集中、定向力差、学习能力下降、思维迟钝、记忆力下降、理解（计算、分析、判断）能力差。

126.癫痫患者认知功能低下的原因有哪些？

（1）病因的影响：有的癫痫患者有先天性代谢异常性疾病或合并大脑发育不良，癫痫只是其病理改变的外在表现，本身就有智力差的表现。如一些较小年龄起病的癫痫综合征：婴儿痉挛症、LGS等。

（2）癫痫类型：不同类型的癫痫对认知功能的影响也不同，特发性癫痫，如儿童良性癫痫、失神癫痫常常对认知没有影响，而癫痫性脑病绝大多数都有认知障碍。

（3）癫痫发作的影响：癫痫发作可引起大脑皮质神经细胞不可逆的损害，从而导致患者智力低下。现在研究认为一次发作可能引起数小时至数天的认知功能下降，而且这种下降的认知功能有可能不能完全恢复到原来的水平。癫痫发作频率越高、持续时间越长、发病年龄越早，对认知的损害就越大。其中全身强直-阵挛发作对认知功能的损害最为明显，其次为复杂部分性发作和由部分性发作继发全身强直-阵挛发作，伴语言功能损害明显。小孩大脑发育不成熟，更容易受损。当然，不同部位的癫痫放电会有不同形式的认知功能损伤。

（4）精神压力的危害影响智力：由于人们对癫痫病的认识不足，甚至对癫痫患者产生偏见或恐惧，进而歧视癫痫患者或他们的家人，这就给癫痫患者及其家人带来了巨大的精神压力。可能会产生焦虑、抑郁等严重后果，最终影响到患者的认知功能。

（5）抗癫痫发作药物的影响：目前所使用的抗癫痫发作药物除了苯巴比妥影响患者的操作智商外，其他药物对智商并没有影响。但对患者的认知功能还是有或多或少的影响。其中包括注意力、言语记忆、情景记忆、空间结构记忆、词语学习能力、抗干扰能力与精神运动速度等方面。

127.如何防治癫痫患者智力下降？

（1）做好遗传咨询、产前保健等，做到优生优育。避免一些难治性癫痫综合征的出现。对于颅内感染、脑卒中、脑外伤等，要尽早治疗原发病，消除病因。

（2）正视疾病，积极面对现实，到正规的医疗机构求医。最好到癫痫专科、神经内科就医。及早确定是否是癫痫，是哪种发作类型。

（3）尽早合理正规治疗。及早控制发作，减少智力障碍发生的可能。

（4）选择合适的抗癫痫发作药物，尽量选择对认知功能影响小的药物，如新型抗癫痫发作药物。尽量单药治疗。

（5）做好心理辅导，减轻心理压力。让患者在工作、生活、学习等方面受到平等、公正的待遇，纠正社会偏见和歧视，让他们和正常人一样工作、学习和生活，增强战胜疾病的信心。

128.癫痫患者开始服用抗癫痫发作药物后出现认知功能下降，一定是药物的副作用吗？

抗癫痫发作药物是通过抑制中枢神经系统的兴奋性来达到控制癫痫的，患者服用抗癫痫发作药物后多数都会有一过性的认知功能下降。但此时的认知功能下降除了药物的影响外，有可能是引起癫痫的基础病变进展所致；也有的与患者的焦虑或抑郁等心理障碍有关。需要引起注意的是，抗癫痫发作药物所导致的认知损害撤药后可逐渐恢复，但这对于学龄期的青少年来说依然有不可挽回的损失。

129.癫痫对患者造成的不良心理影响表现在哪些方面？

（1）抑郁：癫痫患者常心情压抑，若长时间得不到缓解，可能形成比较严重的抑郁症。不仅影响治疗效果，也可诱发癫痫。

（2）孤独：癫痫患者可能在工作、学习和生活等方面都会受到一些限制，不能和正常人一样生活，于是便陷入孤独，不愿参加集体活动。

（3）自卑或悲观：一方面，因为癫痫发作不分时间、不分地点、不分场合，尤其是在公众场合及同学、同事面前发作，患者容易产生自卑；二是社会压力，生活在患者周围的人，有意无意之间会给患者造成心理伤害，同时社会歧视也会给患者造成精神负担，有的患者家人或周围的人对患者的过分照顾、保护，也会使患者受到极大的心理创伤，另外长时间的治疗也会对患者身心造成严重影响，动摇其战胜疾病的信心，可能产生悲观情绪情绪。

（4）愤怒：癫痫是一种需要长时间治疗的疾病，病情易反复，存在社会歧视、工作难找、经济困难等问题都会让患者产生愤怒情绪。

130.癫痫患者的病耻感（羞耻感）是怎样产生的？

癫痫是一种非常古老的慢性疾病，由于远古时代人们不认识癫痫这种疾病，把癫痫发作时的表现误认为是恶魔侵入人体所致，是对一个干了坏事的人的惩罚，治疗上求助于巫医。因此，人们把癫痫看作是一种肮脏的疾病，并厌恶和歧视癫痫患者及其家人。到目前为止，在世界各国都存在不同程度地误解和歧视癫痫患者的现象。

一般情况下，患癫痫一段时间以后，患者都会因为人们对疾病的误解和错误观念而对自己患有癫痫感到羞耻，从而产生一系列不健康的心理问题，继而影响到治疗和预后，这就是癫痫患者的病耻感。病耻感包括三个层面的内容，即内在病耻感，是患者自身对疾病的羞耻感；人际间病耻感，是与他人交往时产生的，包括与家庭内和家庭以外的人交往时的病耻感；社会制度病耻感，是指面临整个社会的制度时所产生的病耻感。病耻感与癫痫的发作次数和患者的癫痫知识相关。要减轻患者的病耻感需要从病耻感的三个层面入手，首先要增加患者对自身疾病的认识和了解；提高家庭及社会公众对癫痫疾病的认识，增加人们对癫痫知识的了解，减少误解，改变社会对癫痫患者及家人的态度和行为；在社会层面上，加强对癫痫规范化的诊断和治疗，对有不良心理的患者及家人进行及时的干预；在社会制度方面，需要立法，并对涉及患者的婚姻、驾车、保险等权利法律作出必要和合理的改进，从而减少患者及家人的羞耻感。

131.癫痫患者的不良心理或情绪有什么危害？

当癫痫患者出现不良心理或情绪时，可能影响其睡眠、进食、治疗等，这会导致癫痫发作，此时药物也不能发挥出最大的治疗效果，而药物效果不好又会加剧患者的担心和恐惧，继而形成恶性循环，疾病久治不愈而成为难治性，有的甚至厌世自杀。所以，患者、家人及其医护人员平时应注意患者的心理或情绪，力争做到早发现、早处理，以免带来更大损失。

132.癫痫患者减轻心理压力的方法有哪些？

（1）当环境要求超过一个人的适应能力，导致其心理和生理上发生改变时便会产生压力。癫痫患者的压力来源客观上与威胁相关的事件或经历有关，可以是身体的（如疾病影响）、心理的（如对癫痫的恐惧和悲伤）或环境的（如社会歧视与不公）。大多数患者报告的压力是心理上和社会性的。

（2）部分癫痫患者认为压力是他们首次发作的原因。可见压力是癫痫患者最常见的发作诱因。目前已有大量证据显示慢性压力可加重癫痫，在某些患者甚至可能是癫痫的致病因素之一。

（3）压力存在于生活中，往往源于非可控因素，所以压力的治疗主要依靠心理治疗恢复对情绪的控制，以及下调生物反应机制。压力是普遍存在的，但不同的来源、体验和对不同治疗的接受度受文化的影响。癫痫患者减轻心理压力的方法有认知行为疗法；生物反馈疗法；练瑜伽；接受和承诺疗法；适当的药物治疗。

（4）克服病耻感和自卑感。要认识到癫痫跟高血压、糖尿病一样是一种慢性脑部疾病，既不传染也不会影响他人，跟人格和道德品质也没关系，可向周围的同学、老师、同事、工友等诉说自己的病情，这样当癫痫发作时可得到他人的理解和帮助，也可消除人们对癫痫患者抱有的神秘感。增强责任心，学会自己照顾自己，积极配合医生的治疗，避免生活中已知的诱发因素（如熬夜、长时间上网玩游戏、大量饮酒等）。参与适当的工作和体育运动，积极参加当地组织的病友会活动，多与病友交流，消除社会孤独感。

133.癫痫患者应保持什么样的心理状态？

（1）接受现实，正视疾病。癫痫本身是一种慢性脑部疾病，它和高血压、糖尿病一样，是一种需要长期治疗的慢性疾病，但其治疗周期比一般的慢性疾病要短，治愈率较高，预后较好。治愈后会和正常人一样，不会影响到正常的生活和工作。癫痫患者既不肮脏也不是思想品德有问题。随着医学技术的进步，癫痫的诊断和治疗已经取得了巨大进步，绝大多数患者能够得到控制或治愈。所以，患者及其家人要对癫痫有一个基本的了解，在学习、工作和生活中尽量考虑到患者的具体情况，为患者创造良好的环境，坚持长期规范化治疗。

（2）主观上不要把自己当成一个患者或有缺陷的人，学会与疾病相处，只要病情许可，无论干什么事都要积极主动。敞开心扉与他人交流，诚恳接受他人的帮助，不要产生逆反心理，克服自卑心理。

（3）必须经常参加正常的集体或社交活动，并在活动中充分展示自己的才能，培养与他人交往的技巧，增强社会适应能力。良好的人际关系更有利于癫痫的康复。

（4）保持情绪稳定，避免一些可能引起自己情绪波动的环境或场合。

（5）对于儿童或生活不能自理的成人患者，家人或陪护者要多给予关心和帮助，建立一个温馨的家庭环境，有利于患者身心健康及疾病的恢复。

134.为什么要对癫痫患者进行认知功能测定和神经心理评估？

约50%的癫痫患者在诊断癫痫之前和确认首

次发作之前，就有认知、精神心理或学业问题。在开始药物治疗前对患者进行认知功能测定和神经心理评估，一方面可对患者的相关异常进行提前判断、纠正或治疗，另一方面有利于判断药物治疗后认知下降是否为药物的副作用所致。在药物治疗过程中，常规或适当的神经心理监测和评估，常可使药物的不良反应明显减少。同时，良好的家庭氛围更有利于患者治疗和康复，对某些治疗效果不好，家庭氛围差的癫痫患者的家人进行综合性神经心理评估和必要的纠正或治疗，也是患者康复过程中一个不可忽视的重要环节。目前，标准神经心理学评估已经成为癫痫临床管理中诊断和效果控制的关键工具。

135.癫痫诊疗中心的作用有哪些?

癫痫是一组具有发作性特征的神经系统疾病，病因复杂、临床表现多变、诊断困难。癫痫的治疗手段多样，临床诊疗非常专业化，且涉及多个学科，因此通常会由多科专家组成诊断治疗组为患者提供综合治疗服务，此即为癫痫中心。癫痫中心的作用主要体现在以下几个方面。

（1）能够提供专门针对癫痫疾病的专科健康照料。比如对癫痫及其共患疾病的早期诊断能力、规范化的治疗能力及向患者及家人、照料者提供关于上学、就业、婚育等方面的指导能力。

（2）专业化的癫痫健康教育网站（或QQ群、微信群等），对社会大众、癫痫患者及照看者提供专业的、及时的、正确的癫痫相关知识。

（3）进行癫痫临床研究、收集和分析医疗质量、疾病转归和社会服务的数据。以便总结经验，更好地为患者及家庭服务，也为政府制定相关政策提供重要参考。

（4）为癫痫专业从业人员（如技术员、护士、内科医生、研究人员）提供实时教育和培训机会，特别是对其他医疗机构和社区服务人员进行不间断教育，使他们获得有关癫痫诊断、治疗、社会支持等方面的知识和技能。

（5）加强癫痫中心与基层医疗机构的合作，通过电视医疗、远程会诊、其他模式使癫痫专业医疗覆盖农村和医疗落后地区。

136.医院癫痫门诊的服务内容有哪些?

（1）确定诊断：医生会根据患者或家人提供的发作情况，结合查体及脑电图检查，确定发作事件是否是癫痫、癫痫发作类型及癫痫能否归为某类癫痫综合征。

（2）查找癫痫的原因：主要根据头部影像学及各种化验检查或遗传性检查。

（3）确定治疗方案：医生会根据患者的具体情况结合患者及其家人的愿意明确治疗方案及随访计划。

（4）筛查诊断不明、治疗效果不好的患者住院进一步检查和治疗。

（5）接受随访患者：由于癫痫患者需长期服用药物，难免会在用药依从性方面出现误解，导致自行减药、停药、换药或漏服药物的现象。医生应多向患者及家人做癫痫知识宣教，及时发现错误。通常首次就诊后可根据具体情况，2周复诊1次，共2次；4周复诊1次，共2次；之后3～6个月复诊1次。但对诊断不清、发作控制不佳或容易出现药物副作用的患者可每2个月复诊1次。3～5年无发作后可考虑减停药物，直到停药后随访1～2年无发作，此时可考虑终止随访。住院出院之后、手术治疗之后的患者均需要定期随访。癫痫发作控制不佳或一些癫痫综合征患者，可能无法减停药物，需要长期随访药物治疗。

（6）提供抗癫痫发作药物咨询服务：为患者及其家人提供抗癫痫发作药物相关的具体问题咨询，如服药方法、服药时间、药物副作用、注意事项等。

（7）患者及其家人心理和社会生活指导：包括上学、就业、工作、生活等方方面面的事情。

137.哪些癫痫患者需要住院治疗?

通常情况下绝大多数癫痫患者仅需要在门诊检查、治疗和随访，不需要住院治疗。但以下情况需要住院：

（1）新发生的癫痫：第一次发生癫痫时患者及家人都比较担心，感到恐慌，或是有一些急性严重疾病，住院治疗有利于排除这些严重疾病、确定或排除癫痫，完善疾病诊断。

（2）癫痫患者出现癫痫持续状态的时候：癫痫持续状态是神经科常见的急危重症，致残率和死亡率都比较高，需要紧急救治。及时规范的控制发作和系统全面的生命支持，可防止因癫痫发作时间过长导致的不可逆的脑损伤和重要脏器功能损伤，成为改变癫痫持续状态不良预后的关键。连续的脑电监测可指导治疗并发现非惊厥性癫痫持续状态。

（3）有脑病或全身严重疾病的患者。

（4）发作频繁或癫痫连续发作的患者，需入院快速控制发作，发作控制或缓解后出院。

（5）确诊比较困难的患者，有时需要住院观察或进行录像脑电图监测，获取足够可靠的信息，确定诊断后可以出院。

（6）需要做术前评估的患者。

（7）其他特殊情况，如妊娠初期或后期担心癫痫发作的患者。

138.新发癫痫患者的就诊流程

癫痫是一个专业性很强的疾病，临床诊疗非常专业化，多数需要包括神经科或癫痫医生在内的多学科合作。大部分新发癫痫患者在当地大型综合医院正规的神经专科（包括神经内科、神经外科或儿科神经专业）或癫痫中心就能得到合理、有效的治疗。少数药物难治性癫痫患者需要到较大的癫痫中心进行会诊、评估，进一步明确诊断、分型及病因等。因此新发癫痫患者的就诊流程一般是，患者首先到当地正规医院或癫痫机构就诊，若疗效不好或诊断不明，应先跟诊治的医生沟通，需要到上级医院就诊的，应当在当地医生的推荐下前往目标医院，避免盲目就诊，以免听信广告上当受骗，延误治疗。尤其是现在互联网比较发达，网络上充满着各种各样的虚假医疗广告，这些广告提供一些虚假的医院或医生信息、推荐一些看似高科技的药物或治疗手段，其实都是为了骗取患者信任，继而骗取钱财。实践证明患者只有到正规医院找正规医生就诊，拒绝服用成分不明或不规范的药物才有可能获取最好的治疗效果。

139.如何做到在就诊时能从医生那里获取更多的医疗信息？

（1）在见医生之前，提前写下您本次就诊所需要解决的问题。

（2）在和医生会面期间尽量做好记录。

（3）确保在离开医生时获得了如何服用药物的明确说明。

（4）带上一个家庭成员或是一个亲近的朋友和您一起去见医生。这样可以有人帮您做笔记，

以保证您得到清单上所有问题的答案。

（5）如果觉得自己有不明白的问题就提出来。也可以在离开医院前反复进入诊室询问，一直提问直到您理解了答案为止。因为癫痫的治疗非常复杂，医生也愿意患者提问题，这样才更有利于疾病的治疗。

（6）离开时最好获取医生的相关信息，如上门诊的时间、平时工作的地点、联系方式（包括电话、微信等）。

（7）想想如果您到家了还有问题该怎么办。

140.中药治疗癫痫时要注意哪些问题？

（1）目前研究证实，中医药在癫痫治疗方面具有一定的辅助作用，但现在还不能作为一线治疗方法。

（2）用药时要注意选择有足够研究证据证明有效性和安全性的中药，服用的中药必须是正规医院开具的，而不是来自江湖郎中的祖传秘方、偏方等。

（3）要注意中药中添加西药的情况。目前抗癫痫中药制剂里面添加西药的情况比较多见，这样很容易引起严重的不良反应，是一种不规范的治疗。

（4）要注意有些中药可能会影响抗癫痫发作药物的作用。有些中药会对正在服用的抗癫痫西药产生影响。例如，含有咖啡因、麻黄碱成分的中药会影响抗癫痫发作药物的作用而导致癫痫发作。因此，对于正在服用西药治疗癫痫的患者，在服用中药治疗之前，必须告知医生当前服用的抗癫痫发作药物，以免造成药物相互作用，诱发癫痫。

（5）其他如中药"埋线""头皮埋铁块""吃灰""喝圣水"等都是无效的，甚至会导致发作。

（6）各种无效的治疗方法不仅浪费患者的钱财，损害患者健康，更重要的是延误病情，使癫痫迁延难愈，甚至造成患者残疾或死亡。

141.患者服用抗癫痫发作药物后头晕、行走不稳是什么原因？

有的患者在初始服用抗癫痫发作药物治疗后头晕、行走不稳、肢体颤抖、语言不清、眼球震颤，这是共济失调的表现，可能与药物起量过大或加量过快引起患者抗癫痫发作药物中毒有关。临床上常用的抗癫痫发作药物在药物过量时基本

都有共济失调现象（有的新型药物除外），特别是服用所谓的"纯中药""祖传秘方"的患者，因为这些"药物"中都含有各种地西泮、苯巴妥、氯硝西泮、卡马西平、苯妥英钠等能够有效治疗癫痫但副作用较大的西药成分，用量过大或服用时间长了都会药物中毒。

142.癫痫能治疗吗？癫痫是否会伴随终身？

对于绝大多数的癫痫患者来说，癫痫并不是不治之症，而是一种可能迁延数年的慢性脑部疾病。癫痫患者如果诊断明确、分型正确、药物选择合理，经过规范化治疗，约70%的患者的发作可以得到控制，其中60%患者在经过2～5年治疗可以尝试减停药物，也有部分患者停药后复发。有些患者即使经过规范化治疗其癫痫发作仍然未获完全控制，称为药物难治性癫痫，可以考虑手术治疗、神经调控及生酮饮食等治疗方法。总之，治疗效果还是比较满意的。当然也有少数大脑发育异常或后天遭受严重创伤的患者其癫痫可能持续很长时间，甚至会伴随其终身。

143.治疗癫痫有特效药吗？

治疗癫痫没有特效药。因为任何一个癫痫患者选择药物的依据是其癫痫类型、性别、年龄、经济状况等，只有适合的药物才是最好的药物，而每个患者的具体情况不一样，能控制李患者的药物不一定能治疗王患者，所以对所有癫痫患者来说并没有一个共用的特效药。

同样，所有的抗癫痫药，包括中药，都有副作用。患者及其家人应该正确对待药物副作用和癫痫发作二者之间的关系。如果只是因为担心药物的副作用而不服药或自行停药，癫痫发作会带来更大的伤害。实际上药物的副作用并不是人们想象的那样可怕，一些副作用虽然在药物说明书里标示为常见，但并不意味着它一定会发生在每个患者身上。很多患者在服药过程中很少甚至从未出现过副作用。只要坚持规范服药，既可以控制发作，又不致有明显的副作用，这样对学习、工作和生活都有好处。开始服用一种新药时可能会感到疲乏、困倦或轻度不适，这些副作用常常会随着身体对药物的逐渐适应而消失。每一种药物都会有相应的副作用，应向医生询问有关事宜，力争达到既能控制病情又能回归正常的学习、工作和生活。

144.如果药物不能控制癫痫发作该怎么办？

（1）到癫痫诊疗中心接受治疗：癫痫病因复杂、临床表现多变、诊断困难。其治疗手段多样，临床诊疗非常专业化，且涉及多个学科专业，规范的癫痫诊疗中心有专业的癫痫内科医生、癫痫外科医生、神经心理医生、神经电生理医生、癫痫护士及其他癫痫保健专业人士等，这些专家会帮患者找到最合理的治疗方式。

（2）使用未使用过的传统抗癫痫发作药物或新型抗癫痫发作药物：有些传统抗癫痫发作药物抗癫痫效果很好，只是副作用大些，新型药物药物副作用小，相对安全。

（3）手术治疗：对于药物难治性癫痫患者来说，30%～50%的患者可以通过外科手术使发作彻底消失或得到有效的控制。

（4）神经调控治疗：对于不适合外科切除性手术或不接受开颅手术、且药物难以控制发作的癫痫患者，可接受神经调控治疗，如VNS、DBS、耳迷走神经刺激等。

（5）特殊饮食疗法：如疗效肯定的生酮饮食，改良的阿特金斯饮食或低血糖饮食。这些饮食疗法需要在癫痫专家、营养师和护士的指导和允许下进行。在饮食治疗的过程中抗癫痫发作药物依然要继续服用。

（6）控制好诱因：在药物诊疗的同时需要控制好癫痫的诱发因素。

145.外科手术治疗能不能根治癫痫？

手术治疗癫痫的原理是通过手术来抑制或破坏异常放电的致痫灶和传导这种电活动的神经通路。对于药物难治性癫痫患者来说，30%～50%的患者可以通过外科手术使发作彻底消失或得到有效控制。如果能够精确定位致痫灶，甚至可以使70%左右的患者手术后癫痫发作完全停止。但因为，癫痫种类繁多，病因复杂，不同的年龄阶段其病因各异，手术效果差异很大；即使同一类型的癫痫，病因不同，预后也不一样。所以，很难用"根治"这一概念来量化癫痫治疗效果。不过，目前癫痫患者的治疗结果都还比较满意的。近年来，随着新的癫痫概念的提出，"治愈"癫痫已不是一件困难的事，很多患者是可以达到"治愈"标准的，尤其是小儿患者，"治愈"率还是比较高的。患者及其家人应该对治疗抱有信心。同时，癫痫是一种慢性疾病，治疗周期漫长，也要对治疗过程有耐心。

146.哪些癫痫患者适合手术治疗？

到目前为止，药物治疗仍然是癫痫患者首选的治疗方法。经过规范的药物治疗，70%～80%的患者能达到良好控制发作。但对于那些难以用药物控制的难治性癫痫患者或不适合用药物治疗的患者可考虑手术治疗。

在下列情况下应征求医生的意见考虑是否手术：

（1）药物难治性癫痫：诊断十分明确，在规范、合理地使用2～3种一线抗癫痫发作药物，经过2年以上正规治疗，仍不能控制癫痫，每月发作在1次以上，且影响患者的日常工作和生活。

（2）症状性癫痫：应用先进的神经影像学技术和电生理监测技术，能明确引起癫痫发作的致痫灶。这些病变可以是先天性的，也可以是后天获得性的；可以是单个病灶，也可以是多个病灶。可以考虑手术治疗。

（3）特殊类型的癫痫综合征：如内侧颞叶癫痫、有明确病灶的新皮质癫痫及婴幼儿期适合半球切除的癫痫类型，如偏侧抽搐-偏瘫综合征、一侧弥漫性皮质发育不良、Sturge-weber综合征和Rasmussen脑炎等，因为频繁的发作间歇期和发作期的癫痫放电明显影响发育中的中枢神经系统，再加上发育期的脑组织有很大的可塑性，积极的外科手术不仅可减轻或控制癫痫发作，还可为患者的神经发育赢得宝贵的时间，降低患者远期的神经功能障碍。

（4）其他：治疗的药物浓度很高，已给患者带来比较严重的不良反应或患者因为各种原因不能口服药物时，也可考虑手术治疗。

147.哪些癫痫患者不适合手术治疗？

癫痫不适合手术的情况主要包括患者不适合手术、不能耐受手术或患者及家人不同意手术这3个方面。当然禁忌证并非绝对，伴随癫痫医学科学的进展，能够进行手术治疗的领域还在不断拓展。目前应掌握的手术禁忌证主要包括：

（1）有进展性神经系统变性疾病或代谢性疾病者。

（2）合并严重的全身性疾病者。

（3）合并有严重精神障碍（如偏执狂、忧郁症、精神分裂症等）、严重的认知功能障碍者（如智商低于60）。

（4）由于身体某些器官问题和（或）营养状况不能耐受手术者。

（5）确诊为良性癫痫患者。

（6）患者及其家属不同意手术。

（7）有的癫痫患者仅在夜间发作，对日常工作生活影响不大，可以考虑先不做手术。

（8）患者有多个癫痫灶，也不适合手术。

（9）切除这个病灶后可能会留下严重的合并症。

148.癫痫患者的手术时机

（1）对于药物难治性癫痫患者，在经过规范化地应用正规的抗癫痫发作药物治疗后2年以上，发作仍然不能控制，可考虑做详细全面的术前评估，有手术指征者，可尽早手术。

（2）对于有脑内占位病变伴癫痫的患者，如患有海绵状血管瘤或低级别的胶质瘤，是手术的适应证，可尽早手术，尤其是可能导致癫痫的一些小的、局灶病变，手术后效果可能更好。

（3）对于婴幼儿和儿童，特别是顽固性癫痫影响脑的发育、致残的，如果有手术适应证，应提早手术、越早越好（现在认为年龄小并不是手术禁忌）。这样对其大脑发育的影响能够降到最低。

149.现在我国外科手术治疗癫痫的现状如何？

现在我国有近1000万癫痫患者，近5年内有发作的活动性癫痫患者约600万，约30%的患者药物治疗效果差，这一部分患者需要手术治疗。也就是说，约有180万癫痫患者适合手术治疗。但实际上，绝大多数可通过手术治疗而获益的患者并没有接受手术治疗。一方面与癫痫手术治疗在全国开展并不普及有关，另一方面是患者及其家人对手术治疗癫痫的认识不足，其他还有如患者获取治疗信息渠道不通畅、经费、疗效、护理、医保等方面的问题。其实，目前世界上比较成熟的癫痫外科手术方式，我国都能常规开展。相信随着患者及其家人获取治疗信息渠道的通畅，对外科治疗癫痫认识程度的提高，诊断和治疗技术的进步及普遍开展，可能会有更多的癫痫患者通过外科手术治疗而获益。

150.手术治疗癫痫过程中，医生是如何做到对癫痫灶"精准定位"的？

就像我国的北斗导航技术一样，利用卫星定位系统来确定位置和显示行车路线，现在在多模态影像融合导航指引下的脑部微创手术中，医生通过专业的导航设备把术前患者的头部影像资料，甚至包括脑电图资料输入电脑，得到患者头部立体的重建图像，并且在模型中把癫痫的致痫病灶"复制出来"：致痫灶的位置、大小、周围结构等，都显示得非常清楚。据此医生在手术过程中能够避开重要的神经、血管及重要脑功能区，采用合理、方便、创伤最小的手术方案。另外，在手术中还可以利用定位，随时显示切除致痫灶的范围、大小、距离要保护的结构远近等，这样不仅可以完整切除病灶，确保没有残留，同时还可最大程度地保留正常脑组织，一方面能提高手术疗效，另一方面可降低手术风险，减少手术后的并发症和后遗症。

151.癫痫病灶手术切除必须满足什么条件？

一般人都这样认为：癫痫放电的产生、传导及终止的路线基本固定，如果能够找到致痫病灶并切除，则癫痫即可治愈。道理确实这样。但临床上发现有不少手术后的患者，发作控制不理想。这是因为，大脑是一个非常复杂的器官，查找癫痫起源及放电的传导并不容易。要想提高手术治疗效果，手术前评估非常重要，只有满足以下条件手术治疗效果才好：首先是药物难治性癫痫患者；致痫病灶的位置必须非常明确；要切除的病灶是局限性的；病灶切除后不会造成严重的合并症。

152.在服用抗癫痫发作药物的同时，是否需要服用护肝或护脑药物？

在临床工作中，经常遇到这样的患者或家人，他们觉得，癫痫是脑部疾病，癫痫发作伤害大脑，平时应该服用一些脑细胞营养药物或滋补品有利于保护大脑和疾病康复。其实不然，癫痫发作是脑神经元异常放电的结果，脑细胞营养药或滋补品不仅没有阻止异常放电的作用，而且多数还有促进异常放电的可能。另外，抗癫痫发作药物虽然有损害肝脏的可能，但在肝功能正常时服用护肝药物，一方面没有必要，另一方面护肝药物经过肝脏代谢本身会加重肝脏负担。因此，癫痫患者没有必要服用脑细胞营养药物或滋补品，如果肝功能正常也不需要服用护肝药物。

153.癫痫的治疗为何不能急于求成？

首先，医生需要确定癫痫及发作类型，并以此来选择抗癫痫发作药物。但癫痫发作非常复杂，突发突止，持续时间短暂，医生很少能目睹患者发作的全过程，患者及家人因为没有专业知识，有时对发作过程描述不准确，医生无法仅靠病史来确定诊断；确定癫痫后，还需要进一步明确发作类型，这是一个非常复杂的过程，只有癫痫专业医生根据脑电图资料来判断，但常规脑电图观察时间短，对癫痫及发作类型的判断帮助不大，往往需要做长程视频脑电图；做完上述检查后，还需要做头部核磁共振查找病因及评估患者的各项功能状态。所以，光完成上述诊断过程就需要花很长时间。

其次，医生需要为患者选择合适的药物。一种药物不可能对所有的癫痫患者都有效，观察药物的有效性需要一定的时间（通常都在3个月左右），这期间还可能遇到药物的副作用太大而不能继续服用等情况。摸索药物的合适剂量也是一个缓慢的过程。

另外，癫痫是由于大脑的神经元异常放电而导致的脑功能障碍，抗癫痫发作药物就是用来抑制这种不正常的放电的，只有这种不正常放电消失了，癫痫发作才会停止。只要通过脑电图监测证明大脑神经元的痫性放电消失后再停药，以后复发的可能性就极小。国内外研究证明，口服抗癫痫发作药物一般需要2～5年时间才能完全抑制大脑神经元的异常放电，因此癫痫治疗能否获得成功与坚持规律服药的时间有关。这就像消防队抢救火灾现场一样，除了要扑灭明火（癫痫发作），更需要把火灾复燃的隐患（脑部异常放电）全部清除，观察并确保不会复燃才能结束战斗（减停药物）。

最后，癫痫发作停止，经过脑电图证实无异常放电后，再经过一段时间才能在医生的指导下慢慢减药、停药。

一般情况下，通过规范化治疗，约70%的癫痫发作能够得到完全控制，但大部分患者发作缓解出现在治疗的最初2～5年（使用新型抗癫痫发作药物的患者有些在治疗的6个月至一年内得到缓解）。可见抗癫痫治疗需要一个较长的时间，需要细心的观察、定期的随诊。因此，不宜过度追求快速控制发作，频繁换药或添加药物，这样不但会增加患者的负担，也不利于长期控制。

154.为什么说癫痫是一种治疗效果比较好的脑部疾病？

癫痫发作的病理基础是脑部神经元的异常过度的放电，但神经元不一定坏死，只要控制或抑制了这种放电，癫痫发作就能得到控制，只不过要抑制或消除这种异常放电所需时间较长。而脑卒中、颅内感染、老年痴呆、帕金森病等脑部疾病基本上都有神经元的受伤或变性坏死，各种治疗方法并不能使坏死的神经元起死回生，其治疗结果都不理想。所以说癫痫是一种治疗效果比较好的脑部疾病。

155.癫痫患者服用抗癫痫发作药物的具体时间是多久？

在不同的国家和地区，抗癫痫发作药物的停药时机并不完全一样。英国医学研究理事会抗癫痫药停药研究组所发表的停药研究报告，规定停药的条件为：所有类型癫痫发作完全停止至少两年。在美国，癫痫患者停药建议则需满足：至少2～5年完全无癫痫发作，治疗后脑电图恢复正常，并且有正常神经学检查结果和正常智商。在中国，则认为服药时间越长，停药后复发的机会就越小，更稳妥。尽管各国具体条件不同，但可以看出，癫痫用药一般不会少于完全无癫痫发作后2年。新的观念是，在发作完全控制的情况下，用药5年才能停药，这样停药后复发的可能性就很小。曾经遇到一个癫痫患者，服药4年无发作，复查视频脑电图正常，但在一次长假旅游途中，2天未服药而引发全身性强直-阵挛发作，意外受重伤住院治疗。该患者的表现说明，之前不发作、控制良好是药物作用的结果，疾病本身并没有痊愈，可能需要更长时间的服药，不能减药。实际上，减停药物之前需要严格评估脑电图、一般情况、社会功能（学习、工作情况），结合患者现状，和家属共同讨论利弊后，才能做出停药决定。能否停药成功与病变的部位、性质、脑电图表现等诸多因素相关。

总之，不管是两年、三年还是五年，都应该由医生评估决定，不能自己觉得稍微控制好了病情，就停掉用药，那是很危险的。

156.癫痫患者擅自减药停药，会导致什么后果？

如果患者不在医生指导下规范用药，而是自行换药、增减药甚至停药，可能给患者带来非常严重的后果：

（1）药物本身会有戒断反应。像苯二氮䓬类、巴比妥类镇静药物，长期使用后突然中断服药，会产生戒断反应，从而引起情绪上的焦虑或波动，而这些则可能诱发癫痫发作。

（2）快速减药可能造成癫痫复发。根据临床经验，即使是缓慢减服巴比妥类药物，也可能造成严重癫痫发作，甚至可能导致出现威胁生命的癫痫持续状态。

（3）快速将抗癫痫发作药物加量可能造成药物中毒。

（4）癫痫复发带来心理打击。患者已经坚持了一段时间的用药，但停药后癫痫又重新发作，会给患者带来巨大的心理打击。而沮丧、失落等负面心情，又可能进一步刺激癫痫发作，甚至加重病情。

（5）一些年龄相关性的儿童良性癫痫，超过患病年龄一定时间后就可遵医嘱停药。

（6）青春期的孩子不能轻易停药，因为青春期容易出现癫痫反复；如果孩子近期情绪波动较大，或者要进行重要的中考、高考，也不要停药。

因此，停药一定要在专科医生的指导下，遵循缓慢和逐渐减量的原则。应在医生指导下，一边减量，一边观察有无临床发作，脑电图是否有异常。通常单药治疗时减量过程应当不少于6个月；多药治疗时每种抗癫痫药减停时间不少于3个月，一次只撤停一种药。而整个减量期一般不少于一年，保证整个过程风平浪静，尽量死死压住癫痫复发的可能。

157.癫痫患者应将自己的病情告诉哪些人？

癫痫患者也属于社会一员，在学习、工作或生活中，他们需要接触社会的各个方面、跟各种各样的人打交道，癫痫发作又没有规律。所以患者可以根据情况将自己的病情告诉家人、邻居、亲戚、朋友、同学、老师、同事、领导、工友等等。当然将自己的病情告诉哪些人，这取决于患者自己的判断。这样做的目的，一方面可以获得他们的理解和帮助，更重要的是一旦遇到癫痫发作，他们不至于惊慌失措，而能够正确应对。

158.学生家长应将孩子的病情告诉老师及校医

（1）鼓励所有患癫痫的孩子要正常上学。如果老师及校医知道孩子的病情、更多地了解癫痫知识，可以给孩子更多的关爱，在癫痫发作时给孩子多一些帮助，避免在发作时产生误解或者恐慌。

（2）老师可以督促孩子按时、按量服药，帮助观察孩子的发作情况、药物的副作用、学习状态、行为改变等信息，为家长和治疗医生提供有价值的信息。

（3）如果在学校癫痫发作，孩子会感觉尴尬和自卑，也可能惊吓到周围人。在很大程度上，老师的言传身教可以消除其他同学的迷惑和内心恐惧感。必要时，可以建议老师用您孩子觉得合适和舒服的方式，和同学讨论有关癫痫的知识，帮助大家更好地认识癫痫。有利于减轻孩子的心理压力，避免遭受歧视。

159.癫痫患者怎么把自己的病情告诉孩子？

有的癫痫发作表现为，毫无规律地突发突止，伴有尖叫、抽搐、受伤等刺激场面。这时就需要告诉孩子癫痫发作是短暂的脑功能障碍、意识不清，就像电线短路、电脑死机一样，对自己没有多大伤害，这样孩子知道后不至于惊慌害怕。要和孩子解释清楚，癫痫发作时你不会受伤，但可能需要一些帮助。平时教给孩子发作急救的知识。告诉他们如何打120电话或向他人寻求必要的帮助。这样，在犯病时孩子不至于惊慌失措，有的甚至还可以帮助患病父母。

160.脑电图在癫痫诊断治疗中起什么作用？

癫痫发作是脑部神经元同步化异常所引起的脑功能障碍性疾病。脑部异常放电可通过脑电图检测出来。脑电图的种类有常规脑电图、长程视频脑电图、动态脑电图，这些都是头皮脑电图，不需要手术打开颅骨，是无创伤性的检查，检查时使用的电极并没有通入交流电，所以患者不会有触电的风险，也没用各种辐射，是绝对安全

的。常规脑电图记录时间短，阳性率不高，有时需要用特殊电极如蝶骨电极、诱发试验（如过度换气、闪光刺激）、反复复查或做长程视频脑电图来提高阳性率。对于难治性癫痫有时候需要做皮质脑电图，就是需要打开颅骨，并把电极放在皮质表面或插入脑组织深处，做这种脑电图对患者来说是有创伤的，可能带来颅内感染、出血、脑组织肿胀等，但发生率低，发现癫痫灶的可靠性高，多在癫痫术前评估时使用。规范的脑电图检查对癫痫的诊断、致痫灶的定位、癫痫发作及癫痫综合征的分类、选择抗癫痫发作药物、药物的调整、疗效和预后的判断、手术指征、手术方式的选择都具有非常重要且不可替代的作用。

诊断癫痫需要满足2个条件，即临床发作和脑组织异常放电，二者缺一不可，如果没有癫痫临床发作的表现，即使脑电图记录到典型的癫痫样放电，也不能贸然诊断为癫痫，只能称之为亚临床癫痫放电，因为有这种放电者，随着时间的推移有的可能放电完全消失，有的可能终身存在而无癫痫发作，最终出现癫痫发作的只是一小部分。同样，脑电图尤其是头皮脑电图没有发现癫痫样放电，也不能排除癫痫，因为即使是癫痫，其放电也不是任何时候都存在，还有脑电检测技术、方法或判读方面的差异。

癫痫是个非常复杂的疾病，病因隐秘而又复杂多样。脑电图只是检查大脑有无异常放电，是确定癫痫及发作类型的检查工具，发生癫痫的病因还需要其他方面的检查，如CT、MRI等。

161.为什么癫痫患者需要反复做脑电图检查？

癫痫诊断和治疗是一个漫长的过程。脑电图在癫痫的诊断、确定发作类型、鉴别诊断、疗效观察、判断预后、减停药物、预测复发等方面具有不可替代和决定性的作用。再加上脑电图在捕捉大脑异常放电方面并不是很灵敏，有时候为了明确诊断需要多次复查脑电图。因此，癫痫患者诊疗过程中需要反复做脑电图检查。

162.患者在什么情况下需要做脑电图检查？

（1）首次发作，需要确定是否为癫痫及确定癫痫发作类型或排除癫痫诊断。

（2）评价治疗效果，已诊断为癫痫，服药诊疗一段时间后，需要做脑电图检查以了解大脑放

电情况，判断治疗效果。

（3）需要了解脑功能或需要判断预后时，可根据脑电图上的放电情况或治疗后的脑电图变化来了解脑功能或判断最终治疗效果。另外，脑电图背景波对预后的判断也有帮助：脑电图背景波正常者预后较好；背景波异常并有癫痫样放电者预后较差；暴发抑制和高峰失律脑电图均预后差；随着年龄增长，由暴发抑制脑电图转变为高峰失律，或从高峰失律转变为慢棘慢波，则预后更差。脑电图背景波明显异常的患者，一般2～3个月复查一次，通过脑电图的演变进行预后判断。

（4）在减停抗癫痫发作药物的各个阶段，减药前做脑电图评估能否减药，减药过程中做脑电图，根据放电情况评估能否继续减药，停药后做脑电图能判断癫痫是否复发。

（5）抢救癫痫持续状态过程中，脑电图可指导用药剂量、用药持续时间、停药时间等，尤其是惊厥性发作已经停止时，脑电图仍然有放电常常提示患者有非惊厥性发作或持续状态。

（6）癫痫外科手术前评估时脑电图监测有助于发现癫痫病灶。

163.为什么说癫痫不一定抽搐，抽搐也不一定是癫痫？

谈到癫痫时大家会想到这样的场景：患者突然倒地、抽搐、口吐白沫、大小便失禁、对呼叫没有反应。是的，这可能是大家最常见的癫痫发作。无论在电影、电视或书本里，还是在现实生活中看到或读到的癫痫发作都是这样的。但这只是我们所能见到的癫痫发作，只有异常放电的电流达到一定的强度并持续足够长的时间，才能出现人们能看见的肢体抽搐，大多数的癫痫发作我们根本看不见或感觉不到。

根据癫痫概念，只要是出现了短暂性的大脑功能异常，都可能是癫痫发作。那么一过性的心慌、头晕、肢体麻木、疼痛等，虽然没有抽搐，但可能是癫痫。相反，有些疾病虽有抽动的特点，但并不是癫痫，比如晕厥、心因性非癫痫发作、某些睡眠障碍、发作性运动障碍、抽动症、低血糖脑病等。

当然，也并非所有的癫痫发作都要诊断为癫痫。癫痫必须是非诱发性的发作，而诱发性发作即使反复出现通常也不考虑诊断为癫痫。如新

生儿良性发作、高热惊厥、酒精或药物戒断性发作、脑部病变或全身系统性疾病的急性期出现的发作，这些通常都不能诊断为癫痫。另外8%～10%的人群在一生中将出现一次痫性发作，但只有2%～3%的患者将发展为癫痫。

因此，患者的发作是否是癫痫，必须要由癫痫专科医生通过必要的检查手段（尤其是视频脑电图和高分辨率的磁共振）来进行分析判断。也就是专业的事需要专业的人来干。而不是仅仅根据患者的描述和（或）非专业医生的简单推断来确定癫痫。抽搐只是癫痫的主要症状之一，但并不是癫痫的独有的症状，也不是所有的癫痫患者一定有抽搐。不能把抽搐与癫痫等同起来。

164.发作性的症状是否就一定是癫痫？

癫痫发作最常见的症状是抽搐或发作性的意识不清。这些症状常常是发作性的，但并不是所有发作性的症状都是癫痫。据统计，20%～50%的发作性疾病为癫痫，其余的则不是。如发作性的头痛、头晕、晕厥、腹痛、肢痛或发作性的睡眠异常等为非癫痫性的症状。还有些情况是属于生理性症状，如孩子刚入睡时不规则的局部抽动等。有的癫痫发作但通常不诊断为癫痫的情况包括：新生儿良性发作、热性惊厥、酒精或药物戒断性发作、中枢神经系统或全身系统性疾病的急性期出现的发作。如果确定是非癫痫性的，长期服用抗癫痫药是没有必要的。有了可疑的发作性症状应找专科医生进行咨询和检查，不要有病乱投医，造成不必要的紧张。通常是发作症状多于痫性发作，痫性发作多于癫痫。

165.癫痫发作是不是有先兆及常见的先兆包括哪些？

很多患者在癫痫发作前是有明显异常感觉的，比如有的患者会感到心慌、头晕、恶心、胃气上窜等。小孩突然害怕、哭闹、跑过来扑向家长等。实际上这就是癫痫发作的先兆。先兆是指患者主观感觉到的发作迹象，可在明显的发作之前出现，是发作的最先感觉，是发作最开始的部分。先兆发生于意识丧失之前，记忆仍完整的时候，此时从外表可能看不出任何异常，患者是清醒的，是有记忆力的，先兆往往持续数秒到数分钟，随即出现癫痫发作的症状和体征。先兆是癫痫发作出现的首个临床症状，但并不是所有患者

均有先兆发作。

癫痫的先兆包括很多种：①躯体感觉性，常见的为麻木等异常感觉；②视觉性，一般为闪光、彩色亮点或黑矇；③听觉性，经常为耳鸣等；④嗅觉性，包括闻到烧焦了的橡皮味等；⑤味觉性，口中有特殊不舒适的味道；⑥情绪性，包括焦虑、不安、压抑等，恐惧是最常见的一种；⑦精神性，包括错觉、幻觉及其他场景，常见的有似曾相识感和生疏感；⑧其他有眩晕、上腹部不适等感觉。

166.观察癫痫发作的先兆有什么实际意义？

（1）有利于保护患者：先兆发生前患者是清醒的，先兆常常持续数秒到数分钟，随即出现癫痫发作的症状和体征。患者及看护者应对自身或患者的情况多观察，摸清发作的规律，在先兆出现时争取时间保护自己或患者。比如，找个安全地方坐下或躺下、通知他人来保护等。患者平时也应把病情告诉家人、同学、同事和朋友，让他们在发现您不正常的时候及时地帮助您。

（2）先兆是研究患者保护装置的基础：现在研究的可穿戴报警或预报装置就是基于癫痫发作前的一些异常现象来设计的。

（3）先兆有利于癫痫诊断并指导治疗：癫痫的发作类型包括全面性发作和局灶性发作两大类。有先兆者，多为局灶性发作。在治疗选药的方面，医生要根据发作类型来选药。如果是局灶性发作，首选对局灶性发作效果最好的药物；如果是全面性发作；要选择对全面性发作疗效最好的药物。

167.已成功减停抗癫痫发作药物的患者应注意什么？

癫痫患者一般经过系统规范治疗后多数不再发作，但又不是每个患者都不发作。根据研究观察，临床已成功减停抗癫痫发作药物的患者在10年内，有15%的患者又出现发作。因此，已经"治愈"的患者，虽然已成功减停抗癫痫发作药物但仍然不可盲目乐观，警惕以后还有再发作的可能性。患者在撤药后需要到癫痫专科门诊随访2年。工作生活中要防止一切诱发因素，如戒烟、戒酒、保持充足的睡眠、保持情绪稳定、避免过度劳累。经常和医生沟通，必要时复查脑电图等。

168.性交会诱发癫痫吗？

到目前为止，世界上还没有明确的医学统计学证据显示，性交会诱发癫痫发作。癫痫对男女患者性生活的影响是不一样的，对女性常常影响不大，少数患者表现为性欲低、不能达到高潮或性交痛，而约30%的男性患者有射精和勃起障碍。但绝大多数癫痫患者的性功能是正常的，性生活一般也不受限制。正常的性生活是维持夫妻关系的重要纽带。和谐的家庭关系更有利于患者康复。因此，只要身体健康，不影响休息和工作，癫痫患者完全可以跟正常人一样过正常的性生活。但过多性生活可能引起患者过度兴奋、紧张、疲劳，可能诱发发作。癫痫发作可能会影响患者的性欲，部分抗癫痫发作药物，如苯巴比妥等能降低雄激素水平，使患者性欲下降，影响性生活。

但对癫痫患者性生活能力及质量影响最大的是患者的不良心理及社会压力等。一般情况下，只要坚持规范治疗、生活规律、充分休息、克服不良心理等，癫痫患者可以过正常的夫妻生活。当然，一些继发性癫痫患者，其脑部或其他方面有原发性疾病，性能力差是自然的。值得注意的是癫痫患者的性功能障碍不一定都是癫痫所引起，其他疾病如糖尿病、高血压等器质性疾病及某些药物也是常见原因。所以，癫痫患者出现性功能障碍时应及时向经治医生说明，医生可及时查找原因或调整药物。

169.癫痫儿童应如何接受学校教育？

我国教育法规定，癫痫患儿应该享有与正常儿童一样的不受歧视的正常平等地接受学校教育的权利，特别是国家规定的义务教育。学习也不会诱发癫痫发作。所以患癫痫的孩子应该尽量在普通学校上学，能上运动不太剧烈和危险的体育课。如果证实癫痫疾病严重地影响了患儿的生活和受教育的能力，则在很多方面就需要获得特殊的利益和保护。不能在普通学校接受正常教育的，可根据孩子的具体情况选择一些特殊学校就读而不是放弃读书，应该认识到上学本身就是一种治疗，可以帮助患儿在药物治疗的情况下逐步康复。现阶段有的癫痫患儿没有上学，一方面是家长和患儿的原因，更多的可能与学校方面有关。由于担心患儿在学校发作而受伤或影响教学，或患儿学习困难影响升学率，因此拒绝癫痫患儿入学。这种做法不符合我国的教育法。呼吁全社会都应该关心、爱护癫痫患者及其家庭，应帮助他们渡过难关。癫痫患儿接受学校教育，一方面可以增加患者自食其力的机会，减轻家庭和社会负担，另一方面，这也是社会文明的表现。

患有癫痫的孩子上学时注意事项：

（1）发作控制相对稳定或白天发作不频繁的孩子应尽可能坚持完成正常学业。

（2）如果孩子的智力能够完成学业，最好到普通学校接受教育。否则，需在特殊学校就读。

（3）坚持服药，不要漏服药物，必要时请老师督促孩子服药。最好计算好每天、每周的服药数量，经常检查其是否按时按量服药。必要时可以改变服药次数或服药方法。

（4）如果癫痫发作或服用的抗癫痫发作药物影响了学习，可与医生及时沟通，尽量使用对认知功能影响小的药物。

（5）家长应多与学校沟通，让学校和老师更多地了解孩子的疾病新信息和需求，应把孩子的病情如实告诉班主任老师，以取得老师的理解和帮助，同时要通过教师向同学们讲清楚，让同学们不至于害怕，尤其不要让患儿受到同学们歧视、疏远，使患有癫痫的同学有一个正常的生活、学习环境。家长也应了解孩子在学校的各种表现。包括学习能力、遵守纪律、作业情况、同学关系、性格等方面，以便跟学校及老师协商为孩子制订更加合理的学习计划，同时还可以通过学校获得更广泛的社会支持。

（6）儿童癫痫很多都与睡眠相关。对于寄宿学校或中午在学校午睡的患儿，应注意观察在睡眠中有无发作，必要时与学校或老师沟通，加强保护（尽量睡在高低床的下层，加高护栏等），以避免不必要的伤害。

（7）坚持上学，不要因癫痫发作几次就中途退学或停学。

（8）癫痫患儿可以适当参加体育活动，有益身心健康，但要避免参加一些危险性高的活动，如攀高、游泳、骑车等。

（9）不要让癫痫患儿看一些情节过于紧张或恐怖的影片，以免刺激突发癫痫。

（10）根据其自身能力安排相应的学习任务。尽量不要为了完成作业而熬夜。

（11）对患儿学习过程中遇到的困难要耐心启发。不能对其训斥、责骂，要耐心诱导启发，稍有进步就要表扬。

（12）年龄较大，生活可以自理并且癫痫发作控制良好的孩子可以住校，老师和家长应督促孩子按时按量服药，每次需准备至少一周用量的药物，床铺尽量低且带有护栏，保证充足的睡眠，要把病情告诉老师、同宿舍内的同学、校医等，以便发病时处理。

（13）住校的癫痫患者，家长和老师应注意了解其心理状态，监管其服药。若心理负担较重、服药不规律、发作加重则不宜住校。

170.首次癫痫发作后，何时才能安全驾驶？

因为首次癫痫发作后，再次发作的可能性为50%，但是这个风险会随着时间的延长而下降，5～8个月后每月复发条件概率下降到了2.5%。因此，为了防止癫痫相关的交通事故，一些欧美等国家推荐首次癫痫发作后，无诱因癫痫患者首次发作后应该限制驾驶8个月，而有诱因癫痫患者首次发作后应该限制6个月。之后能否驾驶，需要相关医生，尤其是癫痫专业医生通过全面、规范的评估后给出结论。但目前我国还没有明确的相关规定。

> **提醒：** 人们普遍认为癫痫患者应在一段时间内避免驾驶行为。不过，各个国家和地区在癫痫患者的驾驶要求上差异很大。癫痫患者的驾驶问题应当根据各个国家和地区的法律法规来决定。目前认为，癫痫患者应维持至少3个月无发作方可驾驶，不同地区要求这一时间是3～12个月。

171.癫痫患者能不能开车？

癫痫发作具有不可预测性。癫痫发作时的意识障碍、感觉障碍、反应能力下降等都可能危害安全驾驶，造成交通事故。因此世界各国对癫痫患者驾驶汽车都有相应的限制。比如在日本，患者有2年无癫痫发作后才可以获得驾照。在巴西需要1年的无发作期才能驾驶汽车。但在我国，自1988年起，癫痫患者是不能够申领机动车驾驶证和驾驶机动车的。

现代社会，驾驶成为生活中不可或缺的一部

分，国外证据表明，继续开车的癫痫患者更有可能找到工作，工资更高，癫痫发作频率更低，服用抗癫痫发作药物也更少。严禁癫痫患者驾车，这的确保障了交通及患者本身的安全，但却使许多患者失去了一种便捷的交通工具，或者失去了就业机会，造成部分患者找工作难、有被歧视的感觉。现在一些国家已经取消了相关禁令，而将法规修正为允许癫痫无发作2年以上的患者或并不影响驾车的简单部分性发作的患者可取得驾照。如在英国，癫痫患者申领普通驾驶证需要达到以下条件：癫痫完全控制2年无发作；仅在睡眠中发作的患者，必须经过3年的观察，确认只是在睡眠中发作，而没有在清醒状态下发作；所驾驶的车辆不会对公众构成威胁。目前在我国，是完全禁止癫痫患者申请驾照和驾车。因为癫痫的发作是不可预测的。癫痫发作时的意识不清、抽搐等可使车辆失控而造成严重交通事故，威胁到自己和他人的生命财产安全。不要抱有侥幸心理，认为开车时不一定犯病，但一旦出事将会造成不可挽回的后果。即使不发作，长期服用抗癫痫发作药物，尤其是服用一些对患者认知功能有影响的药物，也是对驾驶不利的。

172. 什么是癫痫性格？

癫痫性格主要表现为癫痫患者情绪障碍，常因很小的精神刺激即暴跳如雷、大动干戈、强烈的攻击型行为，完全不能控制自己的行为，严重的造成违法犯罪，发作后常对当时的冲动感到懊悔，发作间歇期完全正常。临床上也叫暴发性人格障碍。对于这类患者，一方面要进行规范的抗癫痫治疗，合理疏导患者的情绪，切不可对着干，以免发生意外伤害，另一方面可请心理或精神科医生会诊，共同医治患者。

173. 当癫痫控制不理想时怎么办？

当癫痫控制不理想时患者及家人应该考虑以下问题，并到当地的癫痫中心或神经内科去咨询。

（1）你是否去过癫痫诊疗中心或寻找过癫痫专家对自己是否患有癫痫、癫痫发作类型及病因进行过诊断？

（2）在你看病的过程中，你的主治医生有进行以下内容吗？

1）问你的癫痫类型以及发作频率。

2）询问你服药过程中有什么副作用。

3）通过对你进行身体检查或者血液检测看你是否有出现药物副作用。

（3）如果你持续性地受到药物副作用的影响，你的医生有计划换药吗？

（4）当你在不同的时间服用至少两种不同的抗癫痫发作药物却不起作用或作用不明显时，你的医生有让你去癫痫治疗中心或推荐你去找癫痫专家进行咨询吗？

（5）当你服用抗癫痫发作药物超过2年时，你的医生或者其他健康护理人员有建议你去做一个骨骼健康检查吗？

（6）如果你有心理或情绪方面的问题（如情绪低落、抑郁、焦虑或其他不良情绪和行为变化问题），你有这么做吗？

1）寻找心理健康专家。

2）服用药物或者其他治疗方式来改善情绪。

3）调整抗癫痫发作药物。

（7）当你持续性的癫痫发作，有人跟你介绍以下问题吗？

1）是否遵医嘱服用药物。

2）服药方法是否正确。

3）如何更容易服用药物。

4）你是否需要做一个血药浓度检查，以及要怎么做。

5）是否需要调整药物剂量。

6）是否可以尝试其他的抗癫痫发作药物。

7）如何通过改变生活方式来减少癫痫发作和提高生活安全性。

8）什么时候需要寻求癫痫病治疗专家或者癫痫治疗中心提供帮助。

（8）是否有人跟你交流以下这些内容（至少一年一次）？

1）随着时间的推移，癫痫会如何影响你的健康。

2）随着时间的推移，抗癫痫发作药物如何影响你。

3）避孕、妊娠、更年期可能影响癫痫发作。

4）情绪或者行为改变问题。

5）那些可能会诱导癫痫发作的因素。

6）生活方式的改变。

7）癫痫可能影响你其他健康情况。

8）开车和工作问题。

9）如何在癫痫发作时保证自己安全的问题。

（9）是否有人检查你是否有抑郁症的情绪或者症状（至少一年一次）？

174.癫痫患者治疗效果不好的原因有哪些?

癫痫患者治疗效果不好与多种因素有关：

（1）患者或家属缺乏必要的癫痫知识，常认为癫痫是治不好的病，对医疗缺乏信心，容易听信传言，导致就医盲目流动、有病乱投医。

（2）过于担心抗癫痫西药的副作用，盲目轻信民间流传的自制中药或偏方、秘方等。

（3）患者服药依从性差，随意停药、减量或换药。

（4）医疗资源配置不合理，癫痫专业医生数量不足。部分非专科医生对癫痫的诊断、分类不准确，选药不恰当，治疗不规范。

（5）缺乏有效监管，一些游医、庸医在电视、报纸、电台等公众媒体上大肆做广告，误导患者的诊断和治疗，用不正常的手段赚取患者的钱财，结果不仅贻误患者的病情，而且给患者和患者家庭在经济和心理上带来沉重的负担。

175.癫痫患者的教育

癫痫是一种常见的、复杂的慢性脑部疾病，治疗周期长，治疗过程复杂。在疾病过程中患者可能要面对上学、就业、月经、婚育、疗效、预后等一系列的复杂问题，癫痫的专业性又很强，大众和社会对癫痫知识知之甚少。因此，癫痫患者的治疗过程应该包括对患者、家人及社会大众的教育。它可以提高患者对规范化治疗的信任，规范其治疗行为。其内容包括：癫痫的基础知识、相关药物、治疗方法、癫痫预后、学习工作中应注意的事项、急救措施、克服羞耻感、提供教育材料、指导患者及其家人到就近的癫痫组织或治疗机构获得信息或寻求帮助等。

176.关于疫苗接种

疫苗的成分主要是低毒性或无毒性的细菌和病毒，是把能够导致人体疾病的细菌或病毒，经过一系列的减低毒性（减毒疫苗）或进行灭活处理（用被杀死的细菌或病毒）后制成的。通过口服或皮下注射等方式把疫苗输入人体内为疫苗接种，其目的是刺激人体产生相关抗体，使机体获得全面的保护，降低患某种疾病的概率。

目前小儿常用的疫苗包括乙脑、流脑、百白破、麻风腮、水痘疫苗等。在一般情况下，癫痫患儿与正常健康儿童一样可以接受预防接种。少数孩子在使用这些疫苗后可能出现发热甚至高热，病情严重或处理不及时，可产生抽搐。这可能与疫苗接种后发热的副作用有关，待病情控制后，大部分不会发展成癫痫。疫苗接种本身不引起无热惊厥和癫痫。还有的婴幼儿癫痫类型如婴儿痉挛，1岁内发病，而这个时期又正好是预防接种最多的年龄段，有时刚好巧合在打预防针后发生了抽搐。所谓疫苗接种后癫痫性脑病可能与基因突变有关，疫苗接种可能触发了疾病提前发病；因而对于患过或正在患此类疾病的儿童不存在疫苗接种禁忌，但需要详细地告知家长疫苗接种可能增加此类疾病的发生风险，对于Dravet综合征和存在*SCN1A*突变的儿童疫苗接种前后短时间内预防发热和抗惊厥治疗［疫苗接种前后短时间内预防用退热和（或）苯二氮䓬类药物］可能有一些帮助，可能阻止进而发生的疫苗相关性惊厥和疾病的不良进展。

但以下情况时，不宜进行疫苗预防接种：

（1）癫痫诊断还未明确，癫痫发作未完全控制，或不明原因的进行性脑病，应推迟或取消接种。

（2）患者有免疫缺陷者，宜禁用减毒疫苗。

（3）继续使用疫苗的绝对禁忌证：第一次接种后7日内出现脑病；3日内抽搐发作；2日内持续3小时或更长时间的难以控制的啼哭；48小时内出现休克样低反应状态；48小时内出现40.5℃高热；即刻过敏反应。

另外，接种疫苗前应仔细评估孩子身体状况，选择身体条件相对良好的时候接种疫苗，如果接种疫苗后出现高热、抽搐等情况需要及时就医，并告知预防接种单位。

177.癫痫患者能否接种新型冠状病毒肺炎（COVID-19）疫苗?

现在尚无证据显示癫痫疾病将特异性升高接种COVID-19疫苗后患者出现包括发作在内的不良反应的风险。相反，对癫痫患者来说，新型冠状病毒感染及其可能出现的并发症的危险远高于注射疫苗的不良反应风险。因此专家建议：

（1）癫痫不是接种新冠疫苗的禁忌证。

（2）目前暂无证据显示癫痫患者接种新冠疫苗后的合并症风险高于一般人群。

（3）癫痫患者暂缓接种的情况包括：①既往在疫苗接种后出现异常反应的患者；②确诊或可疑的癫痫综合征，尤其是存在热敏性的癫痫综合征患者；③近6个月内有癫痫发作的患者应暂缓接种。

（4）患者在疫苗接种前需咨询专科医生，根据癫痫病史、现在用药（抗癫痫发作药物、免疫抑制剂或免疫调节剂等）、发作情况等进行评估；接种前后保证规律服用抗癫痫发作药物，避免发作诱因：如睡眠剥夺、饮酒、情绪剧烈波动等；接种后出现任何异常反应应立即报告专业机构密切观察。

（5）若在接种新冠疫苗第一剂后出现异常，如发热、过敏、发作等，应立即报告专业机构并密切观察评估，暂缓第二剂接种。

178.目前在我国对癫痫治疗存在哪些误区？

（1）抗癫痫发作药物会使患者变傻、变憨。

（2）抗癫痫发作药物影响患者生长发育。

（3）抗癫痫发作药物会伤肝、伤肾。

（4）认为西药不能去"根"，纯中药才能从根本上"治愈"癫痫。

（5）药物有依赖性，服药能控制，停药后会发作更厉害。

（6）服抗癫痫发作药物不能结婚、生孩子及哺乳。

（7）开颅手术治疗癫痫风险太大。

（8）盲目相信所谓的"高科技"治疗手段或"祖传秘方"。

（9）临床未确诊癫痫或癫痫综合征就给予治疗。

（10）未按癫痫发作类型选择抗癫痫发作药物。

（11）在发作控制不好的患者中未能确保用药的最大耐受量。

（12）在未否定第一种药的疗效前加用第二种药。

（13）盲目地多药联合使用。

（14）服用的抗癫痫发作药物剂量过高。

（15）频繁更换药物。

（16）过早撤停抗癫痫发作药物。

（17）未能取得患者及其家人的合作。

（18）滥用外科手术治疗。

179.癫痫患者失眠怎么办？

（1）寻求医生的帮助：癫痫患者可能存在大脑结构或脑网络异常，继而引起睡眠障碍；药物干扰脑结构或脑网络，也可能引起患者睡眠障碍；多数癫痫发作类型容易在睡眠中发作，引起患者失眠；焦虑、抑郁也可能表现为失眠；患其他疾病，如糖尿病、甲状腺功能亢进等也有失眠并发症。因此，癫痫患者失眠应首先到医院寻求医生的帮助，确定失眠的原因以便对因治疗。

（2）减少可能影响睡眠的行为：晚上要避免做剧烈运动和刺激性活动，不要喝酒、咖啡和其他兴奋性饮料，不摄入巧克力、尼古丁。

（3）放松心情：应该先睡心再睡眠。只把卧室和床跟睡眠相联系，而不与其他活动相关联。除了睡眠，应避免在床上进行其他活动，尤其是能带来心理压力的活动如工作、阅读、看电视等。

（4）尽量保持卧室周围环境安静，避免分散注意力的噪声。室内光线不要明亮。

（5）床铺应该舒适，温度应该刚刚好。

（6）与其床上数羊，不如潇洒起床。如果躺在床上一直睡不着，就不要总想着自己睡不着，也不要频繁看时间，更不要数数、数羊，这样会越来越担心，以后可能会把卧室或床与焦虑、睡眠画上等号，形成恶性循环，使失眠难以控制。如果确实睡不着不如起床，去做一些安静的活动，等到有睡意了再去睡觉。

附录 英文缩略词表

A

AAA	asleep-awake-asleep	术中唤醒麻醉技术
ADHD	attention deficit-hyperactivity disorder	注意缺陷多动障碍
ADNFLE	autosomal dominant nocturnal frontal lobe epilepsy	常染色体显性遗传夜间额叶癫痫
AE	autoimmune encephalitis	自身免疫性脑炎
AEEG	ambulatory EEG monitoring	动态脑电图
AHI	apnea-hypopnea index	呼吸暂停低通气指数
ASMs	anti-seizure medications	抗癫痫发作药物

B

BECTS	benign childhood epilepsy with centrotemporal spikes	儿童良性癫痫伴中央颞区棘波
BETS	benign epileptiform transient of sleep	良性癫痫样短暂睡眠波
BFIS	benign familial infantile seizures	良性家族性婴儿惊厥
BFNE	benign familial neonatal epilepsy	良性家族性新生儿癫痫
BFNIS	benign familial neonatal-infantile seizures	良性家族性新生儿-婴儿惊厥
BIE	benign infantile epilepsy	良性婴儿癫痫
BIPD	bilateral independent periodic discharge	双侧独立周期性放电
BIPLED	bilateral independent periodic lateralized epileptiform discharge	双侧独立周期性单侧痫样放电
BNFIE	benign non-familial infantile epilepsy	非家族性良性婴儿癫痫
BOLD-fMRI	blood Oxygenation Level Dependent-fMRI	血氧水平依赖的磁共振成像
BZDs	benzodiazepines	苯二氮䓬类药物

C

CAAE	China Association Against Epilepsy	中国抗癫痫协会
CAE	childhood absence epilepsy	儿童失神癫痫
CBZ	carbamazepine	卡马西平
CEA	carotid endarterectomy	颈动脉内膜剥脱术
cEEG	continuous EEG monitoring	连续脑电图监测
CLB	clobazam	氯巴占
CPAP	continuous positive airway pressure	起到持续正压通气
CPS	complex partial seizures	复杂部分性发作
CPSE	complex partial status epilepticus	复杂部分性癫痫持续状态
CSE	convulsive SE	惊厥性癫痫持续状态
CT	computed tomography	计算机断层扫描
CZP	clonazepam	氯硝西泮

D

DBS	deep brain stimulation	脑深部电刺激
DDD	defined daily dose	规定日剂量
DRE	drug resistant epilepsy	药物难治性癫痫
DTI	diffusion tensor imaging	弥散张量成像
DZP	diazepam	地西泮

E

ECG	electrocadiogram	心电图

ECI	electro-cerebral inactivity	无脑电活动
ECoG	electrocorticography	脑皮质电图
ED	epileptiform discharge	重复癫痫样放电
EEG	electroencephalogram	脑电图
EIEE	early infantile epileptic encephalopathy	婴儿早期癫痫性脑病，又称大田原综合征（Ohtahara 综合征）
EMG	electromyogram	肌电图
EOEE	early onset epileptic encephalopathy	早发癫痫性脑病
EPC	epilepsia partialis continua	部分性癫痫持续状态
EPSP	excitatory postsynaptic potentials	兴奋性突触后电位
ESC	electrocerebral silence	电静息
ESE	electrographic status epilepticus	电记录的癫痫持续状态
ESM	ethosuximide	乙琥胺

F

FBDS	faciobrachial dystonic seizure	面臂肌张力障碍发作
FBM	felbamate	非氨酯
FCD	Focal cortical dysplasia	局限性皮质发育障碍
FLE	frontal lobe epilepsy	额叶癫痫
fMRI	functional magnetic resonance imaging	功能磁共振成像
FMSE	focal motor status epilepticus	局灶性运动性癫痫持续状态
FS	febrile seizures	热性惊厥

G

GBP	gabapentin	加巴喷丁
GCSE	generalized convulsive status epilepticus	全面性惊厥性癫痫持续状态
GEFS＋	genetic epilepsy with febrile seizures plus	遗传性癫痫伴热性惊厥附加症
GGE	genetic generalized epilepsies	遗传性全面性癫痫
GPD	generalized periodic discharges	全身性周期性放电
GPED	generalized peiodic epileptiform discharge	广泛周期性癫痫样放电
GPFA	generalized paroxysmal fast activity	全面性发作性快速活动
GSW	generalized spike-and-waves	广泛棘慢波
GTCS	generalized tonic-clonic seizures	全面性强直-阵挛发作

H

HFOs	high frequency oscillations	高频振荡
HGM	heterotopicgray matter	灰质异位症
HLA	human leucocyte antigen，HLA	基因 即人类白细胞抗原基因
HS	hippocampal sclerosis	海马硬化
HV	hyper-ventilation	高通气

I

ICU	intensive care unit	重症监护室
IED	interical epileptiform discharge	发作间期癫痫样放电
IGE	idiopathic generalized epilepsy	特发性广泛性癫痫
ILAE	international league against epilepsy	国际抗癫痫联盟
IPSP	inhibitory postsynaptic potentials	抑制性突触后电位
IS	infantile spasm	婴儿痉挛症，又称为 West 综合征

J

| JAE | juvenile absence epilepsy | 青少年失神癫痫 |
| JME | juvenile myoclonic epilepsy | 青少年肌阵挛癫痫 |

K

| KD | ketogenic-diet | 生酮饮食疗法 |

L

LCM	Lacosamide	拉考沙胺
LE	limbic Encephalitis	边缘叶脑炎
LEV	levetiracetam	左乙拉西坦

LGS	Lennox-Gastaut syndrome	Lennox-Gastaut综合征
LKS	Landau-Kleffner syndrome	Landau-Kleffner综合征又称获得性癫痫性失语
LRE	localization-related epilepsy	部分性癫痫
LTG	lamotrigine	拉莫三嗪

M

MAE	myoclonic astatic epilepsy	肌阵挛-站立不能癫痫
MCD	cortical malformation of development	皮质发育畸形
MEG	magnetoencephalography	脑磁图
MELAS	mitochondrialencephalomyopathy，lactic acidosis，and stroke-like episodes	线粒体脑病伴乳酸酸中毒及卒中样发作综合征
MEMSA	myoclonus，epilepsy，myopathy，sensory ataxia	肌阵挛癫痫-肌病-感觉性共济失调综合征
MERRF	myoclonic epilepsy with ragged red fibres	肌阵挛癫痫伴破碎红纤维综合征
MIRAS	mitochondrial recessive ataxia syndrome	线粒体隐性共济失调综合征
MMPSI	malignant migrating partial seizures of infancy	婴儿恶性游走性部分性发作
MRI	magnetic resonance imaging	磁共振成像
MRS	magnetic resonance spectroscopy	磁共振波谱成像
MSE	myoclonic status epilepticus	肌阵挛性癫痫持续状态
MSI	magnetic source imaging	磁源成像
MSLT	multiple sleep latency test	多次睡眠潜伏期试验
MST	multiple subpial transection	多处软膜下横行纤维离断手术

N

| NCSE | nonconvulsive status epilepticus | 非惊厥性癫痫持续状态 |
| NREM | non-rapid eye movement | 非快速眼动期睡眠 |

O

| OSA | obstructive sleep apnea | 阻塞性睡眠呼吸暂停 |
| OXC | oxcarbazepine | 奥卡西平 |

P

PB	phenobarbitone	苯巴比妥
PDD	prescribed daily dose	处方日剂量
PDE	pyridoxine dependent epilepsy	吡哆醇依赖性癫痫
PGB	pregabalin	普瑞巴林
PGES	postictal generalized electroencephalog-raphy suppression	癫痫发作后全面脑电抑制
PHT	phenytoin	苯妥英钠
PKD	paroxysmal kinesigenic dyskinesia	发作性运动诱发的运动障碍
PLM	periodic limb movements	周期性肢体运动
PLMS	perodic leg movements of sleep	睡眠期周期性下肢运动
PNES	psychogenic nonepileptic seiure	心因性非癫痫性抽搐
PORM	perioral reflex myoclonia	口周反射性肌阵挛发作
PPR	photoparoxysmal	光惊厥发作反应
PPR	self-limited photoparoxysmal response	自限性光敏反应
PRES	posterior reversible encephalopathy syndrome	可逆性脑后部白质脑病综合征
PSW	polyspike-and-slow wave	多棘慢复合波
PSWC	periodic sharp wave complexes	周期性尖波复合波
PTS	post-traumaticseizures	外伤后癫痫发作

R

RE	refractory epilepsy	难治性癫痫
REM	rapid eye movement	快速动眼
RUF	rufinamide	卢菲酰胺

S

| SE | status epilepticus | 癫痫持续状态 |
| sEEG | scalp electroencephalogram | 头皮脑电图 |

SEEG	stereotactic electroencephalography	立体定向脑电图技术
SGS	secondarily generalised seizures	继发性全面性发作
SISCOM	subtraction ictal SPECT co-registerdto M R I	发作期SPECT减影与MRI融合成像技术
SJS	Stevens-Johnson syndrome	史蒂芬斯－强森综合征
SMEI	severe myoclonic epilepsy in infancy or Dravet's syndrome	婴儿严重肌阵挛癫痫
SPECT	single photon emission computed tomography	单光子发射断层成像
SPS	simple partial seizures	简单部分性发作
SREDA	subclinical rhythmic electrographic	成年人临床下节律性放电
SRMD	sleep related rhythmic movement disorder	睡眠相关的节律性运动障碍
SSW	spike（or sharp）-and-wave	慢－棘慢或尖－慢放电
STP	stiripentol	司替戊醇
SUDEP	sudden unexpected death in epilepsy	癫痫猝死

T

TEN	toxic epidermal necrolysis	中毒性表皮坏死松解症
TGB	Tiagabine	替加宾
TIA	transient ischemic attack	短暂性脑缺血发作
TLE	temporal lobe epilepsy	颞叶癫痫
TMS	transcranial magnetic stimulation	经颅磁刺激术
TPM	topiramate	托吡酯
TSC	tuberous sclerosis complex	结节性硬化症
TSE	tonic status epilepticus	强制性癫痫持续状态

V

VEEG	video EEG monitoring	视频脑电图
VGB	vigabatrin	氨己烯酸
VNS	vagus nerve stimulation	迷走神经刺激器
VPA	valproate	丙戊酸
V-PSG	video-polysomnography	多导睡眠图

Z

ZNS	zonisamide	唑尼沙胺

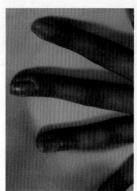 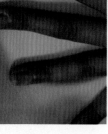 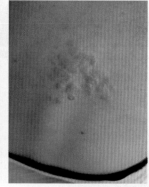

手指甲沟内纤维瘤　　　　　　躯干部鲨鱼皮样斑　　　　　　面部血管纤维瘤

图2-9　TSC的皮肤表现

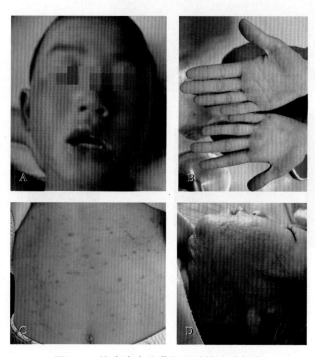

图6-4　抗癫痫发作药物导致的皮肤损害

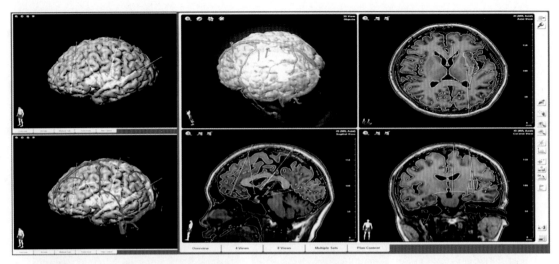

图11-26　立体定向电极

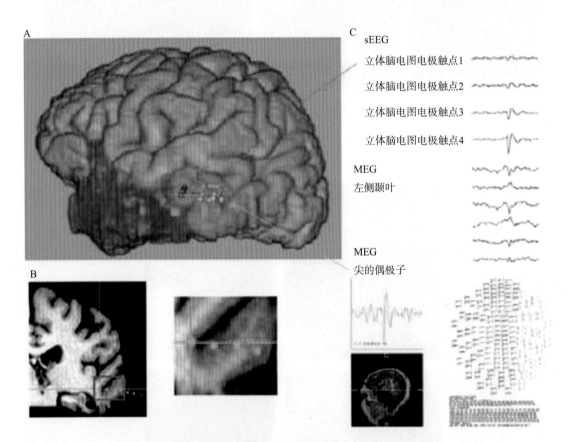

图12-1　磁源成像

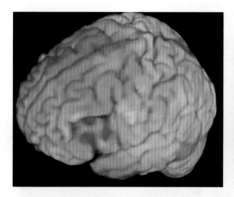
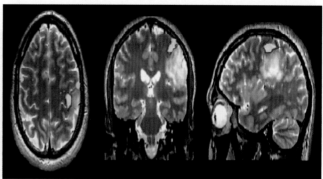

图12-2　头部功能磁共振成像

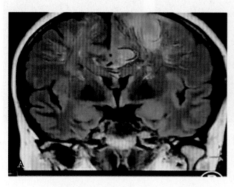
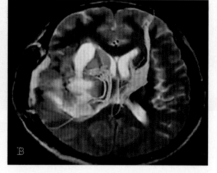

图12-3　A.急性期脑梗死患者的DTI；B.右基底节区出血术后患者DTI显示右基底节区纤维束破坏中断

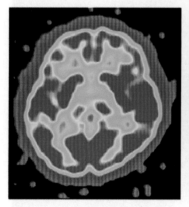
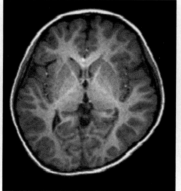
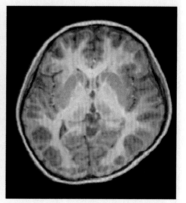

A.原始PET图像　　　　　　　　B.原始MRI图像　　　　　　　　C. PET-MRI融合图像

图12-4　　PET-MRI融合图像

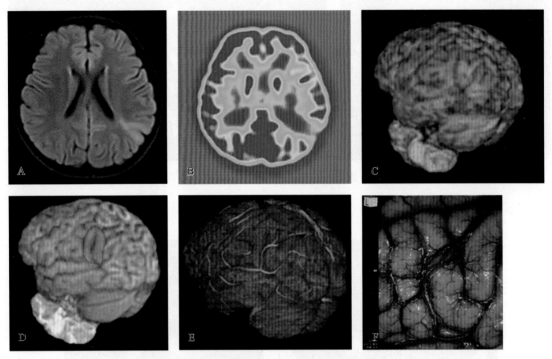

图12-5 影像后处理－多模态影像融合技术

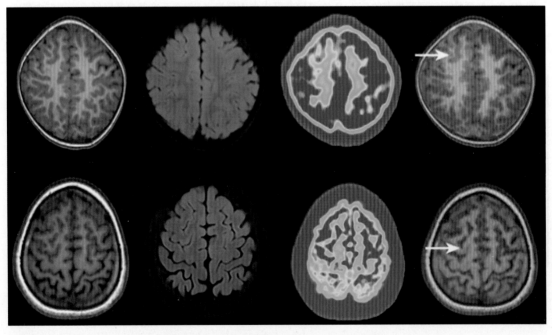

图12-6 MRI阴性时，MRI-PET融合图像

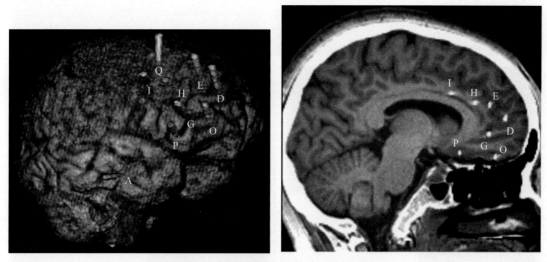

图 12-7　电极埋藏后 MRI-CT 图像融合

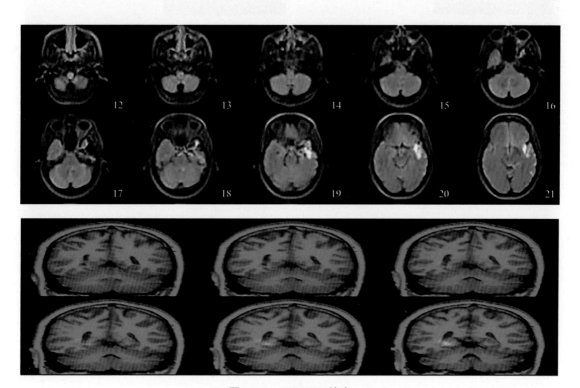

图 12-8　SISCOM 技术

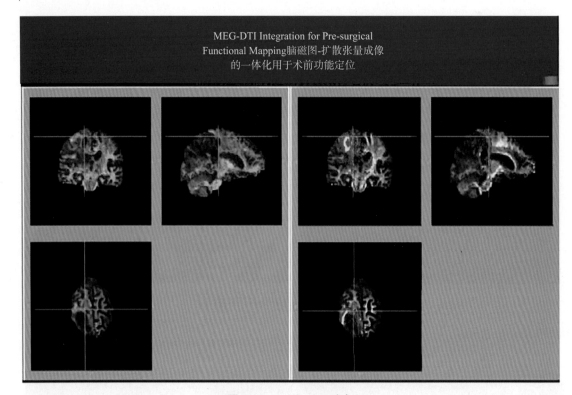

图12-9 MEG-DTI融合

请扫码查看本书参考文献